AF322393

CODE
PHARMACEUTIQUE.

Cet Ouvrage se trouve en France chez les Libraires suivans :

A	chez	A	chez
Abbeville,	Grare.	Lisieux,	Dubois-du-Désert.
Aix,	Mouret; Terris.	Lyon,	Bobaire; Chambet.
Alais,	Martin.	Mâcon,	Chaumonet; Grosset.
Amiens,	Alló.	Mans (le),	Belon; Pesche.
Angers,	Fourrier-Mame; Pavie.	Marseille,	Camoins frères; Massvert.
Angoulême,	Tremeau.	Meaux,	Dubois.
Arras,	Bocquet; Topino.	Melan,	Leroy.
Avignon,	Chaillot; Joli; Luxembourg; Bonnet.	Metz,	Devilly; Gerson-Levy; Vve Verronnais.
Bar-le-Duc,	Laguerre.	Montpellier,	Gabon; Sévalle.
Bayonne,	Bonzom; Fauvel; Gosse.	Nancy,	Vincenot.
Besançon,	Deis; Girard.	Nantes,	Baudin; Busseuil aîné et jeune; Forest.
Blois,	Aucher-Eloy; Barbier-Poulet; Duriez-Masson.	Nevers,	Page - Duchailloux.
Bordeaux,	Beaume; Veuve Bergeret.	Niort,	Depierris aîné; Robin.
Bourges,	Debries; Gilles.	Nismes,	David; Gaude.
Caen,	Veuve Blin; Lecrêne; Mancel.	Orléans,	Beaufort-Guyot.
Calais,	Debeunne-Loiseau; Leleu.	Perpignan,	Alzine; Tastu.
Chartres,	Hervé.	Poitiers,	Catineau; Doussin-Delys.
Clermont-Ferrand,	Landriot.	Rheims,	Le Doyen.
Coutances,	Quesnel.	Rennes,	Hamelin; Dekerpen; Duchesne.
Dieppe,	Corsange.	Riom,	Thibaud.
Dijon,	Gaulard-Marin; Lagier.	Rochefort,	Riffaut.
Dôle,	Joly; Prudont.	Rouen,	Fleury; Frère aîné; Renault.
Douay,	Tarlier.	Strasbourg,	Levrault aîné.
Dunkerque,	Bronner-Bauwens.	Toulon,	Belluc; Carel.
Falaise,	Letellier.	Toulouse,	Devers; Gallon; Senac; Vieusseux aîné.
Givet,	Gamaches-Colson (de).	Tours,	Mame.
Gaudens (St.-),	Longuefosse.	Troyes,	Goblet; Sainton.
Grenoble,	Durand; Falcon.	Valence,	Aurel.
Havre (le),	Chapelle; Deshayes.	Verdun,	Benit; Villet.
Lille,	Ardand; Castiaux; Vauackere.		
Limoges,	Bargeas.		

CODE

PHARMACEUTIQUE,

TRADUCTION

De l'Ouvrage rédigé *en latin*, sous le titre de *Codex Medicamentarius*, par MM. LEROUX, VAUQUELIN, DEYEUX, JUSSIEU, RICHARD, PERCY, HALLÉ, HENRI, VALLÉE, BOUILLON-LAGRANGE et CHÉRADAME ; et publié, conformément à l'Ordonnance royale du 8 août 1816, par la *Faculté de Médecine de Paris ;*

Avec deux Tables, dont une Alphabétique des Matières ;

PAR A.-J.-L.-JOURDAN,

DOCTEUR EN MÉDECINE DE LA FACULTÉ DE PARIS.

Prix : 10 fr. pour Paris, et 12 fr. pour les départemens, franc de port.

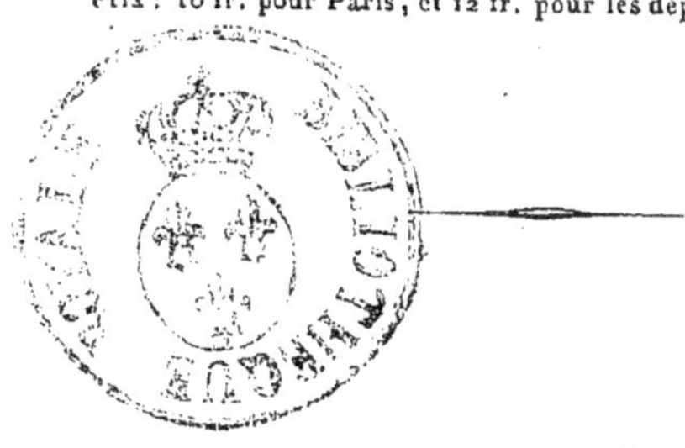

PARIS,

GUILLAUME ET Cie, LIBRAIRES, RUE HAUTEFEUILLE, No 14.

1821.

TABLE.

—

Première Partie. — Matière médicale. . . . . Page   1
Section Première. Des Substances tirées du règne minéral. *ib.*
Section Deuxième. Des Substances tirées du règne végétal, 24
Section Troisième. Des Substances tirées du règne animal. 182
Section Quatrième. De la manière d'établir les proportions des Médicamens dans les Formules. 194
Article Premier. Des Poids et des Mesures. . . . . . . *ib.*
Article Deuxième. Des Densités et de l'Aréomètre. . . . 197
Article Troisième. Du degré de Chaleur et du Thermomètre. 200
Article Quatrième. De l'estimation du Poids pour les Substances qu'on a coutume de mesurer par gouttes, cuillerées, poignées, pincées, etc. 202
SECONDE PARTIE. — Formules. 207
Section Première. De la Préparation des Médicamens simples, et des précautions qu'ils exigent de la part du Pharmacien. *ib.*
Article Premier. De l'Élection et de la Récolte. 208
Article Deuxième. De la Dessiccation. 211
Article Troisième. De la Conservation et du Renouvellement. 214
Article Quatrième. De la Purification et de la Mondification. 215
Article Cinquième. De l'Aptation aux usages Médicinaux. 218
Article Sixième. De la Pulvérisation. 219
       1. Poudre de Racine de Guimauve. . . . 222
       2. Poudre de Racine de Jalap. . . . . . *ib.*
       3. Poudre de Racine d'Ipécacuanha. . . *ib.*
       4. Poudre d'Écorce de Quinquina. . . . 223
       5. Poudre d'Écorce de Cannellier. . . . *ib.*
       6. Poudre de Gayac. . . . . *ib.*
       7. Poudre de Feuilles de Plantes. . . . 224
       8. Poudre de Racines d'Orchis, appelée Salep. . . . . *ib.*
       9. Poudre des Fruits de Vanille. . . . . *ib.*
      10. Poudre de Cantharides 225

11. Pulvérisation de la Gomme Adragant.   225
12. Poudres qui se préparent plus facilement par l'intermède de la Gomme
Adragant. . . . .   *ib.*
13. Pulvérisation des Résines. . . . . . ,   226
14. Pulvérisation du Camphre.   227
15. Poudre de Pierres d'Ecrevisses. . . .   *ib.*
16. Poudre de Terres argileuses. . . . .   *ib.*
17. Poudre de Sulfure d'Antimoine. . . .   228
18. Poudre d'Oxide de Plomb fondu. . .   *ib.*
19. Poudre de Sous-Carbonate de Plomb.   *ib.*
20. Pulvérisation du Fer.   229
21. Pulvérisation de l'Étain. . . . . . .   *ib.*
22. Pulvérisation des Sels. . . . .   *ib.*
23. Pulvérisation des Charbons.   230
24. Poudre d'Éponges brûlées. . . . . .   *ib.*

Section Seconde. Des Médicamens qu'on tire des Substances
simples, sans altérer beaucoup leurs principes constituans.   231
Article Premier. Des Sucs obtenus par expression. . . .   *ib.*
I. Sucs exprimés de diverses plantes prises séparément.   232
  1. Suc de Bourrache. . . . .   *ib.*
  2. Suc de Racines de Carotte.   233
  3. Suc de Baies de Nerprun. . . . .   *ib.*
  4. Suc des Fruits du Citronnier.   234
  5. Suc des Fruits du Coignassier. . . . .   *ib.*
  6. Suc de Groseilles rouges.   235
  7. Suc de Pétales de Roses blanches. . . . . . .   *ib.*
II. Sucs exprimés de plusieurs Plantes à-la-fois. . . .   236
  1. Sucs Antiscorbutiques. . . . .   *ib.*
  2. Sucs tempérans et diurétiques. . . . .   *ib.*
Article Second. Des Fécules. . . . .   *ib.*
  1. Fécule médicinale de Bryone.   237
  2. Fécule alibile de Pommes de Terre . . . . . .   *ib.*
Article Troisième. Des Huiles obtenues par expression. . .   238
  1. Huile d'Amandes douces.   239
  2. Huile de Graines de Lin. . . . .   *ib.*
  3. Huile d'Écorce d'Orange, par expression. . .   240
  4. Huile de Graines de Ricin, par expression. .   *ib.*
  5. Huile concrète de Semences de Cacao.   241
  6. Huile de Jaunes d'OEufs.   242
Article Quatrième. Des Pulpes.   243
  1. Pulpe de Plantes émollientes.   244

2. Pulpe de Bulbes de Lis. 244

3. Pulpe de Bulbes de Scille. . . . . ib.

4. Pulpe de Casse. . . . . ib.

5. Pulpe de Pruneaux. 245

6. Pulpe de Cynorrhodon. . . . . ib.

Article Cinquième. Du Petit-Lait. . . . . ib.

Section Troisième. Des Substances qui se développent dans les Médicamens simples par la fermentation. 247

Hydromel vineux ou Vin d'Hydromel. . . . . . ib.

Section Quatrième. Des Substances qu'on tire des Médicamens simples par la Distillation. 248

Article Premier. Des Eaux distillées. 249

I. Eaux distillées simples. . . . . ib.

Eau distillée ordinaire. 250

II. Eaux distillées de Plantes peu odorantes. 251

Eau de Laitue. . . . . ib.

III. Eaux distillées de Plantes plus odorantes. . . . 252

Eau distillée de Raifort sauvage. . . . . ib.

Eau distillée de Laurier-Cerise. . . . . ib.

IV. Eaux distillées de Fleurs très-odorantes. . . . . ib.

Eau de Fleurs d'Oranger. . . . . ib.

Eau distillée d'Hysope. 253

Eau distillée d'Anis. . . . . ib.

Eau distillée de Cannelle. 254

V. Eaux distillées de plusieurs Plantes à-la-fois . . . ib.

Article Deuxième. Des Huiles essentielles. . . . . . . ib.

I. Huiles Volatiles légères. 255

Huile essentielle de Fleurs d'Oranger. . . . . . ib.

II. Huiles essentielles pesantes. 256

Huile de Cannelle. . . . . ib.

Article Troisième. ib.

I. Distillation de l'Alcool. . . . . ib.

II. Rectification de l'Alcool. 257

III. Alcools ou Liqueurs produites par l'Alcool distillé avec des Substances aromatiques (*Esprits* des Anciens). 258

1°. Alcools simples. . . . . ib.

1. Alcool d'Écorce d'Orange. . . . . ib.

2. Alcool de Cochléaria. 259

3. Alcool de Romarin. . . . . ib.

2°. Alcools composés. . . . . ib.

*

1. Alcool Vulnéraire, vulgairement appelé *Eau Vulnéraire spiritueuse.* 260
2. Alcool Carminatif de Sylvius. 261
3. Alcool de Cochléaria ou antiscorbutique. . 262
4. Alcool de Térébenthine composé, vulgairement appelé *Baume de Fioravanti* .. . . . ib.
5. Alcool de Safran composé. 263
6. Alcool aromatique Ammoniacal, communément appelé *Esprit volatil aromatique Huileux.* 264
7. Alcool de Lavande Ammoniacal, ou *Gouttes Anglaises Céphaliques* 265
8. Alcool de Mélisse composé, vulgairement appelé *Eau des Carmes.* . . . . ib.
9. Alcool de Citron composé, ou *Eau de Cologne.* 268

ARTICLE QUATRIÈME. Des Huiles et Sels volatils empyreumatiques. 269
    1. Distillation du Succin. . . . . ib.
    2. Distillation de la Corne de Cerf. . . . . . . ib.
    3. Rectification de l'Esprit volatil de Corne de Cerf. 271
    4. Rectification de l'Huile volatile de Corne de Cerf, pour préparer l'Huile Animale de Dippel. ib.
    5. Purification du Sel volatil concret. 272
    6. Corne de Cerf préparée. 273

SECTION CINQUIÈME. Des Solutions de Médicamens préparées avec différens liquides. 275

ARTICLE PREMIER. Des Solutions préparées avec l'Eau. . . . . ib.
    I. Boissons ou Solutions préparées par la Macération, l'Infusion ou la Décoction. 276
    A. Tisanes, ou Boissons médicinales légères et simples. ib.
       1. Tisane de Chiendent. . . . . ib.
       2. Décoction d'Orge. 277
       3. Tisane de Fleurs Béchiques. . . . . ib.
       4. Tisane de Fruits. 278
       5. Tisane de Feuilles de Chicorée. . . . . ib.
       6. Décoction de Tamarins. . . . . ib.
       7. Décoction de Casse. 279
       8. Hydromel simple. . . . . ib.
    B. Apozèmes, ou Boissons médicinales plus épaisses et plus chargées. . . . . ib.
       1. Décoction de Mie de Pain, ou Décoction blanche. 280
       2. Décoction amère. . . . . ib.

3. Apozème des cinq Racines. 281
4. Apozème de Raifort composé. . . . . *ib.*
5. Décoction de Quinquina simple. 282
6. Décoction de Quinquina composée et laxative. *ib.*
7. Décoction de Gayac composée. 283
8. Décoction de Gayac composée et purgative. . . *ib.*
9. Apozème laxatif. 284
10. Apozème purgatif. . . . . *ib.*
11. Potion purgative, vulgairement appelée *Tisane Royale.* 285
C. Potions, ou Boissons qui se prennent le plus ordinairement en une seule fois. Potions purgatives. . . *ib.*
  1. Potion purgative commune, préparée par Décoction. 286
  2. Potion purgative préparée par Infusion. . . . *ib.*
  3. Potion purgative préparée par Macération. . . *ib.*
  4. Potion purgative clarifiée. 287
  5. Potion Stibiée. . . . . *ib.*
  6. Potion émétique avec l'Ipécacuanha. 288
II. Mixtures ou Solutions préparées avec plusieurs Médicamens délayés ou mêlés ensemble, sans Macération, Infusion, ni Décoction. . . . . *ib.*
A. Emulsions. *ib.*
  1. Emulsion simple, ou Lait d'Amandes. 289
  2. Emulsion purgative avec la Résine de Jalap. . . *ib.*
  3. Emulsion purgative avec la Scammonée. . . . 290
  4. Emulsion purgative avec l'Huile de Ricin. . . *ib.*
B. Potions non-purgatives, dont la plupart se prennent par cuillerées 291
  1. Potion Aromatique, appelée *Cardiaque.* . . . *ib.*
  2. Potion effervescente antiémétique, communément appelée *Potion de Rivière.* . . . . . . *ib.*
  3. Potion Ethérée, appelée *Antispasmodique.* . . 292
  4. Potion avec des Substances fétides, appelée *Antihystérique.* 293
  5. Potion Camphrée, appelée *Antiseptique.* . . . *ib.*
  6. Potion Scillitique acidule, appelée *Diurétique.* 294
  7. Potion de Gomme Ammoniaque et de Scille, appelée *Incisive.* . . . . *ib.*
  8. Potion d'Ipécacuanha composée, appelée *Potion pour la Coqueluche.* . . . . *ib.*
  9. Potion Anodine, appelée *Julep Anodin.* . . . 295

C. Loochs.. 295

1. Looch Amygdalin, communément appelé *Looch
    blanc* 296

2. Looch avec le Safran et les Pistaches , ou Looch
    vert. . . . . ib.

3. Looch d'OEufs. 297

4. Looch sans Emulsion. . . . . ib.

III. Bouillons de Viande. 298

1. Bouillon de Vipère. . . . . ib.

2. Bouillon de Colimaçons. . . . . ib.

IV. De quelques Solutions aqueuses qui jouissent de
propriétés bien prononcées. 299

1. Eau Camphrée. 300

2. Eau de Goudron. 301

ARTICLE DEUXIÈME. Des Solutions préparées avec le Vin ou
la Bière. 302

I. Vins Médicinaux. . . . . ib.

A. Vins Médicinaux simples. . . . . ib.

1. Vin d'Absinthe. . . . . ib.

2. Vin Scillitique. . . . . ib.

3. Vin Chalibé. 303

4. Vin Emétique. . . . . ib.

5. Vin de Quinquina. . . . . ib.

B. Vins Médicinaux composés. 304

1. Vin de Quinquina composé. . . . . ib.

2. Vin d'Opium composé , ou Laudanum liquide
    de Sydenham. 305

3. Vin Opiacé, préparé par la fermentation, com-
    munément appelé *Gouttes* ou *Laudanum de
    l'Abbé Rousseau.* . . . . ib.

4. Vin d'Extraits , communément appelé *Elixir
    viscéral d'Hoffmann.* 306

5. Vin amer Scillitique composé , communément
    appelé *Vin diurétique amer.* 307

6. Vin Aromatique.. 308

7. Vin Antiscorbutique. . . . . ib.

II. Bières Médicinales.. 309

1. Bière de Quinquina simple. . . . . ib.

2. Bière antiscorbutique ou de Sapin composée ,
    appelée communément *Bière Sapinette.* 310

ARTICLE TROISIÈME. Des Solutions préparées avec le Vinaigre. . . . . ib.

I. Vinaigres Médicinaux simples. 310
   1. Vinaigre Rosat. . . . . ib.
   2. Vinaigre Scillitique. 311
   3. Vinaigre de Framboises. . . . . ib.
II. Vinaigres Médicinaux composés. . . . . ib.
   Vinaigre Aromatique à l'Ail, ou Antiseptique, vul-
    gairement appelé *Vinaigre des Quatre Vo-
    leurs*. . . . . ib.
ARTICLE QUATRIÈME. Des Solutions préparées avec l'Huile. 312
I. Huiles Médicinales simples. 313
   1. Huile de Roses. . . . . ib.
   2. Huile de Millepertuis. . . . . 314.
   3. Huile de Jusquiame. 315
   4. Huile de Cantharides. . . . . ib.
   5. Huile de Vers de terre, préparée par l'inter-
    mède du Vin. . . . . ib.
II. Huiles Médicinales composées. 316
   1. Huile de Mucilage. . . . . ib.
   2. Huile de Narcotiques, vulgairement appelée
    Baume Tranquille. . . . . ib.
II. Huiles essentielles Soufrées. 318
   Huile d'Anis Soufrée, vulgairement appelée *Baume
    de Soufre anisé.* . . . . ib.
ARTICLE CINQUIÈME. Des Solutions préparées avec l'Alcool,
ou Teintures Alcooliques . . . . ib.
I. Teintures Alcooliques simples. 321
A. Teintures préparées avec l'Alcool à 26==36 degrés. . ib.
   1. Teinture de Succin. . . . . ib.
   2. Teintures de Résines et de Baumes. . . . . . . ib.
   3. Teinture Alcoolique de Benjoin. 322
B. Teintures préparées avec l'Alcool à 22==32 degrés. . 323
   1. Teintures de Sucs Gommo ou Extracto-résineux. ib.
   2. Teintures de Médicamens entiers. . . . . ib.
   Teinture Alcoolique de Cannelle. . . . . ib.
C. Teintures préparées avec l'Alcool à 12==22 degrés. . 325
   1. Teinture de Quinquina. . . . . ib.
   2. Teinture de Cantharides. 326
   3. Teinture d'Extrait d'Opium. . . . . ib.
   4. Teinture de Cachou. . . . . ib.
   5. Alcool Camphré. 327
II. Teintures Alcooliques composées. . . . . ib.
   1. Teinture d'Absinthe composée. . . . . ib.

2. Teinture Balsamique, vulgairement appelée *Baume du Commandeur de Permes.* . . . 327

3. Teinture Aromatique, vulgairement appelée *Eau de Bonferme.* 328

4. Teinture Aromatique composée, vulgairement appelée *Eau vulnéraire spiritueuse,* ou *Eau rouge* 329

5. Teinture Aromatique avec l'Acide Sulfurique, vulgairement appelée *Elixir Vitriolique de Mynsicht.* 330

6. Teinture fébrifuge d'Huxham. 331

7. Teinture Ammoniacale, vulgairement appelée *Elixir pour les scrofules.* . . . . ib.

8. Teinture de Quinquina Ethérée composée, ou Elixir antiseptique de M. Chaussier. . . . 332

9. Teinture purgative, vulgairement appelée *Eau-de-Vie Allemande.* 333

10. Teinture amère, communément appelée *Elixir de Stoughton.* . . . . ib.

11. Teinture d'Aloès composée, communément appelée *Elixir de longue vie.* 354

ARTICLE SIXIÈME. Des Solutions préparées avec l'Ether, ou Teintures Ethérées. 335

1. Teinture Ethérée de Digitale pourprée. . . . . ib.

2. Teinture Ethérée Alcoolique de Muriate de Fer, vulgairement appelée *Teinture Bestuchef* ou *de Klaproth.* . . . . ib.

3. Ether Phosphoré. 336

ARTICLE SEPTIÈME. Des Solutions préparées avec l'Eau, le Vin ou le Vinaigre, et le Sucre ou le Miel. . . . . . . ib.

I. Sirops. . . . . ib.

A. Sirops simples, non purgatifs ou altérans. 337

1. Sirop simple. . . . . ib.

2. Sirop de Gomme Arabique. 338

3. Sirop d'Opium. 339

4. Sirop de Menthe poivrée. . . . . ib.

5. Sirop de Cannelle. 340

6. Sirop de Violettes. . . . . ib.

7. Sirop de Capillaire. . . . . ib.

8. Sirop de Lierre terrestre. 341

9. Sirop d'Absinthe. . . . . ib.

10. Sirop d'Ecorce de Citron. 342

11. Sirop de Baume de Tolu. 342

12. Sirop de Chou rouge. 343

13. Sirop de Guimauve simple. . . . . *ib.*

14. Sirop de Pavot blanc ou Diacode. . . . . . . *ib.*

15. Sirop de Quinquina. 344

16. Sirop de Quinquina avec le Vin. . . . . *ib.*

17. Sirop de Safran. 345

18. Sirop de Cochléaria. . . . . *ib.*

19. Sirop de Fumeterre. . . . . : . . *ib.*

20. Sirop de Suc de Citron. 346

21. Sirop d'Acide Tartarique. . . . . *ib.*

22. Sirop de Mûres. 347

23. Sirop d'Acide Hydro-Cyanique. . . . . *ib.*

24. Sirop d'Amandes ou d'Orgeat. . . . . *ib.*

25. Sirop d'Ether Sulfurique. 348

26. Sirop de Mercure et de Gomme , appelé *Mer-
    cure Gommeux de Plenck.* 349

27. Sirop de Sulfure de Potasse, d'après la méthode
    proposée par M. Chaussier. . . . . *ib.*

B. Sirops simples Purgatifs. 350

1. Sirop d'Ipécacuanha. . . . . *ib.*

2. Sirop de Roses pâles. . . . . *ib.*

3. Sirop de Fleurs de Pêcher. 351

4. Sirop de Nerprun. . . . . *ib.*

5. Sirop de Jalap. . . . . *ib.*

6. Sirop de Scammonée. 352

C. Sirops composés, non Purgatifs ou Altérans. . . . . *ib.*

1. Sirop de Sthæcas composé. . . . . *ib.*

2. Sirop Aromatique ou d'Armoise composé. . . 354

3. Sirop de Vélar composé. 355

4. Sirop de Raifort composé , ou Antiscorbutique. 356

5. Sirop des cinq Racines. 357

6. Sirop de Mou de Veau. 358

D. Sirops composés Purgatifs. 359

1. Sirop de Rhubarbe , ou de Chicorée, composé. *ib.*

2. Sirop de Séné, ou de Pommes, composé. . . . 360

3. Sirop de Salsepareille et de Séné composé , vul-
    gairement appelé *Sirop de Cuisinier.* 361

II. Mellites. 362

1. Mellite simple , ou Sirop de Miel. 363

2. Oximel simple. . . . . *ib.*

3. Mellite de Roses , ou Miel Rosat. 364

4. Mellite de Mercuriale , ou Miel Mercuriel simple. 364
5. Miel Scillitique. . . . . ib.
6. Oximel Scillitique. 365
7. Mellite de Mercuriale composé , vulgairement appelée *Sirop de longue vie*. . . . . ib.
8. Mellite d'Acétate de Cuivre , ou Onguent Egyptiac. 366
III. Oléo-Sucres. ib.
SECTION SIXIÈME. Des Substances obtenues des Solutions en les épaississant. 368
ARTICLE PREMIER. Des Mucilages. . . . . ib.
Mucilage de Semences de Psyllium. . . . . . . ib.
ARTICLE DEUXIÈME. Des Gelées. 369
1. Gelée de Corne de Cerf. 370
2. Gelée de Coings. . . . . ib.
3. Gelée d'Helminthochorton 371
4. Gelée de Lichen d'Islande. . . . . ib.
5. Gelée de Lichen avec le Quinquina. 372
ARTICLE TROISIÈME. Des Extraits. 373
I. Extraits de Sucs épaissis. 375
1. Extrait , ou Rob de Baies de Sureau. . . . . ib.
2. Extrait, ou Rob de Nerprun. . . . . ib.
3. Extrait de Fumeterre.. . . . . ib.
4. Extrait de Ciguë sans Fécule. 376
5. Extrait de Ciguë avec la Fécule. . . . . . . ib.
6. Extrait de Rhus Toxicodendron. . . . . . . ib.
II. Extraits provenant de Macérations, Infusions, Décoctions.. 377
7. Extrait de Genièvre. . . . . ib.
8. Extrait d'Absinthe. . . . . ib.
9. Extrait de Rhubarbe. 378
10. Extrait de Quinquina mou , préparé avec la décoction de l'Ecorce. . . . . ib.
11. Extrait de Quinquina sec , préparé avec l'Ecorce soumise à la macération, communément appelé *Sel essentiel de La Garaye*. 379
12. Extrait d'Ipécacuanha, ou Émétine, d'après la méthode de M. Pelletier. 380
III. Extraits de Sucs concrets, obtenus par l'intermède de l'Eau ou du Vin. 381
13. Extrait d'Opium préparé avec le Vin, ou Laudanum.. . . . . ib.

14. Extrait d'Opium, dissous dans l'Eau froide, d'après la méthode de Cartheuscr, corrigée par M. Croharé.................... 381
15. Extrait d'Opium préparé par la fermentation, d'après la méthode de M. Deyeux....... 382
16. Extrait d'Opium préparé par une longue digestion, d'après la formule de M. Diest. .... *ib.*
17. Extrait de Myrrhe................... 383
18. Extrait d'Aloès, préparé à l'Eau........ *ib.*
19. Extrait ou Préparation de Cachou....... 384
20. Extrait de Casse.................. *ib.*
21. Extrait de Fiel de Bœuf............ *ib.*
IV. Extraits préparés au Vin et à l'Alcool, par l'intermède du Sous-Carbonate de Potasse. 385
22. Extrait d'Ellébore noir, d'après la méthode de Backer..................... *ib.*
V. Extraits d'Infusions Alcooliques............ *ib.*
23. Extrait de Quinquina préparé avec l'Alcool. . . *ib.*
24. Extrait de Noix Vomique préparé avec l'Alcool. 386
25. Extrait Alcoolique de Noix Vomique de M. Fouquier...................... *ib.*
26. Extrait de Cantharides préparé avec l'Alcool. 387
VI. Extraction de la Morphine de l'Opium....... *ib.*
1°. D'après la méthode de M. Robiquet. . .. *ib.*
2°. D'après la méthode de M. Sertuerner. 388
VII. Extraction des Résines............... 389
Résine de Jalap................... 390
SECTION SEPTIÈME. Des Médicamens tirés des corps par l'analyse chimique.................. 391
ARTICLE PREMIER. Des Acides................. *ib.*
1. Acide Sulfurique................. 392
2. Acide Sulfureux.................. *ib.*
3. Acide Nitrique.................. 393
4. Acide Nitreux liquide.............. 395
5. Acide Muriatique liquide............ 396
6. Acide Muriatique Oxigéné liquide........ 397
7. Acide Phosphoreux................ 398
8. Acide Phosphorique............... 399
9. Acide Acétique ou Vinaigre distillé........ 400
10. Acide Acétique pur ou Vinaigre radical. .... *ib.*
11. Acide Tartarique................. *ib.*

12. Acide Oxalique. 401
13. Acide Citrique. 402
14. Acide Benzoïque. 403
    1°. D'après la méthode de Scheele. . . . . . . *ib.*
    2°. Par sublimation , autrefois appelé *Fleurs*
       de Benjoin. 404
15. Acide Boracique. . . . . *ib.*
16. Acide Succinique. 405
17. Acide Carbonique gazeux. . . . . *ib.*
18. Acide Hydro-Cyanique. 406
    1°. D'après la méthode de Scheele. . . . . . *ib.*
    2°. D'après le procédé de M. Robiquet. . . . 407
    3°. D'après le procédé de M. Vauquelin. . . 408
ARTICLE DEUXIÈME. I. Des Alcalis et des Sous-Carbonates
Alcalins. 409
    1. Sels lixiviels. . . . . *ib.*
    2. Sels de Plantes , d'après la méthode de Ta-
       chenius 410
II. Sous-Carbonates Alcalins . . . . *ib.*
    1. Sous-Carbonate de Potasse produit par la com-
       bustion du Tartre , communément appelé *Sel*
       de Tartre. 411
    2. Sous-Carbonate de Potasse , produit par la défla-
       gration du Tartrate acidule de Potasse et du
       Nitrate de Potasse , communément appelé
       Nitre fixé par le Tartre. . . . . *ib.*
    3. Sous-Carbonate de Potasse préparé par la dé-
       flagration du Nitrate de Potasse avec le Char-
       bon , communémeut appelé *Nitre fixé.* . . . 412
    4. Carbonate de Potasse. . . . . *ib.*
    5. Sous-Carbonate de Soude. 413
    6. Sous-Carbonate d'Ammoniaque. 414
    7. Sous-Carbonate de Magnésie. 415
III. Alcalis. . . . . *ib.*
    8. Potasse préparée au moyen de la Chaux et fon-
       due au feu, appelée autrefois *Pierre à Cautère.* *ib.*
    9. Potasse liquide. 416
    10. Soude Caustique liquide , communément appelée
       Lessive des Savonniers. 417
    11. Ammoniaque , communément appelée *Esprit*
       de Sel Ammoniac , préparé par le moyen
       de la Chaux. . . . . *ib.*

12. Préparation de la Magnésie pure. 418

ARTICLE TROISIÈME. Des Métaux et des Oxides métalliques. *ib.*

I. Métaux. 419

    1. Antimoine , appelé autrefois *Régule d'Anti-*
    moine. . . . . *ib.*

    2. Mercure pur , retiré du Sulfure rouge.. 420

II. Oxides Métalliques. . . . . *ib.*

    1. Oxide, ou plutôt Sous-Nitrate de Bismuth, com-
    munément appelé *Magistère de Bismuth*. . . 421

    2. Oxide de Fer noir , préparé à l'Eau, commu-
    nément appelé *Ethiops Martial*. . . . . *ib.*
        1°. D'après la méthode ordinaire. . . . . . *ib.*
        2°. D'après la méthode de M. Guibour. . . 422
        3°. Préparé avec l'Acide Acétique. 423

    3. Oxide de Fer brun , communément appelé *Sa-*
    fran de Mars apéritif. 424

    4. Oxide de Fer rouge, communément appelé *Col-*
    cothar. 425

    5. Oxide de Zinc , appelé *Fleurs de Zinc*.. . . . *ib.*

    6. Oxide de Zinc par précipitation , ou plutôt *Sous-*
    Carbonate de Zinc. . . . . *ib.*

    7. Oxide d'Antimoine blanc , préparé par le moyen
    du Nitre , communément appelé *Antimoine*
    diaphorétique. 426

    8. Oxide ou Sous - Muriate d'Antimoine , obtenu
    par précipitation, communément appelé *Poudre*
    d'Algaroth , ou *Mercure de vie*. . . . . . . *ib.*

    9. Oxide de Mercure noir , obtenu par précipi-
    tation. 427

    10. Oxide de Mercure noir , précipité du Proto-
    Nitrate par l'Ammoniaque , appelé communé-
    ment *Mercure soluble de Hahnemann*. . . . *ib.*

    11. Oxide de Mercure rouge , ou Peroxide de Mer-
    cure , appelé autrefois *Mercure précipité rouge*. 428

    12. Oxide ou Peroxide de Mercure rouge , préparé
    sans Acide et par l'action de l'air à la chaleur,
    autrefois appelé *Mercure précipité per se*. . . 429

ARTICLE QUATRIÈME.. 430

    Du Soufre.. *ib.*

    Soufre précipité , autrefois appelé *Magistère de*
    Soufre. . . . . *ib.*

    Du Phosphore. . . . . *ib.*

Des Charbons. 433
Charbon d'Éponges.. . . . . *ib.*

SECTION HUITIÈME. Des Médicamens préparés par synthèse, ou formés d'élémens combinés ensemble par des procédés chimiques. 435

ARTICLE PREMIER. Des Éthers et des Liqueurs Éthérées Alcoolisées. *ib.*
1. Éther Sulfurique. 436
2. Éther Nitrique.. 439
3. Éther Muriatique. 440
4. Éther Acétique. . . . . *ib.*

ARTICLE DEUXIÈME. Des Acides Alcoolisés ou dulcifiés. . . 442
1. Acide Nitrique Alcoolisé. . . . . *ib.*
2. Acide Muriatique Alcoolisé. . . . . *ib.*
3. Acide Sulfurique Alcoolisé, communément appelé *Eau de Rabel*. . . . . *ib.*

ARTICLE TROISIÈME. Des Sels. . . . . *ib.*
I. Muriates. 445
1. Purification du Muriate de Soude. . . . . . . *ib.*
2. Muriate de Potasse. . . . . *ib.*
3. Muriate sur-Oxigéné de Potasse.. 446
4. Muriate d'Ammoniaque pur.. . . . . *ib.*
5. Muriate de Chaux. 447
6. Muriate de Baryte. . . . . *ib.*
  1°. A l'état solide.. . . . . *ib.*
  2°. En dissolution. 448
7. Muriate de Fer. . . . . *ib.*
8. Muriate d'Ammoniaque et de Fer.. 449
9. Muriate de Mercure sublimé, autrefois appelé *Mercure doux sublimé*.. 450
  1°. D'après la méthode ordinaire. . . . . . . *ib.*
  2°. D'après la méthode de Josias Jewel. . . 451
10. Muriate de Mercure sous-Oxigéné, préparé par précipitation, et appelé communément *Précipité blanc*. . . . . *ib.*
11. Muriate de Mercure Oxigéné, appelé communément *Sublimé corrosif*. 452
  1°. A l'état solide. . . . . *ib.*
  2°. En dissolution, vulgairement appelée *Liqueur de Van Swiéten*. . . . . *ib.*
12. Muriate de Mercure Oxigéné et d'Ammoniaque. 453

13. Deuto-Muriate d'Antimoine sublimé , vulgairement appelé *Beurre d'Antimoine*. 453

14. Muriate d'Or. 454

II. Sulfates. *ib.*

1. Sulfate de Potasse. . . . . *ib.*

2. Sulfate de Soude. 455

3. Sulfate de Magnésie pur. 456

4. Sulfate acide d'Alumine et de Potasse pur. . . 457

5. Sulfate de Morphine. . . . . *ib.*

6. Sulfate de Fer vert. 458

7. Sulfate de Cuivre bleu. . . . . *ib.*

8. Sulfate de Cuivre et d'Ammoniaque. 459

9. Sulfate de Zinc. 460

10. Sous-Sulfate de Mercure Peroxidé , appelé autrefois *Turbith minéral*. . . . . *ib.*

11. Sous-Sulfate d'Antimoine. 461

III. Nitrates. . . . . *ib.*

1. Purification du Nitrate de Potasse. . . . . . . *ib.*

2. Nitrate de Potasse fondu et mêlé d'un peu de Sulfate , communément appelé *Sel de Prunelle* , ou *Cristal Minéral*. . . . . *ib.*

3. Nitrate de Mercure. 462

1°. A l'état solide. . . . . *ib.*

2°. A l'état liquide , communément appelé *Eau Mercurielle*. . . . . *ib.*

4. Nitrate d'Argent cristallisé. 463

5. Nitrate d'Argent fondu , appelé communément *Pierre infernale*. . . . . *ib.*

IV. Acétates. . . . . *ib.*

1. Acétate de Potasse , communément appelé *Terre foliée de Tartre*. . . . . *ib.*

2. Acétate de Soude , ou Terre foliée minérale. . 464

3. Acétate d'Ammoniaque liquide. . . . . *ib.*

Esprit de Mindérérus. 465

4. Acétate de Mercure. 467

5. Acétate de Plomb cristallisé, communément appelé *Sucre de Saturne*. . . . . *ib.*

6. Sous-Acétate de Plomb liquide. . . . . *ib.*

7. Acétate de Morphine. 468

V. Tartrates. 469

1. Tartrate acidule de Potasse pur. . . . . *ib.*

2°. Pur . . . . *ib.*

2°. Rendu soluble , par l'addition de l'Acide Boracique. 498

2. Tartrate de Potasse , appelé autrefois *Sel végétal*. 470

3. Tartrate de Potasse et de Soude , appelé autrefois *Sel Polychreste soluble* , et vulgairement *Sel de Seignette*. . . . . *ib.*

4. Tartrate de Potasse Antimonié , vulgairement appelé *Tartre Émétique*. 471

1ère. Méthode. . . . . *ib.*

2ème. Méthode. . . . . *ib.*

5. Tartrate de Mercure. 472

6. Tartrate de Potasse et de Fer liquide , appelé autrefois *Teinture de Mars Tartarisée*. . . . *ib.*

1°. Solide. . . . . *ib.*

2°. Liquide, appelé autrefois *Tartre Chalybé soluble*. 473

3°. Boules Martiales de Nancy. . . . . *ib.*

VI. Phosphates, Carbonates , Malates , Arsenites , etc. 474

1. Sous Phosphate de Soude. . . . . *ib.*

2. Carbonate de Zinc. 475

3. Malate de Fer. . . . . *ib.*

4. Arsenite de Potasse , ou Liqueur Arsenicale de Fowler 476

5. Prussiate de Mercure. 477

ARTICLE QUATRIÈME. Des Sulfures. . . . . *ib.*

1. Sulfure de Mercure noir, communément appelé *Éthiops minéral*. 479

2. Sulfure de Mercure rouge, vulgairement nommé *Cinnabre*. 480

3. Hydro-Sulfure rouge d'Antimoine Sulfuré , vulgairement appelé *Kermès minéral*. . . . . . *ib.*

4. Hydro-Sulfure jaune d'Oxide d'Antimoine sulfuré , communément appelé *Soufre doré d'Antimoine*. 481

5. Sulfure de Potasse. 482

6. Sulfure d'Ammoniaque Hydrogéné, ou Hydro-Sulfure d'Ammoniaque , vulgairement appelé *Liqueur fumante de Boyle*. . . . . *ib.*

7 Sulfure de Soude sulfuré. . . . . *ib.*

ARTICLE SIXIÈME. Des Savons. 484

1. Savon de Soude Amygdalin , vulgairement appelé *Savon médicinal Amygdalin*.. 48
2. Savon d'Huile essentielle de Térébenthine et de
Potasse , ou Savon de Starkey. . . . . *ib*.
3. Savon Calcaire , communément appelé *Liniment Calcaire*. 485
4. Savon Ammoniacal , communément appelé *Liniment volatil Ammoniacal*. 486
5. Liqueur composée d'un mélange d'Ammoniaque
et d'Huile volatile de Succin , vulgairement *Eau
de Luce*. *ib*.
6. Savon de Moelle de Bœuf Ammoniacal et Camphré , vulgairement *Baume Opodeldoch*. . . . *ib*.
7. Savons médicinaux de Résines.. 488
Article Septième. Des Eaux minérales factices. . . . *ib*.
1. Eau acidule simple.. 489
2. Eau de Vichy. 490
5. Eau de Seltz ou de Selter. . . . . *ib*.
4. Eau de Sedlitz.. 491
   1°. Faible.. . . . . *ib*.
   2°. Plus chargée.. . . . . *ib*.
5. Eau de Balaruc.. 492
6. Eau de Bourbonne-les-Bains.. . . . . *ib*.
7. Eau de Spa. . . . . *ib*.
8. Eau de Pyrmont. 493
9. Eau Hydro-Sulfureuse simple. . . . . *ib*.
10. Eau de Barège. 494
11. Eau de Bonnes.. . . . . *ib*.
12. Eau d'Aix-la-Chapelle. 495
13. Eau acidule Hydro-Sulfureuse , communément
appelée *de Naples*. . . . . *ib*.
14. Eau Hydro-Sulfureuse pour bain.. . . . . . . *ib*.
15. Solution Salino-Gélatineuse. 496
Section Neuvième. Des Médicamens qui résultent du seul
mélange des Substances simples. 497
Article Premier. Des Espèces.. 498
1. Espèces Émollientes. . . . . *ib*.
2. Espèces Béchiques, composées de Fleurs. . . . *ib*.
3. Espèces Béchiques , composées de Fruits. . . . 499
4. Espèces Amères. . . . . *ib*.
5. Espèces Vulnéraires.. . . . . *ib*.
6. Espèces Pectorales. 500

7. Espèces Carminatives. 5oo
8. Espèces Anthelmintiques. . . . . ib.
9. Espèces Diurétiques. 5o1
10. Espèces Sudorifiques, pour infusion. . . . . . . ib.
11. Espèces Sudorifiques , pour décoction. . . . . ib.
12. Espèces Astringentes. . . . . ib.
13. Semences Froides. 5o2
14. Farines Émollientes. . . . . ib.
15. Farines Résolutives. . . . . ib.

Article Deuxième. Des Poudres composées. . . . . ib.

1. Poudre de Sulfate de Potasse composée , communément appelée *Poudre Tempérante de Stahl.* 5o3

2. Poudre de Magnésie composée , vulgairement appelée *Poudre Antiacide* ou *Absorbante.* 5o4

3. Poudre de Pied-de-Veau composée. . . . . . ib.

4. Poudre de Soufre et de Scille , communément appelée *Poudre Antiasthmatique* ou *Incisive.* ib.

5. Poudre composée d'Amers , communément appelée *Poudre Antiarthritique Amère.* . . . 5o5

6. Poudre composée de Séné, de Scammonée et de Bois Sudorifiques, vulgairement appelée *Poudre Antiarthritique Purgative.* . . . . ib.

7. Poudre de Jalap et de Scammonée , ou *Poudre Cathartique.* . . . . ib.

8. Poudre Cornachine, ou *de Tribus* 5o6

9. Poudre de Gomme Gutte composée, vulgairement appelée *Poudre Hydragogue.* . . . . ib.

10. Poudre de Sulfure de Mercure noir et de Scammonée, vulgairement appelée *Poudre Vermifuge Mercurielle.* 5o7

11. Poudre d'Helminthochorton composée, ou *Poudre Vermifuge sans Mercure.* . . . . ib.

12. Poudre Gommeuse Alcaline , vulgairement appelée *Savon Végétal.* . . . . ib.

13. Poudre de Phosphate de Chaux et d'Antimoine, ou *Poudre de James.* 5o8

14. Poudre d'Ipécacuanha et d'Opium composée , ou *Poudre de Dover.* . . . . ib.

15. Poudre d'Asaret composée , vulgairement appelée *Poudre Sternutatoire.* 5o9

16. Poudre Dentifrice. . . . . ib.

ARTICLE TROISIÈME. Des Pâtes. 509
  1. Pâte de Gomme Arabique , vulgairement appe-
    lée *Pâte de Guimauve.* 510
  2. Pâte de Dattes. 511
  3. Pâte de Jujubes. 513
  4. Pâte de Réglisse Anisée.. . . . . *ib.*
ARTICLE QUATRIÈME. Des Conserves. 514
  1. Conserve de Roses rouges fraîches. . . . . . . *ib.*
  2. Conserve de Roses , préparable en tout temps. 515
  3. Conserve de Cynorrhodon. . . . . *ib.*
  4. Conserve de Casse, ou Casse cuite.. 516
  5. Conserve de Racine d'Aunée. . . . . *ib.*
  6. Tiges d'Angélique confites. 517
  7. Chocolat de Santé.. 518
  8. Chocolat à la Vanille. 519
ARTICLE CINQUIÈME. Des Tablettes et Pastilles. 520
  1. Tablettes de Guimauve. . . . . *ib.*
  2. Tablettes de Soufre simples. 521
  3. Tablettes de Soufre composées.. . . . . *ib.*
  4. Tablettes de Magnésie ou Absorbantes.. . . . *ib.*
  5. Tablettes d'Acide Oxalique , ou pour la soif. . 522
  6. Tablettes de Quinquina.. . . . . *ib.*
  7. Tablettes ou Pastilles de Cachou simples. . . . 523
  8. Tablettes de Cachou et de Magnésie. . . . . . *ib.*
  9. Tablettes ou Pastilles de Cachou odorantes. . . *ib.*
  10. Tablettes ou Pastilles d'Ipécacuanha. 524
  11. Tablettes de Rhubarbe. . . . . *ib.*
  12. Tablettes de Scammonée et de Séné , composées. *ib.*
  13. Tablettes de Fer.. 526
  14. Tablettes de Sulfure d'Antimoine , ou *Antimo-*
    niales de Kunkel.. . . . . *ib.*
  15. Pastilles de Menthe poivrée. 527
ARTICLE SIXIÈME. Des Électuaires, Confections et Opiats. . 528
  1. Electuaire de Safran perfectionné , appelé au-
    trefois *Confection de Hyacinthe.* 530
  2. Electuaire de Quinquina , communément appelé
    Opiat fébrifuge. 531
  3. Electuaire de Rhubarbe composé , ou *Catholi-*
    con double des anciens.. 532
  4. Electuaire d'Aloès composé, ou *Hiera Picra* des
    anciens. 533

5. Electuaire d'Aloès, de Muriate de Mercure e t de Fer, ou *Opiat mésentérique* 533

6. Electuaire de Séné et de Pulpes de Fruits composé, ou *Electuaire lénitif*. 535

7. Electuaire de Scammonée et de Turbith composé, appelé autrefois *Diaphœnix*. 536

8. Electuaire opiacé polypharmaque, ou *Thériaque*. 537

9. Electuaire opiacé astringent, vulgairement appelé *Diascordium*. 545

10. Electuaire Dentifrice. 548

ARTICLE SEPTIÈME. Des Pilules et des Bols. 549

1. Pilules de Savon. 550

2. Pilules d'Aloès et de Quinquina, vulgairement *Pilules Stomachiques*, ou *Ante Cibum*. . . . *ib.*

3. Pilules d'Aloès et de Myrrhe, autrefois appelées *Pilules de Rufus*. 551

4. Pilules d'Aloès et de Gomme Gutte, ou *Pilules Hydragogues de Bontius*. . . . . *ib.*

5. Pilules d'Aloès et de Substances fétides, vulgairement *Pilules bénites de Fuller* . . . . . . *ib.*

6. Pilules d'Aloès et de Savon. 552

7. Pilules de Mercure, de Scammonée et d'Aloès, vulgairement *Pilules Mercurielles*. . . . . . . *ib.*

8. Pilules d'Oxide d'Antimoine et de Sulfure de Mercure noir composées, communément appelées *Pilules contre les Scrofules*. 553

9. Pilules d'Ellébore et de Myrrhe, ou *Pilules toniques de Bacher*. . . . . *ib.*

10. Pilules Scillitiques. 554

11. Pilules de Térébenthine. . . . . *ib.*

12. Pilules Balsamiques, vulgairement appelées *Pilules de Morton*. . . . . *ib.*

13. Pilules d'Extrait d'Opium, communément appelées *Pilules de Cynoglosse*. 555

ARTICLE HUITIÈME. Des Trochisques. 556

SECTION DIXIÈME. Des Médicamens appropriés principalement à l'usage externe par leur mode de préparation ou par leur forme. 557

ARTICLE PREMIER. Des Cataplasmes. 558

1. Cataplasme de Mie de Pain. . . . . *ib.*

2. Cataplasme de Farines et de Pulpes, ou Cataplasme émollient. 559

3. Cataplasme de Pulpes et d'Onguens , ou *Cataplasme Maturatif* 56o

4. Cataplasme de Quinquina et de Camphre , ou *Cataplasme Antiseptique.* . . . . ib.

5. Cataplasme de Pavot et de Jusquiame , ou *Cataplasme anodin.* 561

6. Cataplasme de Poivre et de Vinaigre , vulgairement appelé *Cataplasme Antipleurétique* ou *rubéfiant.* . . . . ib.

7. Cataplasme de Moutarde , ou *Sinapisme* . . . 562

ARTICLE DEUXIÈME. Des Fomentations et Lotions. . . . . ib.

1. Fomentation émolliente. 563

2. Fomentation de Sous-Acétate de Plomb simple , vulgairement appelée *Eau Végéto-Minérale.* . ib.

3. Fomentation Vineuse, aromatique et camphrée. ib.

4. Fomentation d'Herbes et de Sous - Acétate de Plomb , ou *Fomentation émolliente et résolutive.* 564

5. Lotion Hydro-Sulfurée contre la Gale . . . . . ib.

ARTICLE TROISIÈME. Des Collyres. . . . . ib.

1. Collyre Opiacé ou Anodin. 565

2. Collyre de Sulfate de Zinc. 566

3 Collyre de Sels fondus au feu , appelé autrefois *Pierre divine.* . . . . ib.

ARTICLE QUATRIÈME. Des Linimens. 567

1. Liniment Ammoniacal. . . . . ib.

2. Liniment Oléo-Calcaire. . . . . ib.

3. Liniment Savonneux Opiacé. 568

4. Liniment Camphré. . . . . ib.

5. Liniment de Cantharides Camphré. . . . . . . ib.

6. Liniment Hydro-Sulfuré Savonneux, contre la Gale. 569

ARTICLE CINQUIÈME. Des Pommades , Cérats, Onguens et Baumes. ib.

I. Cérats. 571

1. Cérat simple. . . . . ib.

2. Cérat de Quinquina. . . . . ib.

3. Cérat préparé à l'Eau , ou Cérat blanc , vulgairement appelé *Cérat de Galien.* 572

4. Cérat au Sous-Acétate de Plomb , ou *Cérat de Goulard.* . . . . ib.

II. Pommades. . . . . ib.

1. Pommades à la Rose, ou *Onguent Rosat* . .   572

2. Pommade au Laurier, communément appelée *Huile* ou *Onguent de Laurier.*   573

3. Pommade de Sous-Carbonate de Plomb, ou *Onguent blanc de Rhazès.* . . . .   *ib.*

4. Pommade d'Oxide de Zinc, ou *Onguent de Tutie.*.   574

5. Pommade d'Oxide de Mercure rouge et d'Acétate de Plomb.. . . . .   *ib.*

6. Pommade de Tartrate d'Antimoine.   575

7. Pommade de Muriate Oxigéné de Mercure, ou *Pommade de Cirillo* . . . .   *ib.*

8. Pommade au Mercure, ou *Onguent Napolitain.*   *ib.*

9. Pommade au Mercure moins chargée, ou *Onguent Gris*   576

10. Pommade au Nitrate de Mercure, ou *Onguent Citrin pour la Gale.* . . . .   *ib.*

11. Pommade de Soufre et de Muriate d'Ammoniaque, ou *Onguent Soufré pour la Gale* . .   *ib.*

12. Pommade de Soufre et de Carbonate de Potasse, ou *Onguent Soufré Alcalin pour la Gale*, du docteur *Helmerich.*.   577

13. Pommade au Phosphore. . . . .   *ib.*

14. Pommade Oxigénée, ou *Onguent Nitrique* . .   *ib.*

15. Pommade de Garou.   578

16. Pommade de Cantharides, vulgairement appelée *Onguent Épispastique vert.* . . . .   *ib.*

17. Pommade de Cantharides, vulgairement appelée *Pommade Épispastique jaune.*   579

18. Pommade de Pavot, de Jusquiame et de Belladone, ou *Onguent Populeum*.   580

III. Onguens mous, vulgairement appelés *Baumes.* . .   *ib.*

1. Onguent d'Huiles volatiles, de Baume de Pérou et de Camphre, ou *Baume Nervin* . . .   581

2. Onguent de Térébenthine et de Jaunes d'OEufs, ou *Digestif simple.*   582

3. Onguent de Térébenthine et de Cire, ou *Onguent d'Althœa.* . . . .   *ib.*

4. Onguent de Térébenthine Camphré, ou *Baume de Geneviève* . . . .   *ib.*

5. Onguent de Térébenthine et de Graisses, ou *Baume d'Arcœus*   583

6. Onguent de Styrax composé. 583
7. Onguent de Poix et de Cire , ou *Basilicum* . . *ib.*

ARTICLE SIXIÈME. Des Emplâtres. 584
1. Emplâtre de Cire. 585
2. Onguent solide de Ciguë, ou *Emplâtre de Ciguë.* 586
3. Onguent solide de Résines et de Gommes-Résines , vulgairement appelé *Emplâtre de Mucilage.*. *ib.*
4. Emplâtre collant de Poix et de Résines , ou *Emplâtre d'André de la Croix.* 587
5. Emplâtre de Cantharides solide , ou *Emplâtre
Vésicatoire* . . . . *ib.*
6. Emplâtre de Cantharides mou, ou *Emplâtre Vésicatoire Anglais* 588
7. Emplâtre d'Oxide de Plomb demi-vitreux, ou
Emplâtre simple. . . . . *ib.*
8. Emplâtre simple collant. 589
9. Emplâtre d'Oxide de Plomb rouge Camphré,
ou *Emplâtre de Nuremberg.* . . . . *ib.*
10. Emplâtre de Gommes-Résinés , ou *Diachylon
gommé* 590
11. Emplâtre de Savon. . . . . *ib.*
12. Emplâtre de Mercure composé, ou *Emplâtre de
Vigo réformé* 591
13. Emplâtre brun , ou *Onguent de la Mère* . . . 592
14. Emplâtre fondant des Quatre . . . . *ib.*

ARTICLE SEPTIÈME. Des Sparadraps, Bougies et Suppositoires. 593
I. Des Sparadraps. . . . . *ib.*
1. Sparadrap ordinaire. 594
2. Toile de Mai. . . . . *ib.*
3. Sparadrap d'Emplâtres. . . . . *ib.*
4. Papier Ciré. 595
5. Taffetas d'Angleterre. . . . . *ib.*
6. Taffetas Épispastique. 596
II. Des Bougies et des Suppositoires. . . . . *ib.*

ARTICLE HUITIÈME. Des Escarotiques. 598
1. Trochisques Esearotiques de Sublimé Corrosif. 599
2. Trochisques Escarotiques de Minium. . . . . . *ib.*
3. Pâte Caustique de Rousselot , attribuée communément au frère Côme , et perfectiounée par
le docteur Dubois . . . . *ib.*

4. Alun desséché au feu, ou *Alun calciné* . . . 600

5. Potasse fondue au feu , ou *Pierre à Cautère* . ib.

6. Nitrate d'Argent fondu , ou *Pierre Infernale* . 601

7. Oxide de Mercure rouge, ou *Précipité rouge*. ib.

8. Deuto-Muriate d'Antimoine sublimé, ou *Beurre d'Antimoine*.. . . . . ib.

9. Mixture ou Solution Cathérétique , ou *Collyre de Lanfranc* . . . . ib.

10. Mellite d'Acétate de Cuivre, ou *Onguent Egyptiac* . . . . ib.

11. Acide Sulfurique Alcoolisé , ou *Eau de Rabel*. ib.

12. Eau Mercurielle. 602

Article Neuvième. Des Fumigations.. . . . . ib.

I. Fumigations Médicinales. 603

II. Fumigations pour masquer les mauvaises odeurs. . . ib.

1. Fumigations Excitantes et Toniques. . . . . . . ib.

2. Pastilles Odoriférantes. . . . . ib.

III. Fumigations Antiseptiques , pour corriger les vices de l'air.. 604

1. Fumigation Guytonnienne.. . . . . ib.

2. Fumigation Smithienne.. 605

FIN DE LA TABLE DES ARTICLES.

CODE
PHARMACEUTIQUE,
OU
PHARMACOPÉE FRANÇAISE.

PREMIÈRE PARTIE.
MATIÈRE MÉDICALE.

SECTION PREMIÈRE.

Des Substances tirées du règne minéral (*).

ACÉTATE de Cuivre brut.
(ACETAS *Cupri crudus.* — *Ærugo*).

Ce sel, composé d'un mélange d'Acétate de Cuivre soluble et de Sous-Acétate insoluble, forme des masses d'un vert tirant sur le bleu, qu'on vend ordinairement enveloppées dans des peaux de mouton. Il a une saveur cuivreuse très-prononcée. Il est mêlé de particules de Cuivre et de débris de marc de raisin.

On le prépare avec des lames de Cuivre qu'on couvre de marc de raisin, et qu'on laisse se corroder librement tandis que le marc fermente.

(*) On a rangé dans cette classe un certain nombre de substances, pour la plupart salines, qui, à la vérité, tirent leur origine du règne végétal, mais qu'on fabrique de toutes pièces, pour les besoins de la médecine, dans les grandes manufactures de produits chimiques.

ACÉTATE de Cuivre cristallisé.

(ACETAS *Cupri in crystallos concretus. — Crystalli Veneris*).

Pour obtenir ce sel, on dissout l'Acétate de Cuivre brut dans du Vinaigre, et on laisse évaporer la dissolution dans des vases traversés eu tous sens par de petites baguettes, autour desquelles les cristaux se réunissent. Ces cristaux sont des pyramides à quatre faces, tronquées au sommet. Leur couleur, d'abord verte très-foncée, pâlit bientôt et devient bleuâtre par le contact de l'air. Ils se dissolvent dans l'eau sans laisser de résidu.

ACÉTATE de Plomb cristallisé.

(ACETAS *Plumbi in crystallos concretus*, *Sal* ou *Saccharum Saturni.*)

On prépare ce sel très en grand, dans les manufactures, pour l'usage des arts. Sa couleur est blanchâtre, et sa saveur douceâtre, un peu sucrée, mais styptique. Il se dissout dans l'eau.

Acide Arsenicux. *V*. OXIDE d'Arsenic blanc.

Acide Hydro-Chlorique. *V*. ACIDE Muriatique.

ACIDE Muriatique.

(ACIDUM *Muriaticum. — Acidum Hydro - Chloricum. — Spiritus Salis.*)

On fabrique cet acide en grand dans les manufactures, d'où il sort liquide, jaune et fumant. Sous cette forme il n'est pas pur, mais on l'emploie cependant à différens usages, et il peut même servir à ceux de la pharmacie, pourvu qu'on ne le fasse entrer que dans des préparations destinées à être appliquées sur la peau. Sa densité varie entre 1, 17 et 1, 21.

ACIDE Nitrique.

(Acidum *Nitricum. — Spiritus Nitri.*)

Cet Acide, liquide, sans couleur quand il est pur, répand des vapeurs blanches à l'air, et colore en jaune la peau ainsi que toutes les autres matières animales. Sa densité est de 1, 30 à 1, 37. On l'extrait du Nitrate de Potasse par le moyen de l'Argile, ou même de l'Acide Sulfurique.

ACIDE Sulfurique.

(Acidum *Sulfuricum. — Oleum Vitrioli.*)

Il est sous forme liquide, sans couleur, et d'une consistance oléagineuse. Il pèse 1,842, et noircit les matières organiques. On l'obtient par la combustion d'un mélange de Soufre et de Nitrate de Potasse.

Aimant. *V*. Oxidule de Fer magnétique.

Alun. *V*. Sulfate d'Alumine et de Potasse.

Ambre jaune. *V*. Succin.

ANTIMOINE.

(Stibium.)

Métal blanc bleuâtre, très-cassant, d'une texture lamelleuse, qui entre facilement en fusion, et qui cristallise par le refroidissement. Sa pesanteur spécifique est de 6, 702.

Antimoine cru. *V*. Sulfure d'Antimoine.

ARGENT.

(Argentum.)

Métal blanc, très-brillant, très-ductile, très-malléable, fusible, et supportant l'action du feu sans s'oxider. Sa pesanteur spécifique est de 10,474.

ARGILE.

(Argilla.)

Composé de Silice, d'Alumine et d'Eau unies dans

des proportions très – diverses. L'Argile contient en
outre du Fer, à qui elle doit sa couleur. Les médecins
employaient autrefois deux variétés de cette substance :

1°. L'Argile *ochreuse rouge* , Haüy (*Argilla Ferruginea rubra*) , dont la couleur rouge est très-foncée , à
raison de la grande quantité d'Oxide de Fer qu'elle
renferme : elle forme des masses compactes et pesantes, qui se délayent difficilement dans l'eau quand
on les y plonge entières ;

2°. L'Argile *ochreuse pâle* (*Argilla Ferruginea pallidior*), reconnaissable à sa teinte légèrement rosée ;
avant de passer dans le commerce, elle a été délayée
dans l'eau, puis desséchée en pains cylindriques , ou
orbiculaires et aplatis, qui portent l'empreinte d'un
cachet.

Arsenic blanc. *V.* Oxide d'Arsenic blanc.

Arsenic jaune. *V.* Sulfure d'Arsenic jaune.

ASPHALTE.

(Asphaltum.-*Bitumen Judaïcum.*)

Bitume solide, cassant, noir, brillant, électrique
par le frottement, qui répand lorsqu'on le chauffe
une odeur particulière , et produit, en brûlant, une
fumée épaisse, dont l'odeur est vive et pénétrante.

BISMUTH.

(Bismuthum. — *Wismuthum.*)

Métal d'un blanc jaunâtre, formé de grandes lames
brillantes, très - fusible, et oxidable par la chaleur. Sa
pesanteur spécifique est de 9,822.

Il sert à préparer *le Blanc de Fard* (*Album , Pigmen-
tum Album*), nommé aussi *Magistère de Bismuth* (*Ma-
gister Bismuthi*), ou *Oxide de Bismuth* (*Bismuthi Oxydum*).

Blanc de Fard. *Voyez* BISMUTH.

Blanc de Plomb. *Voyez* CARBONATE (Sous-) de Plomb.

BITUME.

(BITUMEN.)

On donne ce nom à toutes les matières minérales, originaires du règne végétal, qui brûlent avec flamme. Tels sont l'Asphalte, le Jayet, la Naphthe, le Pétrole et le Succin, avec lesquels on préparait autrefois, ou l'on fait même encore aujourd'hui, divers médicamens.

Bitume de Judée. *Voyez* ASPHALTE.

Bol d'Arménie. *Voyez* ARGILE Ochreuse rouge.

BORATE (Sous -) de Soude.

(SUB-BORAS *Sodæ.* — *Borax.*)

Ce sel vient de l'Inde et de la Chine. On le purifie en Europe, et on le débite sous la forme de cristaux séparés, blancs, presque toujours irréguliers, opaques à la surface, et d'une saveur alcaline. Exposé à l'action du feu, il se boursouffle d'abord, puis entre en fusion; il se prend en une sorte de verre par le refroidissement.

Borax. *Voyez* BORATE (Sous-) de Soude.

Calamine. *Voyez* OXIDE de Zinc natif.

CARBONATE (Sous-) de Chaux.

(SUB-CARBONAS *Calcis.*)

Ce sel, très-peu soluble dans l'eau, constitue la Craie et le Marbre, dont on se sert dans plusieurs opérations chimiques. Mis en contact avec les Acides minéraux, il produit une vive effervescence, et forme des sels, solubles dans l'eau, dont il est facile de reconnaître la présence, en quelque petite quantité qu'ils se trouvent mêlés au liquide, parce qu'ils donnent lieu à un précipité avec l'Oxalate d'Ammoniaque.

CARBONATE (Sous-) de Magnésie.

(Sub-Carbonas *Magnesiæ.* — *Magnesia alba.*)

Sel à peine soluble dans l'eau, qu'on obtient par la décomposition réciproque du Sulfate de Magnésie et des Carbonates alcalins dissous dans l'eau. On lui donne la forme de pains cubiques ou parallélipipèdes, qui sont très-blancs, fort légers et friables.

CARBONATE (Sous-) de Plomb.

(Sub-Carbonas *Plumbi.*)

Ce sel, insoluble dans l'eau, se prépare de plusieurs manières différentes. Il est en paillettes dures et très-pesantes, qu'on appelle *Blanc de Plomb* (*Plumbum album*), ou en pains friables, nommés *Céruse* (*Cerussa*), suivant qu'on l'a fait sécher aussitôt après l'avoir obtenu par précipitation, ou après l'avoir broyé en l'humectant avec de l'eau. Il fait vivement effervescence avec les Acides, et donne du Plomb métallique quand on le chauffe au chalumeau.

CARBONATE (Sous-) de Potasse.

(Sub-Carbonas *Potassæ.*)

On obtient ce sel par la combustion des végétaux. Il varie beaucoup pour la forme et le degré de pureté. On lui donne des noms différens suivant les pays d'où il provient et la manière dont il a été préparé.

1°. *La Potasse d'Amérique* arrive sous forme de masses, fondues par le feu, ayant l'aspect et la dureté de la pierre, et colorées souvent en rouge. Elle attire l'humidité de l'air, imprime une saveur brûlante et caustique sur la langue, et abonde en principes alcalins.

2°. *La Potasse Perlasse* vient aussi d'Amérique. On l'estime beaucoup parce qu'elle est riche en alcali. Elle forme des masses blanches et agglomérées.

3º. Les *Potasses de Russie*, *de Dantzick*, *du Rhin*, et autres, sont inférieures aux précédentes.

Toutes ces Potasses contiennent du Sulfate et de l'Hydro-Chlorate de Potasse, indépeudamment de l'Alcali pur et du Sous-Carbonate : elles laissent aussi, quand on les dissout dans l'eau, un sédiment siliceux, argileux et insoluble.

4°. Les *Cendres gravelées* (*Cineres clavellati*) s'obtiennent en brûlant le dépôt du vin. On y trouve les mêmes sels que dans les Potasses précédentes.

5º. Le *Sel de Tartre* (*Sal Tartari*) se fait en brûlant le Tartre, soit brut, soit purifié. On l'obtient pur après une ou deux cristallisations. Il est formé de Sous-Carbonate de Potasse presque pur ; mais celui qu'on trouve dans le commerce est le plus souvent mêlé de Sulfate de Potasse. On doit le choisir blanc et soluble, en totalité et promptement, dans une petite quantité d'eau.

CARBONATE (Sous-) de Soude.

(SUB-CARBONAS *Sodæ*. — *Sal Sodæ*.)

Ce sel existe à l'état natif dans les eaux de certains lacs de l'Egypte et de la Hongrie, dont il se sépare par l'évaporation spontanée. On le désigne alors sous le nom vulgaire de *Natron* (*Natrum*). En France, on le retire des cendres de plusieurs végétaux qui croissent dans les eaux de la mer, ou sur ses bords. On se le procure aussi en décomposant le Sulfate de Soude par des procédés chimiques. Celui qu'on vend dans le commerce est impur, et appelé *Soude d'Alicante*, ou autrement, suivant le pays qui le fournit. On le nomme aussi *Soude artificielle*. Comme il est mêlé d'un grand nombre de matières hétérogènes, il faut, pour l'obtenir pur, le dissoudre dans l'eau, et le faire ensuite cristalliser. Alors il est blanc, transparent à l'intérieur, mais opaque en dehors, à raison de la facilité avec laquelle il s'effleurit. Exposé au feu, il se liquéfie, perd son eau de cristallisation, et diminue presque des deux tiers. Il a une saveur alcaline, verdit le sirop de violettes, et fait effervescence avec les acides.

Cendres gravelées. *Voyez* CARBONATE (Sous-) de Potasse.

Céruse. *V.* CARBONATE (Sous-) de plomb.

CHALCITIS.

(CHALCITIS.)

On désignait autrefois sous ce nom un mélange de Sulfate et d'Oxide de Fer rouge, dont on ne se sert plus aujourd'hui, parce que les proportions de ses deux composans ne sont pas constantes, et que d'ailleurs il contient presque toujours du Sulfate de Cuivre. On peut substituer à cette matière le Sulfate de Fer pur, séché au feu.

CHAUX.

(CALX. — *Oxydum Calcii.*)

Cette substance, qui présente tous les caractères des alcalis, se tire du Carbonate de Chaux natif, ou *Pierre à Chaux*, assez fortement calciné pour en chasser tout l'acide. Elle forme des masses blanchâtres, ou quelquefois cendrées, dures dans le principe, mais qui tombent en poussière lorsqu'on les laisse exposées au contact de l'air. Arrosée avec de l'eau, elle fait entendre un bruit particulier, se fendille, se réduit en poudre, laisse échapper des vapeurs aqueuses, et s'échauffe beaucoup : cependant elle se dissout à peine dans l'eau.

Chlorure de Sodium. *V.* MURIATE de Soude.

Cinabre. *V.* SULFURE de Mercure rouge.

Colcothar. *V.* OXIDE de Fer rouge.

Craie. *V.* CARBONATE (Sous-) de Chaux.

Cristaux de Vénus. *V*. Acétate de Cuivre cristallisé.

CUIVRE.

(CUPRUM.)

Métal d'un rose rougeâtre , malléable , fusible , et facilement oxidable par la chaleur. Sa pesanteur spécifique est de 8, 895.

EAU.

(AQUA. — *Oxydum Hydrogenii.*)

Liquide composé de 0, 88 parties d'Oxygène, et de 0, 12 d'Hydrogène, en poids , qui présente différens degrés de pureté, selon son origine et suivant les lieux d'où il provient. Les Eaux suivantes sont les plus dignes de fixer l'attention.

1°. *L'Eau de Fontaine* (*Aqua Fontana*), qui entraîne et dissout des matières diverses à raison de la variété des terrains qu'elle traverse. Le plus souvent elle est chargée de Carbonate et de Sulfate de Chaux. Elle a cela de commun avec toutes les autres, que , plus elle contient d'air atmosphérique, plus aussi elle est agréable au goût, et plus elle favorise la digestion.

2°. *L'Eau de Pluie* (*Aqua Pluvialis*) , qui est saturée d'air , et presque la plus pure de toutes, quand on a soin de la recueillir dans des vases de grès, de faïence ou de verre, telle qu'elle tombe de l'atmosphère, sans avoir parcouru les toits ni les gouttières, et quelques instans après que la pluie a commencé à tomber.

3°. *L'Eau de Rivière* (*Aqua Fluviatilis*), dont la nature varie en raison de celle des terrains qu'elle arrose. Celle de la Seine , au-dessus de Paris , passe pour l'une des plus pures : elle tient quelquefois un peu de

Sulfate de Chaux et de matière animale en dissolution.

4°. *L'Eau Minérale* (*Aqua Mineralis*) , dénomination commune sous laquelle on désigne toutes les
Eaux qui , à la source même , sont chargées de matières susceptibles de produire un changement quelconque dans le corps de ceux qui en font usage. Les
Eaux Minérales portent des noms différens, suivant la
nature et les propriétés des substances qu'elles contiennent : ainsi on les appelle *acidules* , *alcalines* , *salines* ,
sulfureuses , *ferrugineuses* ou *martiales* , etc.

Electre. *V.* SUCCIN.

Esprit de Sel. *V.* ACIDE Muriatique.

Esprit de Nitre. *V.* ACIDE Nitrique.

ÉTAIN.

(STANNUM.)

Métal blanc, malléable , très – fusible, soluble
dans l'Acide Nitrique, et oxidable par l'action du feu.
Sa pesanteur spécifique est de 7, 296.

FER.

(FERRUM.)

Métal d'un gris tirant sur le bleu, très-dur, très-
ductile, d'un tissu fibreux, grenu ou lamelleux, suivant la manière dont il a été travaillé , et attirable
par l'aimant. Sa pesanteur spécifique est de 7, 788.

GLACE.

(GLACIES.)

Eau congelée, qui sert à des usages médicinaux, et
qui est utile dans plusieurs opérations pharmaceutiques.

Gypse. *V.* SULFATE de Chaux.

Hématite. *V.* OXIDE de Fer rouge.

Huile de Vitriol. *V.* ACIDE Sulfurique.

Hydro - Chlorate d'Ammoniaque. *V.* Muriate d'Ammoniaque.

Jais. *V.* Jayet.

JAYET.

(Gagates.)

Bitume solide, dur, cassant, noir, brillant lorsqu'il est poli, et présentant quelquefois une texture fibreuse et presque organique, indice non équivoque de son origine végétale. Il donne de l'huile et de l'acide par la distillation.

Karabé. *V.* Succin.

Litharge. *V.* Oxide de Plomb fondu.

Magnésie blanche. *V.* Carbonate (Sous-) de Magnésie.

Magnésie noire. *V.* Oxide de Manganèse noir.

Marbre. *V.* Carbonate (Sous-) de Chaux.

MERCURE.

(Hydrargyrum. — *Mercurius.*)

Métal liquide, blanc et brillant comme de l'Argent, qui se solidifie à un froid de 39 degrés (Therm. cent.), entre en ébullition à 350 degrés, se volatilise et se sublime sans altération dans les vaisseaux fermés.

Minium. *V.* Oxide de Plomb rouge.

MURIATE d'Ammoniaque.

(Murias *Ammoniæ.* — *Hydro-Chloras Ammoniæ.*)

Ce sel nous venait autrefois d'Égypte : aujourd'hui on le fabrique en France. Il est sous la forme de pains ronds, convexes en dessus, et concaves en dessous, qui ressemblent presque à de la glace. Il a une saveur piquante, et se volatilise au feu. L'eau le dissout, et la solution précipite par le Nitrate d'Argent. Traité par les alcalis fixes, il laisse dégager de l'Ammoniaque.

MURIATE de Soude.

(Murias *Sodæ*. — *Chloruretum Sodii.*)

Ce sel, rassemblé en masses énormes, forme des mines très-riches, d'où on le retire en blocs transparens, blancs, quelquefois colorés diversement par des Oxides métalliques, et divisibles en cubes : c'est ce qu'on appelle le *Sel gemme.*

Il existe en outre à l'état de dissolution dans les eaux d'un grand nombre de fontaines, et surtout dans celles de la mer, d'où on le sépare, soit par l'évaporation spontanée, soit par différens procédés d'art : dans ce cas, il porte les noms de *Sel marin, Sel commun, Sel de cuisine.*

Tout le monde connaît sa saveur. Il se dissout dans trois fois son poids d'eau froide, et l'eau bouillante n'en dissout pas beaucoup davantage : la solution précipite abondamment par le Nitrate d'Argent, elle n'est point troublée par le Muriate de Platine.

NAPHTHE.

(Naphtha.)

Le plus pur et le plus liquide de tous les Bitumes, La Naphthe est très-diffluente, presque sans couleur et très-volatile. Elle a une odeur pénétrante et qui n'est pas désagréable.

Natron. *V.* Carbonate (Sous-) de Soude.

NITRATE de Potasse.

(Nitras *Potassæ*. — *Nitrum.* — *Sal Nitrum.*)

Dans quelques contrées, ce sel paraît en efflorescence à la surface de la terre. Il se forme dans les lieux bas et humides, habités ou fréquentés par les animaux. Chez nous, on se le procure en lavant les vieux plâtras, et ajoutant de la dissolution de Potasse à la lessive pour décomposer les Nitrates de Chaux et de Magnésie qu'elle contient aussi, ce qui augmente la quantité du Nitrate de Potasse naturel, qu'on obtient pur après plusieurs cristallisations successives. Il se présente alors sous la forme de longs prismes cannelés et plus ou moins transparens. Sa saveur, piquante et suivie d'un sentiment de froid, n'est point désagréable. Il brûle avec flamme et avec bruit, quand on le projette sur des charbons ardens.

Nitre. *V.* Nitrate de Potasse.

OR.

(Aurum.)

Métal jaune, brillant, très-ductile, le plus malléable de tous, moins fusible que l'Argent, et inaltérable au feu. Sa pesanteur spécifique est de 19, 257.

Orpiment. *V.* Sulfure d'Arsenic jaune.

OXIDE d'Arsenic blanc.

(Oxydum *Arsenici album.*—*Arsenium album.* — *Acidum arseniosum.*)

Cette substance, dégagée de la mine de Cobalt arsenical tandis qu'on la grille, se condense dans la cheminée du fourneau. On la débite en masses opaques à leur surface, et transparentes dans leur cassure, qui est presque vitreuse. Sa pesanteur est de 5,000, selon de Born. L'action du feu la convertit en des vapeurs qui répandent l'odeur de l'ail. Elle est très-peu soluble dans l'eau, et la solution précipite en jaune par l'Acide Hydro-Sulfurique. Elle se combine, à la manière des Acides, avec les autres Oxides métalliques : ce qui lui a valu le nom *d'Acide Arsenieux.*

Oxide de Calcium. *V.* Chaux.

OXIDE de Fer rouge.

(OXYDUM *Ferri rubrum.* — *Colcothar.* — *Lapis Hœ-matites.*)

Autrefois on préparait le Colcothar en grand; c'était une pierre composée d'un assemblage de fibres agglomérées, qu'on retirait des mines de Fer, et qui présentait une couleur analogue à celle du sang, lorsqu'on la pulvérisait. On préfère aujourd'hui employer l'Oxide de Fer rouge obtenu par l'art, et dont la nature est bien connue.

Oxide d'Hydrogène. *V.*EAU.

OXIDE de Manganèse noir.

(OXYDUM *Manganesii nigrum.* — *Magœsia nigra.*)

Substance en masses agglomérées, pesantes et cristallines, qui ont l'éclat du Fer dans l'intérieur. Elle diffère du Sulfure d'Antimoine, en ce qu'elle ne se fond pas au feu, et qu'en l'arrosant d'Acide Muriatique, elle laisse dégager de l'Acide Muriatique oxigéné.

OXIDE de Plomb fondu.

(OXYDUM *Plumbi fusum.* — *Lithargyrum.*)

Cet Oxide se forme dans la coupelle pendant l'essayage de l'Argent par le Plomb métallique. Il est en paillettes brillantes, d'un jaune rougeâtre, et soluble dans l'Acide Nitrique. On nous l'apporte de l'Angleterre et de l'Allemagne; mais celui d'Allemagne étant mêlé de Fer et de Cuivre, on doit l'exclure de toutes les préparations chimiques.

OXIDE de Plomb rouge.

(OXYDUM *Plumbi rubrum.* — *Minium.*)

Matière pulvérulente, pesante, et d'un rouge orangé éclatant, qui se produit pendant la combustion lente et prolongée du Plomb. Si l'on augmente trop la chaleur, l'Oxigène se dissipe, la matière entre en fusion, et l'on obtient de la Litharge. Soumis à l'action du chalumeau, cet Oxide se réduit entièrement.

OXIDE d'Antimoine Sulfuré demi-vitreux.

(Oxydum *Stibii Sulfuratum semi-vitreum.*)

Il est composé d'Oxide d'Antimoine et de Sulfure d'Antimoine en plus grande quantité qu'il n'en faut pour donner naissance à l'Oxide d'Antimoine Sulfuré vitreux. On l'obtient en calcinant le Sulfure d'Antimoine, et chauffant l'Oxide Sulfuré gris qui résulte de cette opération, jusqu'à ce qu'il entre en fusion. Il forme des masses opaques, cassantes et brunes, qui ont l'éclat métallique.

Dans les pharmacies, on lui donne le nom de *Safran des métaux* (*Crocus metallorum*), et on l'emploie ordinairement à la place de cette préparation, qui est tombée en désuétude.

OXIDE d'Antimoine Sulfuré vitreux.

(Oxydum *Stibii Sulfuratum vitreum. — Vitrum Antimonii.)*

Verre plane, transparent, de couleur d'Hyacinthe, composé d'Oxide et de Sulfure d'Antimoine combinés ensemble, qu'on prépare de la même manière que le précédent, mais qu'on expose à un feu plus fort, pour le vitrifier complétement, et qu'on ne coule que quand il a acquis une transparence parfaite. Outre l'Oxide et le Sulfure d'Antimoine, il renferme encore de l'Oxide de Fer, du Sulfure de Fer, mêlé à celui d'Antimoine, et un peu de Silice, qui provient des creusets. Quelques chimistes pensent même que cette Silice contribue beaucoup à le rendre transparent.

OXIDE de Zinc natif.

(OXYDUM *Zinci nativum*. — *Lapis Calaminaris*.)

Ce minéral est composé d'Oxide de Zinc hydraté, de Silice, et souvent aussi d'Oxide de Fer, unis à du Carbonate de Chaux et à de l'Alumine, dans des proportions qui n'ont rien de constant. On le trouve en masses amorphes pesantes, blanchâtres, grisâtres ou même brunâtres, dont la cassure est raboteuse. Il se dissout en partie dans l'Acide Sulfurique étendu d'eau, et la solution évaporée donne des cristaux de Sulfate de Zinc. On l'a fait entrer dans quelques onguens.

OXIDULE de Fer Magnétique.

(OXYDULUM *Ferri Magneticum*. — *Magnes*.)

Cette substance s'offre en masses pesantes, noirâtres, brunes ou grises, présentant deux pôles qui correspondent à ceux de l'aiguille aimantée.

Le magnétisme sert à faire reconnaître la limaille de Fer.

PÉTROLE.

(PETROLEUM.)

Bitume liquide, brun, plus ou moins fluide, d'une odeur forte, volatil en partie, et inflammable quand on l'approche du feu. On s'en sert dans l'art vétérinaire.

PIERRE D'ARMÉNIE.

(LAPIS *Armenius*.)

Matière qui figurait assez souvent dans les anciennes formules, mais dont on ne se sert plus aujourd'hui : l'emploi n'en était pas sans danger, car elle se compose presque entièrement de Carbonate de Cuivre.

Pierre Calaminaire. *V*. OXIDE de Zinc natif.

Pierre Spéculaire. *V*. Sulfate de Chaux.

PLOMB.

(Plumbum.)

Métal d'un gris cendré, bleuâtre, très-malléable, mou, dépourvu de toute élasticité, facile à mettre en fusion, et oxidable par la chaleur. Sa pesanteur spécifique est de 11,36.

Potasse du commerce. *Voy*. Carbonate (Sous-) de Potasse.

Régule d'Antimoine. *V*. Antimoine.

Safran des Métaux. *V*. Oxide d'Antimoine Sulfuré demi-vitreux.

Salpêtre. *V*. Nitrate de Potasse.

SAVON du commerce.

(Sapo *communis*.)

Le Savon du commerce s'obtient fort en grand par la combinaison de l'Huile avec les Alcalis. Deux espèces servent en médecine :

1.º Le *Savon blanc de Marseille* (*Sapo albus Massiliensis*), formé de Soude et d'Huile d'Olive, blanc, onctueux, et entièrement soluble dans l'eau pure.

2.º Le *Savon vert* ou *noirâtre* (*Sapo viridis*, *nigrescens*), préparé avec la Potasse et les Huiles qu'on tire, dans le nord de la France, des graines de Rabette et de Colsa, ou du Chenevis. On le fabrique aussi, dans les provinces méridionales du royaume, avec les qualités inférieures de l'Huile d'Olive. Il est d'un vert foncé, et mou comme un onguent.

Sel Ammoniac. } *V*. Muriate d'Ammoniaque.
Sel Armoniac. }

Sel Cathartique amer. *V*. Sulfate de Magnésie.

Sel de Cuisine. *V*. Muriate de Soude.

Sel d'Epsom. *V*. Sulfate de Magnésie.

Sel Gemme. *V*. Muriate de Soude.

Sel de Glauber. *V*. Sulfate de Soude.

Sel Marin. *V*. Muriate de Soude.

Sel de Saturne. *V*. Acétate de Plomb cristallisé.

Sel de Sedlitz. *V*. Sulfate de Magnésie.

Sel de Tartre. *V*. Carbonate (Sous-) de Potasse.

Sélénite. *V*. Sulfate de Chaux.

Soude du commerce. *V*. Carbonate (Sous-) de Soude.

SOUFRE.

(Sulfur, *Sulphur*.)

Substance simple, solide, jaune, cassante, inflammable, qui se fond et se volatilise au feu, devient électrique par le frottement, pèse 1,99, s'enflamme à l'approche d'un corps en ignition, et brûle avec une flamme bleue, en donnant naissance à de l'Acide Sulfureux, dont l'odeur est suffocante, et dont l'action sur les organes respiratoires excite la toux.

On trouve le Soufre natif en masses de cristaux accumulés sans ordre, et tantôt purs, tantôt mêlés de substances hétérogènes. Dans cet état, on le nomme *Soufre vif* (*Sulfur vivum*). Pour le purifier, on le fond et on le sublime, puis on l'envoie dans le commerce sous la forme de cylindres, appelés *Soufre en canons*, ou en très-petites paillettes qui constituent les Fleurs de Soufre (*Flores Sulfuris*). Ces Fleurs, qui sont chargées d'Acide Sulfurique, deviennent humides à l'air. Il faut les laver avec soin pour les débarrasser de tout l'Acide qui y adhère.

Spath pesant. *V*. Sulfate de Baryte.

SUCCIN.

(Succinum. — *Karabe*. — *Electrum*.)

Bitume solide, dur, cassant, la plupart du temps

transparent, quelquefois opaque, d'une couleur jaune, presque toujours pure, mais plus ou moins foncée; électrique par le frottement, fusible et inflammable. Il donne de l'Acide succinique par la distillation.

Sucre de Saturne. *V.* ACÉTATE de Plomb cristallisé.

SULFATE acide d'Alumine et de Potasse.

(SULFAS *acidus Aluminæ et Potassæ.* — *Alumen.*)

Ce sel, qui existe à l'état natif, et qu'on fait aussi de toutes pièces, est composé d'Acide sulfurique uni à de l'Alumine et à de la Potasse. Il existe dans le commerce en blocs transparens qui ressemblent à du verre ou à de la glace, et à la surface desquels on aperçoit distinctement les faces et les angles de cris‑ taux octaèdres. Sa saveur est styptique. Il se dissout dans l'eau, et la liqueur donne, par la Potasse ou l'Ammoniaque, un précipité d'Alumine qui disparaît si l'on ajoute un excès de Potasse.

L'*Alun de Rome,* coloré en rouge par de l'Oxide de Fer, était le plus recherché autrefois : aujourd'hui on estime autant celui de France, qui contient souvent un peu de Sulfate d'Ammoniaque, en place de Sulfate de Potasse.

SULFATE de Baryte.

(SULFAS *Barytæ.*)

Sel insoluble dans l'eau, en cristaux gris et transpa‑ rens, ou en masses translucides, dont la superficie ne tombe pas en poussière lorsqu'on le projette sur des charbons ardens. Sa pesanteur spécifique est de 4,298 à 4,471. On en retire la Baryte, avec laquelle on pré‑ pare différens sels que la médecine moderne s'est ap‑ propriés.

SULFATE de Chaux.

(Sulfas *Calcis*.)

Ce sel, presque insoluble dans l'eau, abonde dans la nature, où on le trouve, tantôt en cristaux transparens, formés de lames superposées, et connus sous le nom de *Pierre spéculaire* (*Lapis specularis*), ou de *Sélénite* (*Selenita*), tantôt en masses opaques, plus ou moins mêlées d'autres substances, et constituant ce qu'on appelle le *Gypse* (*Gypsum*). Sa pesanteur spécifique est de 2,264 à 2,312. Il se réduit en poussière quand on le jette sur des charbons ardens.

SULFATE de Cuivre.

(Sulfas *Cupri*. — *Vitriolum cœruleum*.)

Ce sel est en cristaux bleus, d'une saveur un peu âcre et fort désagréable. Il se dissout dans l'eau, et donne un précipité rouge par le Prussiate de Potasse. L'Ammoniaque fait naître également dans sa solution aqueuse, un précipité qui se redissout dans un excès d'Alcali, et produit ainsi une liqueur d'un bleu trèsvif. Une lame de fer plongée dans cette même solution, s'y couvre d'une couche légère et brillante de Cuivre à l'état métallique.

SULFATE de Fer.

(Sulfas *Ferri*. — *Vitriolum viride*.)

Cette substance saline se présente sous la forme de cristaux d'un vert smaragdin, d'une saveur douceâtre et astringente, et solubles dans l'eau. Sa dissolution donne un précipité gris, qui passe bientôt au noir, par les Alcalis, bleu par les Prussiates Alcalins, et violet, tirant sur le bleuâtre, par l'infusion de Noix de galle, à l'air libre.

Presque toujours le Sulfate de Fer est mêlé de Sulfate de Cuivre, dont on le débarrasse en laissant digé-

rer pendant quelque temps de la limaille de Fer dans
sa dissolution, qu'on fait ensuite cristalliser.

SULFATE de Magnésie.

(SULFAS *Magnesiæ.* — *Sal Epshamense*, ou plutôt
Ebshamense. — *Sal Sedlitzense.* — *Sal Catarthicum
amare.*)

On le retire de quelques eaux minérales par l'évaporation. Il est blanc, en petits cristaux, amer et très-
soluble dans l'eau. Les Sous-Carbonates Alcalins font
naître un précipité blanc et pulvérulent dans sa dissolution.

SULFATE de Soude.

(SULFAS *Sodæ.* — *Sal Glauberi.*)

On l'extrait des fontaines salées de la Lorraine, et
on le fabrique aussi dans plusieurs manufactures. Ordinairement il est en petits cristaux, qui ressemblent
à ceux du Sulfate de Magnésie; mais on le distingue
de ce sel en ce qu'il est moins amer, qu'il laisse un
sentiment de fraîcheur dans la bouche, et qu'il ne
précipite pas par les Sous-Carbonates Alcalins.

SULFATE de Zinc.

(SULFAS *Zinci.* — *Vitriolum album.*)

On obtient ce sel en calcinant le Sulfure de Zinc,
le lessivant ensuite, et soumettant la liqueur à l'évaporation. Il se prend en masses de forme prismatique,
blanches, semblables à du sucre, et composées de
cristaux amoncelés les uns sur les autres sans régularité. Toujours il contient une certaine quantité de
Sulfate de Fer, ce qui fait qu'il prend une teinte de
rouille par le contact de l'air. L'eau le dissout faci lement. Il a une saveur acerbe et styptique. Il donne
par l'Ammoniaque un précipité blanc et pulvérulent,
qui se redissout dans un excès d'Alcali.

SULFURE d'Antimoine.

(Sulfuretum Antimonii. — Antimonium crudum.)

On le tire des entrailles de la terre , et on le purifie par la fusion. Il est en masses formées d'aiguilles parallèles, d'un brillant métallique , et d'un gris légèrement ardoisé. Sa pesanteur spécifique est de 4,133 à 4,516. Il entre en fusion quand on l'approche de la flamme d'une bougie. Il exhale l'odeur de l'Acide Sulfureux lorsqu'on le jette sur des charbons ardens , et celle de l'Acide Hydro-Sulfurique, quand on l'arrose d'Acide Muriatique.

SULFURE d'Arsenic jaune.

(Sulfuretum Arsenici luteum. — Auripigmentum.)

Substance solide, jaune , et composée d'un assemblage de lamelles flexibles. Quelquefois cependant elle est compacte et fragile. Exposée au feu, elle répand une odeur d'ail , et en même temps des vapeurs d'Acide Sulfureux.

SULFURE de Mercure rouge.

(Sulfuretum Hydrargyri rubrum. — Cinnabari. Cinnabaris.)

On trouve cette substance à l'état natif, et c'est d'elle qu'on retire le Mercure. Celle qu'on rencontre dans le commerce, est ordinairement un produit de l'art, obtenu en combinant ensemble le Soufre et le Mercure. Elle forme des pains composés d'aiguilles d'un gris violacé , qui ont le brillant métallique, et qui prennent une belle teinte rouge par le frottement contre un corps dur ou par la pulvérisation. Sa pesanteur spécifique est de 10, 218. Jetée sur des charbons ardens, elle se réduit en vapeurs, qui, lorsqu'elles rencontrent un corps froid , se condensent à sa surface en globules métalliques.

Terre Sigillée. *V*. Argile ochreuse pâle.

TUTHIE.

(Tuthia.)

Mélange d'Oxide de Zinc et de Zinc à l'état métallique, qu'on trouve adhérent aux cheminées des four-
neaux dans lesquels on fond le minerai de Zinc pour
le convertir en oripeau. Cette substance contient en
outre de la terre, et quelquefois un peu d'Oxide de
Cuivre. Elle forme des croûtes, disposées, du côté
qui n'était point adhérent aux parois de la cheminée,
en mamelons arrondis, d'une couleur grise plus ou
moins foncée.

Vert de gris. *V*. Acétate de Cuivre brut.

Verdet. *V*. Acétate de Cuivre cristallisé.

Verre d'Antimoine. *V*. Oxide d'Antimoine sulfuré vitreux.

Vif-Argent. *V*. Mercure.

Vitriol blanc. *V*. Sulfate de Zinc.

Vitriol bleu. *V*. Sulfate de Cuivre.

Vitriol vert. *V*. Sulfate de Fer.

ZINC.

(Zincum.)

Métal d'un blanc bleuâtre, malléable, facile à
mettre en fusion, brûlant avec flamme dès qu'il est
rouge, soluble dans les acides étendus d'eau, et formant des sels incolores. Sa pesanteur spécifique est
de 7,190.

SECTION DEUXIÈME.

Des Substances tirées du règne végétal.

A.

Abelmosch. *V.* Hibiscus Abelmosch.
Absinthe (grande). *V.* Armoise Absinthe.
Absinthe maritime. *V.* Armoise maritime.
Absinthe (petite). *V.* Armoise de Pont.

ACACIE au Cachou.

(Acacia *Catechu.* L.; W. — *Mimosa Catechu.* L.F.)

De ses fruits, ou plutôt peut-être de sa tige, découle un suc qui ne tarde pas à se concréter en masses orbiculaires, sèches, brunes, fragiles, d'une saveur d'abord astringente, puis agréable et comme sucrée, qu'on appelle *Cachou (Cate , Catechu.)* Le fruit de l'*Arèque au Cachou (Areca Catechu)*, et quelques autres plantes encore, donnent un suc presque semblable, mais moins abondant.

Acacie (fausse). *V.* Robinia fausse Acacie

ACACIE du Levant.

(Acacia *vera. Off.; J.* B.; I. R. H.; L.; W. — *Mimosa Nilotica.* L.)

Les fruits, pilés et arrosés d'eau, donnent par la pression le *Suc d'Acacia (Succus Acaciæ verus)*, auquel on fait prendre, en l'évaporant, la consistance d'un Extrait brun et astringent, qui manque aujourd'hui dans le commerce, ou qui du moins y est fort rare : on le remplace ordinairement par le *Suc d'Acacia indigène (Succus Acaciæ nostras)*, tiré du fruit non encore mûr du *Prunier sauvage (Prunus spinosus)*.

Quelques auteurs prétendent que l'écorce de cette Acacie laisse suinter, spontanément ou à travers des incisions qu'on y pratique; la *Gomme Arabique* (*Gummi Arabicum*), qui nous vient d'Arabie et d'Égypte. C'est un suc gommeux, disposé en masses arrondies, blanches ou jaunâtres, raboteuses en dehors, brillantes dans leur cassure, inodores, d'une saveur fade, et entièrement solubles dans l'eau.

ACACIE du Sénégal.

(ACACIA *Senegalensis*. L. W. — *Mimosa Senega-lensis*. L.)

Son écorce fournit, spontanément ou par incision, la *Gomme du Sénégal* (*Gummi Senegalense*), qui sert aux mêmes usages que la Gomme Arabique, et que plusieurs botanistes croient originaire du même végétal. Cependant elle est un peu plus dure, et elle ne se dissout pas aussi facilement dans l'eau.

ACAJOU d'Amérique.

(CASSUVIUM *Occidentale*. Lam. — *Anacardium Occidentale*. L.)

Son fruit, appelé *Noix d'Acajou*, est un drupe réniforme, dont l'écorce, coriace, lisse, et garnie d'alvéoles pleines d'un suc huileux, visqueux, noir, âcre et très-caustique, couvre une noix uniloculaire, qui renferme une amande douce et bonne à manger. Le pédoncule fructifère se développe en manière d'une grosse poire ou pomme, et ressemble à un véritable fruit : la chair en est remplie d'un suc acerbe et acide, qui ne permet pas de le manger.

De l'écorce de cet arbrisseau découle la *Gomme d'Acajou* (*Acaju Gummi*), en longues larmes transparentes, dorées, insipides, qui collent aux dents, et se dissolvent dans l'eau. Quelquefois aussi ce suc gommeux se condense en masses informes.

ACANTE Branche-Ursine.

(ACANTHUS *mollis*. L. — *Acanthus sativus vel mollis*

Virgilii. C. B. P.; I. R. H. — *Branca Ursina. Off.*).
La racine. Les feuilles.

ACHE Céleri.

(Apium *graveolens.* L. — *Apium dulcè,* Celeri *Italorum.* C. B. P.; I. R. H.).

ACHE des marais.

(Apium *graveolens.* L. — *Apium palustre et Apium
officinarum.* C. B. P.; I. R. H.).
La racine. L'herbe. Les semences.

ACHE de montagne.

V. Livèche officinale.

ACHE Persil.

(Apium *Petroselinum.* L. — *Apium hortense seu Pe-
troselinum vulgò.* C. B. P; I. R. H. — *Petroselinum.
Off. ; Murr.*)
La racine. L'herbe. Les fleurs.

ACONIT Anthora.

(Aconitum *Anthora.* L. — *Aconitum salutiferum seu
Anthora.* C. B. P.; I. R. H.).
La racine.

ACONIT Camaron.

(*Aconitum Cammarum.* L. — *Aconitum cœruleo-
purpureum, seu Napellus quartus.* C. B. P.; I. R. H.).
L'herbe.

ACONIT Napel.

Aconitum *Napellus.* L. — *Aconitum cœruleum, seu
Napellus primus.* C. B. P.; I. R. H.).
L'herbe.

Acore (faux.). *V.* Iris faux Acore.

ACORE odorant.

(Acorus *Calamus.* L. — *Acorus verus, sive Calamus
aromaticus officinarum.* C. B. P. I.)

On apporte de Hollande la racine de cette plante, qui est longue, de la grosseur du doigt, lisse, articulée, d'un blanc rosé en dedans, d'un brun pâle en dehors, et d'une odeur suave.

Acore des Marais. *V.* IRIS faux Acore.

ACTÉE des Alpes.

(ACTÆA *spicata*. L. — *Christophoriana vulgaris nostras racemosa et ramosa.* Moris.; I. R. H.).

La racine, que quelques personnes prennent à tort pour l'Hellébore noir, sert particulièrement dans la médecine vétérinaire, comme épispastique.

ÆTHUSE fétide.

(*ÆEthusa Cynapium*. L. — *Cicuta minor, Petroselino similis*. C. B. P.; I. R. H.).

Herbe qu'on emploie quelquefois à la placë de la Ciguë ordinaire, mais avec moins de succès. Elle accompagne souvent, dans les potagers, le Cerfeuil, dont il faut avoir bien soin de la séparer. *V.* CERFEUIL cultivé.

ÆTHUSE Meum.

(*ÆEthusa Meum*. L. — *Meum foliis Anethi*. C. B. P.; I. R. H. — *Meum Athamanticum Off.*)

Racine aromatique.

Agaric blanc. *V.* BOLET du Mélèse.

Agaric de Chêne. *V.* BOLET Amadouvier.

Agnus Castus. *V.* VITEX Agnus Castus.

Agripaume. *V.* CARDIAQUE officinale.

AIGREMOINE officinale.

(AGRIMONIA *Eupatoria*. L. — *Agrimonia officinarum.* I. R. H. — *Eupatorium veterum, seu Agrimonia.* C. B. P.

L'herbe.

AIL cultivé.

(ALLIUM *sativum.* C. B. P. ; I. R. H. ; L.).

Le Bulbe.

AIL à feuilles de Plantain.

(ALLIUM *Victorialis.* — *Allium montanum.* C. B. P.;
I. R. H.).

Le Bulbe ressemble au Spicanard, auquel on le substitue quelquefois ; mais il est moins énergique.

AIL Oignon.

(ALLIUM *Cepa.* L. — *Cepa vulgaris, floribus et tunicis
candidis, vel purpurascentibus.* C. B. P. ; I. R. H.).

AIL Rocambole.

(ALLIUM *Scorodoprasum.* L. — *Allium sativum alterum,
sive Allioprasum caulis summo circumvoluto.* C. B.
P.; J. R. H. — *Scorodoprasum. Clus.*)

AIRELLE Canneberge.

(VACCINIUM *Oxycoccus.* L. — *Oxycoccus, sive Vaccinia palustris.* J. B. ; I. R. H.).

AIRELLE Myrtille.

(VACCINIUM *Myrtillus.* L. — *Vitis Idæa , foliis oblongis, crenatis, fructu nigricante.* C. B. P.; I. R. H.
— *Vitis Idæa, sive Myrtillus.* Tab.)

AIRELLE ponctuée.

(VACCINIUM *Vitis Idæa.* L. — *Vitis Idæa foliis subrotundis, non crenatis, baccis rubris.* C. B. P.; I. R.
H. — *Vaccinia rubra.* Lob.)

Alcanna. *V.* Alkanna.

Alcée. *V.* MAUVE Alcée.

ALCHIMILLE Commune.

(ALCHIMILLA *vulgaris.* C. B. P.; I. R. H. ; L.).
L'herbe.

ALCOOL de Vin.

(ALCOOL *Vini.*)

On l'obtient du Vin par la distillation. Sa force, sa densité, et le nom qu'il porte dans le vulgaire, varient suivant la quantité d'eau qui passe avec lui dans le récipient , et qui s'y mêle. On l'appelle *Eau-de-vie* (*Aqua vitæ* ou plutôt *Vitis.* BACCIUS, *de Vinis Italiæ*), quand il marque depuis 18 jusqu'à 30 degrés à l'aréomètre de Baumé; et *Esprit-de-Vin* (*Spiritus Vini*), quand il passe le degré 30 de cette échelle. L'Eau-de-Vie est en outre presque toujours chargée d'une matière colorante jaunâtre.

Alibousier. *V.* STYRAX officinal.

Alkanna (faux). *V.* BUGLOSE Orcanette.

ALKANNA d'Orient.

(LAWSONIA *inermis.* L. — *Ligustrum Ægyptiacum Elhanne seu Tamarhendi, vel Alkanna Avicennæ. Alp.* — *Alkanna vera, seu Orientalis. Off.; Murr.*)

On croit que cette plante est le *Cyprus* des anciens. Toutes ses parties, mais principalement la racine, sont abondamment pourvues d'un suc rouge, safrané, que les femmes emploient, dans l'Orient, pour se teindre les articulations des mains et des pieds.

Alkékenge. *V.* COQUERET Alkékenge.

Alliaire. *V.* ERYSIMON Alliaire.

ALOÈS allongé.

(ALOE *elongata. Murr.*)

ALOÈS en épi.

(ALOE *spicata. Thunb.*)

ALOÈS à feuilles en forme de langue.

(ALOE *linguiformis. Thunb.*)

ALOÈS perfolié.

(Aloe *perfoliata*. L.)

Diverses espèces d'Aloès, et principalement les quatre qui viennent d'être désignées, fournissent, par des incisions pratiquées à leurs feuilles, un suc dont on connaît, dans le commerce, trois qualités, *l'Aloès Soccotrin*, *l'Aloès Hépatique*, *et l'Aloès Caballin*, que plusieurs naturalistes croient originaires d'espèces différentes, mais qui proviennent peut-être toutes de la même, et ne diffèrent qu'à raison du procédé employé pour les obtenir, comme d'autres écrivains le pensent. Quoi qu'il en soit, chacune a des caractères qui lui sont propres. L'*Aloès Soccotrin*, le plus pur de tous, s'offre en masses cassantes, d'un rouge verdâtre ou brun : il est brillant et transparent dans sa cassure ; réduit en lames fort minces, il prend une teinte rouge ; sa poudre est d'un jaune doré ; il a une odeur aromatique et une saveur excessivement amère. L'*Aloès Hépatique*, plus compacte, a aussi une couleur plus foncée, analogue à celle du foie : ses fragmens sont moins brillans, moins transparens ; sa poudre est d'un jaune rougeâtre, son odeur désagréable, sa saveur amère et nauséabonde ; on ne s'en sert que dans la médecine vétérinaire. L'*Aloès Caballin*, d'une odeur fétide, d'une couleur plus foncée, et rempli d'impuretés, est rejeté de presque toutes les officines, et remplacé par les débris des deux qualités précédentes, dont les vétérinaires font pareillement usage.

On désigne aussi sous le nom *de Bois d'Aloès (Aloes lignum)*, trois espèces de Bois que les marchands substituent l'une à l'autre, à cause de l'analogie qui existe entre elles. La première s'appelle plus particulièrement *Bois d'Aloès (Lignum Aloes , Agallochum , Cambac , Cambuc , Calambac , Calambouc)*, et provient, suivant quelques naturalistes , de l'*Excœcaria Agallochum. L. Alœxylum Agallochum. Lour.* Elle vient de la Cochinchine , et se rencontre rarement en Europe. C'est un bois pesant , résineux , d'une couleur foncée , marqué de veines blanches , d'une saveur amère et résineuse , presque inodore à froid , mais qui répand une odeur aromatique et fort agréable dès qu'on le fait chauffer. L'autre espèce , plus commune , et d'un prix moins élevé , porte le nom de *Bois d'Aigle (Lignum Aquilinum)*; on croit qu'elle appartient à l'*Aquilaria ovata* de Cavanilles , qui croît aussi à la Cochinchine. Ce bois est pesant , jaunâtre , résineux , d'une saveur résineuse , sans amertume , et inodore , malgré qu'il acquière une légère odeur quand on l'approche du feu. Enfin la troisième espèce (*Lignum Aspalathi*) diffère du Bois d'Aloès par sa couleur rouge , foncée et marbrée. On ignore d'où elle tire son origine , et elle manque maintenant dans le commerce.

ALPINIE (?) Galanga.

> ALPINIA (?) *Galanga. Willd. — Galanga major et minor.* C. B. P.; *Rumph. — Maranta Galanga. L.; Murr.)*

Il y a deux variétés de la racine de cette plante , l'une grande et l'autre petite. Toutes deux sont contournées , et comme articulées , brunes et marquées de lignes blanchâtres en dehors , rouges en dedans , d'une odeur suave , d'une saveur âcre et aromatique. On préfère la petite à la grande.

Alipot. *V.* GLOBULAIRE purgative.

Amadouvier. *V.* BOLET Amadouvier.

AMANDIER commun.

(AMYGDALUS *communis*. L. — *A. Amygdalus dulcis.*
J. B. — *Amygdalus sativa , fructu majore.* C. B. P. ;
I. R. H. *Amandier à fruit doux.* — *B. Amygdalus
amara.* J. B. ; C. B. P. ; I. R. H. *Amandier à fruit
amer.*)

Les semences des deux variétés.

AMANDIER Pêcher.

(AMYGDALUS *Persica*. L. — *Persica molli carne et
vulgaris.* C. B. P. ; I. R. H.)

Les feuilles. Les fleurs.

AMIDON de Froment.

(AMYLUM *cereale.*)

On extrait cette substance en grand des semences
de l'Orge commune, du Froment d'été et du Froment
d'hiver. Elle se vend sous la forme d'aiguilles quadran-
gulaires, très-blanches et insipides. Quand elle est
pure , et qu'on la presse avec le doigt, elle fait entendre un bruit particulier.

Amidon de Pomme de Terre. *V*. FÉCULE de Pomme de
terre.

AMOME Cardamome.

(AMOMUM *Cardamomum.* L.)

On distingue trois variétés des fruits de cette plante,
la petite , la moyenne et la grande. On ignore si ces
variétés appartiennent à la même espèce ou à plusieurs.
Les fruits de la petite espèce sont trigones et longs
de trois à six lignes ; leur substance, presque papyracée, et d'un jaune pâle, renferme de petites graines
brunes, dont la saveur âcre ressemble un peu à celle
de la Térébenthine. Cette espèce est plus usitée que
les autres. Le Cardamome moyen est plus grand et

plus long. Celui de la grande espèce est plus long d'un pouce et demi , brun grisâtre , et rétréci vers ses extrémités ; il renferme des semences rougeâtres , peu sapides et peu odorantes, dont on se sert fort rarement.

Amome (faux). *V.* Sison faux Amome.

AMOME Graine de Paradis.

(Amomum *Grana Paradisi.* L.)

Semences petites , triangulaires, brunes , exhalant l'odeur du Camphre , et presque semblables au petit Cardamome.

AMOME en grappes.

(Amomum *racemosum.* L.)

Fruit semblable au petit Cardamome, ayant la même odeur et la même saveur , mais plus gros et plus rond.

AMOME Zédoaire.

Amomum *Zedoaria. Berg. Willd.* — *Zedoaria longa.* C. B. P.)

Racine longue d'un pouce ou d'un pouce et demi , du diamètre d'un demi - pouce , dense , grise en dehors, plus foncée en dedans , d'une saveur âcre et un peu amère , et d'une odeur analogue à celle du Camphre. Elle casse net.

AMOME (?) Zérumbet.

(Amomum (?) *Zerumbet.* L. - *Zingiber latifolium sylvestre. Herm.* — *Zerumbet Off. , Dalech.*)

La racine. Celle qu'on appelle vulgairement ainsi , est-elle véritablement le Zérumbet ? Lemery indique sous ce nom la Zédoaire ronde.

AMYRIDE Elémifère.

(AMYRIS *Elemifera*. L. — *Icicariba*. *Marcgr.*)

Cette plante donne la *résine Elémi*.

AMYRIDE de Giléad.

(AMYRIS *Gileadensis*. L. — *Amyris Opobalsamum*. *Forsk.*)

AMYRIDE Opobalsame.

(AMYRIS *Opobalsamum*. — *Opobalsamum Off. Geoff.*)

C'est de l'une de ces deux espèces, et peut-être de toutes les deux, qu'on obtient le *Baume de la Mecque* (*Balsamum Meccanense*, *Opobalsamum*), en pratiquant des incisions à leur écorce, ou faisant bouillir leurs jeunes rameaux dans de l'eau. Ce Baume est blanc et trouble : il exhale l'odeur du Citron et du Romarin ; avec le temps il s'épaissit, devient jaunâtre, et acquiert une demi-transparence. C'est la même chose que le *Baume de Judée* (*Balsamum Judaïcum*), et peut-être aussi que le *Baume de Giléad* (*Balsamum Gileadense*), qui manque déjà depuis long-temps dans le commerce, et dont le nom a été donné à un autre Baume fourni par le *Sapin de Giléad*.

Le Bois de l'*Amyride Opobalsame* est appelé *Xylobalsame* (*Xylobalsamum*), et son fruit *Carpobalsame* (*Carpobalsamum*) dans les officines.

Anacarde d'Occident. *V.* ACAJOU d'Amérique.

ANACARDE d'Orient.

(ANACARDIUM *Orientale. Off.*; *Jonst.*; *Murr.* — *Semecarpus Anacardium*, L. F.; *Willd.*)

Fruit drupacé, cordiforme, porté sur un pédoncule court, épais et rugueux, revêtu d'une écorce brune, lisse, élastique, coriace, sous laquelle se trouvent de nombreuses alvéoles remplies d'un suc huileux, visqueux, noir, odorant et âcre; ces alvéoles protégent une coque membraneuse, qui renferme une amande blanche et douce, couverte d'une pellicule rougeâtre.

ANCOLIE des Jardins.

(AQUILEGIA *vulgaris*. L.—*Aquilegia sylvestris*. C. B. P.; I. R. H.)

ANDROPOGON Nard.

(ANDROPOGON *Nardus*. L.—*Calamus odoratus. Matth. — Nardus Indica vulgaris*. J. B.)

Cette plante, qui nous arrive des Indes, consiste en une racine chevelue, brune et grêle, d'où sortent deux ou trois tiges, semblables à des racines, chargées de poils roux, résidus des feuilles tombées, et terminées par des paquets de feuilles longues, planes, fibreuses et jaunâtres. L'odeur en est terreuse, et la saveur presque nulle.

ANDROPOGON Schénanthe.

(ANDROPOGON *Schœnanthus*. L. — *Juncus odoratus aromaticus*. C. B. P.)

L'herbe. Les feuilles.

ANÉMONE des Bois.

(ANEMONE *nemorosa*. L. — *Anemone nemorosa flore majore*. C. B. P. — *Ranunculus Phragmites albus. Off.*; *Murr.*)

L'herbe. Les fleurs.

ANÉMONE Hépatique.

(ANEMONE *Hepatica*. L.—*Ranunculus tridentatus vernus*. C. B. P.; I. R. H. — *Hepatica nobilis. Murr.*)

ANÉMONE des prés.

(ANEMONE *pratensis*. L. — *Pulsatilla flore minore*

*

nigricante. C. B. P.; I. R. H.—*Pulsatilla nigricans.*
Stoerk.; Murr.)

ANEMONE Pulsatille.

(ANEMONE *Pulsatilla.* L. — *Pulsatilla folio crassiore*
et majore flore. C. B. P.; I. R. H.)

Les feuilles. Les fleurs.

ANETH Fenouil.

(ANETHUM *Feniculum.* L. — A. *Feniculum dulce.*
C. B. P.—*Feniculum dulce majore et albo semine.*
J. B.; I. R. H.—B. *Feniculum vulgare Germanicum.*
C. B. P.; I. R. H.— C. *Feniculum vulgare Italicum,*
semine oblongo, gustu acuto. C. B. P. — *Feniculum*
vulgare, acriore et nigriore semine. J. B.; I. R. H.)

La racine. Les semences.

ANETH fétide.

(ANETHUM *graveolens.* L. — *Anethum hortense.*
C. B. P.; I. R. H.)

L'herbe. Les semences.

ANGÉLIQUE de Bohême.

(ANGELICA *Archangelica.* L.—*Angelica sativa.* C. B. P.
—*Imperatoria sativa.* I. R. H.)

La racine. La tige. Les semences.

On a reconnu que la racine d'Angélique cultivée
à Paris, dans le Jardin du Roi, séchée avec soin, et
préparée depuis peu, ressemble parfaitement à celle
qu'on apporte de la Bohème, et qu'elle la surpasse
même, ou du moins qu'elle ne lui est pas inférieure
en vertu.

ANGÉLIQUE sauvage.

(ANGELICA *sylvestris.* L.—*Angelica sylvestris major.*
C. B. P. — *Imperatoria pratensis major.* I. R. H.)

Angusture (fausse). *V.* BRUCÉE antidysentérique.

Angusture (vraie). *V.* Cusparie Angusture.

Anis étoilé. *V.* Badiane étoilée.

Anis ordinaire. *V.* Boucage Anis.

ANSERINE anthelmintique.

(Chenopodium *anthelminticum.* L. — *Chenopodium Lycopi folio perenne. Dill.*)

ANSERINE Bon-Henri.

(Chenopodium *Bonus Henricus.* L. — *Chenopodium folio triangulo.* I. R. H.—*Bonus Henricus.* J. B. *Off.; Murr.*)

ANSERINE Botrys.

(Chenopodium *Botrys.* L. — *Chenopodium Ambro_sioïdes, folio sinuato.* I. R. H. — *Botrys. Dod.; Off.; Murr.*)

ANSERINE fétide.

(Chenopodium *Vulvaria.* L. — *Chenopodium fetidum.* I. R. H.—*Atriplex fetida.* C. B. P. — *Vulvaria. Off.; Murr.*)

ANSERINE odorante.

(Chenopodium *Ambrosioïdes.* L. — *Chenopodium Ambrosioïdes Mexicana.* I. R. H. — *Botrys Mexicana Off.; Murr.*)

ANTHEMIDE Camomille.

(Anthemis *nobilis.* L.—*Chamæmelum nobile, sive Leucanthemum odoratius.* C. B. P.; I. R. H. — *Chamomilla Romana. Off.; Murr.*)

L'herbe. Les feuilles.

ANTHEMIDE puante.

(Anthemis *Cotula.* L. — *Chamæmelum fetidum.* C. B. P.; I. R. H. — *Cotula fetida.* J. B.; *Off.; Murr.*)

L'herbe.

ANTHEMIDE Pyrèthre.

(ANTHEMIS *Pyrethrum*. L. —*Pyrethrum flore Bellidis.*
C. B. P.—*Pyrethrum Off.; Murr.*)

La racine.

ANTHEMIDE des Teinturiers.

(ANTHEMIS *tinctoria*. L. — *Buphthalmum Tanaceti mi-*
noris folio. C. B. P.; I. R. H.)

Anthore. *V.* ACONIT Anthore.

Apalachine. *V.* HOUX vomitif.

ARBOUSIER Busserole.

(ARBUTUS *Uva Ursi.* L. — *Uva Ursi. Clus.; Off.;*
I. R. H.)

Les feuilles.

ARÈQUE au Cachou.

(ARECA *Catechu.* L. — *Palma cujus fructus sessilis*
dicitur Fausel. C. B. P.)

On croyait autrefois que les fruits de cette plante
donnaient le Cachou , qu'on sait être aujourd'hui
fourni par l'ACACIE *au Cachou.*

Argentine. *V.* POTENTILLE *Argentine.*

ARISTOLOCHE Clématite.

(ARISTOLOCHIA *Clematitis.* L.—*Aristolochia Clematitis*
recta. C. B. P.; I. R. H.—*Aristolochia. Off.; Murr.)*

La racine.

ARISTOLOCHE longue.

(ARISTOLOCHIA *longa.* L. — *Aristolochia longa vera.*
C. B. P.; I. R. H.)

La racine.

ARISTOLOCHE menue.

(ARISTOLOCHIA *Pistolochia.* L. — *Aristolochia* Pisto-

lochia *dicta*. C. B. P.; I. R. H.—*Aristolochia tenuis.*
Off.)

La racine.

ARISTOLOCHE ronde.

(ARISTOLOCHIA *rotunda*. L. — *Aristolochia rotunda ,
flore ex purpurá nigro*. C. B. P. ; I. R. H.)

La racine.

ARISTOLOCHE Serpentaire.

(ARISTOLOCHIA *Serpentaria*. L. —*Aristolochia Pistolo-
chia, seu Serpentaria. Virginiana, caule nodoso. Pluk.;
I. R. H. — Viperina seu Serpentaria Virginiana.
Off.)*

Racine chevelue, grise, d'une saveur amère et âcre,
exhalant l'odeur du Camphre.

ARMOISE Absinthe.

(ARTEMISIA *Absinthium*. L. *— Absinthium Ponticum
seu Romanum officinarum , seu Dioscoridis*. C. B. P.;
I. R. H. — *Absinthium vulgare majus*. J. B.)

L'herbe. Les sommités.

ARMOISE Aurone.

(ARTEMISIA *Abrotanum*. L. —*Abrotanum mas angustifolium maximum*. C. B. P.; I. R. H. — *Abrotanum vulgare*. J. B.)

L'herbe. Les sommités.

ARMOISE Barbotine.

(ARTEMISIA *Judaïca*. L. — *Absinthium Santonicum
Judaïcum*. C. B. P. — *Santonicum seu Cina. Off.;
Murr.-- Sementina , Semen Sanctum , Semen Contrà
officinarum , Scheha Arabum. Dalech.*)

Le calice non encore épanoui de cette espèce surtout, et de l'ARTEMISIA *Contrà* L. , qu'on regarde

mal à propos comme la semence simple, forme le puissant anthelmintique connu sous le nom de *Semen contrà vermes*, ou *Semen Contrà* tout court.

ARMOISE des champs.

(ARTEMISIA *campestris*. L. — *Abrotanum campestre cauliculis albicantibus aut rubentibus*. C. B. P.; I. R. H.)

On peut la substituer à l'ARMOISE *Aurone*.

ARMOISE de la Chine.

(ARTEMISIA *Sinensis*. L.)

C'est avec les feuilles séchées et battues de cette plante que les Chinois préparent leur *Moxa*.

ARMOISE commune.

(ARTEMISIA *vulgaris*. L. — *Artemisia vulgaris major*. C. B. P.; I. R. H.)

Les feuilles. Les sommités.

ARMOISE élevée.

(ARTEMISIA *procera*. *Willd.* — *Abrotanum mas augustifolium majus*. C. B. P.; I. R. H.)

ARMOISE en épi.

(ARTEMISIA *spicata*. — *Murr.*; *Willd.*)

ARMOISE Estragon.

(ARTEMISIA *Dracunculus*. L. — *Dracunculus hortensis*. C. B. P.; *Off.* — *Abrotanum Lini folio acriori et odorato*. I. R. H.)

Herbe culinaire.

ARMOISE des Glaciers.

(ARTEMISIA *glacialis*. L. — *Absinthium Alpinum candidum humile*. C. B. P.; I. R. H.)

ARMOISE Maritime.

ARTEMISIA *maritima* L. — *Absinthium Seriphium Bel-gicum.* C. B. P. ; I. R. H.)

L'herbe. Les sommités.

ARMOISE de Pont.

ARTEMISIA *Pontica.* L. —*Absinthium Ponticum te-nuifolium incanum.* C. B. P. ; I. R. H.)

ARMOISE des rochers.

(ARTEMISIA *rupestris.* L. *All.*—*Absinthium Alpinum incanum.* C. B. P. ; I. R. H. —*Artemisia mutellina. Villar ;| Willd.* —*Artemisia umbelliformis. Lam.* — *Genepi album. Off. ; Murr.*)

On peut lui substituer l'*Armoise en épi*, l'*Armoise des Glaciers*, et la suivante.

ARMOISE de Vallésius.

(ARTEMISIA *Vallesiana.* Lam. — *Absinthium Seri-phium montanum candidum.* C. B. P.; I. R. H.)

ARNICA des montagnes.

(ARNICA *montana.* L. — *Doronicum Plantaginis folio alterum.* C. B. P. ; I. R. H.—*Arnica seu Doronicum Germanicum. Off. ; Murr.*)

La racine. Les fleurs.

Arnica de Suéde. *V.* AUNÉE antidysentérique.

ARRÊTE-BŒUF épineux.

(ONONIS *spinosa.* L. — *Ononis spinosa, flore purpu-reo.* C. B. P.; I. R. H. — *Ononis sive Resta-Bovis vulgaris purpurea.* J. B.)

ARROCHE cultivée.

(ATRIPLEX *hortensis.* L. —*Atriplex hortensis alba, sive pallidè virens.* C. B. P. ; I. R. H.)

Arroche puante. *V.* ANSERINE fétide.

ARTICHAUT Cardon.

(CINARA *Cardunculus*. L. — *Cinara spinosa, cujus pe-
diculi esitantur.* C. B. P. ; I. R. H.)

ARTICHAUT cultivé.

(CINARA *Scolymus*. L. — A. *Cinara sylvestris latifolia.* C. B. P. ; I. R. H. — B. *Cinara hortensis, foliis
non aculeatis.* C. P. B. ; I. R. H.)

Asa fœtida. *V.* FÉRULE Asa fœtida.

ASARET d'EUROPE.

(ASARUM *Europœum.* L. — *Asarum Dodonœi.* J. B. ;
I. R. H.)

ASCLÉPIADE Dompte-venin.

(ASCLEPIAS *Vincetoxicum*. L. — *Asclepias albo flore.*
C. B. P. ; I. R H. — *Hirundinaria, seu Vincetoxicum. Off. ; Murr.)*

La racine.

ASPERGE cultivée.

(ASPARAGUS *officinalis*. L. — A. *Asparagus maritima,
crassiore folio.* C. B. P. ; I. R . H. — B. *Asparagus
sylvestris tenuissimo folio.* C. B. P. ; I. R. H. —
C. *Asparagus sativa.* C. B. P. ; I. R. H.)

La racine. Les bourgeons.

ASPÉRULE odorante.

(ASPERULA *odorata*. L. — *Aparine latifolia humilior
montana.* I. R. H. — *Matrisylva. Off.; Murr. — Hepatica stellata.* Tab.)

ASPIDION Fougère mâle.

(ASPIDIUM *Filix mas.* Sw. ; *Willd. — Polypodium Filix
mas.* L. — *Filix non ramosa dentata.* C. B. P. ;
I. R. H. — *Filix mas.* Dod. ; *Off. ; Murr.)*

La racine.

ASPIDION de Rhétie.

(ASPIDIUM *Rhœticum. Sw.; Willd. — Polypodium
Rhœticum.* L. — *Filicula fontana major , sive
Adiantum album , Filicis folio.* C. B. P. ; I. R. H.)

ASPLÉNION Capillaire noir.

(ASPLENIUM *Adiantum nigrum.* L. — *Filicula quœ
Adiantum nigrum officinarum , pinnulis obtusiori-
bus.* I. R. H. — *Adiantum nigrum. Off.*; J. B.)

ASPLÉNION des murailles.

(ASPLENIUM *Ruta muraria.* L.—*Ruta muraria.* C. B. P. ;
I. R. H.)

ASPLÉNION Polytric.

(ASPLENIUM *Trichomanes.* L. — *Trichomanes seu
Polytricum officinarum.* C. B. P. ; I. R. H.)

ASTRAGALE de Crète.

(ASTRAGALUS *Creticus. Lam.* ; *Willd. — Tragacantha
Cretica incana, flore p arvo , lineis purpureis striato.*
I. R. H.)

ASTRAGALE de Marseille.

(ASTRAGALUS *Tragacantha.* L.—*Tragacantha.* C. B. P.
— *Tragacantha Massiliensis.* I. B. ; I. R. H.)

De ces deux espèces découle, dans l'île de Crète,
la *Gomme Adragant (Gummi Tragacanthœ)*, dont les
larmes, vermiformes ou aplaties, blanches, inodores
et insipides, se gonflent dans la salive et dans l'eau,
et s'y convertissent en un mucilage épais.

ASTRAGALE sans tige.

(ASTRAGALUS *exscapus.* L.)

On croit, en Hongrie et en Allemagne, que sa racine
est propre à combattre les maladies vénériennes.

ASTRANCE à grandes fleurs.

(ASTRANTIA *major. — Astrantia major coroná floris
purpurascente.* I. R. H.)

Isolée, cette plante est sans usage ; mais on la trouve
mêlée avec d'autres dans les Vulnéraires de Suisse.

ATHAMANTE de Crète.

(ATHAMANTA *Cretensis*. L. — *Daucus foliis Feniculi
tenuissimis*. C. B. P. —*Daucus Creticus. Tab. ; Off. ;
Murr.*)

ATHAMANTE Oréoselinon.

(ATHAMANTA *Oreoselinum*. L. —*Apium montanum ,
folio ampliore*. C. B. P. — *Oreoselinum Apii folio
minus*. I. R. H. — *Oreoselinum. Off. ; Murr.*)

Les semences.

ATROPE Belladone.

(ATROPA *Belladona*. L. — *Solanum maniacum*. J. B.
— *Belladona seu Solanum furiosum. Off. ; Murr.*)

Aubépin. *V.* NÉFLIER Épine blanche.

AUNE commun.

(ALNUS *glutinosa. Willd.* — *Betula Alnus*. L. —*Alnus
rotundifolia glutinosa viridis*. C. B. P.; I. R. H.)

AUNÉE antidysentérique.

(INULA *dysenterica*. L. — *Aster pratensis autumnalis
Conyzæ folio*. I. R. H. — *Conyza media , seu Arnica Suedensis. Off. ; Murr.*)

AUNÉE officinale.

(INULA *Helenium*. L. — *Aster omnium maximus Helenium dictus*. I. R. H.—*Helenium vulgare*. C. B. P.
— *Helenium sive Enula campana*. J. B. ; *Off.*)

Racine longue, blanchâtre, épaisse, charnue, d'une
odeur forte, et d'une saveur âcre, amère et aromatique.

Aurone. *V.* ARMOISE Aurone.

Aurone des champs. *V.* ARMOISE des champs.

Aurone femelle. *V.* SANTOLINE commune.

AVOINE cultivée.

(AVENA *Sativa*. L.—A. *Avena Nigra*. C. B. R.; I. R. H.
—B. *Avena vulgaris, sive alba.* C. B. P.; I. R. H.)
La semence, dépouillée de son enveloppe, et passée
à la meule, porte le nom de *Gruau (Grutellum*).

B.

BACILE maritime.

(CRITHMUM *maritimum*. L. — *Crithmum seu Feniculum maritimum majus odore Apii.* C. B. P.; I. R. H.).
Bassinet. *V.* RENONCULE bulbeuse.

BADIANE étoilée.

(ILLICIUM *Anisatum.* L. — *Anisum stellatum, seu Sinense. Off.*)

BAGUENAUDIER en arbre.

(COLUTEA *arborescens.* L.—*Colutea vesicaria.* C. B. P.;
I. R. H.)

BALANITE d'Egypte.

(BALANITES *Ægyptiáca.* Del.; Desf.— *Myrobalanus Chebula. Off. ; Murr.*)

On a cru mal à propos, sur l'autorité de Vesling,
que le fruit de cette plante est le *Myrobolan Chébule,*
(Myrobalanus Chebula), dont on ne connaît pas positivement l'origine. Le *Myrobolan d'Inde (Myrobalanus Indica)*, et le *Myrobolan citroné (Myrobalanus citrina)* de Gærtner, en sont des variétés.
Balaustier. *V.* GRENADIER cultivé.

BALLOTE noire.

(BALLOTA *nigra.* L.—*Ballota. Matth.* I. R. H.—*Marrubium nigrum sive Ballota.* J. B.)
On peut la substituer au *Marrube noir,*

BALSAMITE odorante.

(BALSAMITA *suaveolens. Desf.* — *Tanacetum Balsa-*
mita. L. — *Tanacetum hortense foliis et odore Men-*
thæ. I. R. H. — *Balsamita seu Costus hortensis.*
Off. ; Murr.)

Les feuilles.

Barbe de bouc. *V.* SALSIFIS.

Barbeau. *V.* BLEUET des moissons.

Barbotine. *V.* ARMOISE Barbotine.

BARDANE officinale.

(LAPPA *major. Gærtn. ; Cand.* — *Arctium Lappa.* L.
— *Lappa major, Arctium Dioscoridis.* I. R. H. —
Personata, Lappa major, aut Bardana. J. B.)

La racine. Les feuilles.

Bardane (petite). *V.* LAMPOURDE commune.

Barras. *V.* PIN de Genève.

BASILIC cultivé.

(OCIMUM *Basilicum.* L. — *Ocimum caryophyllatum*
majus. C. B. P. ; I. R. H.)

L'herbe.

Baume de Canada. *V.* SAPIN Baumier.

Baume de Copahu. *V.* COPAÏFÈRE officinale.

Baume Focot. *V.* PEUPLIER Baumier.

BAUME de Giléad.

(BALSAMUM *Gileadense.* — *Gileadensis Resina fluida.*)

Le véritable n'existe pas en ce moment dans le
commerce, ou bien on l'y connaît sous le nom de
Baume de la Mecque, tandis qu'on appelle Baume de
Giléad la Résine qui découle du *Sapin Baumier. Voyez*
AMYRIDE de Giléad et SAPIN Baumier.

Baume de Hongrie. *V.* PIN Mugho.

Baume des jardins. *V.* MENTHE purpurine.

Baume de Judée. *V.* AMYRIDE Opobalsame.

Baume de Marie. *V*. CALOPHYLLE Tacamahaca.

Baume de la Mecque. *V*. AMYRIDE Opobalsame.

Baume noir des Indes. }
Baume du Pérou. } *V*. MYROXYLE du Pérou.

Baume (faux) du Pérou. *V*. MÉLINOT bleu.

Baume Tacahamaca. *V*. CALOPHYLLE Tacahamaca.

Baume Tacahamaca (faux). *V*. FAGARE à huit étamines
et PEUPLIER Baumier.

Baume de Tolu. *V*. TOLUIFÈRE Baumier.

Baume vert. *V*. CALOPHYLLE Tacamahaca.

Baumier du Canada. *V*. SAPIN Baumier.

BDELLIUM.

(BDELLIUM.)

Gomme-Résine originaire de l'Inde et de l'Orient.
On est incertain si elle découle d'un Palmier ou d'une
espèce d'Amyride. Elle vient de Perse et d'Arabie,
mêlée avec la Myrrhe et la Gomme Arabique. Elle
est en pains orbiculaires, d'un brun grisâtre, d'une
couleur plus pâle et assez semblable à celle de la cire
dans leur intérieur, demi-transparente, et d'une
odeur suave, qui se rapproche de celle de la Myrrhe,
mais moins prononcée.

Bec de Grue. *V*. GÉRAINE.

Beccabunga (grand). *V*. VÉRONIQUE Beccabunga.

Beccabunga (petit). *V*. VÉRONIQUE Anagallis.

Béhen blanc. *V*. RHAPONTIC blanc.

BEHEN commun.

(CUCUBALUS *Behen*. L. — *Behen album nostras*.)

La racine.

Béhen rouge. *V*. STATICE aquatique.

Belladone. *V*. ATROPE Belladone.

Benjoin (faux). *V*. LAURIER faux Benjoin.

Benjoin (vrai.) *V.* STYRAX Benjoin.

BÉNOITE officinale.

(GEUM *urbanum.* L. — *Caryophyllata vulgaris.* C. B. P.; I. R. H.— *Caryophyllata. Off.*)

La racine.

BERCE des prés.

(*Heracleum Sphondylium.* L. — *Sphondylium vulgare hirsutum.* C. B. P.; I. R. H. — *Branca Ursina spuria. Off.*)

BERLE de la Chine.

(SIUM *Ninzi.* L.)

La racine.

BERLE à feuilles étroites.

(SIUM *angustifolium. Jacq.; Willd.— Sium sive Apium palustre foliis oblongis.* C. B. P.; I. R. H. — *Berula officinarum. Chom.*)

BERLE à feuilles larges.

(SIUM *latifolium.* C. B. P.; I. R. H.; L.)

On emploie indifféremment l'une ou l'autre de ces deux espèces.

Bétel. *V.* POIVRE Bétel.

Bétoine aquatique. *V.* SCROPHULAIRE aquatique.

BÉTOINE officinale.

(BETONICA *officinalis.* L. — *Betonica purpurea.* C. B. P.; I. R. H.)

Les feuilles.

BETTE Poirée.

Beta Cycla. L. — *Beta alba vel pallescens quœ Cycla officinarum.* C. B. P. ; I. R. H.)

BETTE Rave.

(BETA *vulgaris.* L. — A. *Beta rubra vulgaris.* C. B. P.;

J. R. H. — *B. Beta rubra radice Rapæ.* C. B. P. ;
J. R. H.)

On mange sa racine , qui est grande , épaisse , fu-
siforme , charnue, et remplie d'un suc sucré , dont on
obtient facilement du véritable sucre.

Bière. *V.* ORGE commune.

Blé noir.
Blé Sarrasin. } *V.* POLYGONE Sarrasin.

Blé de Turquie. *V.* MAÏS cultivé.

BLUET des moisson.

(CYANUS *segetum.* I. R. H. ; C. B. P. — *Centaúrea
Cyanus.* L.)

Les fleurs.

Bois Agallochum.
Bois d'Aigle.
Bois d'Aloès. } *Voyez* ALOÈS.
Bois d'Aspalathe.

Bois de Brésil. *V.* CÉSALPINIE des teinturiers.

Bois de Calambac.
Bois de Calambouc.
Bois de Cambac. } *Voyez* ALOÈS.
Bois de Cambouc.

Bois de Campêche. *V.* HÉMATOXYLE commun.

Bois de Couleuvre. *V.* STRYCHNOS Bois de Couleuvre.

Bois Gentil. *V.* DAPHNE Bois Gentil.

Bois des Moluques. *V.* CROTON de Tilly.

BOIS Néphrétique.

(LIGNUM *Nephreticum.*)

Bois pesant, d'un jaune brunâtre au centre, blanc
à la circonférence, dont l'origine est incertaine, et
qu'on présume appartenir à une espèce de Frêne.

Bois de Rhodes. *V.* GENÊT des Canaries, et LISERON
effilé.

Bois Saint. *V.* Gayac officinal.

Bois de Sainte-Lucie. *V.* Cerisier à grappes.

Bois de Serpent. *V.* Ophioxyle Serpentin.

BOLET Amadouvier.

>(*Boletus ungulatus. Bull.; Cand. — An Boletus igniarius. L. ? Agaricus pedis equini facie.* I. R. H.)
>
>Il sert à préparer l'amadou : on l'emploie aussi pour arrêter les hémorragies.

BOLET blanc.

>(*Boletus Laricis.* L. — *Agaricus sive Fungus Laricis.* C. B. P.; I. R. H.)

BOLET odorant.

>(*Boletus suaveolens.* L. ; *Bull. ; Cand. — Agaricus Salicis.* Off. ; *Murr.*)

Bon-Henri. *V.* Ansérine Bon-Henri.

Bonne-Dame. *V.* Arroche cultivée.

Botrys. *V.* Ansérine Botrys.

BOUCAGE Anis.

>(*Pimpinella Anisum.* L. — *Anisum vulgare. Clus. ; Off. ; Murr. — Apium Anisum dictum, semine suaveolente majori.* I. R. H.)
>
>Les graines.

BOUCAGE élevé.

>(*Pimpinella magna.* L. — *Pimpinella Saxifraga major, umbellá candidá.* C. B. P. — *Tragoselinum majus, umbellá candidá.* I. R. H. — *Saxifraga magna.* Dod.)

BOUCAGE petit.

>(*Pimpinella Saxifraga.* L. — *Pimpinella minor.* C. B. P. — *Tragoselinum minus.* I. R. H.)

Bouillon blanc. *V.* Molène commune.

BOULEAU blanc.

>(*Betula alba.* L. — *Betula Dodonœi.* J. B. ; I. R. H.)

Les jeunes pousses.

Bourgène. *V*. NERPRUN Bourgène.

BOURRACHE officinale.

(*Borrago officinalis*. L. — *Borrago floribus cœruleis*.
J. B. ; I. R. H.)

Bourse à berger. *V*. THLASPI Bourse à Berger.

Bouton d'or. *V*. RENONCULE âcre.

Branche-Ursine (vraie). *V*. ACANTHE molle.

Branche-Ursine (fausse). *V*. BERCE des prés.

Bray sec. *V*. COLOPHANE.

Brinvilliers. *V*. SPIGELIE anthelmintique.

Brou de noix. *V*. NOYER ordinaire.

BRUCÉE antidysentérique.

(*Brucea antidysenterica*. *Mill*.)

Ecorce épaisse, d'un tissu dense et serré, grenue
et grise dans sa cassure; couverte d'un épiderme,
tantôt lisse, fongueux et couleur de rouille, tantôt
aussi ferme, solide, d'un gris jaunâtre et parsemé de
points blancs. Elle diffère de la vraie Angusture en
ce qu'elle n'a presque pas d'odeur, et que sa saveur
est à la fois plus amère et plus tenace.

BRUNELLE ordinaire.

(BRUNELLA *vulgaris*. *Lam.* ; *Cand*. — *Brunella vulgaris*. L. — *Brunella major*, *folio non dissecto*.
C. B. P. ; I. R. H.)

BRUYÈRE ordinaire.

(ERICA *vulgaris*. L. — *Erica vulgaris glabra*. C. B. P. ;
I. R. H.)

BRYONE dioïque.

(BRYONIA *dioïca*. *Jacq.*; *Willd*. — *Vitis alba*, *sive
Bryonia*. *Dod*. — *Bryonia aspera*, *sive alba*, *baccis
rubris*. C. B. P. ; I. R. H.)

La racine. La fécule.

BUBON galbanifère.

(BUBON *Galbanum.* L. — *Ferula Africana Galbanifera, folio et facie Ligustici. Herm.*)

Cette plante donne le *Galbanum*, gomme-résine en masses de formes variées, molles, brunâtres, demi-transparentes, parsemées de taches blanches, d'une odeur fétide et non alliacée, d'une saveur âcre et amère.

BUBON de Macédoine.

(BUBON *Macedonicum.* L. — *Apium Macedonicum.* C. B. P.; I. R. H. — *Petroselinum Macedonicum. Dod.; Off.; Murr.*)

Les fruits.

BUGLE Ivette.

(AJUGA *Chamæptyis. Schreb.; Willd.* — *Teucrium Chamæpitys.* L. — *Chamæpitys lutea vulgaris, sive folio trifido.* C. B. P.; I. R. H. — *Iva arthritica. Off.*)

L'herbe.

BUGLE (?) musquée.

(AJUGA (?) *Iva. Schreb.; Willd.* — *Teucrium Iva.* L. — *Chamæpitys moschata foliis serratis.* C. B. P.; I. R. H.)

L'herbe.

BUCLE rampante.

(AJUGA *reptans.* L. — *Bugula Dodonæi.* I. R. H. — *Consolida media, quibusdam Bugula.* J. B.)

L'herbe.

BUGLE velue.

(AJUGA *Genevensis.* L. — *Bugula sylvestris villosa.* I. R. H. — *Consolida media Genevensis.* J. B.)

L'herbe.

BUGLOSSE officinale.

(Anchusa *Officinalis.* L. — *Buglossum angustifolium majus.* C. B. P.; I. R. H.)

On peut la remplacer par la *Buglosse d'Italie* (*Anchusa Italica*), ou par la *Buglosse à feuilles étroites* (*Anchusa angustifolia.* L.)

BUGLOSSE des teinturiers.

(Anchusa *tinctoria.* L. — *Buglossum radice rubro, sive Anchusa vulgatior.* C. B. P.; I. R. H.)

Racine de la grosseur du doigt, très-rameuse, d'un rouge foncé en dehors, blanche en dedans, inodore, et presque insipide, qui colore en rouge l'alcool, l'eau, les huiles, la cire et les graisses.

BUIS toujours vert.

(Buxus *sempervirens.* L.—*Buxus arborescens.* C. B. P.; I. R. H.)

BUPLÈVRE à feuilles rondes.

(Buplevrum *rotundifolium.* L. — *Buplevrum perfoliatum rotundifolium annuum.* I. R. H. — *Perfoliata.* Dod. ; Off. ; Murr.)

Busserole. *V.* Arbousier Busserole.

Butua. *V.* Cissampelos *Pareira-Brava.*

C.

Cabaret. *V.* Asaret d'Europe.

CACAOYER cultivé.

(Theobroma *Cacao.* L.)

Le fruit de cet arbre s'appelle *Cacao.* : on en connaît deux espèces ou variétés, le *Cacao* des *Iles*, et le *Cacao Caraque* ou plutôt de *Caraccas.* Le premier est comprimé, recouvert d'une enveloppe papyracée rouge, qui entoure une amande brune, grasse, d'une saveur agréable et légèrement âcre. Le second est plus gros, presque rond, protégé par une enveloppe d'un brun grisâtre, au-dessous de laquelle on trouve une amande plus pâle, friable, moins huileuse et plus sapide : il sent fort souvent le moisi, parce qu'on l'enfouit ordinairement sous terre pour adoucir son acrimonie.

Cachibou. *V*. Chibou.

Cachou. *V*. Acacie au *Cachou*, et Arèque au Cachou.

Cacis. *V*. Groseillier noir.

Cade de Provence. *V*. Genévrier Cade.

CAFFEYER d'Arabie.

(Coffea *Arabica*. L. — *Jasminum Arabicum.... cujus fructus....* Caffe *dicitur. Juss. Act. Gall.* 1715. — *Bon vel Ban. Alp.*; J. B.)

Le fruit de cet arbrisseau est le *Café*.

CAILLELAIT Aparine.

(Galium *Aparine*. L. — *Aparine vulgaris*. C. B. P.; I. R. H.)

CAILLELAIT blanc.

(Galium *Mollugo*. L. — *Gallium album vulgare*. I. R. H.)

CAILLELAIT jaune.

(Galium *verum*. L. — *Galium luteum*. C. B. P.; I. R. H.)

CALAGUALA.

(Calaguala.)

Racine dont on ignore l'origine, mais qui appartient certainement à la famille des fougères. Ne provient-elle pas d'une espèce de Polypode ?

Calament. *V*. Mélisse Calament.

Calamus aromatique. *V*. Acore aromatique.

CALAMUS Sang-Dragon.

(CALAMUS *Draco. Willd. — Palmi-Juncus Draco.*
Rumph.)

On croit que c'est un des arbres qui fournissent le
Sang-Dragon.

Calebasse. *V.* COURGE Calebasse.

CALEBASSIER des Antilles.

(CRESCENTIA *Cujete.* L. — *Cujete foliis oblongis et*
angustis , fructu magno et ovato. Plum.)

Son fruit ouvragé porte le nom de *Couis.*

CALOPHYLLE Tacamahaca.

(CALOPHYLLON *Inophyllum.* L.)

Cet arbre produit la résine verte , appelée *Baume*
de Marie (*Balsamum Mariæ*), ou *Baume de Taca-*
mahaca. (*Balsamum Tacamahaca.*)

Camaron. *V.* ACONIT Camaron.

CAMBOGIE Guttifère.

(CAMBOGIA *Gutta.* L.)

Ce n'est pas ce végétal qui donne la vraie gomme
gutte : Kœnig assure qu'elle découle du *Guttier vrai.*

Camomille. *V.* CHAMÉMÉLON ordinaire.

Camomille puante. *V.* ANTHÉMIDE fétide.

Camomille Romaine. *V.* ANTHÉMIDE noble.

Camphre. *V.* LAURIER Camphrier.

CAMPHRÉE de Montpellier.

(CAMPHOROSMA *Monspeliensis.* L. — *Camphorata hir-*
suta. C. B. P.)

Caneficier. *V.* CASSE des boutiques.

CANNE à sucre.

(SACCHARUM *officinarum.* L. — *Arundo saccharifera.*
C. B. P.)

La moelle de sa tige renferme un suc abondant, qu'on exprime pour obtenir le sucre qu'il contient.

CANNELLE blanche.

(CANELLA *alba. Murr.* — *Winterania Canella.* L. — *Canella alba, seu cortex Winteranus spurius, seu Costus corticosus Off.*)

Écorce rase et d'un blanc jaunâtre en dehors, blanche en dedans, roulée en cylindres, épaisse d'une ligne ou d'une demi-ligne, dont la saveur aromatique et amère tient à la fois de celle du poivre et de celle de la cannelle. Elle est plus blanche que la véritable Ecorce de Winter, moins roulée, et d'un tissu moins serré.

Cannelle de Ceylan.
Cannelle de la Chine. } *Voyez* LAURIER Cannellier.

Cannelle Giroflée. *V.* MYRTE Cannelle, et RAVENSARA aromatique.

Cannelle de Java.
Cannelle du Malabar. } *V.* LAURIER du Malabar.

Cannamèle. *V.* CANNE à sucre.

CAOUT-CHOUC de la Guiane.

(SIPHONIA *Cahuchu. Willd.* — *Jatropha elastica.* L. — *Hevea Guianensis. Aubl.*)

On tire de cette plante la résine élastique de la Guiane, communément appelée *Gomme élastique* ou *Caout-Chouc*, qui se débite sous la forme de bouteilles élastiques, tantôt brunes et demi-transparentes, tantôt noirâtres. Cette substance sert à faire des sondes et autres instrumens de chirurgie. Plusieurs autres végétaux fournissent une résine analogue, mais en moindre quantité.

Capillaire blanc. *V.* ASPIDION de Rhétie.

CAPILLAIRE du Canada.

(ADIANTUM *pedatum.* L. — *Adiantum Americanum.*
I. R. H.)

L'herbe.

CAPILLAIRE de Montpellier.

(ADIANTUM *capillus Veneris.* L. — *Adiantum foliis
Coriandri.* C. B. P.; I. R. H. — *Capillus Veneris
Off.*)

L'herbe.

Capillaire noir. *V.* ASPLENION noir.

CAPRIER cultivé.

(CAPPARIS *spinosa.* L. — *Capparis spinosa , fructu minore, folio rotundo.* C. B. P.; I. R. H.)

L'écorce de la racine. — Les boutons à fleurs, con-
fits dans le vinaigre, sont employés comme condiment.

CAPUCINE cultivée.

(TROPÆOLUM *majus.* L. — *Cardamindum ampliore folio et majore flore.* I. R. H. — *Nasturtium Indicum.*
Lob.)

CAPUCINE à petites fleurs.

(TROPÆOLUM *minus.* — L. *Cardamindum minus et vulgare.* I. R. H.)

CARDAMINE des prés.

(CARDAMINE *pratensis.* L. — *Cardamine pratensis ,
magno flore.* I. R. H.)

Cardamome. *V.* AMOME Cardamome.

CARDIAIRE à foulon.

DIPSACUS *Fullonum.* L. — *Dipsacus sativus.* C. B. P.;
I. R. H. — *Carduus Fullonum, sive Dipsacus sativus. Lob.*)

CARDIAIRE sauvage.

(DIPSACUS *sylvestris*. L.—*Dipsacus sylvestris, aut Virga
pastoris major.* C. B. P.; I. R. H.)

On peut la substituer à la précédente.

CARDIAQUE officinale.

(LEONURUS *Cardiaca.* L. — *Cardiaca.* J. B.; Dod. ;
I. R. H.)

Cardon. *V.* ARTICHAUT Cardon.

CARLINE à tige.

(CARLINA *caulescens.* Lam. — *Carlina caulescens ,
magno flore.* C. B. P.; I. R. H.)

CARLINE sans tige.

(CARLINA *acaulis.* L. — *Carlina acaulis, magno flore.*
C. B. P.; I. R. H. — *Chamœleon albus. Clus.; Off.*

CARMENTINE pectorale.

(JUSTICIA *pectoralis.* L.)

On prépare, en Amérique, avec cette plante , un
sirop qu'on nous apporte souvent sous le nom de
Sirop de Charpentier.

CAROTTE cultivée.

(DAUCUS *Carota.* L. — *A. Daucus sativus , radice lu-
teâ.* I. R. H. — *B. Daucus vulgaris. Clus.;* I. R. H.)

La racine. Les graines.

CAROUBIER commun.

(CERATONIA *Siliqua.* L. — *Siliqua edulis.* C. B. P. ;
I. R. H.)

Son fruit s'appelle *Carouge.*

Carpobalsame. *V.* AMYRIDE Opobalsame.

CARTHAME laineux.

(CARTHAMUS *lanatus.* L. — *Cnicus* Atractylis lutea
dicta. I. R. H.)

CARTHAME des teinturiers.

(CARTHAMUS *tinctorius*. L. — *Carthamus officinarum ,
flore croceo.* I. R. H.)

Les fleurons, qui ont la couleur du safran et point
d'odeur, donnent une teinture rose fort belle, mais
peu solide. Les semences, blanches et lisses, servent
en pharmacie.

CARVI cultivé.

(CARUM *Carvi*. L. — *Carvi Cœsalp. ;* I. R. H. — *Cuminum pratense, Carvi officinarum.* C. B. P.)

Les graines.

Cascarille. *V.* CROTON Cascarille.

CASSE des boutiques.

(CASSIA *Fistula*. L. — *Cassia Fistula Alexandrina.*
C. B. P.; I. R. H.)

Légume très-long, cylindrique, presque ligneux,
marqué de deux sutures longitudinales, et divisé intérieurement, par des cloisons transversales, en un
grand nombre de loges, dont chacune renferme une
semence lisse et rouge, enveloppée d'une pulpe noirâtre. On l'appelle vulgairement *Casse en bâtons.*

CASSE lancéolée.

(CASSIA *acutifolia. Del. Ægypt.* 13. — *Cassia Senna.*
A. L — *Senna Alexandrina, foliis acutis.* C. B. P.;
I. R. H.)

C'est cette plante qui fournit le meilleur *Séné.* Ses
folioles sont ovales, presque lancéolées, et terminées
en pointe ; ses légumes sont ovales et presque droits.
On appelle ces derniers *Follicules de Séné.*

Il n'est pas rare de trouver, dans ce Séné, des
feuilles de *Cynanque Argel,* qui lui ressemblent un
peu, mais qu'on distingue sans peine, en ce qu'elles
sont véritablement lancéolées, et dépourvues de ner-

vures saillantes : en outre, les deux côtés de leur base sont égaux, tandis que, dans le vrai Séné, il y en a un plus étroit que l'autre. On prétend qu'elles jouissent d'une propriété purgative un peu plus prononcée.

CASSE Séné.

(CASSIA *Senna. Del. ibid.* — *Cassia Senna.* L. — *Senna. Dod.* — *Senna Italica, foliis obtusis.* C. B. P.; I. R. H.)

Ce Séné est inférieur au précédent. Ses folioles sont ovoïdes, presque cunéiformes et très-obtuses ; ses légumes sont allongés et courbés en croissant.

Casse-Lunette. *V.* BLEUET des moissons.

Cassis. *V.* GROSEILLIER noir.

CATAIRE ordinaire.

(NEPETA *Cataria.* L. — *Cataria major vulgaris.* C. B. P.; I. R. H. — *Mentha Cataria.* J. B.)
L'herbe.

Cèdre de Phénicie. *V.* GENÉVRIER Cade.

Céleri. *V.* ACHE Céleri.

CENTURÉE grande.

(CENTAUREA *Centaurium.* L. — *Centaurium majus, foliis in plures lacinias divisis.* C. B. P. ; I. R . H.)

Centaurée (petite). *V.* ERYTHRÉE petite Centaurée.

Centinode. *V.* POLYPODE renoué.

CÉPHÉLIDE du Brésil.

(CEPHÆLIS *emetica. Pers.* — *Callicocca. Brot.*)

On n'avait naguère que des notions fort incertaines sur l'origine de l'*Ipécacuanha*, qu'on a tour à tour rapporté à une espèce de Paris, de Chèvrefeuille, d'Euphorbe et d'Ionidion. Nous avons aujourd'hui des renseignemens plus précis à cet égard. Il existe dans le commerce deux espèces, ou plutôt, d'après des re-

cherches très-nouvelles, deux variétés de la même racine, l'une grise et l'autre brune : toutes deux ont la
grosseur d'une plume à écrire; elles sont couvertes
d'une écorce épaisse, rugueuse, et partagée en espèces
d'anneaux par de nombreuses fissures transversales. Au
centre, on trouve un axe ligneux, facile à isoler. L'odeur
de cette racine est désagréable, sa saveur âcre et nauséabonde. Ses propriétés médicinales sont bien moins
prononcées dans le bois que dans l'écorce. Les deux
variétés proviennent de la Céphélide du Brésil, et
sont presque les seules dont on se serve chez nous.

Il existe une autre racine qui porte aussi le nom
d'Ipécacuanha : elle est fournie par la Psychotrie vomitive. *V*. Psychotrie vomitive, et Ionidion vomitif.

CERCIFIX des près.

(Tragopogon *pratense*. L. — *Tragopogon pratense
luteum majus*. C. B. P.; I. R. H.)

CERFEUIL cultivé.

(Chærophyllum *sativum*. C. B. P.; I. R. H.; *Lam.;
Cand. — Scandix Cerefolium*. L.)

Herbe à la fois officinale et culinaire, qu'on reconnaît à ses feuilles dont les dernières divisions sont
étroites, ovales et sinuées, à ses involucelles très-courts,
monophylles ou triphylles, et à ses graines oblongues,
cylindriques et glabres. Il n'est pas rare que le Cerfeuil
soit mêlé de quelques pieds d'*Æthuse fétide*, qui est dan-
gereuse à cause des vomissemens et des tranchées qu'elle
occasione. On reconnaît l'Æthuse à son odeur alliacée, à la forme des dernières divisions de ses feuilles qui
sont allongées, aiguës et plus luisantes, à ses involucelles
longs, triphylles, dimidiés ou rejetés d'un seul côté,
en dehors, enfin à ses graines ovales et striées.

Cerfeuil musqué. *V*. Myrrhide odorante.

CERFEUIL sauvage.

(Chærophyllum *temulum.* L. — *Chœrophyllum sylvestre.* C. B. P. ; *Off.* — *Myrrhis annua, semine striato, lævi. Mor.;* I. R H.)

CERISIER à grappes.

(Cerasus *Padus. Cand.* — *Prunus Padus.* L. — *Cerasus racemosa, sylvestris, fructu non eduli.* C. B. P. ; I. R. H.)

CERISIER Laurier-Cerise.

(Cerasus *Lauro-Cerasus.*—*Prunus Lauro-Cerasus.* L.— *Lauro-Cerasus.* Clus.; C. B. P. ; I. R. H.)

CERISIER Mahaleb.

(Cerasus *Mahaleb. Mill.; Cand.* — *Prunus Mahaleb.* L. — *Cerasus sylvestris amara, Mahaleb putata.* J. B. ; I. R. H.)

CERISIER Merisier.

(Cerasus *Avium. Mœnch.; Cand.*—*Prunus Avium.* L.— *Cerasus major ac sylvestris, fructu subdulci, nigro colore inficiente.* C. B. P.; I. R. H.)

CERISIER ordinaire.

(Cerasus *domestica.* — *Prunus Cerasus.* L. — *A. Cerasus sativa fructu rotundo, rubro, acido.* C. B. P.; I. R. H. — *B. Cerasus fructu acido, serotino succi sanguinei.* I. R. H.)

CÉSALPINIE des teinturiers.

(Cæsalpinia *echinata.* L.)

Son bois est employé dans les teintures communes en rouge.

CÉTÉRACH officinal.

(Ceterach *officinarum. Willd.;* C. B. P.—*Asplenium Ceterach.* L.)

Cévadille. *V.* Varaire Cévadille.

Chamæpithys. *V.* Bugle musquée.

Chamarras. *V.* Germandrée aquatique.

Chaméléon blanc. *V.* Carline sans tige.

CHAMÉMÉLON ordinaire.

(Chamæmelum *vulgare. Off.; Dod. — Matricaria
Camomilla.* L. *— Chamœmelum vulgare , seu Leucanthemum Dioscoridis.* C. B. P.; I. R. H. *— Chamomilla nostras. Off.*)

Les fleurs.

CHANVRE cultivé.

(Cannabis *sativa.* L. *— Cannabis erratica.* C. B. P.;
I. R. H.)

Sa graine s'appelle *Chenevis :* on en tire de l'huile.

Chardon bénit. *V.* Cnicaut *bénit.*

Chardon bénit des Parisiens. *V.* Carthame laineux.

Chardon à bonnetier. *V.* Cardiaire à foulon.

Chardon à cent têtes. *V.* Panicaut des champs.

Chardon étoilé. *V.* Chaussetrape étoilée.

Chardon à foulon. *V.* Cardiaire à foulon.

Chardon hémorroïdal. *V.* Cirsion des champs.

Chardon Marie. *V.* Silybon de Marie.

Chardon roulant. *V.* Panicaut des champs.

CHATAIGNIER cultivé.

(Castanea *sativa.* C. B. P.; I. R. H. *— Fagus Castanea.* L.)

CHAUSSETRAPE étoilée.

(Calcitrapa *stellata. Lam. — Centaurea Calcitrapa.* L. *— Carduus stellatus , seu Calatrapa.* J. B.;
I. R. H.)

Chélidoine (grande). *V.* Chélidoine officinale.

CHELIDOINE officinale.

(Chelidonium *majus.* L. *— Chelidonium majus vulgare.* C. B. P.; I. R. H.)

Chélidoine (petite). *V.* FICAIRE petite Chélidoine.

Chenevis. *V.* CHANVRE cultivé.

CHÊNE à galles.

(QUERCUS *infectoria. Oliv. — Quercus Gallam exiguæ nucis magnitudine ferens.* C. B. P.)

C'est, suivant Olivier, cette espèce, et non le *Chéne Cerris,* qui produit les *Noix de galle d'Alep (Gallæ Turcicæ)*, dont l'astringence est extrême.

CHÊNE à grappes.

(QUERCUS *racemosa. Lam. ; Cand. — Quercus robur.* B. L. — *Quercus cum longo pediculo.* C. B. P.; I. R. H.)

CHÊNE au Kermès.

(QUERCUS *Coccifera.* L. — *Ilex aculeata Cocciglandifera.* C. B. P.; I. R. H.)

Le *Coccus du Chéne,* appelé aussi *Kermès* ou *Chermès (Coccus Quercûs)*, vit sur cette espèce.

CHÊNE rouvre.

(QUERCUS *sessiliflora. Sm.; Cand—. Quercus robur.* L. *—Quercus latifolia mas, quæ brevi pediculo est.* C. B. P.; I. R. H.)

Son écorce et celle du *Chéne à grappes* sont fort astringentes : on s'en sert pour donner plus de solidité aux peaux, et on les appelle *Tan (Tannum)* dans les tanneries.

CHÊNE Liége.

(QUERCUS *Suber.* L. — *Suber latifolium perpetuò virens.* C. B. P.; I. R. H.)

CHÈVREFEUILLE des bois.

(CAPRIFOLIUM *Germanicum. Dod.*; I. R. H. — *Lonicera Periclymenum.* L.)

CHIBOU.

(*Resina* Chibou.)

Résine jaune, transparente , aromatique, glutineuse , qui se dessèche à l'air libre, et qu'on apporte d'Amérique enveloppée dans des feuilles de l'arbre Cachibou. Elle découle du *Bursera Gummifera.*

CHICORÉE Endive.

(Cichorium *Endivia.* L. — *Cichorium latifolium, seu Endivia vulgaris.* I. R. H.)

CHICORÉE sauvage.

(*Cichorium Intybus.* L. — *Cichorium sylvestre, sive officinarum.* C. B. P.; I. R. H.)

On emploie la racine et l'herbe de ces deux espèces. La racine, torréfiée, remplace le café chez le peuple. Les Allemands en font un grand usage.

Chiendent. *V.* Cynodon *Chiendent* et Froment *Chiendent.*

Chou marin. *V.* Liseron *Soldanelle.*

CHOU Navet.

(Brassica Napus. L. — a. *Napus sylvestris.* C. B. P.; I. R. H. — *Napus seu Bunias. Off.* — b. *Napus sativus radice albâ.* C. B. P.; I. R. H.)

On emploie les graines de la première variété dans les pharmacies; on en tire aussi, par expression, *l'Huile de Navette (Oleum Napi),* qui sert à l'éclairage. La racine de la seconde variété est sucrée, et d'un grand usage dans les cuisines.

CHOU ordinaire.

(Brassica *oleracea.* L. — a. *Brassica capitata rubra.* C. B. P.; I. R. H. — b. *Brassica capitata alba.* C. B. P.; I. R. H.)

CHOU Rave.

(Brassica *Rapa.* L. — *Brassica sativa rotunda radice candidā.* C. B. P.; I. R. H.)

CHOU Roquette.

(Brassica *Eruca.* L. — *Eruca latifolia alba sativa.*
C. B. P. ; I. R. H.)

On se sert indistinctement de cette espèce ou du
Cresson à feuilles étroites.

CHRYSANTHÈME grande Marguerite.

(Chrysanthemum *Leucanthemum.* L. — *Leucanthemum vulgare.* I. R. H. — *Bellis major. Dod. ; J. B.;
Off.; Murr.*)

CICER Pois-Chiche.

(Cicer *Arietinum.* L.—*Cicer sativum.* C. B. P.; I. R. H.)

CICUTAIRE aquatique.

(Cicutaria *aquatica. Lam.—Cicuta virosa.* L.—*Sium
palustre alterum foliis serratis.* I. R. H. — *Cicuta aquatica. Off.; Murr.*)

Ciguë d'eau. *V.* Cicutaire aquatique et Phellandrie
aquatique.

CIGUE grande.

(Cicuta *major. Lam.;* C. B. P.; I. R. H.; *Off.* ; —
Conium maculatum. L.)

L'herbe.

Il faut bien la distinguer du Persil (*Apium Petroselinum*), auquel elle ressemble un peu par le port;
car ce n'est pas sans danger qu'on la mangerait. Les
dernières divisions de ses feuilles sont plus étroites et
d'un vert plus foncé ; sa tige est plus élevée, et parse-
mée de taches noires; ses involucres sont polyphylles.et
courts; ses graines sont presque sphériques, et rele-
vées par des stries crénelées : elle exhale une odeur

vireuse. Au contraire, le persil a une odeur agréable,
une couleur verte et riante, des graines ovales, à stries
non crénelées, des involucres très-petits et monophylles, qui manquent presque toujours, et les divisions de ses folioles garnies de dents plus larges, dont
la pointe est blanche. La ciguë ne croît que dans les
terrains marécageux.

Ciguë petite. *V.* ÆTHUSE fétide.

CINCHONE à feuilles en cœur.

(CINCHONA *cordifolia. Mutis. — Cinchona pubescens.
Wahl. — Cinchona micrantha.* R. P.)

Écorce large, plane, diversement roulée, tantôt couverte d'un épiderme qui se détache par plaques, tantôt rase en dehors et marquée de sillons transversaux,
d'une texture serrée et un peu fibreuse, d'une couleur
jaune tirant sur le brun, d'une saveur très - amère et
astringente, d'une odeur presque nulle.

CINCHONE à feuilles lancéolées.

(CINCHONA *lancifolia. Mutis.—Cinchona nilida.* R. P.)

Écorce large, brune en dedans, couverte en dehors
d'un épiderme brun, rugueux, et marqué de fissures
transversales. Elle a une saveur très - amère, légèrement aromatique, et qui se rapproche un peu de celle
de l'espèce précédente.

CINCHONE à feuilles oblongues.

(CINCHONA *oblongifolia. Mutis. — Cinchona magni-
folia.* R. P.)

Écorce épaisse, fibreuse, plus ou moins rouge,
amère, très-astringente, et couverte d'un épiderme
épais, rugueux, marqué de fissures qui n'affectent pas
de régularité dans leur direction.

CINCHONE à feuilles ovales.

(CINCHONA *ovalifolia. Mutis.   Cinchona macrocarpa.
Vahl.*)

Écorce semblable à celle de l'espèce suivante, mais un peu plus pâle en dedans, et plus grise en dehors. Elle a une saveur savonneuse, très-amère, et nullement astringente.

CINCHONE officinale.

(CINCHONA *officinalis*. L. — *Cinchona Condaminea.* Humb. ; Bonpl. — *Cortex Peruvianus.* Off. — *Kina-kina cinericia.*)

Écorce de la grosseur tantôt du doigt, et tantôt d'une plume à écrire, couverte d'un épiderme cendré, rugueux, divisé par des fissures transversales, et chargé quelquefois de petits lichens ; d'un brun ferrugineux en dedans, cassant net, brune et en apparence résineuse dans sa cassure, d'une saveur astringente et amère, sans aucun mélange de fadeur. L'amertume ne se manifeste pas de suite, mais seulement quand l'écorce est pénétrée de saline. L'odeur est un peu aromatique.

CIRSION des champs.

(CIRSIUM *arvense*. Lam. ; Cand. — *Serratula arvensis,* L. — *Cirsium arvense, Sonchi folio, radice repente.* I. R. H.)

CISSAMPELOS Pareira-Brava.

(CISSAMPELOS *Pareira*. L. — *Pareira-Brava, Ambutua, Butua,* Off. ; Murr.)

C'est peut-être une espèce du genre *Abula.*

Racine ligneuse, fibreuse, dure, tortueuse, brune en dehors, d'un gris jaunâtre en dedans, inodore et amère.

CISTE de Crète.

(CISTUS *Creticus*. L. — *Cistus Ladanifera Cretica.* I. R. H. Cor. — *Ladanum creticum.* Alp.)

Le *Ladanum* ou *Labdanum* découle, en Crète, de

plusieurs espèces de Ciste, et principalement de celle-
là. C'est une résine à demi-solide, glutineuse
d'une odeur aromatique et suave.

Citronelle. *V.* ARMOISE Aurone et MÉLISSE officinale.

CITRONIER commun.

(CITRUS *medica.* L. — *Citrum vulgare.* I. R. H. —
Malus Medica. C. B. P.)

On se sert de son fruit, dont on emploie le suc, et
la partie jaune extérieure de l'écorce, appelée *Zest*
(*Flavedo.*)

CITRONIER Oranger.

(CITRUS *Aurantium.* L. — A. *Aurantium acri medullâ
vulgare.* I. R. H. — B. *Aurantium Olyssiponense.*
Ferr. ; I. R. H. — *Malus Aurantia.* C. B. P.)

On se sert, en médecine, des feuilles, des fleurs
(*Naphe*), dont on obtient, par la distillation, l'*Eau
de Fleur d'Oranger* (*Aqua Naphe*), du fruit desséché
avant sa maturité, et enfin du fruit mûr, dont on
prend le suc et le zest.

CLÉMATITE brûlante.

(CLEMATIS *Vitalba.* L. — *Clematis sylvestris latifolia.*
C. B. P. ; I. R. H. — *Vitalba. Dod.*)

CLÉMATITE droite.

(CLEMATIS *recta.* L. — *Clematis flammula surrecta
alba.* C. B. P. ; I. R. H. — *Flammula Jovis. Off. ;
Murr.* — *Flammula alba. Dod.*).

Les feuilles. Les fleurs.

Clou de Gérofle. *V.* GÉROFLIER aromatique.

CNICAUT bénit.

(CNICUS *benedictus. Gœrtn.* — *Centaurea benedicta.*
L. — *Cnicus sylvestris hirsutior, seu Carduus benedictus.* C. B. P. ; I. R. H.)

L'herbe. Les sommités.

COCHLÉARIA de Bretagne.

(COCHLEARIA *Armoracia.* L. — *Cochlearia folio cubitali.* I. R. H. — *Raphanus rusticanus seu Armoracia.* Off.; Murr.)

La racine. Les feuilles.

COCHLÉARIA officinal.

(COCHLEARIA *officinalis.* L. — *Cochlearia folio subrotundo.* C. B. P.; I. R. H.)

L'herbe fraîche.

COCO huileux.

(Cocos *Butyracea.* L. F. — *Pindova. Pis.* — *Palma oleosa. Off.*)

Les fruits de ce végétal fournissent l'*Huile de Palme* (*Oleum* ou *Butyrum Palmæ*), concrète, d'un jaune orangé, d'une saveur très-douce, d'une odeur analogue à celle de l'Iris, et qu'il suffit de la chaleur du doigt pour faire fondre à sa surface. Si on la liquéfie au bain-marie, et qu'on la laisse ensuite refroidir, elle marque 23 degrés au thermomètre de Réaumur (29 centig.) à l'instant où elle se prend en masse. Elle se dissout à froid dans l'alcool, quand elle est pure, et lui donne une couleur jaune : l'eau la précipite de cette dissolution ; l'alcool en dissout davantage à chaud, mais une partie s'en sépare par le refroidissement. Elle se dissout aussi dans l'éther. L'eau ne l'attaque ni à froid ni à chaud.

L'Huile de Palme ne change point de couleur quand on la mêle avec un alkali, ce qui n'aurait pas lieu, si elle était colorée avec du curcuma : c'est donc là un excellent caractère pour distinguer la vraie de la fausse.

Codagapala. *V.* NÉRION antidysentérique.

COIGNASSIER ordinaire.

(CYDONIA *vulgaris.* — PYRUS *Cydonia.* L. — A. *Cy-donia angustifolia vulgaris.* I. R. H. ; — B. *Cydonia fructu oblongo læviori.* I. R. H. — *Mala cotonea majora.* C. B. P.)

Les fruits. Les graines.

COLCHIQUE d'automne.

(COLCHICUM *autumnale.* L. — *Colchicum commune.* C. B. P. ; I. R. H.)

La racine.

COLCHIQUE d'Illyrie.

(COLCHICUM *Illyricum. Mill.*)

Racine tubéreuse, cordiforme, amylacée, jaunâtre en dehors, blanche en dedans, inodore, et d'une saveur un peu âcre.

COLOMBO (racine de).

On ignore à quelle plante appartient cette racine. Peut-être provient-elle d'une espèce de Ménisperme. Elle nous arrive en tranches orbiculaires, ou en morceaux de deux à trois pouces de long, couverts d'une écorce rugueuse, épaisse et verdâtre : elle est jaune en dedans; elle a une saveur désagréable et légèrement piquante.

COLOPHONE.

(COLOPHONIA.)

Résine sèche, transparente, jaune ou brune, qui reste après la distillation de la Térébenthine.

Coloquinte. *V.* CONCOMBRE Coloquinte.

CONCOMBRE Coloquinte.

(CUCUMIS *Colocynthis.* — *Colocynthis fructu rotundo major.* C. B. P. ; I. R. H.)

La pulpe sèche du fruit.

CONCOMBRE commun.

>(CUCUMIS *sativus*. L. — *Cucumis sativus vulgaris.*
> C. B. P. ; I. R. H.)
> Les graines.

CONCOMBRE Melon.

>(CUCUMIS *Melo*. L.—*Melo vulgaris.* C. B. P. ; I. R. H.)
> Les graines.

Concombre sauvage. *V.* ECBALION Concombre sauvage.

CONIZE rude.

>(CONYZA *squarrosa*. L. — *Conyza major vulgaris.*
> C. B. P. ; I. R. H.)

CONSOUDE grande.

>(SYMPHYTUM *Consolida*. L. — *Symphytum Consolida
> major.* C. B. P. ; I. R. H.)
> La racine.

Consoude moyenne. *V.* BUGLE rampante.

Consoude petite. *V.* PAQUERETTE vivace.

Consoude royale. *V.* DELPHINETTE des blés.

Contrayerva. *V.* DORSTÉNIE Contrayerva.

Contrayerva blanc.

Contrayerva du Mexique. } *V.* PSORALÉE à cinq feuilles.

COPAIFÈRE officinale.

>(COPAIFERA *officinalis*. L. — *Copaïba. Clus.*)
> On pratique des incisions à son écorce, pour obte-
> nir le *Baume de Copahu (Balsamum Copaïbœ),* résine
> liquide, jaune, transparente, d'une odeur forte et dés-
> agréable, d'une saveur âcre, amère et répugnante.

Copal (faux). *V.* SUMAC ailé.

Copal (vrai). *V.* VATÉRIE des Indes.

Copalme de la Louisiane. *V.* LIQUIDAMBAR de la Louisiane.

Coq des jardins. *V.* BALSAMITE odorante.

Coque du Levant. *V.* MÉNISPERME à Coques.

Coquelicot. *V.* Pavot Coquelicot.

Coquelourde. *V.* Anémone Pulsatille.

COQUERÈT Alkékenge.

(Physalis *Alkekengi.* L. — *Alkekengi officinarum.* I. R. H.)

Coralline de Corse. *V.* Varec Coralline.

CORIANDRE cultivée.

(Coriandrum *sativum.* L. — *Coriandrum majus.* C. B. P.; I. R. H.)

Cormier. *V.* Sorbier domestique.

CORNE DE CERF rampante.

(Coronopus *Ruellii.* J. B.; Gœrtn. — *Cochlearia Coronopus.* L. — *Nasturtium sylvestre, capsulis cristatis.* I. R. H.)

CORNOUILLER mâle.

(Cornus *mas.* L. — *Cornus hortensis mas.* C. B. P.; I. R. H.)

COSTUS d'Arabie.

(Costus *Arabicus.* L. — *Costus Iridem redolens.* C. B. P.)

Racine de l'épaisseur d'un pouce, ligneuse, dure, inodore, peu sapide, d'un jaune rougeâtre, et couverte d'une écorce grise, friable, amère, qui exhale une odeur semblable à celle de l'Iris.

COTONNIER de Malte.

(Gossypium *herbaceum.* L. — *Xylon sive Gossypium herbaceum.* J. B.; I. R. H.)

Cette plante, et plusieurs autres espèces du même genre, fournissent le *Coton (Gossypium)*.

COTYLÉDON Nombril de Vénus.

(Cotyledon *Umbilicus.* L.—*Cotyledon major.* C. B. P.; I. R. H. —*Cotyledon Umbilicus Veneris. Clus.*)

COTYLÉDON de Portugal.

> (Cotyledon *lutea. Ait.; Willd. — Cotyledon tuberosa,*
> *radice longâ repente. Murr.;* I. R. H.)

Ces deux plantes remplacent au besoin la *Joubarbe*
des toits.

Coudrier. *V.* Noisetier ordinaire.

Couleuvrée. *V.* Bryone dioïque.

COURGE Calebasse.

> (Cucurbita *lagenaria.* L.; J. B.; I. R. H. — A. *Cu-*
> *curbita prior. Dod.* — B. *Cucurbita latior. Dod.* —
> *Cucurbita latior folio molli, flore albo.* J. B. ;
> I. R. H. — C. *Cucurbita longior. Dod.* — *Cucurbita*
> *longior folio molli, flore albo.* J. B.; I. R. H.)

On emploie indistinctement les graines des trois
variétés.

COURGE Pastèque.

> (Cucurbita *Citrullus.* L. — *Anguria Citrullus dicta.*
> C. B. P.; I. R. H. — *Citrullus. Off.; Murr.*)

Cran de Bretagne. *V.* Cochléaria de Bretagne.

Crème de Tartre. *V.* Vigne à Vin.

Cresson Alénois. *V.* Passerage cultivée.

Cresson de fontaine. *V.* Sisymbrion Cresson.

Cresson d'Inde. *V.* Capucine cultivée.

Cresson de Para. *V.* Spilanthe cultivé.

Cresson des prés. *V.* Cardamine des prés.

Cropal. *V.* Nérion antidysentérique.

Croisette velue. *V.* Valantie Croisette.

CROTON Cascarille.

> (Croton *Cascarilla.* L. *C ascarilla , Chacarilla.*
> *Off.*)

Écorce dure, dense, pesante, brune, couverte d'un
épiderme blanchâtre : elle a une saveur amère et aro-

matique, et elle répand une odeur agréable, surtout quand on l'échauffe.

CROTON d'Eleuthera.

(Croton *Elutheria*. Sw. — *Clutia Elutheria*. L —*Elutheria Cortex*. *Off.*)

CROTON porte-Laque.

(Croton *Lacciferum*. L.)

L'aiguillon d'un insecte (*Coccus Lacca*), en blessant les branches de différens arbres, et principalement celles du *Croton*, appelé pour cette raison *porte-Laque*, donne lieu à l'exsudation d'un suc auquel on donne le nom de *Laque* lorsqu'il s'est solidifié. C'est une substance résineuse et rougeâtre, élaborée par l'insecte dans des cellules particulières. Il existe trois sortes de Laques dans le commerce : 1.º la *Laque en bâtons*, qui adhère encore aux rameaux de la plante ; elle est d'un rouge-brun très-foncé, et sa cassure est brillante ; 2.º la *Laque en larmes*, qui ne diffère de l'autre que parce qu'elle est détachée des rameaux, et sous la forme de grains ; 3.º la Laque en tablettes, obtenue en faisant fondre au feu la précédente, qu'on passe ensuite à travers un linge, et qu'on coule en lames minces sur une pierre bien plane. On choisit la Laque transparente, d'un beau rouge, et répandant une odeur agréable à l'approche du feu. Outre la partie résineuse, elle contient du gluten (*Vallée*), de la cire (*Hatchett*), et un principe colorant, soluble dans l'eau.

CROTON de Tilly.

(Croton *Tiglium*. L. — *Ricinoïdes Indica*, *folio lucido*, *fructu glabro*, grana Tiglia *officinis dicta*. *Burm.*)

Le bois de cet arbrisseau est le *Bois des Moluques*

(*Lignum Pavanæ* , ou *Moluccense*), et ses semences sont les *Graines de Tilly* (*Grana Tiglia*).

CROTON des Teinturiers.

(Croton *tinctorium.* L. — *Ricinoïdes ex quâ paratur* Tournesol *Gallorum.* I. R. H. —*Heliotropium tricoc-cum.* C. B. P.)

Le suc de cette plante s'appelle *Tournesol* (*Succus Heliotropii, Lacmus, Succus Tornœ, Lacca cœrulea*). On en imbibe des linges, qu'on expose ensuite à la vapeur ammoniacale de l'urine en putréfaction ; c'est alors le *Tournesol en drapeaux :* on en imprègne aussi des masses de Chaux mêlée de Carbonate de Potasse, ce qui produit le *Tournesol en pains.*

Cubèbe. *V.* Poivre Cubèbe.

CUMIN officinal.

(Cuminum *Cyminum.* L. — *Cuminum sive Cyminum sativum.* J. B. — *Feniculum orientale Cuminum dictum.* I. R. H.)

Cumin des prés. *V.* Carvi cultivé.

CURCUMA long.

(Curcuma *longa.* L.)

CURCUMA rond.

(Curcuma *rotunda.* L.)

Racine ronde ou longue et contournée, d'une couleur safranée en dehors, et orangée en dedans; d'un tissu dense et serré, présentant l'aspect de la cire dans sa cassure, d'une saveur acide et amère, d'une odeur aromatique, et abondamment pourvue d'un suc résineux jaune, qui prend une teinte rouge très – foncée, lorsqu'on le met en contact avec des substances alcalines.

Currage. *V.* Polygone Poivre d'Eau.

CUSCUTE Epithym.

(CUSCUTA *Epithymum*. L.—*Cuscuta minor*. I.R.H.)

CUSCUTE grande.

(CUSCUTA *Europœa*. L. — *Cuscuta major*. C. B. P.; I. R. H.)

CUSPARIE Angusture.

(CUSPARIA *Angustura*. Humb.; Pl. Æquinox.—*Angustura officinalis*. Rich.)

Écorce quelquefois aplatie, mince, rase en dehors, et d'un gris cendré en dedans; d'autres fois, et alors elle a plus de saveur et d'odeur, couverte extérieurement d'un épiderme fongueux et blanc, et rouge intérieurement; son tissu est dense, sa cassure brillante, son odeur forte et désagréable. Elle a une saveur amère et nauséabonde : elle laisse dans la bouche un sentiment d'âcreté qui se fixe à la pointe de la langue.

CYCLAME d'Europe.

(CYCLAMEN *Europæum*. L.—*Cyclamen orbiculato folio*. C. B. P.; I. R. H. — *Arthanita vel Panis Porcinus, vel Rapum Terræ*. Off.)

CYNANQUE faux Séné.

(CYNANCHUM *Argel*.)

CYNANQUE de Montpellier.

(CYNANCHUM *Monspeliacum*. L.—*Periploca Monspeliaca foliis rotundioribus*. I. R. H. — *Scammonia Monspeliaca flore parvo*. J. B.)

On extrait de cette plante un suc qui forme la *Scammonée de Montpellier* (*Scammonia Monspeliaca*.)

CYNODON Chiendent.

(CYNODON *Dactylon*. Rich. — *Panicum Dactylon*. I.—

Dactylon radice repente, sive Gramen officinarum.
I. R. H.)
La Racine. L'Herbe.

CYNOGLOSSE officinale.

(*Cynoglossum officinale.* L.—*Cynoglossum majus vulgare.* C. B. P.; I. R. H.)

Cynorrhodon. *V.* ROSIER sauvage.

CYPRÈS toujours vert.

(CUPRESSUS *sempervirens.* L. — A. *Cupressus ramos extrà se spargens.* I. R. H. On peut faire une espèce à part de cette variété. — B. *Cupressus metâ in fastigium convolutâ.* I. R. H.)

D.

DAPHNÉ Bois-gentil.

(DAPHNÉ *Mezereum.* L. — *Thymelæa Lauri folio deciduo, sive Laureola fæmina.* I. R. H.)
L'écorce.

DAPHNÉ Garou.

(DAPHNE *Gnidium.* L.—*Thymelæa foliis Lini.* C. B. P.; I. R. H.—*Chamæleon tenuifolia et nigra.* Serapion.)
L'écorce.

DAPHNÉ Lauréole.

(DAPHNE *Laureola.* L. — *Thymelæa Lauri folio sempervirens, seu Laureola mas.* I. R. H.)

Les graines de cet arbrisseau, et celles de plusieurs espèces du même genre, sont connues sous le nom de *Graines de Gnide* (*Grana Gnidia, Cocci Gnidii*).

DATTIER cultivé.

(PHŒNIX *Dactylifera.* L. — *Palma major.* C. B. P.)
Ses fruits portent le nom de *Dattes* (*Dactyli*).

DATURE à fruit épineux.

(DATURA *Stramonium.* L. — *Stramonium fructu spinoso oblongo , flore albo.* I. R. H. — *Solanum pomo spinoso , rotundo , longo flore.* C. B. P.)
L'herbe. Les semences.

Daucus de Crète. *V.* ATHAMANTHE de Crète.

DELPHINETTE des blés.

(DELPHINIUM *Consolida.* L. — *Delphinium segetum.* I. R. H. — *Consolida regalis arvensis.* C. B. P. — *Consolida regalis , seu Calcatripa. Off. ; Murr.*)

DELPHINETTE Staphisaigre.

(DELPHINIUM *Staphisagria.* L. — *Delphinium Platani folio* Staphisagria *dictum.* I. R. H. — *Herba pedicularis. Cord.*)

Les graines de ces deux espèces sont irrégulièrement anguleuses, d'un gris noirâtre à l'extérieur, blanches et huileuses en dedans. Elles ont une odeur désagréable, et une saveur très-âcre. On peut leur substituer celles de la *Delphinette d'Ajax* (*Delphinium Ajacis.* L.).

DENTAIRE à feuilles pennées.

(DENTARIA *pinnata.* L. — *Dentaria heptaphyllos.* C. B. P. ; I. R. H.)

DENTELAIRE d'Europe.

(PLUMBAGO *Europæa.* L. — *Plumbago quorumdam. Clus.* ; I. R. H.—*Dentillaria Rondeletii.* J. B. ; *Off.* ; *Murr.* — *Lepidium* Dentillaria *dictum.* C. B. P.)

Dictame blanc. *V.* FRAXINELLE cultivée.

Dictame de Crète. *V.* ORIGAN Dictame.

Digitale (petite). *V.* GRATIOLE officinale.

DIGITALE pourprée.

(DIGITALIS *purpurea.* J. B. ; I. R. H. ; L.)
Les feuilles.

AOTIDE maritime.

(Diotis *maritima. Desf.* — *Athanasia maritima.* L. —
Gnaphalium maritimum. C. B. P.; I. R. H.)

Dompte-Venin. *V.* Asclépiade Dompte-Venin.

DORONIC à feuilles en cœur.

(Doronicum *Pardalianches.* L. — *Doronicum foliis
caulem amplexantibus.* C. B. P.; I. R. H.)

DORONIC à feuilles de Plantain.

(Doronicum *Plantagineum.* L. — *Doronicum Plantaginis folio.* C. B. R. ; I. R. H.)

On emploie indistinctement ces deux espèces , mais
elles sont peu usitées : cependant les fleurs de la première se trouvent quelquefois mêlées avec celles de
l'Arnica.

DORSTÉNIE Contrayerva.

(Dorstenia *Contrayerva.* L. — *Dorstenia Sphondylii
folio, radice Dentariœ. Plum.* — *Contrayerva His-
panorum, sive Drakena radix. Clus.*)
Racine courbée , d'un brun rougeâtre en dehors, et
blanche en dedans, composée d'un tubercule noueux ,
oblong , d'un pouce ou deux de longueur, des côtés
duquel partent des radicules très-minces. Son odeur
est aromatique , et sa saveur en outre légèrement
âcre.

Douce-amère. *V.* Morelle grimpante.

Douve (petite). *V.* Renoncule flamme.

DRACOCÉPHALE de Moldavie.

(Dracocephalum *Moldavica.* L. — *Moldavica Beto-
nicœ folio , flore cœruleo.* I. R. H. — *Melissa Tur-
cica.* J. B.; *Off.*; *Murr.*)

DRAGONIER Sang-Dragon.

(Dracæna *Draco.* L. — *Draco arbor. Clus.*)
C'est un des arbres qui fournissent le Sang-Dragon.

E.

Eau de fleur d'Oranger.
Eau de Naphe. } *V.* CITRONIER Oranger.

Eau-de-vie. *V.* ALCOOL.

ECBALION Concombre sauvage.

> (ECBALIUM *Elaterium. Rich. — Momordica Elaterium.*
> L. — *Cucumis sylvestris asininus dictus.* C. B. P. ;
> I. R. H.

Éclaire (grande). *V.* CHÉLIDOINE officinale.

Éclaire (petite). *V.* FICAIRE petite Chélidoine.

Écorce du Pérou. *V.* CINCHONIE officinale.

Écorce de Winter. *V.* WINTÈRE aromatique.

Écorce de Winter (fausse). *V.* CANNELLE blanche.

Églantier. *V.* ROSIER Églantier.

Ellébore blanc. *V.* VARAIRE blanc.

EMBLIQUE officinale.

> (EMBLICA *officinalis. Gærtn. – Phyllanthus Emblica.* L.
> Fruit à trois coques monospermes, tantôt distinctes,
> et tantôt presque confondues en une seule.

Encens. *V.* GENÉVRIER de Lycie.

Endive. *V.* CHICORÉE Endive.

Enula Campana. *V.* AUNÉE officinale.

ÉPERVIÈRE des murailles.

> (HIERACIUM *murorum.* L. — *Hieracium murorum folio
> pilosissimo.* C. B. P. ; I. R. H.)

ÉPERVIÈRE Piloselle.

> (HIERACIUM *Pilosella.* L. — *Dens Leonis, qui Pilo-
> sella officinarum.* I. R. H. — *Pilosella auricula
> Muris. Tab. ; Off. ; Murr.*)

Epicia. *V.* SAPIN Pesse.

ÉPINARD cultivé.

> (SPINACIA *oleracea.* L. — A. *Spinacia vulgaris cap-*

sulâ seminis acuminatâ. I. R. H. — b. *Spinacia vul-*
garis capsulâ seminis non aculeatâ. I. R. H.)

Épine blanche. *V.* NÉFLIER Aubépin.

Épine-Vinctte. *V.* VINETTIER ordinaire.

Épithym. *V.* CUSCUTE Épithym.

Épurge. *V.* EUPHORBE Épurge.

ÉRIGÉRON âcre.

(ERIGERON *acre.* L. — *Aster arvensis cœruleus acris.*
I. R. H. — *Conyza cœrulea. Off.; Murr.*

Ers *V.* LENTILLE Ers.

ÉRYTHRÉE petite Centaurée.

(ERYTHRÆA *Centaurium. Rich.* — *Centaurea minus.*
I. R. H.; C. B. P. — *Gentiana Centaurium.* L.)
Les sommités fleuries.

Esprit-de-vin. *V.* ALCOOL.

Estragon. *V.* ARMOISE Estragon.

Esule (grande). *V.* EUPHORBE des marais.

Esule (petite). *V.* EUPHORBE petit Cyprès.

Esule (ronde). *V.* EUPHORBE Peplus.

EUPATOIRE d'Avicenne.

(EUPATORIUM *Cannabinum.* C. B. P. ; I. R. H. ; L.)
La racine. L'herbe.

EUPATOIRE de Mésué.

Voyez MILLEFEUILLE Eupatoire.

EUPHORBE des anciens.

(EUPHORBIA *antiquorum.* L. — *Euphorbium antiquorum*
verum. Commel.)

EUPHORBE des boutiques.

(EUPHORBIA *officinarum.* L. — *Euphorbium Cerei ef-*
figie. Commel.)

EUPHORBE des Canaries.

(EUPHORBIA *Canariensis*. L. — *Tithymalus aizooïdes fruticosus Canariensis aphyllus. Commel.*)

La tige de ces trois espèces laisse suinter, quand on y pratique des incisions, un suc qui, en se condensant, produit l'*Euphorbe* (*Euphorbium*), gomme-résine en larmes globuleuses, creuses dans l'intérieur, d'un gris jaunâtre, presque inodores, d'une saveur âcre, brûlante et caustique.

EUPHORBE Épurge.

(EUPHORBIA *Lathyris*. L. — *Tithymalus latifolius* Cataputia *dictus. Commel.*; I. R. H. — *Lathyris seu Cataputia minor*. J. B.)

EUPHORBE Ésule.

(EUPHORBIA *Esula*. L. — *Tithymalus Amygdaloïdes angustifolius. Tab*; I. R. H.)

EUPHORBE des forêts.

(EUPHORBIA *sylvatica*. L. — *Tithymalus sylvaticus lunato flore*. C. B. P.; I. R. H.)

EUPHORBE des marais.

(EUPHORBIA *palustris*. L. — *Tithymalus palustris fruticosus*. C. B. P.; I. R. H. — *Esula major. Dod.*; *Off.*)

EUPHORBE Peplus.

(EUPHORBIA *Peplus*. L. — *Tithymalus rotundis foliis non crenatis*. C. B. P.; I. R. H. — *Esula rotunda. Off.*

EUPHORBE petit Cyprès.

(EUPHORBIA *Cyparissias*. L. — *Tithymalus Cyparissias*. C. B. P.; I. R. H. — *Esula Minor. Off.*)

EUPHORBE Réveil-Matin.

(EUPHORBIA *helioscopia.* L. —*Tithymalus helioscopius.*
C. B. P. ; I. R. H.)

Ces cinq dernières espèces s'emploient indistinctement : on leur substitue quelquefois d'autres plantes
du même genre.

EUPHRAISE officinale.

(EUPHRASIA *officinalis.* L. *Euphrasia officinarum.*
C. B. P. ; I. R. H.)

EXOSTÈME des Antilles.

(EXOSTEMA *Caribæa. Bonpl. — Cinchona Caribæa.* L.)

EXOSTÈME Piton.

(EXOSTEMA *floribunda. Bonpl. — Cinchona floribunda.
Wahl. Sw.*)

Écorces minces, lisses, roulées, fibreuses, d'un
brun grisâtre en dehors, noirâtres en dedans, d'une
odeur nauséabonde, d'une saveur très-amère et qui
porte au vomissement.

F.

FAGARE à huit étamines.

(FAGARA *octandra.* L. — *Elaphrium tomentosum
Jacq.*)

Arbre du Mexique, qui fournit une résine appelée
Tacamahaca. Cette résine, en masses de forme variée, jaunâtres, quelquefois mollasses, le plus souvent
sèches et friables, brillantes dans l'intérieur, couvertes d'une poussière blanche à l'extérieur, et dont
l'odeur se rapproche de celle de la Lavande, diffère
autant du Tacamahaca de Mauritanie, fourni par le *Cala-
phylle Tacamahaca,* que de la résine qui coule du
Peuplier Baumier, et à laquelle on a donné fort improprement le même nom.

FÉCULE de pommes de terre.

(*Amylum Solani tuberosi.*)

Elle est pulvérulente, et formée de particules plus grossières que celles de l'amidon.

Fenouil. *V.* ANETH Fenouil.

FERMENT.

(FERMENTUM.)

Matière visqueuse qui se forme dans tous les sucs de fruits soumis à la fermentation vineuse, et qui porte le nom vulgaire de *Levure*, lorsqu'elle est rassemblée en masses : elle est d'un blanc cendré, assez solide, et d'une odeur aigrelette : elle s'égrène sous le doigt, ne se dissout ni dans l'eau, ni dans l'alcool, donne de l'Ammoniaque par la distillation, et se putréfie spontanément.

FÉRULE Asa Fétide.

(FERULA *Assa fœtida.* L. — *Asa fœtida.* *Kæmpf.* ; C. B. P.)

En pratiquant des incisions au cul de sa racine, on donne issue à un fluide gommo-résineux, qui se prend en masses parsemées de larmes blanches, auxquelles le contact de l'air donne une teinte violette. C'est l'*Asa fétide,* substance d'une odeur désagréable, fortement alliacée, et d'une saveur âcre et amère.

FÈVE de Marais.

(FABA *vulgaris. Mœnch.* ; *Cand.* — *Vicia Faba.* L.)

Fève Pichurim. *V.* LAURIER Pichurim.

Fève de Saint-Ignace. *V.* STRYCHNOS Fève de Saint-Ignace.

FÈVE Tunka.

(FABA *Tunkinensis.*)

C'est le fruit du *Coumarouna. Aubl.*

Cette semence est oblongue, aplatie, rugueuse

après la dessiccation, d'un brun noirâtre en dehors,
d'un roux grisâtre et onctueuse au toucher en dedans.
Elle a une odeur forte et assez agréable. Beaucoup de
personnes s'en servent pour parfumer le tabac à
priser.

FICAIRE petite Chélidoine.

(FICARIA *Ranunculoïdes. Roth.; Cand. — Ranunculus
Ficaria.* L.—*Ranunculus vernus rotundifolius minor.*
I. R. H. — *Chelidonium minus.* J. B.; *Off.*)

FIGUIER cultivé.

(FICUS *Carica.* L. — *Ficus communis.* C. B. P. — *Ficus sativa.* I. R. H.)
Les fruits secs (*Caricæ*).

Filipendule. *V.* SPIRÉE Filipendule.
Flambe. *V.* IRIS commune.
Follette. *V.* ARROCHE cultivée.
Fougère femelle. *V.* PTÉRIDE commune.
Fougère mâle. *V.* ASPIDION Fougère mâle.

FRAGON épineux.

(RUSCUS *aculeatus.* L. — *Ruscus Myrtifolius aculeatus.* I. R. H.)

FRAGON à foliole.

(RUSCUS *Hypoglossum.* L. — *Ruscus angustifolius,
fructu folio innascente.* I. R. H. — *Laurus Alexan-
drinâ fructu pediculo insidente.* C. B. P. — *Uvularia.*
Tab.; *Off.; Murr. — Ruscus, sive Bruscus. Ger.*)

FRAISIER cultivé.

(FRAGARIA *vesca.* L. — C. B. P.; I. R. H. — *Fragaria et Fraga. Dod.; Off.*)
La racine, Le fruit.

Framboisier. *V.* RONCE Framboisier.

FRAXINELLE cultivée.

(DICTAMNUS *albus*. L. — *Dictamnus albus vulgò, sive Fraxinella.* C. B. P. — *Fraxinella. Clus.* ; I. R. H.)

L'écorce blanche de la racine, lorsqu'elle a été mondée, constitue le *Dictame blanc* (*Dictamnus albus*) des Officines.

FRÊNE élevé.

(FRAXINUS *excelsior*. C. B. P.; I. R. H ; L.)

L'écorce.

FRÊNE à fleurs.

(FRAXINUS *Ornus*. L. — *Fraxinus humilior seu altera Theophrasti, minori et tenuiori folio.* C. B. P.; I. R. H.; L. — *Ornus. Dalech.*)

De l'écorce de cet arbre, très-répandu en Sicile et en Calabre, découle spontanément, ou par des incisions qu'on y pratique, la *Manne* (*Manna*), suc qui se concrète aussitôt qu'il est exposé à l'air libre, soluble dans l'eau, et dont il existe deux qualités dans le commerce : la *Manne en larmes* (*Manna lacrymata*), et la *Manne en sorte* (*Manna communis*).

La *Manne en larmes*, la plus estimée de toutes, est en petits morceaux détachés, secs, blancs, planes, ou légèrement concaves d'un côté et convexes de l'autre, d'une saveur douceâtre, légèrement sucrée, et qui n'est point désagréable.

La *Manne commune* de Sicile, qu'on appelle *Manne Geracy*, est presque sèche, d'une odeur nauséabonde, et formée de petites larmes blanches, entremêlées de portions molles et d'impuretés.

La Manne commune de Calabre, nommée *Manne Capacy*, contient des larmes plus nombreuses et plus épaisses; mais elle est plus molle, et se corrompt plus promptement; aussi l'estime-t-on moins que la précédente.

.Quand la Manne, surtout celle de Calabre, est devenue visqueuse par ancienneté, ou par l'effet de la fermentation, elle prend le nom de *Manne grasse* (*Manna pinguis*), et doit être rejetée des pharmacies.

On ne se sert également plus, depuis long-temps, de la *Manne de Briançon* (*Manna Laricea. Manna Brigantina*), qui suinte des bourgeons du Mélèse, auprès de Briançon, et que la chaleur du soleil fait concréter en grains jaunes. On rejette aussi divers sucs analogues, qui découlent de quelques autres plantes encore.

FROMENT Chiendent.

(TRITICUM *repens*. L. — *Gramen loliaceum, radice repente, sive Gramen officinarum.* I. R. H.)

FROMENT d'été.

(TRITICUM *æstivum*. C. B. P. ; L.)

Les semences de cette espèce, et celles de la suivante, soumises à l'action de la meule, donnent le *Son* et la *Farine.* Cette dernière, composée essentiellement de Gluten et d'Amidon, sert à faire le Pain.

FROMENT d'hiver.

(TRITICUM *hybernum, aristis carens*. C. B. P. ; I. R. H.)

FUMETERRE à racine bulbeuse.

(FUMARIA *bulbosa*. L. — *Fumaria bulbosa, radice cavâ, major.* C. B. P.; I. R. H. — *Aristolochia Fabacea. Off.; Murr.*)

FUMETERRE officinale.

(FUMARIA *officinalis*. L. — *Fumaria officinarum et Dioscoridis*. C. B. P.; I. R. H.)

L'herbe.

G.

Galanga (faux). *V*. KÆMPFÉRIE faux Galanga.

Galanga (vrai). *V*. ALPINIE Galanga.

Galbanum. *V*. BUBON Galbanifère.

GALÉGA officinal.

(GALEGA *officinalis*. L. — *Galega vulgaris* , *floribus cœruleis*. C. B. P. ; I. R. H. — *Ruta Capraria*. Off.)

Galiet. *V*. CAILLE-LAIT.

Galipot. *V*. PIN de Genève.

GARANCE des teinturiers.

(RUBIA *tinctorum sativa*. C. B. P. ; I. R. H.)

La racine.

Garou. *V*. DAPHNÉ Garou.

GAYAC officinal.

(GUAIACUM *officinale*. L. — *Guaiacum flore cœruleo* , *fructu subrotundo*. Plum. — *Lignum Sanctum*. Off. ; *Murr*.)

On emploie la résine qui découle de l'écorce, spontanément, ou à l'aide d'incisions : on se sert aussi du bois, qui est dur, pesant, résineux, brun-verdâtre dans le centre, et jaune à la circonférence.

Genépi blanc. *V*. ARMOISE des rochers.

Genépi noir. *V*. ARMOISE en épi.

GENÊT à balais.

(SPARTIUM *scoparium*. L. — *Genista angulosa et scoparia*. C. B. P. — *Cytiso-Genista scoparia vulgaris*. I. R. H.)

GENÊT d'Espagne.

(SPARTIUM *junceum*. L. — *Genista juncea*. J. B. ; I. R. H.)

Les sommités. Les cendres de l'arbrisseau.

GENÉVRIER Cade.

(Juniperus *Oxycedrus.* L. — *Juniperus major baccâ rufescente.* C. B. P. ; I. R. H.)

On se sert du bois qui fournit, par la distillation, une huile pesante, appelée *Huile de Cade*. Quelques naturalistes pensent que la *Sandaraque* (*Sandaracha*) provient de cet arbre. Ne serait-elle pas due plutôt au *Thuya articulé* (*Thuya articulata*)?

GENÉVRIER commun.

(Juniperus *Communis.* L. — *Juniperus vulgaris fruticosa.* C. B. P.)

Ses feuilles, son bois, et ses baies surtout, sont usités en pharmacie. Broussonet, cité par Desfontaines, dit que de son écorce, ou de celle d'une autre espèce, du même genre, coule la Sandaraque, résine qui nous arrive en globules allongés, jaunâtres, demi-transparens, solubles dans l'Alcool, et l'Huile essentielle de Térébenthine, friable sous la dent, d'une odeur faible et agréable, et sans saveur. Cette résine constitue presque à elle seule les vernis : ce qui lui a fait donner à elle-même le nom de *Vernis* (*Vernix*).

GENÉVRIER à l'encens.

(Juniperus *Thurifera.* L.)

GENÉVRIER de Lycie.

(Juniperus *Lycia.* L. — *Cedrus folio Cupressi media, majoribus baccis.* C. B. P. ; I. R. H.)

GENÉVRIER de Phénicie.

(Juniperus *Phœnicea.* L. — *Cedrus folio Cupressi major fructu flavescente.* C. B. P. ; I. R. H.)

Ces deux dernières espèces, qui n'en forment presque qu'une seule, fournissent, en Arabie et dans l'Asie mineure, l'*Oliban* ou *Encens* (*Olibanum. Thus*), gomme-résine en larmes oblongues, jaunâtres, cassantes, cou-

vertes en dessus d'une poudre blanchâtre. Cette substance a une saveur un peu âcre et amère, et une
odeur aromatique fort agréable, surtout quand on
l'approche du feu. Peut-être elle découle aussi du
Genévrier à l'encens.

GENÉVRIER Sabine.

(Juniperus *Sabina.* L. — a. *Sabina folio Cupressi.*
C. B. P. — b. *Sabina folio Tamarisci Dioscorid s.*
C. B. P.)

GENTIANE jaune.

(Gentiana *lutea.* L. —*Gentiana major lutea.* C. B. P.;
I. R. H.)

GÉRAINE à feuilles de Ciguë.

(Geranium *Cicutarium.* L. — *Geranium Cicutæ folio
minus et supinum.* C. B. P. ; I. R. H.)

GÉRAINE à feuilles rondes.

(Geranium *rotundifolium.* L.—*Geranium folio Malvæ
rotundo.* C. B. P.; I. R. H.)

GÉRAINE musquée.

(Geranium *moschatum.* L. — *Geranium Cicutæ folio
moschatum.* C. B. P.; I. R. H.)

GÉRAINE des prés.

(Geranium *pratense.* L. — *Geranium Batrachioïdes
gratiâ Dei Germanorum.* C. B. P.; I. R. H.)

GÉRAINE Robertine.

(Geranium *Robertianum primum rubens.* C. B. P.;
I. R. H.)

GÉRAINE sanguine.

(Geranium *sanguineum, maximo flore.* C. B. P.;
I. R. H.)

GERMANDRÉE aquatique.

(Teucrium *Scordium.* L. — *Chamœdrys palustris canescens, seu Scordium officinarum.* I. R. H.)

Cette plante a une légère odeur d'ail.

GERMANDRÉE des bois.

(Teucrium *Scorodonia.* L. — *Chamœdrys fruticosa sylvestris, Melissæ folio.* I. R. H. — *Scorodonia officinarum. Riv.*)

GERMANDRÉE de Crète.

(Teucrium *Creticum.* L. — *Rosmarinus Stechadis facie.* Alp. — *Polium Creticum Off.; Murr.* — a. *Teucrium Polium. Willd.* — b. *Teucrium Polium.* L. — *Polium montanum album.* C. B. P.; I. R. H.)

GERMANDRÉE à fleurs en tête.

(Teucrium *capitatum.* L. — *Polium maritimum erectum Monspeliacum.* C. B. P.; I. R. H.)

GERMANDRÉE jaunâtre.

(Teucrium *aureum. Schreb.; Willd.* — *Teucrium Polium.* a. L. — *Polium montanum luteum.* C. B. P.; I. R. H.)

GERMANDRÉE Marum.

(Teucrium *Marum.* L. — *Chamœdrys maritima incana frutescens foliis lanceolatis.* I. R. H. — *Marum verum, seu Marum Syriacum. Off.; Murr.*)

GERMANDRÉE de montagne.

(Teucrium *montanum.* L. — *Polium Lavandulæ folio.* C. B. P.; I. R. H.)

On emploie indistinctement les cinq espèces précédentes, suivant le pays. On peut les substituer les unes aux autres.

GERMANDRÉE ordinaire.

(TEUCRIUM *Chamœdrys.* L. — *Chamœdrys major re-*
pens. C. B. P.)
L'herbe.

GÉROFLIER aromatique.

(CARYOPHYLLUS *aromaticus.* L.; C. B. P.)
Les calices, avant leur maturité et l'épanouissement
des fleurs, forment les *Clous de Gérofle* (*Caryophylli*),
corps claviformes, bruns, huileux, d'une odeur suave
et forte, qui fournissent, par la distillation, une huile
essentielle abondante et plus lourde que l'eau. Ces
mêmes calices, parvenus au terme de leur maturité,
et remplis de semences, portent le nom de *Clous ma-*
trices., *mères de Gérofle* (*Antophylli*).

GINGEMBRE officinal.

(ZINGIBER *officinale.* — *Amomum Zingiber.* L.)
Racine de la grosseur du doigt, blanche quand elle
est fraîche, se resserrant sur elle-même par la dess c-
cation, grise en dehors, brune et comme cornée en
dedans, d'une saveur âcre et amère.

Ginseng. *V.* PANAX de la Chine.

Giroflier jaune. *V.* VIOLIER jaune.

GLAUCIET jaune.

(GLAUCIUM *luteum.* Gœrtn. — *Chelidonium Glaucium.*
L. — *Glaucium flore luteo.* I. R. H. — *Papaver cor-*
niculatum luteum. I. R.)

GLECOME Lierre terrestre.

(GLECOMA *Hederacea.* L. — *Calamintha humilior , fo-*
lio rotundiore. I. R. H. — *Hedera terrestris vulga-*
ris. C. B. P.)
L'herbe.

GLOBULAIRE purgative.

(GLOBULARIA *Alypum.* L.—*Globularia fruticosa Myrti*

folio tridentato. I. R. H. — *Alypum Monspeliensium,
sive frutex terribilis.* J. B.)

Glouteron. *V.* BARDANE officinale.

Gomme d'Acajou. *V.* ACAJOU d'Amérique.

Gomme ADRAGANT. *V.* ASTRAGALE de Crète.

GOMME Ammoniaque.

(AMMONIACUM *gummi.*)

Gomme-résine, dont on ignore l'origine, et qui
provient peut-être d'une espèce d'ombellifère. Elle est
en larmes isolées ou agglomérées, jaunes à l'extérieur,
lactescentes en dedans, d'une odeur forte, d'une saveur âcre et amère.

Gomme Animée. *V.* HYMÉNÉE Courbaril.

Gomme Arabique. *V.* ACACIE du Levant.

GOMME Caragne.

(CARANNA *gummi-resina.*)

Gomme-Résine dont l'origine n'est pas bien connue.
Elle nous arrive en masses de forme variée; parsemées
de fragmens de feuilles de jonc ou de roseau, d'un
vert noirâtre à l'extérieur, d'une teinte plus pâle et
comme marbrées en dedans, sèches et cassantes, ou
plus ou moins mollasses, à raison de l'huile aromatique qu'elles renferment.

Gomme Copal. *V.* GUMAC ailé et VATÉRIE des Indes.

Gomme élastique. *V.* CAOUT-CHOUC de la Guiane.

Gomme gutte. *V.* GUTTIER vrai.

Gomme du Sénégal. *V.* ACACIA du Sénégal.

Gomme Séraphique. *V.* SAGAPENUM.

GOUET Serpentaire.

(ARUM *Dracunculus.* — *Dracunculus polyphyllus.*
C. B. P.; I. R. H. — *Dracuntium, sive Serpentaria.*
Off.*)

GOUET tacheté.

> (ARUM *vulgare. Lam. — Arum maculatum.* L. —
> *Arum vulgare maculatum et non maculatum.* C. B. P.;
> I. R. H.)

On coupe sa racine en tranches de forme variée, blanches en dedans, jaunâtres en dehors, d'une saveur âcre, et qui abondent en fécule amilacée.

Gourde. *V.* COURGE Calebasse.

Graine d'Ambrette. } *V.* HIBISCUS Abelmosch.
Graine de Musc. }

Graine de Paradis. *V.* AMOME Graine de Paradis.

Graine de Tilly. *V.* CROTON de Tilly.

Grateron. *V.* CAILLE-LAIT Aparine.

GRATIOLE officinale.

> (GRATIOLA *officinalis.* L. — *Digitalis minima,* Gratiola *dicta. Moris.;* I. R. H.)

GRÉMIL officinal.

> (LITHOSPERMUM *officinale.* L. — *Lithospermum majus erectum.* C. B. P.; I. R. H.)

GRENADIER cultivé.

> (PUNICA *Granatum.* L. — *Punica quæ Malum Granatum fert. Cœsalp.;* I. R. H. — *Mala Granata sive Punica.* Tab.

On se sert en médecine des fleurs appelées *Balaustes* (*Balaustia*), et des fruits dont l'écorce porte le nom de *Malicorium.* Les semences sont enveloppées d'une pulpe rougeâtre et transparente, imprégnée d'un suc aigrelet et doux.

GROSEILLIER épineux.

> (RIBES *Uva crispa.* L. — *Grossularia simplici acino vel spinosa sylvestris.* C. B. P.; I. R. H. — *Uva crispa.* Dod.

GROSEILLIER noir.

(Ribes *nigrum.* L. — *Grossularia non spinosa, fructu
nigro majore.* C. B. P.; I. R. H. — *Ribesium fructu
nigro. Dod.*

Les baies récentes.

GROSEILLIER rouge.

(Ribes *rubrum.* L. — *Grossularia-multiplici acino,
sive non spinosa hortensis rubra,* sive Ribes *officinarum.* C. B. P.; I. R. H.)

Les baies récentes, rouges ou blanches.

Gruau. *V.* Avoine cultivée.

Guède. *V.* Pastel des teinturiers.

GUI blanc.

(Viscum *album.* L. — *Viscum baccis albis.* C. B. P.;
I. R. H.)

GUIMAUVE ordinaire.

(Althæa *officinalis.* L.—*Althæa Dioscoridis et Plinii.*
C.B.P.; I. R. H.)

La racine. Les feuilles. Les fleurs.

Guttier (faux). *V.* Cambogie Guttifère.

GUTTIER (vrai).

(Guttæfera *vera.* Kœnig.; *Murr.*)

C'est de cette plante, assure Kœnig, et non de la
Cambogie Guttifère, qu'on retire la véritable *Gomme-
Gutte* (*Gummi Gutta*), gomme-résine en masses cylindriques, d'un jaune rougeâtre, friables, brillantes
dans leur cassure, opaques, inodores, d'une saveur
d'abord presque nulle et ensuite fort âcre. La poudre
et la solution de cette substance ont une belle couleur d'or.

H.

HARICOT commun.

(Phaseolus *vulgaris. Lob.*; I. R. H.; L.)

HÉLIOTROPE d'Europe.

(Heliotropium *Europœum.* L. — *Heliotropium ma-jus Dioscoridis.* C. B. P.; I. R. H. — *Verrucaria Scorpioïdes. Lob.*)

HELLÉBORE des anciens.

(Helleborus *Orientalis.* L. — *Helleborus niger Orientalis, amplissimo folio.* I. R. H.; *Cor.*)

HELLÉBORE fétide.

(Helleborus *fetidus.* L. — *Helleborus niger fetidus.* C. B. P.; I. R. H. — *Helleboraster. Off.*)

HELLÉBORE noir.

(Helleborus *niger.* L. — *Helleborus niger flore roseo.* C. B. P. — *Helleborus niger, angustioribus foliis.* I. R. H. — *Helleborus niger vel Melampodium. Off. Murr.*)

HELLÉBORE vert.

(Helleborus *viridis.* L. — *Helleborus niger hortensis flore viridi.* C. B. P.; I. R. H.)

Helminthochorton. *V.* Varec Coralline.

HÉMATOXYLE commune.

(Hæmatoxylum *Campechianum.* L.)

Son bois, dur, dense et rouge, exhale une odeur analogue à celle de l'Iris, et sert dans la teinture. Il diffère du *Bois d'Inde* (*Lignum Indicum*), en ce que celui-ci n'a aucune espèce d'odeur.

Henné. *V.* Alkanna d'Orient.
Hépatique étoilée. *V.* Aspérule odorante.

7

HÉPATIQUE des fontaines.

> (MARCHANTIA *polymorpha* L. —*Lichen, seu Hepatica fontana.* J. B.)

Hépatique des jardins. *V.* ANÉMONE Hépatique.

Herbe de Sainte-Barbe. *V.* VÉLAR de Sainte-Barbe.

Herbe blanche. *V.* DIOTIDE maritime.

Herbe aux chantres. *V.* VÉLAR officinal.

Herbe aux Chats. *V.* ANSÉRINE fétide, et GERMANDRÉE Marum.

Herbe aux cuillers. *V.* COCHLÉARIA officinal.

Herbe aux écus. *V.* LYSIMACHIE Nummulaire.

Herbe à Épervier. *V.* ÉPERVIÈRE des murailles.

Herbe à éternuer. *V.* MILLEFEUILLE sternutatoire.

Herbe aux gueux. *V.* CLÉMATITE brûlante.

Herbe à pauvre homme. *V.* GRATIOLE officinale.

Herbe aux perles. *V.* GRÉMIL officinal.

Herbe aux poux. *V.* DELPHINETTE Staphysaigre.

Herbe à Robert. *V.* GÉRAINE Robertine.

Herbe sans couture. *V.* OPHIOGLOSSE vulgaire.

Herbe de Saint-Christophe. *V.* ACTÉE des Alpes.

Herbe de Saint-Roch. *V.* AUNÉE antidysentérique.

Herbe de Saint-Jacques. *V.* SÉNEÇON de Saint-Jacques.

Herbe Sang-Dragon. *V.* RUMEX sanguin.

Herbe aux verrues. *V.* HÉLIOTROPE d'Europe.

Hermodacte. *V.* COLCHIQUE d'Illyrie.

HERNIOLE glabre.

> (HERNIARIA *glabra.* C. B. P. ; I. R. H. ; L.)

HERNIOLE velue.

> (HERNIARIA *hirsuta.* C. B. P. ; I. R. H. ; L.)

On se sert indifféremment de l'une ou de l'autre espèce.

HÊTRE des forêts.

> (FAGUS *sylvatica.* L. — *Fagus Dodonæi.* I. R. H.)

Son fruit, appelé *Faîne*, donne, par expression, un

huile (*Huile de Faîne*), qu'on mange dans plusieurs contrées.

HIBISCUS Abelmosch.

(HIBISCUS *Abelmoschus.* L. — *Ketmia Americana hirsuta , flore flavo et semine moschato.* I. R. H. — *Abelmosch Ægyptiorum. Porac.*)

HOUBLON cultivé.

(HUMULUS *Lupulus.* L. — *Humulus fœmina.* C. B. P. ; I. R. H.)

Les fleurs, et surtout les capitules fructifères, formés d'un assemblage d'écailles, qui tiennent lieu de calice, et dont chacune porte un fruit à sa base, ont une saveur amère, et une odeur assez agréable. On les ajoute à la décoction d'Orge en fermentation, pour faire la Bière.

HOUX commun.

(ILEX *Aquifolium.* L. — *Aquifolium, sive Agrifolium vulgò.* J. B.; I. R. H.)

On tire de son écorce intérieure, soumise à la putréfaction, une glu semblable à celle du Gui, et qui sert aux oiseleurs.

Houx Fragon.
Houx (petit). } *V.* FRAGON épineux.

HOUX vomitif.

(ILEX *vomitoria. Ait.* — *Cassine vera floridanorum arbuscula bacciferd. Catesb.*)

Huile de Cade. *V.* GENÉVRIER Cade.

Huile de Cajeput. *V.* MÉLALEUQUE Bois blanc.

Huile de Copalme. *V.* LIQUIDAMBAR de la Louisiane,

Huile de Faîne. *V.* HÊTRE des forêts,

Huile de navette. *V.* CHOU Navet.

Huile d'Œillet. *V.* PAVOT des jardins.

Huile d'Olive. *V.* OLIVIER cultivé.

Huile de Palme. *V*. Cocos huileux.

Hyèble. *V*. Sureau Hièble.

HYMÉNÉE Courbaril.

(Hymenæa *Courbaril*. L. — *Courbaril bifolia fructu pyramidato*. *Plum*.)

Cette plante produit la *Gomme Animé* (*Resina Anime*), résine sèche, blanchâtre, opaque à la surface, transparente à l'intérieur, brillante dans sa cassure, d'une saveur qui se rapproche de celle de la térébenthine, et d'une odeur agréable quand on la brûle.

HYPOCISTE à fleurs jaunes.

(Cytinus *Hypocistis*. L. — *Hypocistis flore luteo*. I. R. H.)

En soumettant la plante entière, ou les baies seulement, à la pression, on obtient le Suc d'Hypociste, qui, exposé aux rayons du soleil, s'épaissit, et prend la consistance d'extrait. On le trouve, dans le commerce, en masses orbiculaires et noires, couvertes d'une vessie, brillantes dans leur cassure, sans odeur, et d'une saveur à la fois acide et astringente. On falsifie souvent cette substance en y mêlant du suc de réglisse.

HYSOPE officinal.

(Hyssopus *officinalis*. L. — *Hyssopus officinarum cœrulea, sive spicata*. C. B. P.; I. R. H.)

L'herbe.

I.

IMMORTELLE dioïque.

(Gnaphalium *dioïcum*. L. — *Elychrysum montanum flore rotundiore*. I. R. H. — *Elychrysum montanu longiore folio et flore. I. R. H. — Hispidula vel Pes Cati. Off.*)

IMMORTELLE des sables.

(GNAPHALIUM *arenarium. L. — Elychrysum, seu Stœchas citrina latifolia.* C. B. P. ; I. R. H. ; Off.)

IMMORTELLE Stœchas.

(GNAPHALIUM *Stœchas. L.—Elychrysum, seu Stœchas citrina angustifolia.* C. B. P.; I. R. H.)

Ces deux dernières espèces s'emploient indifféremment l'une pour l'autre.

IMPÉRATOIRE des Alpes.

(IMPERATORIA *Ostruthium. L. — Imperatoria major.* C. B. P. ; I. R. H.)

Racine brune et aromatique.

Indigo. *V.* INDIGOFÈRE des teinturiers.

INDIGOFÈRE des teinturiers.

(INDIGOFERA *tinctoria.* L. — *Indicum. Rumph. Amb.*)

Cette plante donne, par la fermentation, une matière d'un bleu violet ou purpurin, qu'on appelle *Indigo* (*Indigo, Indicum*), dont les peintres et les teinturiers font un grand usage, et qu'on peut obtenir aussi de plusieurs autres espèces du même genre, principalement des *Indigofères anil, argentée, disperme,* etc. Le Pastel ou la Guède fournit une substance semblable, mais en moindre quantité.

IONIDION vomitif.

(IONIDIUM *Ipecacuanha. Vent. — Viola Ipecacuanha. L. F. — Viola grandiflora Veronicæ folio villoso. Barr. — Ipecacuanha blanca. Pis.*)

La racine de cette plante, douée de vertus moins énergiques que celles de la Céphélide et de la Psychotrie, qui fournissent le véritable Ipécacuanha, leur ressemble pour la forme, et présente une couleur cendrée à l'extérieur ; mais elle est ondulée au lieu d'être annelée. En dedans, elle a une teinte très-blanche. Son écorce est mince, et son bois épais.

Ipécacuanha blanc. *V.* IONIDION vomitif.

Ipécacuanha cendré.
Ipécacuanha gris.
} *V.* CÉPHÉLIDE vomitive.

Ipécacuanha noir.
Ipécacuanha non annelé.
} *V.* PSYCHOTRIE vomitive.

IRIS commune.

(IRIS *Germanica.* L. — *Iris vulgaris Germanica, sive sylvestris.* C. B. P.; I. R. H.)

IRIS de Florence.

(IRIS *Florentina.* L. — *Iris alba Florentina.* C. B. P.; I. R. H.)

Racine d'un pouce d'épaisseur, géniculée, pesante, blanche, et dont l'intérieur sent la violette.

IRIS des marais.

(IRIS *Pseudo-Acorus.* L. — *Iris palustris lutea.* Tab.; I. R. H. — *Acorus adulterinus.* C. B. P.)

IRIS puante.

(IRIS *fetidissima.* L. — *Iris fetidissima, seu Xyris.* I. R. H. — *Gladiolus fetidus.* C. B. P.)

Ivette. *V.* BUGLE Ivette.

Ivette musquée. *V.* BUGLE musquée.

J.

JACÉE ordinaire.

(JACEA *Centaurea.*)

Jacée d'Orient. *V.* RHAPONTIC blanc.

JASMIN officinal.

(JASMINUM *officinale.* L. — *Jasminum vulgatius flore albo.* C. B. P.; I. R. H.)

JATROPHE Pignon d'Inde.

(JATROPHA *Curcas*. L.—*Ricinoïdes Americana Gossypii folio*. I. R. H. — *Ricinus major Curcas dictus et Faba purgatrix*. C. B. P. — *Nux cathartica Americana vel Barbadensis. Off.*)

Semences très-âcres, semblables à celles du Ricin , mais moins lisses et moins bigarrées.

Jonc odorant. *V.* ANDROPOGON Schénanthe.

JOUBARBE des toits.

(SEMPERVIVUM *tectorum*. L.— *Sedum majus vulgare*. C. B. P.; I. R. H.)

Les feuilles fraîches.

Jugeoline. *V.* SÉSAME d'Orient.

JUJUBIER ordinaire.

(ZISYPHUS *sativus*. *Willd*.— *Rhamnus Zisyphus. Dod.*; I. R. H.; L.)

Fruit rouge et drupacé, composé d'une pulpe jaunâtre , douce et mucilagineuse, adhérente à un noyau biloculaire, qui devient monoloculaire et monosperme par avortement.

JUSQUIAME blanche.

(HYOSCYAMUS *albus*. L. — *Hyoscyamus albus major*. I. R. H.)

JUSQUIAME noire.

(HYOSCYAMUS *niger*. L. — *Hyoscyamus vulgaris , vel niger*. C. B. P.; I. R. H.)

Les feuilles. Les semences.

K.

KAEMPFÉRIE faux Galanga.

(KÆMPFERIA *Galanga*. L.; *Willd.*)

KÆMPFÉRIE ronde.

(KÆMPFERIA *rotunda.*)

Racine tubéreuse, dense, rugueuse, hérissée de fibres et de nombreux tubercules ovoïdes, blanchâtre en dedans, grise à la surface, d'une saveur camphrée et légèrement amère, d'une odeur faible, qui rappelle celle du Gingembre.

Kermès. *V.* CHÊNE au Kermès.

KINO.

(KINO.)

Matière fournie par un arbre inconnu d'Afrique. On nous l'apporte en masses irrégulières, opaques, creusées de cellules en dedans et en dehors, friables, brunes, et brillantes dans leur cassure. Elle teint la salive en rouge, est insoluble dans l'eau froide, et se dissout presque entièrement dans l'eau chaude. L'alcool en dissout les trois-quarts, et prend une couleur rouge très-foncée. On se sert de cette teinture dans les expériences de chimie, comme de réactif, pour reconnaître la présence du Sulfate de Fer, du Tartrate Antimonié de Potasse, et de la Gélatine.

L.

Labdanum. *V.* CISTE de Crète.

Laceron. *V.* LAITERON commun.

Ladanum. *V.* CISTE de Crète.

LAICHE des sables.

(CAREX *arenaria.* L.— *Sarsaparilla Germanica. Off.*; *Murr.*)

La racine.

LAITERON commun.

(SONCHUS *oleraceus.* L. — *Sonchus lævis laciniatus latifolius.* C. B. P.; I. R. H.)

LAITUE ordinaire.

(Lactuca *sativa.* C. B. P.; I. R. H. — b. *Lactuca ca-*
pitata. C. B. P.; I. R. H. — c. *Lactuca romana scu*
sativa. C. B. P. ; I. R. H.; L.)

LAITUE Scariole.

(Lactuca *Scariola.* L.—*Lactuca sylvestris costâ spi-*
nosâ. C. B. P.; I. R. H.)

LAITUE vireuse.

(*Lactuca virosa.* L. — *Lactuca sylvestris odore vi-*
roso. C. B. P.; I. R. H.)

LAMIER blanc.

(Lamium *album.* L. — *Lamium vulgare album ,* sive
Archangelica. Park. ; I. R. H. — *Urtica iners,* sive
Lamium primum. Dod.)

LAMPOURDE commune.

(Xanthium *Strumarium.* L.—*Xanthium. Dod.;* I. R. H.
— *Lappa minor, Xanthium Dioscoridis.* C. B. P.)

Langue de Cerf. *V.* Scolopendre des boutiques.
Langue de Chien. *V.* Cynoglosse officinale.
Langue de Serpent. *V.* Ophioglosse vulgaire.
Laque. *V.* Croton porte-laque.

LASER à larges feuilles.

(Laserpitium *latifolium.* L. — *Laserpitium foliis la-*
tioribus lobatis. Moris.; I. R. H.)

LASER lancéolé.

(Laserpitium *Siler.* L. —*Ligusticum quod Seseli of-*
ficinarum. C. B. P.; I. R. H. — *Siler montanum.*
Dod.)

Lauréole. *V.* Daphné Lauréole.
Laurier alexandrin. *V.* Fragon à foliole.
Laurier Amandé. *V.* Cerisier Laurier-Cerise.

LAURIER Camphrier.

(Laurus *Camphora.* L. — *Camphora officinarum.*
C. B. P.)

C'est de cette plante qu'on extrait le *Camphre*
(*Camphora, Caphura* des Arabes), fourni aussi par
quelques autres espèces du même genre, qui, toutes,
en donnent moins, à l'exception d'une, indigène de
Sumatra, dont on obtient un Camphre de bien meilleure qualité.

LAURIER Cannellier.

(Laurus *Cinnamomum.* L. — *Cinnamomum seu Ca-*
nella officinarum. C. B. P.)

Son écorce, appelée *Cannelle* (*Cinnamomum*), sert
aux usages de la pharmacie et de la cuisine. On en
tire une huile volatile par la distillation. Il y a deux
espèces de Cannelle dans le commerce : 1.º la *Cannelle*
de Ceylan, qui consiste en plusieurs écorces, longues,
minces comme du papier, étroitement roulées l'une
dans l'autre, de manière à égaler le volume du doigt,
et réunies en faisceau par un lien ; son odeur est suave,
sa saveur piquante, aromatique, légèrement sucrée,
et très-agréable ; 2.º la *Cannelle de la Chine*, qui est
réunie en faisceaux moins considérables, et formée
d'écorces souvent isolées, plus épaisses, et d'une couleur plus foncée ; elle a plus d'odeur, et sent la pu-
naise. On préfère la première pour les préparations
pharmaceutiques ; mais on choisit la seconde quand il
s'agit d'obtenir l'huile essentielle, dont elle contient
effectivement une plus grande quantité.

Laurier-Cerise. *V.* Cerisier Laurier-Cerise.

LAURIER Culilaban.

(Laurus *Culilaban.* L. — *Cortex Caryophylloïdes,*
Culilawan. Rumph.)

Écorce épaisse et dense, qui a l'odeur et la saveur du Gérofle et de la Muscade. Il faut bien la distinguer d'une autre écorce appelée *Cannelle Giroflée* (*Canella Caryophyllata*), qui nous vient roulée comme la Cannelle ordinaire, qui est d'un brun foncé, et dont l'odeur, également analogue à celle de la Muscade et du Gérofle, est bien plus prononcée. Cette dernière appartient au *Myrte à Cannelle*.

LAURIER franc.

(LAURUS *nobilis*. L. — *Laurus vulgaris*. C. B. P.; I. R. H.)

Les feuilles. Les fruits.

LAURIER faux Benjoin.

(LAURUS *Benzoïn*.)

Il découle de cet arbre un Baume qui ressemble un peu au Benjoin; c'est ce qui a fait quelquefois confondre la plante avec le *Styrax Benjoin*, d'où celui-ci provient.

LAURIER du Malabar.

(LAURUS *Cassia*. L.— *Cinnamomum, seu Canella Malabarensis seu Javanensis*. C. B. P.)

Son écorce (*Cassia lignea*), ressemble, en dehors, à la Cannelle de la Chine ; mais elle est presque inodore, et elle a une saveur mucilagineuse. Ses feuilles (*Malabathri*), sont grandes, larges, lancéolées, marquées de trois nervures, très-peu aromatiques, et par cette raison, peu usitées.

LAURIER Pichurim.

(LAURUS *Pichurim*. *Berg*. *Mat*. *Med*.)

On appelle *Fève Pichurim* (*Faba Pichurim*), une semence ou amande nue, fournie bien certainement par un Laurier, sans qu'on sache à quelle espèce la

rapporter, et qui a la forme et les dimensions d'un gros
gland de chêne. On peut la diviser, comme ce dernier, en deux portions, demi-ovales, brunes, cornées,
convexes d'un côté, concaves de l'autre, sillonnées
dans leur milieu, marquées d'une cicatricule à la
partie supérieure, d'une odeur forte et suave, et dont
la surface se couvre d'une efflorescence d'Acide Benzoïque.

Laurier-Rose. *V.* NÉRION Laurier-Rose.

LAURIER Sassafras.

(LAURUS *Sassafras*. L. — *Sassafras arbor ex Floridâ,
ficulno folio.* C. B. P.)

Grande racine ligneuse, torse, jaunâtre, d'une
odeur forte et suave. On en préfère le Bois à celui du
tronc, qui est moins estimé aussi que celui des rameaux
encore garnis de leur écorce. Les morceaux de Bois de
Sassafras, reçus dans les officines, sont longs, durs,
lisses, d'un blanc ferrugineux, d'une odeur qui rappelle celle du Fenouil, et d'une saveur douce, un peu
âcre et aromatique.

LAVANDE en épis.

(LAVANDULA *spica*. L. — A. *Lavandula angustifolia.*
C. B. P.; I. R. H. — B. *Lavandula latifolia.* C. B. P.;
I. R. H.)

LAVANDE Stœchas.

(LAVANDULA *Stœchas*. L. — *Stœchas purpurea.* C. B. P.;
I. R. H.)

Les épis en fleurs.

LÉDON des marais.

(LEDUM *palustre*. L. — *Rosmarinus sylvestris. Off.
Murr.*)

LENTILLE cultivée.

(ERVUM *Lens.* L.—A. *Lens vulgaris.* C. B. P. ; I. R. H.
— *Lens minor. Dod.* — B. *Lens major.* C. B. P. ;
I. R. H.)

LENTILLE Ers.

(ERVUM *Ervilia.* L. — *Ervum verum. Cam.* ; I. R. H.
— *Orobus seu Ervum multis.* J. B.)

Lentisque. *V.* PISTACHIER Lentisque.

Levure. *V.* FERMENT.

LICHEN des Chiens.

(LICHEN *caninus.* L. — *Lichen pulmonarius saxatilis
digitatus major cinereus.* I. R. H. — *Lichen terrestris
cinereus. Rai.* — *Muscus caninus. Off.* ; *Murr.*)

LICHEN à coques.

(LICHEN *Cocciferus.* L. — *Lichen pixydatus acetabu-
landoris coccineis et tumentibus.* I. R. H.)

LICHEN en coupe.

(LICHEN *pixydatus.* L. — *Lichen pixydatus major.*
I. R. H. — *Muscus pixydatus major. Off.* ; *Murr.*)

LICHEN d'Islande.

(LICHEN *Islandicus.* L. — *Muscus Islandicus. Off.* ;
Murr.)

LICHEN Orseille.

(LICHEN *Roccella.* L. — *Fucus marinus Roccella tinctorum.* C. B. P.)

LICHEN plissé.

(LICHEN *plicatus.* L. — *Muscus arboreus, Usnea officinarum.* C. B. P.

LICHEN pulmonaire.

LICHEN *pulmonarius.* L. — *Lichen arboreus , seu pulmo-*

naria arborea. J. B. ; I. R. H. — *Muscus pulmona-*
rius. C. B. P.)

LICHEN des rochers.

(LICHEN *saxatilis.* L. — *Lichen opere Phrygio ornatus.*
Vaill.)

LIERRE commun.

(HEDERA *Helix.* L. — *Hedera arborea.* C. B. P.;
I. R. H.)
Les feuilles. Les baies.

On croit que son écorce laisse suinter, dans le
midi de la France et en Italie, la *Gomme de Lierre,*
qui est d'un brun rougeâtre, transparente, et entièrement soluble dans l'Alcool. Cette substance a une saveur astringente, et répand une odeur agréable, surtout en brûlant.

Lierre terrestre. *V.* GLÉCOME Lierre terrestre.

Limon. *V.* CITRONIER Limonier.

LIN cultivé.

(LINUM *usitatissimum.* L. — *Linum sativum.* C. B. P. ;
I. R. H.)
Les semences, la farine qu'on en fait, et l'huile
qu'on en retire.

LIN purgatif.

(LINUM *catharticum.* L. — *Linum pratense floribus*
exiguis. C. B. P.; I. R. H.)

LINAIRE ordinaire.

(LINARIA *vulgaris. Mœnch.; Cand.* — *Antirrhinum*
Linaria. L. — *Linaria vulgaris lutea, flore majore.*
C. B. P.; I. R. H.)

LINAIRE des moissons.

(LINARIA *spuria Mill. ; Cand.* —*Antirrhinum spurium.*
L. — *Linaria segetum, Nummulariæ folio villoso.*

I. R. H. — *Veronica femina Fuchsii , seu Elatine.*
Dod.)

LIQUIDAMBAR de la Louisiane.

(Liquidambar *Styraciflua.* L.—*Liquidambar.* C. B. P.
— *Arbor Styraciflua Aceris folio. Plum.*)

Le Baume, qu'on appelle *Styrax liquide,* ou *huile de
Copalme,* découle spontanément de cet arbre. Maintenant on l'obtient en faisant bouillir dans de l'eau les
jeunes branches coupées en petits morceaux; on le
passe ensuite pour le purifier, et il acquiert bientôt
la consistance du miel. Sa couleur est d'un gris-ver-
dâtre , et son odeur agréable.

LIS blanc.

(Lilium *Candidum.* L.—*Lilium album vulgare.* J. B.;
I. R. H.)

Le bulbe. Les fleurs fraîches.

LISERON à balais.

(Convolvulus *scoparius.* L.)

C'est à cette plante, et non au *Genêt des Canaries*
(*Genista Canariensis*) , qu'il faut rapporter le *Bois de
Rhodes* (*Lignum Rhodianum*), suivant Masson et Brous-
sonnet.

LISERON des haies.

(Convolvulus *sepium.* L. — *Convolvulus major albus.*
C. B. P.; I. R. H.)

LISERON Jalap.

(Convolvulus *Jalapa.* L.)

Racine très-grande, orbiculaire, pesante, qui semble entaillée ou coupée dans sa circonférence en diverses portions de forme différente. Elle a une écorce
très-rugueuse, d'un gris foncé, et marquée de veines
noirâtres. En dedans elle est grise. Sa cassure est on-

duleuse , lisse et brillante par places, son odeur nauséabonde , sa saveur âcre et astringente.

LISERON Méchoacan.

(CONVOLVULUS *Mechoacan.* L. — *Convolvulus Ame-*
ricanus, Mechoacan *dictus. Rai.* ; I. R. H.—*Mechoa-*
can. J. B. ; *Off.* ; *Murr.*)

Racine qui vient du Mexique , coupée en tranches
orbiculaires, épaisses , d'une saveur douce, légèrement
âcre et nauséabonde.

LISERON Scammonée.

(CONVOLVULUS *Scammonia.* L. — *Convolvulus Syria-*
cus et Scammonia Syriaca. Moris. ; I. R. H.—*Scam-*
monia Syriaca. C. B. P. ; *Off.*)

Quand on pratique des incisions à cette plante, on
obtient un suc lactescent, gommo-résineux, qui, en
perdant son humidité , se convertit en masses lisses ,
friables, d'un gris bleuâtre, couvertes d'une poussière
blanchâtre, dont l'odeur est assez agréable , et la saveur un peu amère et âcre. Cette substance active la
sécrétion salivaire , et porte le nom de *Scammonée*
d'Alep ou de Syrie (*Scammonia , Scammonium Alep-*
pense seu Syriacum). On ne doit se servir, en pharmacie , que de la Scammonée apportée d'Alep, et il
faut rejeter tant celle de Montpellier , produite par la
Cynanque de Montpellier (*Cynanchum Monspeliacum*) ,
que celle de Smyrne , fournie par la *Périploque Scam-*
monée (*Periploca Scammone*).

LISERON Soldanelle.

(CONVOLVULUS *Soldanella.* L. — *Convolvulus mari-*
timus nostras rotundifolius. I. R. H. ; *Mor.* — *Solda-*
nella seu Brassica marina. Off. ; *Murr.*)

LISERON Turbith.

(CONVOLVULUS *Turpethum.* L. — *Convolvulus alatus*

maximus.... Turbith officinarum. I. R. H. — *Turpe-thum. Off. ; Murr.*)

LIVÈCHE officinale.

(LIGUSTICUM *Levisticum.* L. — *Levisticum vulgare.* Mor. — *Angelica montana perennis Paludapii folio.* I. R. H.)

Lotier odorant. *V.* MÉLILOT bleu.

LUPIN blanc.

(LUPINUS *albus.* L. — *Lupinus sativus flore albo.* C. B. P. ; I. R. H.)

LYCOPERDON Vesse-de-Loup.

(LYCOPERDON *Bovista.* L. — *Lycoperdon vulgare.* I. R. H. — *Crepitus Lupis seu Bovista. Off. ; Murr.*)

LYCOPODE à massue.

(LYCOPODIUM *clavatum.* L. — *Muscus terrestris cla-vatus.* C. B. P. — *Muscus squamosus vulgaris re-pens, seu clavatus.* I. R. H.)

On emploie, dans les officines, la poudre que les capsules renferment, et que beaucoup de botanistes regardent comme un assemblage de graines. Elle est jaune, très-fine, lisse, inodore et insipide. Elle sur-nage l'eau, et prend feu dès qu'on l'approche d'un corps enflammé, ce qui lui a valu le nom de *Soufre végétal* (*Sulfur vegetabile*).

LYSIMACHIE Nummulaire.

(LYSIMACHIA *Nummularia.* L. — *Lysimachia humi-fusa folio rotundiore, flore luteo.* I. R. H. — *Num-mularia. Dod. ; Off. ; Murr.*)

LYSIMACHIE ordinaire.

(LYSIMACHIA *vulgaris.* L. — *Lysimachia lutea major.* C. B. P. ; I. R. H.)

Lysimachie pourpre. *V.* SALICAIRE commune.

M.

MACHE cultivée.

(VALERIANELLA *olitoria. Juss. — Valeriana olitoria.* A.
L. — *Valerianella arvensis præcox humilis, semine
compresso. Morr.*; I. R. H.)

Macis. *V.* MUSCADIER aromatique.

Mahaleb. *V.* CERISIER de Mahaleb.

MAIS cultivé.

(ZEA *Mays.* L. — *Mays granis aureis.* I. R. H.—*Fru-
mentum Turcicum. Dod.*)

MANDRAGORE officinale.

(MANDRAGORA *officinalis. Mill.* ; *Cand.* — *Atropa
Mandragora.* L. — *Mandragora fructu rotundo.*
C. B. P. ; I. R. H.)

Maniguette. *V.* AMOME Graine de Paradis.

Manne. *V.* FRÊNE à fleurs.

MANNE de Briançon.

(*Manna Brigantica.*)

On prétend qu'elle transsude des feuilles du Mélèze, aux environs de Briançon, dans les Alpes. Aujourd'hui elle est peu usitée, ou même on ne s'en sert
point du tout. On a également abandonné l'usage de
la Manne, qui se recueille dans l'Orient sur l'Alhagi.

Marguerite (grande). *V.* CHRYSANTHÈME grande Marguerite.

Marjolaine. *V.* ORIGAN Marjolaine.

Marronier cultivé. *V.* CHATAIGNIER cultivé.

MARRONIER d'Inde.

(ÆSCULUS *Hippocastanum.* L. — *Hippocastanum vulgare.* I. R. H.)

Son écorce a été quelquefois substituée au Quin‑
quina, qu'elle n'égale point en vertu.

Marroute. *V.* ANTHÉMIDE puante.

MARRUBE blanc.

> (MARRUBIUM *vulgare.* L. *Marrubium album vulgare.*
> C. B. P.; I. R. H. — *Marrubium sive Prassium al‑*
> *bum. Tab.*)

Marrube noir. *V.* BALLOTE noire.

Mastic. *V.* PISTACHIER Lentisque.

MATRICAIRE officinale.

> (PYRETHRUM *Parthenium.* *Willd.* — *Matricaria Par‑*
> *thenium.* L. — *Matricaria vulgaris seu sativa.*
> C. B. P.; I. R. H. — *Matricaria, vulgò minus Par‑*
> *thenium.* J. B.)

L'herbe. Les sommités fleuries.

Maurelle. *V.* CROTON des teinturiers.

MAUVE Alcée.

> (MALVA *Alcea.* L. — *Alcea vulgaris major.* C. B. P.;
> I. R. H.)

Elle peut remplacer la Guimauve.

MAUVE à feuilles rondes.

> (MALVA *rotundifolia.* L. — *Malva vulgaris, flore mi‑*
> *nore, folio rotundo.* J. B.; I. R. H.)

MAUVE sauvage.

> (MALVA *sylvestris.* L. — *Malva vulgaris, flore majore,*
> *folio sinuato.* J. B.; I. R. H.)

Méchoacan. *V.* LISERON Méchoacan.

MÉLALEUQUE bois blanc.

> (MELALEUCA *Leucadendron.* L. — *Arbor alba, Cay‑*
> *puti. Rumph.*)

On obtient, en Asie, de ses feuilles, par la distilla‑

tion, l'huile volatile camphrée, appelée *Huile de Caje-put* ou de *Kajeput.*

Mélèze. *V.* Sapin Mélèze.

MÉLILOT bleu.

(Melilotus *cærulea. Lam.—Trifolium Melilotus cæru-lea. L. — Melilotus major odorata violacea. Morr.; I. R. H. — Lotus hortensis odora.* C. B. P.)

MÉLILOT officinal.

(Melilotus *officinalis. Lam.; Cand. — Trifolium Me-lilotus officinalis. L.— Melilotus officinarum Germa-niæ.* C. B. P.; I. R. H. — A. *Melilotus alba. Lam.— Melilotus vulgaris altissima frutescens.* I. R. H.)
Les sommités fleuries.

MÉLISSE Calament.

(Melissa *Calamintha. L. — Calamintha vulgaris vel officinarum.* C. B. P.; I. R. H.)

MÉLISSE officinale.

(Melissa *officinalis. L. — Melissa hortensis.* C. B. P.; I. R. H. — *Melissa Citrina. Off.; Murr. —Apias-trum Citrago. Lob.*)

L'herbe.

MÉLISSE à petites fleurs.

(Melissa *Nepeta. L. — Calamintha Pulegii odore, sive Nepeta.* C. B. P.; I. R. H. — *Nepeta agrestis. Cord.*)

On emploie indistinctement cette espèce ou la pre-mière.

MÉLISSOT à feuilles de Mélisse.

(Mellitis *Melissophyllum. L.—Melissa humilis latifo-lia, maximo flore.* I. R. H.)

Melon. *V.* Concombre Melon.

Melon d'eau. *V.* Courge Pastèque.

MÉNISPERME à Coques.

(MENISPERMUM *Cocculus*. L. — *Cocculus officinarum.*
C. B. P.)

Les fruits ou baies portent, après la dessiccation,
le nom de *Coques du Levant* (*Cocculi Indici*). Ils sont
à peu près ronds, réniformes, noirâtres, rugueux et
inodores : l'amande qu'ils renferment est brune, âcre,
amère et vénéneuse.

MÉNISPERME velu.

(MENISPERMUM *hirsutum*. L.)

Quelques botanistes lui attribuent la racine de
Colombo.

MENTHE aquatique.

(MENTHA *aquatica*. L. — *Mentha rotundifolia palus-*
tris, seu aquatica major. C. B. P.; I. R. H.)

MENTHE des champs.

(MENTHA *arvensis*. L. —*Mentha arvensis verticillata*
hirsuta. J. B.; I. R. H.)

MENTHE à feuilles rondes.

(MENTHA *rotundifolia*. L. — *Mentha rotundiore folio.*
C. B. P.; I. R. H.)

MENTHE frisée.

(MENTHA *crispa*. L.— *Mentha rotundifolia crispa spi*
cata. C. B. P.; I. R. H.)

MENTHE poivrée.

(MENTHA *piperita*. L. — *Mentha spicis brevioribus ,*
foliis Menthæ fuscæ, sapore fervido Piperis. Rai.;
I. R. H.)

MENTHE Pouliot.

(MENTHA *Pulegium*. L. — *Mentha aquatica, seu*
Pulegium vulgare. I. R. H. — *Pulegium*. J. B.)

MENTHE purpurine.

(MENTHA *gentilis*. L. — *Mentha hortensis verticillata,
Ocimi odore.* C. B. P. ; I. R. H.)

MENTHE sauvage.

(MENTHA *sylvestris*. L. — *Mentha sylvestris, longiore
folio.* C. B. P. ; I. R. H.)

MÉNYANTHE à feuilles ternées.

(MENYANTHES *trifoliata*. L. — *Menyanthes palustre.*
I. R. H. — *Trifolium fibrinum. Tab.* ; *Off.* ;
Murr.)

L'herbe.

MERCURIALE annuelle.

(MERCURIALIS *annua*. L.— A. *Mercurialis spicata sive
femina.* C. B. P. ; I. R. H. — B. *Mercurialis testi-
culata sive mas.* C. B. P. ; I. R. H.)

Merisier. *V.* MERISIER des oiseaux.

Méum. *V.* ÆTHUSE Méum.

Mézeréon. *V.* DAPHNÉ Bois-Gentil.

MILLEFEUILLE commune.

(ACHILLEA *Millefolium*. L. — *Millefolium vulgare album.* C. B. P. ; I. R. H.)

Les feuilles. Les sommités fleuries.

MILLEFEUILLE Eupatoire.

(ACHILLEA *Ageratum*. L. — *Ptarmica lutea suaveolens.*
I. R. H. — *Ageratum. Off.*)

L'herbe. Les fleurs.

MILLEFEUILLE musquée.

(ACHILLEA *moschata*. L. W. — *Achillea Genepi.
Murr.*)

MILLEFEUILLE naine.

(ACHILLEA *nana*. L. — *Millefolium Alpinum incanum
flore specioso.* C. B. P. ; I. R. H.)

MILLEFEUILLE noircie.

(ACHILLEA *atrata*. L. — *Matricaria Alpina Chamœ-
meli foliis*. C. B. P.)

Ces trois espèces peuvent remplacer le *Genepi*, et
surtout la première, au témoignage d'Haller.

MILLEFEUILLE sternutatoire.

(ACHILLEA *Ptarmica*. L. — *Ptarmica vulgaris, folio
serrato, flore albo*. J. B. ; I. R. H.)

La racine. L'herbe.

MILLEPERTUIS Androsème.

(HYPERICUM *Androsœmum maximum frutescens*.C. B. P.;
I. R. H.)

Les feuilles.

MILLEPERTUIS officinal.

(HYPERICUM *perforatum*. L. — *Hypericum vu'gare*.
C. B. P.;I. R. H.)

MILLEPERTUIS tétragone.

(HYPERICUM *quadrangulare*. L. — *Hypericum Asciron
dictum, caule quadrangulo*. J. B. ; I. R. H.);

Les sommités fleuries.

On emploie indistinctement les deux dernières
espèces.

Millet. *V.* PANIS Millet.

MOLÈNE commune.

(VERBASCUM *Thapsus*. L. — *Verbascum mas latifolium luteum*. C. B. P. ; I. R. H.)

Les feuilles. Les fleurs.

MOLÈNE noire.

(VERBASCUM *nigrum*. L. — *Verbascum nigrum, flor
ex luteo purpurascente*. C. B. P.; I. R. H.

MOLÈNE Phlomoïde.

(VERBASCUM *Phlomoïdes*. L. — *Verbascum femina flore luteo magno.* C. B. P.; I. R. H.)

MOMORDIQUE Balsamine.

(MOMORDICA *Balsamina*. L. — *Momordica vulgaris.* I. R. H.)

MORELLE grimpante.

(SOLANUM *Dulcamara*. L. — *Solanum scandens*, seu *Dulcamara.* C.B.P.; I. R. H.)
Les tiges.

MORELLE noire.

(SOLANUM *nigrum*. L. — *Solanum officinarum acinis nigricantibus.* C. B. P. ; I. R. H.)

MORELLE Tomate.

(SOLANUM *Lycopersicon*. L. — *Lycopersicum Galeni. Anguil.;* I. R. H. — *Solanum pomiferum fructu rotundo striato molli.* C. B. P.)
Cette espèce est regardée maintenant comme un genre à part.

MORELLE tubéreuse.

(SOLANUM *tuberosum*. L. — *Solanum tuberosum esculentum.* C. B. P.; I. R. H.)
Les racines. La fécule.

MORGELINE des oiseaux.

(ALSINE *media*. C. B. P.; I. R. H.)

MORINGA de Ceylan.

(MORINGA *Zeylanica*. *Lam.* — *Guilandina Moringa.* L. — *Balanus Myrepsica. Off.* — *Nux Ben Zeylanica siliquâ triangulâ, seminibus alatis. Commel.* — *Glans unguentaria. Ald.*)
La semence de cet arbre, qui est triangulaire et

blanche, s'appelle *Noix de Ben* (*Nux Ben*). L'amande qu'elle renferme, donne, par l'expression, une huile douce, dont les parfumeurs font usage.

Mors du Diable. *V.* SCABIEUSE tronquée.

Mouron d'eau. *V.* VÉRONIQUE aquatique.

MOURON bleu.

(ANAGALLIS *cærulea. Làm.* — *Anagallis arvensis.* A. L. — *Anagallis cæruleo flore.* C. B. P. ; I. R. H.)

Mouron des oiseaux. *V.* MORGELINE de oiseaux.

MOURON rouge.

(ANAGALLIS *phœnicea. Lam.* — *Anagallis.* B. L. — *Anagallis phœniceo flore.* C. B. P. ; I. R. H.)

Mousse des arbres. *V.* LICHEN plissé.

Mousse des chiens. *V.* LICHEN des chiens.

Mousse de Corse. *V.* VAREC Coralline.

Mousse en coupe. *V.* LICHEN en coupe.

Mousse pulmonaire. *V.* LICHEN pulmonaire.

Moust. *V.* VIGNE à vin.

MOUTARDE blanche.

(SINAPIS *alba.* L. — *Sinapi album siliquâ hirsutâ, semine albo et rufo.* I. R. H.)

MOUTARDE noire.

(SINAPIS *nigra.* L. — *Sinapi Rapi folio.* C. B. P. ; I. R. H.)

Mufle de Veau. *V.* MUFLIER ordinaire.

MUFLIER ordinaire.

(ANTIRRHINUM *majus.* L. — *Antirrhinum vulgare.* I. R. H.)

Muguet des bois. *V.* ASPÉRULE odorante.

MUGUET de Mai.

(CONVULLARIA *Maïalis.* L. — *Lilium Convallium album.* C. B. P. ; I. R. H.)

MURIER noir.

(Morus *nigra*. L. — *Morus fructu nigro*. C. B. P. ;
I. R. H.)

MUSCADIER aromatique.

(Myristica *moschata*. Thunb. — *Nux moschata,
fructu rotundo*. C. B. P.)

Arbre des Moluques, cultivé maintenant dans l'île
Maurice et à la Guiane, dont le fruit, réniforme et drupacé, renferme une noix couverte d'une membrane
un peu épaisse et divisée en lanières rameuses, qu'on
appelle *Macis*. Cette membrane est flexible, onctueuse et aromatique ; elle a d'abord la couleur du
Kermès, mais elle devient jaune en se desséchant.
La noix est crustacée : elle renferme une amande
sphérique ou oblongue, qui est la véritable *Noix Muscade* (*Nux moschata*), dont on se sert en pharmacie,
et qu'on emploie aussi comme condiment. Cette
amande, grise et sillonnée à l'extérieur, et d'un gris
rougeâtre à l'intérieur, est à la fois solide et onctueuse. Elle a une odeur forte, aromatique et agréable,
une saveur huileuse, âcre et chaude. Il faut la choisir
épaisse, pesante et non piquée des vers. On en retire
deux espèces d'huile, l'une fixe, et l'autre volatile.

MYRICA Galé.

(Myrica *Gale*. L. — *Gale seu fructus odoratus sep-
tentrionalium*. J. B. — *Myrtus Brabantica*. *Off.* ;
Murr.)

MYROBOLAN Belliric.

(Myrobolanus *Bellirica*. *Off.* ; Gœrtn. — *Myrobolani
rotundæ Belliricæ*. C. B. P.)

Son fruit est drupacé, olivaire, et d'un gris brunâtre : il a une saveur astringente.

Myrobolan Chébule.
Myrobolan citrin. } *V*. Balanite d'Égypte.

Myrobolan Emblique. *V*. Emblique officinale.

Myrobolan des Indes. *V*. Balanite d'Égypte.

MYROXYLON du Pérou.

(Myroxylum *Peruiferum*. L. F.)

C'est de son écorce, atteste Mutis, que découle le *Baume du Pérou* (*Balsamum Peruvianum* ou *Indicum nigrum*). Le fruit du *Myrosperme du Pérou* (*Myrospermum Peruanum*, Juss.), qui paraît être congénère du Myroxylon, renferme un Baume semblable.

On comptait autrefois trois qualités de Baume du Pérou : l'une blanche et liquide, qu'on ne trouve plus maintenant nulle part ; l'autre brune, solide, et renfermée dans des coques, à laquelle on substitue le Baume de Tolu, également contenu dans des coques, et qui appartient peut-être à la même espèce ; la troisième enfin, noire et liquide, qui ne provient peut-être pas du Myroxylon, et qui est la seule qu'on rencontre aujourd'hui dans le commerce ; elle a une consistance sirupeuse, une couleur brune, très-foncée, une saveur amère, âcre, désagréable, et une odeur forte, qui ne déplaît pas ; elle se dissout dans l'Alcool, l'Éther et les Huiles essentielles ; elle donne de l'Acide Benzoïque par la distillation.

MYRRHE.

(Myrrha. C. B. P. ; J. B. ; *Off.*)

Gomme-résine d'Éthiopie, en larmes de forme variée, pesantes, rouges et demi-transparentes ; sa cassure est brillante, et elle est marquée en dedans de stries blanchâtres, opaques ; elle a une saveur âcre et amère, une odeur aromatique et agréable ; l'eau et l'alcool ne la dissolvent qu'en partie ; elle donne une huile volatile quand on la distille. On ignore de quelle plante elle provient.

MYRRHIDE odorante.

(MYRRHIS *odorata. Scop. — Myrrhis major vel cicutaria odorata.* C. B. P. ; I. R. H. — *Scandix odorata.* L.)

MYRTE Cannelle.

(MYRTUS *Caryophyllata.* L.)

On attribue à cet arbrisseau la *Cannelle Giroflée ,* écorce d'une odeur très-forte et agréable, aussi prononcée que celle du Myrte Piment, d'un brun foncé, mince, roulée, et disposée en fascicules comme la Cannelle de Ceylan.

MYRTE commun.

(MYRTUS *communis.* L. — *Myrtus latifolia.* C. B. P.; I. R. H.)

MYRTE Piment.

(MYRTUS *Pimenta.* L.)

Fruit pisiforme, à peu près sphérique, couronné par le calice supère , d'un gris rougeâtre, et très-aromatique, comme les fleurs.

N.

Napel. *V.* ACONIT Napel.

Naphe. *V.* CITRONIER Oranger.

NARCISSE des prés.

(NARCISSUS *Pseudo Narcissus.* L. — *Narcissus sylvestris pallidus , calyce luteá.* C. B. P.; I. R. H.)

Navet. *V.* CHOU Navet.

NÉFLIER cultivé.

(MESPILUS *Germanica.* L. — *Mespilus Germanica folio laurino non serrato.* C. B. P.; I. R. H.)

NÉFLIER Épine blanche.

(MESPILUS *Oxyacantha.* — *Cratægus Oxyacantha.*
L. — *Mespilus Apii folio sylvestris spinosa sive
Oxyacantha.* C. B. P. ; I. R. H. — *Oxyacantha
vulgaris , sive Spina alba.* J. B.)

NÉNUPHAR blanc.

(NYMPHÆA *alba.* L.—*Nymphœa alba major.* C. B. P. ;
I. R. H.)

NÉNUPHAR jaune.

(NYMPHÆA *lutea.* L.—*Nymphœa lutea minor.* C. B. P. ;
I. R. H.)

NÉRION antidysentérique.

(NERIUM *antidysentericum.* L. — *Codagapala. Malab.*
— *Profluvii seu Conessi Cortex , seu Codagapala.
Murr.*)

NÉRION Laurier-Rose.

NERIUM *Oleander.* L. — *Nerium floribus rubescentibus.*
C. B. P. ; I. R. H. — *Oleander Laurus rosea. Lob.*)

NERPRUN Bourgène.

(RHAMNUS *Frangula.* L.—*Frangula. Dod.;* I. R. H. —
Alnus nigra baccifera. C. B. P.)

NERPRUN purgatif.

(RHAMNUS *catharticus.* C. B. P.; I. R. H. — *Spina
cervina vulgò. Gesn.*)
Les baies.

NICOTIANE rustique.

(NICOTIANA *rustica.* L. — *Nicotiana minor.* C. B. P.;
I. R. H.)

NICOTIANE Tabac.

(NICOTIANA *Tabacum.* L. — *Nicotiana major latifolia.*
C. B. P. ; I. R. H.)
Les feuilles de toutes deux.

NIGELLE cultivée.

(Nigella *sativa*. L. — *Nigella flore minore simplici candido*. C. B. P.; I. R. H.)

Ninzi de la Chine. *V*. Berle de la Chine.

NOISETIER cultivé.

(Corylus *Avellana*. L. — a. *Corylus sativa*. C. B. P.; I. R. H. — b. *Corylus sylvestris*. C. B. P.; I. R. H.)

L'amande de cet arbrisseau, soumise à la pression, donne une huile qu'on peut manger, **quand elle a été** préparée sans le secours du feu, et qui ne peut servir qu'aux besoins des arts dans le cas contraire.

Noix d'acajou. *V*. Acajou d'Amérique.

Noix de Ben. *V*. Moringa de Ceylan.

Noix de Galle. *V*. Chêne à Galles.

Noix muscade. *V*. Muscadier aromatique.

Noix vomique. *V* Strichnos Noix vomique.

Nombril de Vénus. *V*. Cotylédon Nombril de Vénus.

Nopal. *V*. Raquette Nopal.

NOYER ordinaire.

(Juglans *Regia*. L.—*Nux Juglans sive Regia vulgaris*. C. B. P.; I. R. H.)

Les feuilles. Les fleurs. Le drupe vert (*Brou de Noix*).

On mange la semence : on en exprime aussi une huile qui est bonne à manger, quand elle a été obtenue sans le secours du feu, mais qui, dans le cas contraire, n'est propre uniquement qu'aux arts.

Nummulaire. *V*. Lysimachie Nummulaire.

O.

Œil de Bœuf. *V*. Anthémide des teinturiers.

OEILLET ordinaire.

(Dianthus *Caryophyllus*. L. — a. *Dianthus Caryo-*

phyllus hortensis simplex, flore majore. C. B. P.;
I. R. H. — b. *Caryophyllus maximus ruber.* C. B. P.;
I. R. H.)

Oignon. *V.* Ail Oignon.

Oliban. *V.* Genévrier de Lycie.

OLIVIER cultivé.

(Olea *Europœa.* L. — *Olea sativa.* C. B. P.; I. R. H.)
On exprime de son fruit, qui est un drupe, une
huile d'un usage très-répandu (*Huile d'Olive*), dont
le résidu s'appelle *Marc d'huile* (*Amurca*).

ONOPORDE à feuilles d'Acanthe.

(Onopordum *Acanthium.* L. — *Carduus tomentosus
Acanthi folio vulgaris.* I. R. H.)

ONOSME à feuilles de Vipérine.

(Onosma *Echioïdes.* L. — a. *Symphytum Echii folio
angustiore, radice rubrâ.* I. R. H. — *Anchusa lutea
minor.* C. B. P. — b. *Symphytum Echii folio ampliore, radice rubrâ.* I. R. H. — *Anchusa lutea
major.* C. B. P.)

Cette plante et la *Buglosse des teinturiers* s'emploient indistinctement.

OPHIOGLOSSE vulgaire.

(Ophioglossum *vulgatum.* L. ; C. B. P., I. R. H.)

OPHIORRHIZE Mungos.

(Ophiorrhiza *Mungos.* L. — *Mungos seu Serpentina
radix. Off. ; Murr.*)

OPHIOXYLE Serpentin.

(Ophioxylum *Serpentinum.* L. — *Lignum Serpentinum.
Off. ; Murr.*)

Opium. *V.* Pavot des jardins.

Opopanax. *V.* Panais Opopanax.

Oranger. *V*. Citronier Oranger.

Orcanette. *V*. Buglosse des teinturiers.

ORCHIS mâle.

(Orchis *mascula*. L.)

On attribuait autrefois à l'*Orchis Morio*, et maintenant on rapporte à celle-ci, la racine appelée *Salep*,
Salab, ou *Salap*, qui nous vient de l'Orient. Dans
cette contrée, on la dépouille de son épiderme, puis
on passe un fil à travers plusieurs petits morceaux,
dont on forme un chapelet, qu'on plonge dans l'eau
bouillante, et qu'on fait ensuite sécher au soleil. Elle
se réduit alors en petits tubercules, presque sphériques, gris, demi-transparens, exhalant une odeur
animale, et doués d'une saveur muqueuse, un peu
salée.

D'autres Orchis encore, parmi les espèces dont la
racine est ronde, et même plusieurs de celles qui l'ont
palmée, peuvent, suivant Murray, donner un Salep
absolument pareil, quand on les prépare de la même
manière.

Oreille de Juif. *V*. Pezize Oreille.

Oreille de Souris. *V*. Épervière Piloselle.

ORGE à deux rangs.

(Hordeum *distichum*. J. B.; L.)

ORGE commune.

(Hordeum *vulgare*. L. — *Hordeum polystichum ver-
num*. C. B. P.; I. R. H.)

On appelle les graines de cette céréale, *Orge entier*
(*Hordeum crudum*), quand elles sont encore revêtues
de leur épiderme, *Orge mondé* (*Hordeum mundatum*),
quand elles en ont été dépouillées, et *Orge perlé* (*Hordeum perlatum*), lorsqu'elles ont en outre été arrondies

par la meule. L'orge humectée avec de l'eau tiède, et séchée aussitôt que le germe paraît, forme le *Malt* (*Maltum*). Le Malt, bouilli dans de l'eau, et abandonné à la fermentation, donne une liqueur vineuse, qu'on rend un peu amère en y ajoutant du Houblon, et qui porte le nom de Bière (*Cerevisia*). Soumise à une seconde fermentation, la Bière se convertit en un acide particulier.

ORIGAN commun.

(ORIGANUM *vulgare.* L.—*Origanum sylvestre.* C. B. P.; I. R. H.)

L'herbe. Les fleurs.

ORIGAN de Crète.

(*Origanum Dictamnus.* L.— *Origanum Creticum lati-folium tomentosum, seu Dictamnus Creticus.* I. R. H.)

Les feuilles sont presque arrondies, couvertes d'un duvet blanc, et aromatiques.

ORIGAN Marjolaine.

(*Origanum Majorana.* L. — *Majorana vulgaris.* C. B. P.; I. R. H. — *Sampsuchus sive Amaracus, Latinis Majorana. Cord.*)

ORME champêtre.

(ULMUS *campestris.* L. — *Ulmus campestris et Theophrasti.* C. B. P.; I. R. H.)

Orobe des boutiques. *V.* LENTILLE Ers.

Orpin. *V.* SÉDON Orpin.

Orseille. *V.* LICHEN Orseille.

Ortie blanche. *V.* LAMIER blanc.

ORTIE dioïque.

(URTICA *dioïca.* L. — *Urtica urens maxima.* C. B. P; I. R. H.)

ORTIE grièche.

(URTICA *urens.* L. — *Urtica urens minor.* C. B. P. ;
I. R. H.)

Ces deux espèces s'emploient indifféremment l'une
pour l'autre.

Ortie morte. *V.* LAMIER blanc.

Orvade. *V.* SAUGE Sclarée.

Oseille commune. *V.* RUMEX Oseille.

Oseille (petite). *V.* RUMEX auriculé.

Oseille ronde. *V.* RUMEX en bouclier.

OSMONDE officinale.

(OSMUNDA *regalis.* L. — *Osmunda vulgaris et palustris.*
I. R. H.)

OXALIDE des bois.

(OXALIS *Acetosella.* L. — *Oxys, flore albo.* I. R. H. —
Trifolium Acetosum vulgare. C. B. P. — *Oxytri-*
phyllum, Acetosella, Luïula, Alleluia, Panis Cu-
culi. Off.)

Le suc de cette herbe donne, par l'évaporation, des
cristaux appelés *Sel d'Oseille* (*Sal Acetosæ*), et qui
sont de l'Oxalate de Potasse.

Oxycèdre. *V.* GENÉVRIER Oxycèdre.

P.

Pain de Coucou. *V.* OXALIDE des bois.

Pain de Pourceau. *V.* CYCLAME d'Europe.

Palma-Christi. *V.* RICIN commun.

PANAIS cultivé.

(PASTINACA *sativa.* L. — *Pastinaca sativa latifolia.*
C. B. P. ; I. R. H.)

Les graines.

PANAIS Opopanax.

(PASTINACA *Opopanax,* L. — *Pastinaca sylvestris al-*
tissima. I. R. H. — *Panax copticum.* C. B. P.)

Cette plante croît dans la Grèce et l'Orient. On
pratique, au col de sa racine, des incisions, par lesquelles coule l'*Opopanax,* gomme-résine qui nous
vient en larmes ovoïdes, lisses, cassantes, rougeâtres
en dehors, panachées de rouge et de jaune en dedans,
d'une saveur âcre et amère, d'une odeur fort aromatique, tenant de celle de la Myrrhe et de celle de la
Gomme Ammoniaque.

PANAX de la Chine.

(PANAX *Quinquefolium.* L. — *Aureliana Canadensis,*
Iroquœis Garent-Oguen, Sinensibus Ginseng. La-
fiteau.)

PANICAUT des champs.

(ERYNGIUM *campestre.* L. — *Eryngium vulgare,*
C. B. P.; I. R. H.)
La racine.

PANIS Millet.

(PANICUM *Miliaceum.* L. — *Milium semine luteo, aut*
albo. C. B. P.; I. R. H.)

PAQUERETTE vivace.

(BELLIS *perennis.* L.—*Bellis sylvestris minor.* C. B. P.;
I. R. H. — *Consolida minor quorumdam. Off.;*
Lob.)

Pareira-Brava. *V.* CISSAMPELOS Pareira-Brava.

PARIÉTAIRE officinale.

(PARIETARIA *officinalis.* L. — *Parietaria officinarum*
et Dioscoridis. C. B. P.; I. R. H.—*Helxine. Brunsf.;*
Matth.; Dod.)

Pas d'âne. *V.* TUSSILAGE Pas d'âne.

PASSERAGE cultivée.

(Lepidium *sativum*. L. — *Nasturtium hortense vulgatum.* C. B. P. ; I. R. H.)

PASSERAGE à larges feuilles.

(Lepidium *latifolium.* C. B. P. ; I. R. H. ; L. — *Raphanus sylvestris officinarum. Lob.*)

PASTEL des teinturiers.

(Isatis *tinctoria.* L. — A. *Isatis sylvestris, vel angustifolia.* C. B. P. ; I. R. H.—B. *Isatis sativa, vel latifolia.* C. B. P. ; I. R. H. — *Glastrum sativum Lob.*)

Cette plante fournit une matière semblable à l'Indigo, et qui sert également en teinture.

Pastèque. *V.* Courge Pastèque.

Patience d'eau. *V.* Rumex des marais.

Patience frisée. *V.* Rumex crépu.

Patience des jardins. *V.* Rumex Patience.

Patience rouge. *V.* Rumex sanguin.

Patience sauvage. *V.* Rumex à feuilles aiguës.

PAVOT Coquelicot.

(Papaver *Rhœas.* L. — *Papaver erraticum majus; Rhœas Dioscoridis, Theophrasti, Plinii.* C. B. P. ; I. R. H.)

Pavot cornu. *V.* Glauciet jaune.

PAVOT des jardins.

(Papaver *somniferum.* L. — A. *Papaver hortense, semine albo.* C. B. P. ; I. R. H. — B. *Papaver hortense, semine nigro.* C. B. P. ; I. R. H.)

Eu Perse et dans l'Asie mineure, on pratique à sa tige, mais principalement à ses feuilles et à ses capsules, avant leur maturité, des incisions, par lesquelles coule un suc, qui se concrète bientôt en larmes, qu'on agglomère pour les vendre sous le nom d'*Opium*. Cette substance est en pains orbiculaires; pesant de quatre à quatorze onces, et enveloppés dans des feuilles de Pavot. On la choisit trèssèche, cassante sous le marteau, lisse dans sa cassure, brune, d'une odeur très-vireuse, d'une saveur âcre, amère et nauséabonde, facile à dissoudre dans l'eau, susceptible de se ramollir entre les doigts, et s'enflammant subitement à l'approche d'une bougie allumée.

Le Pavot cultivé dans nos jardins donne un Opium semblable, mais bien moins abondant, et plus faible, de sorte qu'il faut l'administrer à plus haute dose.

On tire des graines une huile blanche et douce, qu'on mange dans beaucoup d'endroits, et qui est d'un grand usage pour remplacer celle d'Olive; elle se nomme vulgairement *Huile d'œillet, oliete* en italien, c'est-à-dire, petite huile.

Pêcher. *V.* AMANDIER Pêcher.

Pensée. *V.* VIOLETTE tricolore.

PÉPON Courge.

(PEPO *oblongus.* C. B. P.; I. R. H.—*Cucurbita Pepo.*
L. — B. *Pepo vulgaris. Rai.* I. R. H.)

PÉPON Potiron.

(PEPO *macrocarpus. Rich.* — *Melopepo compressus.*
C. B. P. — *Cucurbita compressa.* I. R. H.)

Les fruits et les fleurs des deux espèces.

Perce-feuille. *V.* BUPLÈVRE à feuilles rondes.

Perce-pierre. *V.* BACILE maritime.

Persicaire. *V.* POLYGONE Persicaire.

Persil. *V.* ACHE Persil.

Persil de Macédoine. *V.* BUBON de Macédoine.

Persil de montagne. *V.* ATHAMANTE Oréoselinon.

PERVENCHE grande.

(*Vinca major*. L. — *Pervinca vulgaris latifolia.*
I. R. H.)

PERVENCHE petite.

(*Vinca minor*. L. — *Pervinca vulgaris angustifolia.*
I. R. H.)

Pesse. *V*. Sapin Pesse.

Pétasite. *V*. Tussilage Pétasite.

Petit chêne. *V*. Germandrée ordinaire.

PEUCÉDAN officinal.

(Peucedanum *officinale*. L. — *Peucedanum Germanicum*. C. B. P.; I. R. H. — *Cauda Porcina. Tab.*)

PEUCÉDAN des prés.

(Peucedanum *Silaus*. L. — *Angelica pratensis Apii
folio*. I. R. H. *Tab*. — *Saxifraga Anglorum foliis
Feniculi latioribus* , etc. J. B.)

PEUPLIER Baumier.

(Populus *Balsamifera*. L. — *Populus nigra , folio
maximo, gemmis Balsamum odoratissimum fundenti-
bus. Catesb.*)

Cet arbre , de l'Amérique septentrionale, donne
une résine verdâtre, balsamique (*Baume Focot* ou
faux Tacamahaca), et différente du vrai Tacamahaca, qui ne coule pas d'un Peuplier, comme on le
croit généralement, mais du *Fagara octandra* , à ce
qu'assure Murray.

PEUPLIER noir.

(Populus *nigra*. C. B. P.; I. R. H. ; L.)

On emploie les bourgeons, qui sont pleins d'un suc
résineux et balsamique.

PEZIZE Oreille.

(PEZIZA *Auricula.* L. — *Fungus membranaceus Auri-
culam referens , sive sambucinus.* C. B. P. — *Agari-
cus Auriculæ formâ.* I. R. H.)

PHELLANDRIE aquatique.

(PHELLANDRIUM *aquaticum.* L. — *Phellandrium Dodonæi.* I. R. H.)

Les semences.

PHYTOLAQUE à dix étamines.

(PHYTOLACCA *decandra.* L. — *Phytolacca Americana
majori fructu.* I. R. H. — *Solanum racemosum Indicum.* C. B. P.)

Pied d'Alouette. *V.* DELPHINETTE des blés.

Pied de Chat. *V.* IMMORTELLE dioïque.

Pied de Griffon. *V.* HELLÉBORE fétide.

Pied de Lion. *V.* ALCHEMILLE ordinaire.

Pied de Pigeon. *V.* GÉRAINE à feuilles rondes.

Pied de Poule. *V.* CYNODON Chiendent.

Pied de Veau. *V.* GOUET tacheté.

PIGAMON jaune.

(THALICTRUM *flavum.* L. — *Thalictrum majus , siliquâ angulosâ aut striatâ.* C. B. P.; I. R. H.)

Pignon. *V.* PIN cultivé.

Pignon d'Inde. *V.* JATROPHE Pignon d'Inde.

Piloselle. *V.* ÉPERVIÈRE Piloselle.

PIMENT annuel.

(CAPSICUM *annuum.* L. — *Capsicum siliquis longis
propendentibus.* I. R. H. — *Piper Indicum vulgatis-
simum.* C. B. P.; Off.)

On confit, dans le vinaigre, les fruits avant leur
maturité.

Piment de la Jamaïque. *V.* MYRTE Piment.

Piment royal. *V.* MIRIQUE Galé.

PIMPRENELLE ordinaire.

(*Poterium Sanguisorba.* L. — A. *Pimpinella Sanguisorba minor hirsuta.* C. B. P.; I. R. H. — B. *Pimpinella Sanguisorba minor lævis.* C. B. P.; I. R. H.*)

PIN Cembro.

(PINUS *Cembro.* L. — *Pinus sylvestris montana tertia.*
C. B. P.; I. R. H. — *Pinus sylvestris Cembro. Tab.*).
Cet arbre donne le *Baume de Carpathie.* (*Balsamum
Carpathicum*). On mange ses fruits , et on en retire
de l'huile.

PIN cultivé.

(PINUS *Pinea.* L. — *Pinus sativa.* C. B. P.; I. R. H.)
On se sert principalement de ses semences, qui sont
connues sous le nom de *Pignons doux.*

PIN de Genève.

(PINUS *sylvestris.* C. B. P.; L. — *Pinus sylvestris vulgaris Genevensis.* J. B.; I. R. H.)
On se sert en médecine de ses bourgeons et de la
résine liquide qu'il fournit. Cette résine est appelée
Térébenthine (*Terebenthina*). On lui donne le nom de
Galipot ou de *Barras* , quand elle sèche. Si alors on la
fait fondre , et qu'ensuite on la purifie en la filtrant,
elle devient la *Poix jaune* ou *Poix de Bourgogne.* La
Térébenthine donne de l'huile essentielle quand
on la distille , et laisse une résine jaune , qui est la
Colophone.

Pin d'Écosse. *V.* PIN de Genève.

PIN Mugho.

(PINUS *Mughus. Jacq.; Willd. ; Murr.*)
Cette espèce produit le *Baume de Hongrie* (*Bal-*

samum Hungaricum). Ses rameaux donnent , par la distillation , l'huile appelée en Allemagne *Oleum Templinum.*

Pin à pignons. *V*. PIN cultivé.

PISSENLIT ordinaire.

(TARAXACUM *Dens Leonis. Desf.* — *Leontodon Taraxacum.* L. — *Dens Leonis latiore folio.* C. B. P. ; I. R. H.)

La racine. L'herbe.

PISTACHIER de Chio.

(PISTACIA *Chia* I. R. H. ; *Desf.* I. R. H.)

Duhamel prétend que cet arbrisseau fournit le Mastic.

PISTACHIER cultivé.

(PISTACIA *vera.* L. — *Terebinthus Indica Theophrasti, Pistacia Dioscoridis. Lob.* ; I. R. H.)

Ses fruits sont bons à manger.

PISTACHIER Lentisque.

(PISTACIA *Lentiscus.* — *Lentiscus vulgaris.* C. B. P. ; I. R. H.)

On croit qu'il donne le Mastic (*Mastiche*), résine ou grains transparens , cassans, et d'un blanc citrin, qui répand une odeur agréable lorsqu'on la chauffe , et qui s'attache aux dents quand on la mâche.

PISTACHIER Térébinthe.

(PISTACIA *Terebinthus.* L. — *Terebinthus vulgaris.* C. B. P. ; I. R. H.)

Ce végétal fournit la Térébenthine de Chio (*Terebentina Chia* ou *Cypria*).

PIVOINE officinale.

(PÆONIA *officinalis,* L. — A. *Pæonia folio nigricante*

splendido, quœ mas. C. B. P.; I. R. H. — B. *Pœonia communis vel fœminea.* C. B. P. ; I. R. H.)

PLANTAIN commun.

(PLANTAGO *major. Dod. ;* L. — *Plantago latifolia si-nuata.* C. B. P. ; I. R. H.)

PLANTAIN lancéolé.

(PLANTAGO *lanceolata.* J. B. ; L. — *Plantago angusti-folia major.* C. B. P. ; I. R. H.)

PLANTAIN moyen.

(PLANTAGO *media. Dod. ;* L. — *Plantago latifolia incana.* C. B. P. ; I. R. H.)

On prend indistinctement les feuilles de ces trois espèces.

Poirée. *V.* BETTE Poirée.

Pois Chiche. *V.* CICER Pois Chiche.

POIS cultivé.

(PISUM *sativum.* L. — *Pisum hortense majus, flore fructuque albo.* C. B. P. ; I. R. H.)

POIVRE Bétel.

(PIPER *Betel.* L. — *Piper foliis ovatis oblongiusculis acuminatis septemnerviis, petiolis bidentatis.* L. *Zeyl.*)

Les Indiens mêlent ses feuilles avec le fruit de l'Arèque et avec de la Chaux de coquilles d'huîtres ; ils préparent ainsi un masticatoire, dont ils font un grand usage pour corriger la fétidité de l'haleine : on assure même que ce mélange fortifie l'estomac.

Poivre Cubèbe. *V.* POIVRE à queue.

Poivre d'Eau. *V.* POLYGONE Poivre d'Eau.

Poivre d'Inde. *V.* PIMENT annuel.

POIVRE long.

(Piper *longum. Clus.* ; L. — *Piper longum Orientale.*
C. B. P. — *Macropiper. Off.*)

POIVRE noir.

(PIPER *nigrum.* L. — *Piper rotundum nigrum. Pluk.*)

POIVRE à queue.

(PIPER *Cubeba.* L. F. — *Cubeba. Clus.*)

Poix blanche. *V.* SAPIN Pesse.

Poix de Bourgogne.

Poix jaune. } *V.* PIN de Genève.

Poix sèche.

POLYGALA amer.

(POLYGALA *amara.* L. — *Polygala Buxi minoris folio.*
Vaill.)

Sa racine ressemble à celle du Sénéga , mais elle a
cependant une teinte grise plus foncée ; on n'y remarque pas non plus de ligne longitudinale ; son odeur
est la même que celle de la racine d'Arnica , mais
plus faible.

POLYGALA commun.

(POLYGALA *vulgaris.* L. — *Polygala minor.* C. B. P. ;
I. R. H.)

On le substitue quelquefois au précédent.

POLYGALA de Virginie.

(POLYGALA *Senega.* L. — *Senega seu Seneka. Off.* ;
Murr.)

Racine grise, rameuse, flexueuse , dont la grosseur égale à peine celle du petit doigt, terminée par
un tubercule élargi, et marquée d'une ligne dans toute
sa longueur. Elle a une saveur fade et mucilagineuse ,
qui ne tarde pas à devenir âcre et piquante. Réduite

en poudre, elle excite la toux. C'est principalement dans l'écorce que réside la cause de son âcreté.

POLYGONE Bistorte.

(*Polygonum Bistorta. L. — Bistorta major, radice magis intortá. C. B. P.; I. R. H.*)

La racine.

POLYGONE des oiseaux.

(POLYGONUM *aviculare. L. — Polygonum latifolium. C. B. P.; I. R. H.—Polygonum sive Centinodia. J. B.*)

POLYGONE Persicaire.

(POLYGONUM *Persicaria. L. — Persicaria mitis maculosa. C. B. P. ; I. R. H.*)

POLYGONE Poivre d'eau.

(POLYGONUM *Hydropiper. L. — Persicaria urens, seu Hydropiper. C. B. P.; I. R. H.*)

POLYGONE Blé Sarrasin.

(POLYGONUM *Fagopyrum vulgare erectum. C. B. P.; I. R. H. — Fagotriticum. J. B.*)

Polypode de Chêne. *V.* POLYPODE commun.

POLYPODE commun.

(POLYPODIUM *vulgare. C. B. P.; I. R. H.*)

La racine.

POLYTRIC commun.

(POLYTRICUM *commune. L. — Polytrichum aureum majus. C. B. P. — Muscus capillaceus major, pediculo et capitulo crassioribus. I. R. H.—Adianthum aureum. Tab.*)

Polytric des officines. *V.* ASPLÉNION Polytric.

Pomme d'Amour. *V.* MORELLE Tomate.

Pomme épineuse. *V.* DATURE à fruit épineux.

Pomme de merveille. *V.* MOMORDIQUE Balsamine.

Pomme de terre. *V.* MORELLE Tubéreuse.

POMMIER ordinaire.

(MALUS *communis. Lam.; Cand. — Pyrus Malus.* L.
— A. *Malus sylvestris.* C. B. P. — B. *Malus sativa,
fructu subrotundo è viridi-pallescente acido dulci.*
I. R. H.—*Poma renetia. Steph.* (Pomme-Reinette.)

POTENTILLE Argentine.

(POTENTILLA *Anserina.* L. —*Argentina. Dod.; Off.;
Murr. — Pentaphylloïdes argenteum alatum, seu
Potentilla.* I. R. H.)

POTENTILLE Quintefeuille.

(POTENTILLA *Reptans.* L. — *Quinquefolium majus repens.* C. B. P.; I. R. H. — *Pentaphyllum sive Quinquefolium vulgare repens.* J. B.)
La racine.

Potiron. *V.* PÉPON Potiron.

Pouliot. *V.* MENTHE Pouliot.

Pouliot-Thym. *V.* MENTHE des champs.

POURPIER cultivé.

(PORTULACA *oleraced.* L. — A. *Portulaca angustifolia
sive sylvestris.* C. B. P.; I. R. H. — B. *Potentilla
latifolia sive sativa.* C. B. P.; I. R. H.)

PRÊLE des champs.

(EQUISETUM *arvense.* L. —*Equisetum longioribus setis.* C. B. P.; I. R. H.

PRÊLE d'hiver.

(EQUISETUM *hyemale.* L. — *Equisetum foliis nudum
ramosum.* C. B. P.; I. R. H.)
Ces quatre espèces s'emploient indistinctement.

PRELE des marais.

(EQUISETUM *Limosum.* L. — *Equisetum foliis nudum non ramosum, sive junceum.* C. B. P.; I. R. H. — *Cauda equina. Off.*)

PRELE des rivières.

(EQUISETUM *fluviatile.* L. — *Equisetum palustre longioribus setis.* C. B. P.; I. R. H.)

PRIMEVÈRE officinale.

(PRIMULA *officinalis.* L.—*Primula veris odorata flore luteo simplici.* J. B.; I. R. H. — *Paralyseos Herba. Off.; Murr.*)

Prunellier. *V.* PRUNELLIER sauvage.

PRUNIER cultivé.

(PRUNUS *domestica.* L.)

Les fruits secs.

PRUNIER sauvage.

(PRUNUS *spinosa.* L. — *Prunus sylvestris.* C. B. P.; I. R. H. — *Acacia Germanica. Off.*)

Le suc des fruits, avant l'époque de leur maturité, porte le nom de *Suc d'Acacia indigène* (*Succus Acaciæ nostratis*).

PSORALÉE à cinq feuilles.

(PSORALEA *pentaphylla.* L. — *Psoralea pentaphylla radice crassâ, Hispanis contrayerva.* Juss. *Act.* Gall. 1744. — *Contrayerva alba major.* Cod. Par.)

PSYCHOTRIE vomitive.

(PSYCHOTRIA *emetica.* Mutis.; L. F.)

Racine dont on se sert en Amérique, sur les bords de l'Orénoque, et qu'on emploie assez rarement chez nous. Elle diffère de celle de la *Céphélide vomitive* en ce qu'elle est plus épaisse, lisse à l'extérieur, ni rugueuse, ni annelée, mais marquée seulement de sillons circulaires, assez distans les uns des autres.

PSYLLION commun.

(PSYLLIUM *majus.* J. — *Plantago Psyllium.* L.—*Psyllium majus erectum.* C. B. P.; I. R. H.)
Les semences.

Ptarmique. *V.* MILLEFEUILLE sternutatoire.

PTÉRIDE commune.

(PTERIS *Aquilina.* L. — *Filix fœminea.* Dod.; Off.; *Murr.* — *Filix ramosa, major, pinnulis obtusis non dentatis.* C. B. P.; I. R. H.)

PTEROCARPE Sang-Dragon.

(PTEROCARPUS *Draco.* L. — *Pterocarpus officinalis.* *Jacq.*)

C'est un des arbres qui fournissent, à ce que l'on croit, le Sang-Dragon.

PTEROCARPE Santal.

(PTEROCARPUS *Santalinus.* L. F. —*Santalum vel Sandalum fulvum.* Off.; *Murr.*)
Bois rouge, employé surtout par les teinturiers.

Pulmonaire de Chêne. *V.* LICHEN Pulmonaire.

PULMONAIRE officinale.

(PULMONARIA *officinalis.* L. — *Pulmonaria vulgaris maculoso folio.*—Clus. *Pulmonaria Italorum ad Buglossum accedens.* J. B.; I. R. H.)

Pulsatille. *V.* ANÉMONE Pulsatille.

Putier. *V.* CERISIER à grappes.

Pyrèthre. *V.* ANTHÉMIDE Pyrèthre.

PYROLE à feuilles rondes.

(PYROLA *rotundifolia*. L. — *Pyrola rotundifolia major.*
C. B. P. ; I. R. H.)

Q.

QUASSIE amère.

(QUASSIA *amara*. L. F.)

Racine ligneuse , longue de trois à quatre pieds ,
et d'un à trois pouces de diamètre , dont le bois est
blanc, léger, amer, et l'écorce bien plus amère encore,
mince , glabre , grise , marquée de quelques taches , et
peu adhérente au bois. Il suffit que l'eau entre en
contact avec cette racine , pour contracter aussitôt
de l'amertume.

Queue de Cheval. *V*. PRÊLE.

Queue de Pourceau. *V*. PEUCÉDAN officinal.

Quinquina des Antilles. *V*. EXOSTÈME des Antilles.

Quinquina blanc. *V*. CINCHONE à feuilles ovales.

Quinquina gris. *V*. CINCHONE officinal.

Quinquina jaune.   } *V*. CINCHONE à feuilles en
Quinquina jaune royal. } cœur.

Quinquina orangé. *V*. CINCHONE à feuilles lancéolées.

Quinquina Piton. *V*. EXOSTÈME Piton.

Quinquina rouge. *V*. CINCHONE à feuilles oblongues.

Quintefeuille. *V*. POTENTILLE Quintefeuille.

R.

RACINE DE JEAN LOPEZ.

(LOPEZIANA *radix*.)

L'origine de cette racine n'est pas bien connue.
On ignore si elle appartient à un Mûrier ou à un
Zanthoxile. Elle nous vient en fragmens , longs de
huit à neuf pouces , et d'un à deux pouces de dia-

mètre. Elle a une texture poreuse à la circonférence, et plus serrée vers le centre. Sa pesanteur est moindre que celle de l'eau, sa couleur paillée, sa saveur amère et son odeur nulle. Elle a une écorce lisse et serrée, couverte d'un épiderme lisse, jaune et spongieux.

Racine vierge. *V.* TAMNE commun.

RAIFORT cultivé.

(RAPHANUS *sativus.* L. — A. *Raphanus minor oblon-*
gus. C. B. P.—B. *Raphanus niger.* C. B. P.; I. R. H.)

Raifort sauvage. *V.* SISYMBRION Alénois.

Raisin. *V.* VIGNE à Vin.

Raisin d'Ours. *V.* ARBOUSIER Busserole.

RAQUETTE Nopal.

(CACTUS *Opuntia.* L.)

C'est sur cette espèce, et sur quelques autres du même genre, que vit la *Cochenille (Coccus infec-*
torius).

RATANHIA des Antilles.

(KRAMERIA *Ixina, Ruiz.; Pavon.*)

RATANHIA du Pérou.

(KRAMERIA *triandra. Ruiz.; Pavon.*

Ces deux plantes ont une racine ligneuse, longue, fibreuse, rouge à l'extérieur, d'un jaune rougeâtre en dedans, d'une saveur amère et très-astringente, ino-dore, ou douée seulement d'une saveur comme ter-reuse. Les Péruviens s'en servent pour arrêter les hémorragies : l'usage s'en est introduit depuis peu en Europe.

RAVENSARA aromatique.

(AGATOPHYLLUM *aromaticum. Poir.—Ravensara aro-*
matica. Sonner. — Evodia Ravensara. Gærln.)

Sés fruits et ses fleurs , qui sont très-aromatiques, servent de condiment à Madagascar. Le fruit est presque sphérique , et d'un brun noirâtre : il se compose d'un drue sec, peu épais, d'un noyau ligneux, et d'une amande huileuse , divisée en six lobes. Quelques botanistes rapportent la *Cannelle giroflée* à cet arbre.

RÉGLISSE hérissée.

(GLYCYRRHIZA *echinata.* L.—*Glycyrrhiza capite echinato.* C. B. P.; I. R. H.)
Cette plante peut remplacer la suivante.

RÉGLISSE officinale.

(GLYCYRRHIZA *glabra.* L. — *Glycyrrhiza siliquosa vel Germanica.* C. B. P.; I. R. H. — *Glycyrrhiza seu Liquiritia. Off.*)
Reine des Prés. *V.* SPIRÉE Ormière.

RENONCULE âcre.

(RANUNCULUS *acris.* L. — *Ranunculus pratensis erectus acris.* C. B. P.; I. R. H.)

RENONCULE bulbeuse.

(RANUNCULUS *bulbosus.* L. — *Ranunculus pratensis , radice verticilli modo rotundâ.* C. B. P.; I. R. H.)

RENONCULE petite Douve.

(RANUNCULUS *Flammula.* L. — *Ranunculus longifolius palustris minor.* C. B. P.; I. R. H. —*Flammula Ranunculus. Dod.*)

RENONCULE scélérate.

(RANUNCULUS *sceleratus.* L. —*Ranunculus palustris Apii folio lævis.* C. B. P.; I. R. H.)
Renouée. *V.* POLYGONE Renouée.

Rhapontic des anciens. *V.* RHUBARBE Rhapontic.

RHAPONTIC blanc.

(RHAPONTICUM *Behen.* — *Centaurea Behen.* L. — *Jacea Orientalis patula Carthami facie, flore luteo magno.* I. R. H. — *Behen album. Off.; Murr.*)
La racine de cette plante nous venait autrefois de l'Orient : on ne s'en sert plus aujourd'hui.

RHODIOLE rose.

(RHODIOLA *rosea.* L. *Anacampseros radice Rosam spirante major.* I. R. H. — *Rhodia radix.* C. B. P.; *Off.; Murr.*)

RHUBARBE compacte.

(RHEUM *compactum.*)
Rhubarbe des Moines. *V.* RUMEX Rhubarbe.

RHUBARBE ondulée.

(RHEUM *undulatum.* — *Rhabarbarum folio oblongo, crispo, undulato, flabellis sparsis. Geoff.*)

RHUBARBE palmée.

(RHEUM *palmatum.* L. — *Rhabarbarum vel Rheum verum, seu Tartaricum, seu Turcicum. Off.; Murr.*)
C'est l'une de ces deux espèces, ou la *Rhubarbe compacte*, qui fournit la *Rhubarbe officinale.* Il existe, dans les pharmacies, deux variétés de Rhubarbe, dont l'une, venant de la Moscovie, porte aussi, suivant Murray, le nom de *Rhubarbe de Bucharie*, et dont l'autre, originaire de la Chine, est appelée, par le même écrivain, *Rhubarbe des Indes.* La première consiste en morceaux de forme variée, dépouillés de leur écorce par des taillades profondes, anguleux, creusés de larges trous, jaunes en dehors, jaunes avec des marbrures blanches et rouges, dont la

teinte est très-vive, à l'intérieur.; d'une saveur amère
et astringente, d'une odeur assez forte et non désagréable ; ils croquent sous la dent, et communiquent
à la salive une couleur safranée. La Rhubarbe de la
Chine , qui nous vient par mer , est en morceaux rugueux , d'un jaune sale en dehors , hérissés de particules plus dures et d'un tissu plus serré , moins mar-
brés et comme briquetés à l'intérieur , et percés de
trous , dans lesquels on trouve souvent des débris de
cordes. Elle a une saveur amère , et une odeur plus
forte que la précédente ; elle donne une couleur orangée à la salive , et croque davantage sous la dent.
Il faut rejeter les morceaux qui sont gâtés et noirâtres en-dedans.

On apporte de Perse , par la Méditerranée , une
variété de Rhubarbe qui ressemble à celle de la
Chine.

RHUBARBE Rhapontic.

(RHEUM *Rhaponticum.* L.—*Rhaponticum. Alp. ; Off. ;*
Murr. — Rhabarbarum fortè Dioscoridis et antiquo-
rum. I. R. H.)

Grande racine rameuse, purpurine et marbrée, qui
ressemble à la Rhubarbe officinale , quand elle a été
desséchée avec soin , mais qui est plus légère , plus
amère , visqueuse et moins odorante.

RICIN ordinaire.

(RICINUS *communis.* L. — *Ricinus vulgaris.* C. B. P. ;
I. R. H. — *Ricinus seu Palma-Christi , seu Cataputia*
major. Off. ; Murr.)

On tire de ses semences une huile, qui est douce et
bonne à manger , quand on a eu le soin d'enlever
l'embryon , dans lequel réside la propriété purgative.

RIZ cultivé.

(ORYZA *sativa.* L. — *Oryza. Matth.;* J. B. ; I. R. H.)
La semence dépouillée de son enveloppe.

ROBINIE faux Acacia.

(ROBINIA *Pseudo-Acacia.*)
Rocambole. *V.* AIL Rocambole.

ROMARIN officinal.

(ROSMARINUS *officinalis.* L. — A. *Rosmarinus sponta-*
neus latiore folio. C. B. P., I. R. H. — B. *Rosmarinus*
hortensis, angustiore folio. C. B. P.; I. R. H.)
Ses fleurs portent le nom d'*Anthos*, dans les officines.

Romarin sauvage. *V.* LÉDON des marais.

RONCE des bois.

(RUBUS *fruticosus.* L. — *Rubus vulgaris, sive Rubus*
fructu nigro. C. B. P.; I. R. H.)

RONCE Framboisier.

(RUBUS *Idæus.* L. — *Rubus Idæus spinosus.* C. B. P.;
I. R. H.)
Le fruit nouveau.

Roquette cultivée. *V.* CHOU Roquette.
Roquette sauvage. *V.* SISYMBRION à feuilles étroites.
Rose rouge. *V.* ROSIER de Provins.
Rose Muscate. *V.* ROSIER de Damas.
Rose trémière. *V.* GUIMAUVE rose.

ROSEAU à balais.

(ARUNDO *Phragmites.* L. — *Arundo vulgaris, sive*
Phragmites Dioscoridis. C. B. P.; I. R. H.)
La racine.

ROSEAU à quenouilles.

(ARUNDO *Donax*. L. — *Arundo sativa quæ Donax Dioscoridis et Theophrasti*. C. B. P. ; I. R. H.)

La racine.

ROSIER à cent feuilles.

(ROSA *centifolia*. L. — *Rosa multiplex media*. C. B. P.; I. R. H.)

Les pétales.

ROSIER de Damas.

(ROSA *moschata. Ait.* ; *Willd.* — *Rosa moschata simplici flore*. C. B. P. ; I. R. H.)

ROSIER à fleurs blanches.

(ROSA *alba*. L. — A. *Rosa alba vulgaris major*. C. B. P.; I. R. H. — B. *Rosa flore albo pleno. Eyst.* ; I. R. H.)

ROSIER à fleurs pâles.

(ROSA *pallida. Off.* — *Rosa rubra pallidior*. C. B. P.; I. R. H.)

ROSIER de Provins.

(ROSA *Gallica*. L. — *Rosa rubra multiplex*. C. B. P.; I. R. H. — *Rosa rubra. Off.* ; *Murr.*)

Les pétales.

ROSIER sauvage.

(ROSA *canina*. L. — *Rosa sylvestris vulgaris, flore odorato incarnato*. C. B. P.; I. R. H. — *Cynorrhodon. Off.*)

Son fruit est le *Cynosbatos* des officines. La tumeur qu'une espèce de Cynips fait naître sur ses rameaux, en les piquant de son aiguillon, porte le nom de *Bédéguar* (*Spongia Rosæ*).

ROSSOLIS à feuilles allongées.

(DROSERA *longifolia*. L. — *Ros Solis folio oblongo*.
C. B. P.; I. R. H.)

ROSSOLIS à feuilles rondes.

(DROSERA *rotundifolia*. L. — *Ros Solis, folio rotundo*.
C. B. P.; I. R. H.)
On prend indifféremment l'une ou l'autre de ces
deux plantes.
Rue de Chèvre. *V.* GALÉGA officinal.
Rue des prés. *V.* PIGAMON jaune.

RUE puante.

(RUTA *graveolens*. L. — A. *Ruta sylvestris major*.
C. B. P.; I. R. H. — B. *Ruta hortensis latifolia*.
C. B. P.)

RUMEX des Alpes.

(RUMEX *Alpinus*. L. — *Lapathum folio rotundo Alpinum*. J. B.)

RUMEX auriculé.

(RUMEX *Acetosella*. L. — *Acetosa pratensis lanceolata*. C. B. P.; I. R. H.)

RUMEX en bouclier.

(RUMEX *scutatus*. L. — *Acetosa rotundifolia hortensis*. C. B. P.; I. R. H.)

RUMEX à feuilles aiguës.

(RUMEX *acutus*. L. — *Lapathum folio acuto plano*.
C. B. P.; I. R. H.—*Lapathum acutum sive Oxylapa-
thum*. J. B.)

RUMEX frisé.

(RUMEX *crispus*. L. — *Lapathum folio acuto-crispo*.
C. B. P.; I. R. H.)

RUMEX des marais.

(Rumex *aquaticus.* L. — *Lapathum aquaticum folio
cubitali.* C. B. P. ; I. R. H. — *Lapathum maximum
aquaticum sive Hydrolapathum.* J. B. — *Herba Bri-
tannia , seu Hydrolapathum. Off.*)

RUMEX Oseille.

(Rumex *Acetosa.* L. — *Acetosa pratensis.* C. B. P. ;
I. R. H.)

RUMEX Patience.

(Rumex *Patientia.* L. — *Lapathum hortense , folio
oblongo , secundum Dioscoridis.* C. B. P. ; I. R. H.)

RUMEX Rhubarbe.

(Rumex *Hippolapathum.* J. — *Lapathum hortense
latifolium.* C. B. P. ; I. R. H. — *Hippolapathum sive
Rhabarbarum monachorum. Dod.*)

RUMEX rouge.

(Rumex *sanguineus.* L. — *Lapathum folio acuto ru-
bente.* C. B. P. ; I. R. H.)

S.

Sabine. *V.* Genévrier Sabine.
Safran bâtard. *V.* Carthame des teinturiers.

SAFRAN cultivé.

(Crocus *sativus.* L. ; I. R. H. ; C. B. P.)

Les stigmates des fleurs, qui sont longs, flexibles,
élastiques, d'un jaune rougeâtre, d'une odeur aromatique très-forte, et qui teignent la salive en rouge
foncé.

SAGAPENUM.

(Sagapenum.)

Gomme résine qui exsude d'une espèce de Férule ou de Laser, ou d'une autre plante de la famille des Ombellifères. On nous l'apporte de l'Asie et d'Alexandrie en larmes brunes, tenaces, parsemées de points bruns, qui exhalent une faible odeur d'Asa fœtida, et qui contiennent très-peu d'huile essentielle.

Sagou. *V.* SAGOUTIER de Rumph.

SAGOUTIER de Rumph.

(SAGUS *Rumphii. Willd.* — *Sagus sive Palma farinaria Sagu. Rumph.*)

La moelle contenue dans la tige de cet arbre est amilacée. On la partage en grains arrondis, solides, élastiques et rougeâtres, qui forment le *Sagou* (*Sagu*).

Salep. *V.* ORCHIS mâle.

SALICAIRE commune.

(LYTHRUM *Salicaria.* L. — *Salicaria vulgaris purpurea foliis oblongis.* I. R. H. — *Lysimachia purpurea.* J. B.; *Off.; Murr.*)

Salsepareille. *V.* SMILAX Salsepareille.

Salsepareille d'Allemagne. *V.* LAICHE des sables.

SANG-DRAGON.

(SANGUIS-DRACONIS.)

Résine rouge qui coule de différens arbres, principalement des *Dracène*, *Calamus* et *Plérocarpe Sang-Dragon*, et qu'on débite dans le commerce sous plusieurs formes différentes. Le plus souvent elle est en pains ovales, entourés de feuilles de roseau, opaques, cassans, insipides et inodores : elle s'enflamme à l'approche d'une bougie allumée, et se dissout toute entière dans l'alcool. La meilleure est celle d'un rouge foncé, qui prend la couleur du Kermès quand on la pulvérise.

SANGUISORBE officinale.

(SANGUISORBA *officinalis*. L. — *Pimpinella Sangui-sorba major*. C. B. P.; I. R. H. — *Pimpinella Italica. Off. ; Murr.*)

On peut la substituer à la Pimprenelle ordinaire.

SANICLE d'Europe.

(SANICULA *Europæa*. L. — *Sanicula officinarum*. C. B. P.; I. R. H.—*Sanicula mas Fuchsii sive Dia-pensia. J. B.*)

SANTAL blanc.

(SANTALUM *album*. L.—A. *Santalum album*. C. B. P. — B. *Santalum pallidum*. C. B. P.)

Le bois de Santal blanc est pesant, dur, difficile à fendre, blanchâtre et presque inodore. Celui de Santal citrin est pesant, jaunâtre, plus facile à fendre, amer, et d'une odeur aromatique, assez agréable : il contient une huile essentielle.

Santal rouge. *V.* PTÉROCARPE Santal.

SANTOLINE commune.

(SANTOLINA *Chamæcyparissias*. L. — *Santolina foliis teretibus*. I. R. H. — *Abrotanum femina foliis tere-tibus*. I. R. H.)

SAPIN Baumier.

(ABIES *Balsamea*. — *Abies Taxi folio, odore Bal-sami Gileadensis. Rai.* — *Pinus Balsamea*. L.)

Cet arbre donne une espèce de Térébenthine, ap-pelée *Baume du Canada* (*Balsamum Canadense*), qui a l'odeur du Baume de Giléad, et qui le remplace chez les Anglais.

SAPIN du Canada.

(ABIES *Canadensis*. — *Abies minor, pectinatis foliis,*

Virginiana, conis parvis subrotundis. Pluk. — *Pinus Canadensis. Ait.*)

Il découle de cette espèce un autre Baume du Canada, plus commun que le précédent. Les Anglais font entrer ses bourgeons dans la bière antiscorbutique, à la place du Houblon.

SAPIN Mélèze.

(ABIES *Larix.* — *Larix folio deciduo conifera.* J. B.; I. R. H. — *Pinus Larix.* L.)

Ce végétal fournit la Manne de Briançon, et le suc résineux connu sous le nom de *Térébenthine de Venise* (*Terebenthina Veneta seu Laricis*).

SAPIN ordinaire.

(ABIES *Taxifolia.* — *Abies Taxi folio, fructu sursùm spectante.* I. R. H. — *Pinus Picea.* L.)

Cet arbre produit la *Térébenthine de Strasbourg* (*Terebentina Argentoratensis*).

SAPIN Pesse.

(ABIES *Picea.* — *Abies tenuiore folio deorsùm inflexo.* I. R. H.)

C'est de ce végétal que coule la *Poix blanche* (*Pix alba*).

Sapinette du Canada. *V.* SAPIN du Canada.

SAPONAIRE officinale.

(SAPONARIA *officinalis.* L. — *Lychnis sylvestris, quæ Saponaria vulgò.* I. R. H.)

La racine. L'herbe.

SARCOCOLLIER résinifère.

(PENÆA *Sarcocolla.* L.)

Cette plante produit la *Sarcocolle* (*Sarcocolla*). suc gommo-résineux, en globules oblongs, de forme

variée , jaunâtres , demi-transparens , et solubles dans
la salive , qui exhalent quelquefois une odeur anisée :
leur saveur est à-la-fois amère et nauséabonde.

SARRIETTE à fleurs en tête.

(SATUREIA *capitata.* L. — *Thymus capitatus, qui
Dioscoridis.* C. B. P. ; I. R. H. — *Thymum Creticum sive antiquorum.* J. B.)

SARRIETTE de Crète.

(SATUREIA *Thymbra.* L. — *Satureia Cretica.* C. B. P.
— *Thymbra legitima. Clus.* ; I. R. H.)

SARRIETTE des jardins.

(SATUREIA *hortensis.* C. B. P. ; L. — *Satureia sativa.*
J. B. ; I. R. H.)

L'herbe.

Sassafras. *V.* LAURIER Sassafras.

Sauge des bois. *V.* GERMANDRÉE des bois.

SAUGE officinale.

(SALVIA *officinalis.* L. — *Salvia major, an Sphacelus
Theophrasti ?* C. B. P. ; I. R. H. — B. *Salvia minor
aurita et non aurita.* C. B. P. ; I. R. H. — C. *Salvia
folio tenuiore.* C. B. P. ; I. R. H.)

Les feuilles.

SAUGE des prés.

(SALVIA *pratensis.* — *Salvia pratensis foliis serratis.*
I. R. H.)

On peut la substituer à la suivante.

SAUGE Sclarée.

(SALVIA *Sclarea.* L. — *Sclarea. Tab.* ; I. R. H. —
Orvala, Dod. — *Horminum , Sclarea dictum.* C. B. P.)

SAULE blanc.

(SALIX *alba*. L. — *Salix vulgaris alba arborescens.*
C. B. P.; I. R. H.)

SAULE Marceau.

(SALIX *Caprea*. L. — *Salix folio ex rotunditate acu-
minato*. C. B. P.; I. R. H.)

Sauve-vie. *V*. ASPLENION des murailles.
Saxifrage des Anglais. *V*. PEUCÉDAN des prés.

SAXIFRAGE grenue.

(SAXIFRAGA *granulata*. L. — *Saxifraga rotundifolia
alba*. C. B. P.; I. R. H.)

Saxifrage rouge. *V*. SPIRÉE Filipendule.

SCABIEUSE des champs.

(SCABIOSA *arvensis*. L. — *Scabiosa pratensis hirsuta,
quæ officinarum*. C. B. P. ; I. R. H.)

SCABIEUSE tronquée.

(SCABIOSA *succisa*. L. — A. *Scabiosa folio integro hir-
suto*. I. R. H. — *Succisa sive Morsus Diaboli*. J. B.
— B. *Scabiosa folio integro glabro*. I. R. H. — *Succisa glabra*. C. B. P.)

Scammonée d'Alep. *V*. LISERON Scammonée.
Scammonée de Montpellier. *V*. CYNANQUE de Mont-
pellier.
Scammonée de Syrie. *V*. LISERON Scammonée.
Scarole. *V*. LAITUE Scarole.
Sceau de Notre-Dame. *V*. TAMNE commun.

SCEAU DE SALOMON à une fleur,

(POLYGONATUM *uniflorum. Desf.* — *Convallaria Polygonatum*. L. — *Polygonatum latifolium vulgare.*

C. B. P. ; I. R. H. — *Polygonatum vulgò Sigillum Salomonis.* J. B.)

La racine.

Schénanthe. *V.* ANDROPOGON Schénanthe.

SCILLE maritime.

SCILLA *maritima.* L. — *Scilla vulgaris radice rubrâ.* C. B. P.—*Ornithogalum maritimum, seu Scilla radice rubrâ.* I. R. H. — B. *Scilla radice albâ.* C. B. P. — *Ornithogalum maritimum, seu Scilla radice albâ.* I. R. H.)

Le bulbe.

Sclarée. *V.* SAUGE Sclarée.

SCOLOPENDRE des boutiques.

(SCOLOPENDRIUM *officinarum.* Sw.; *Willd.* — *Asplenium Scolopendrium.* L. — *Lingua Cervina officinarum.* C. B. P.; I. R. H.)

Scordium. *V.* GERMANDRÉE aquatique.

Scorodone. *V.* GERMANDRÉE des bois.

SCORZONÈRE d'Espagne.

(SCORZONERA *Hispanica.* L. — *Scorzonera latifolia sinuata.* C. B. P.; I. R. H.)

SCORZONÈRE petite.

(SCORZONERA *humilis.* L. — *Scorzonera latifolia humilis nervosa.* C. B. P.; I. R. H.)

SCORZONÈRE pourpre.

(SCORZONERA *purpurea.* L. — *Scorzonera angustifolia subcærulea.* C. B. P.; I. R. H.)

On emploie indistinctement ces trois espèces.

SCROPHULAIRE aquatique.

(SCROPHULARIA *aquatica.* L. — *Scrophularia aquatica*

major. C. B. P. ; I. R. H. — *Betonica aquatica. Dod.;
Off.; Murr.*)

SCROPHULAIRE noueuse.

(SCROPHULARIA *nodosa.* L. — *Scrophularia nodosa
fetida.* C. B. P. ; I. R. H.)

Sébadille. *V.* VARAIRE Sévadille.

SÉBESTIER domestique.

(CORDIA *Myxa.* L.—*Sebestena domestica.* C. B. P.)
Le fruit.

SÉDON blanc.

(SEDUM *album.* L. — *Sedum minus teretifolium album.*
C. B. P. ; I. R. H.)

SÉDON brûlant.

(SEDUM *acre.* L. — *Sedum parvum acre, flore luteo.*
I. R. H. ; J. B. — *Vermicularia sive Illecebra. Ger.*)

SÉDON Orpin.

(SEDUM *Telephium.* L. — *Anacampseros, vulgò Faba
crassa.* J. B. ; I. R. H. — *Telephium vulgare.* C. B. P.
— *Faba crassa, seu Fabaria. Off.; Murr.*)

SEIGLE cultivé. -

(SECALE *cereale.* L. — *Secale hybernum vel majus.*
C. B. P. ; I. R. H.)

Sel d'Oseille. *V.* OXALIDE des bois.

Semen contrà.
Sémentine. } *V.* ARMOISE Barbotine.

Séné à larges feuilles. *V.* CASSE Séné.

Séné de la Palthe. *V.* CASSE à feuilles aiguës.

SENEÇON de Saint-Jacques.

(SENECIO *Jacobæa.* L. — *Jacobæa vulgaris laciniata.*

C. B. P.; I. R. H. — *Senecio major, sive flos Sancti
Jacobi. Matth.*)

SENEÇON ordinaire.

(Senecio *vulgaris.* L. — *Senecio minor vulgaris.*
C. B. P.; I. R. H.)

Sénéga. }
Sénéka. } *V.* Polygala de Virginie.

Serpentaire des officines. *V.* Gouet Serpentaire.
Serpentaire de Virginie. *V.* Aristoloche Serpentaire.
Serpolet. *V.* Thym Serpolet.

SÉSAME d'Orient.

(Sesamum *Orientale.* L. — *Digitalis Orientalis, Sesamum dicta.* I. R. H. — *Sesamum.* J. B.; *Dod.*)

SESELI de Marseille.

(Seseli *tortuosum.* L. — *Seseli Massiliense Feniculi
folio.* C. B. P. — *Feniculum tortuosum.* I. R. H.; J. B.)
Sévadille. *V.* Varaire Sévadille.

SILYBE de Marie.

(Silybum *Marianum.* Gærtn. — *Carduus Marianus.* L.
— *Carduus albis maculis notatus vulgaris.* C. B. P.;
I. R. H. — *Carduus Mariæ, sive lacteis maculis no-
tatus.* J. B.)

SIMAROUBA amer.

(Simaruba *amara. Aubl.* — *Quassia Simaruba.* L. F.)

On emploie beaucoup l'écorce de la racine, qui
est longue, fibreuse, mince, lisse, cendrée, et fort
amère. On se sert aussi du bois, dont les râpures
sont plus amères que l'écorce, mais qui se rencontre
rarement dans le commerce,

SISON Ammi.

(Sison *Ammi.* L. — *Ammi parvum foliis Feniculi.*
C. B. P. — *Feniculum annuum Origani odore.*
I. R. H.)

SISON faux Amome.

Sison *Amomum.* L.—*Sisum aromaticum, Sison officinarum.* I. R. H.—*Sison quod Amomum officinis nos-
tris.* C. B. P.)
Les semences.

SISYMBRION Alénois.

(Sisymbrium *Nasturtium.* L.—*Sisymbrium aquaticum.
Matth.* ; I. R. H. — *Nasturtium aquaticum supinum.*
C. B. P.)
L'herbe fraîche.

SISYMBRION à feuilles étroites.

(Sisymbrium *tenuifolium.* L. — *Eruca tenuifolia perennis ,flore luteo.* J. B.; I. R. H. — *Eruca sylvestris vulgatior. Park.*)
On emploie indistinctement cette plante ou le
Chou Roquette.

SISYMBRION Talictron.

(Sisymbrium *Sophia.* L. — *Sisymbrium annuum Ab-
sinthii minoris folio.* I. R. H. — *Sophia chirurgo-
rum. Lob.*)

SMILAX Salsepareille.

(Smilax *Sarsaparilla.* — *Smilax aspera Peruviana ,
seu Salsaparilla.* C. B. P.)

Racine , originaire d'Amérique, dont la partie supérieure , dure , ligneuse, épaisse , et du diamètre
d'un à deux pouces, donne naissance à plusieurs ra-

dicules plus minces, cylindriques, de la grosseur d'une plume à écrire, et longues de trois à quatre pieds, ou même davantage. L'écorce, d'un brun grisâtre à l'extérieur, et d'un blanc rosé en-dedans, revêt un axe ligneux blanc, qu'il est facile de fendre en long. Cette racine a une saveur fade et mucilagineuse, une odeur particulière et comme terreuse.

SMILAX Squine.

(SMILAX *China*. L. — *China radix*. C. B. P.; *Off.*)

Cette racine, dont le diamètre égale à peine deux ou trois pouces, vient de la Chine, de l'Inde et de l'Amérique. Elle est géniculée, d'un brun rougeâtre en-dehors, d'une teinte plus pâle en-dedans, d'une saveur astringente et presque farineuse.

Soldanelle. *V.* LISERON Soldanelle.

SOLEIL tubéreux.

(HELIANTHUS *tuberosus*. L. — *Corona Solis parvo flore tuberosâ radice*. I. R. H.)

SON.

(FURFUR.)

On appelle ainsi les fragmens de l'enveloppe des semences du froment, qu'on sépare de la farine au moyen d'un tamis.

SORBIER domestique.

(SORBUS *domestica*. L. — *Sorbus sativa*. C. B. P.; I. R. H.)

SOUCHET long.

(CYPERUS *longus*. L. — *Cyperus odoratus radice longâ, sive Cyperus officinarum*. C. B. P.; I. R. H.)

SOUCHET rond.

(CYPERUS *rotundus*. L. — *Cyperus rotundus Orientalis major*. C. B. P.)

On se sert de la racine de ces deux plantes.

SOUCI des jardins.

(CALENDULA *officinalis*. L.—*Caltha vulgaris*. C. B. P.; I. R. H.)

SOUCI des vignes.

(CALENDULA *arvensis*. L. — *Caltha arvensis*. C. B. P.; I. R. H.)

SOUDE d'Alicante.

(SALSOLA *sativa*. L. — *Kali Hispanicum supinum annuum Sedi foliis brevibus*. Juss.)

SOUDE commune.

(SALSOLA *Soda*. L. — *Kali majus cochleato semine.* I. R. H.)

SOUDE épineuse.

(SALSOLA *Tragus*. L. — *Kali spinosum foliis longioribus et angustioribus*. I. R. H. — *Kali spinosum cochleatum*. I. R. H.

SOUDE Kali.

(SALSOLA *Kali*. L. — *Kali spinoso affinis*. C. B. P.)

Ces quatre espèces, et quelques autres du même genre, donnent, lorsqu'on les brûle, la *Soude* du commerce, d'où l'on retire le Carbonate de Soude, et qu'on obtient aussi par la combustion de diverses autres plantes marines, comme *Anabaside*, *Salicorne*, etc.

Soufre végétal. *V*. LYCOPODE à massue.

Spicanard faux. *V*. AIL à feuilles de Plantain.

Spicanard de l'Inde. *V*. ANDROPOGON Nard.

SPIGÉLIE anthelmintique.

(SPIGELIA *Anthelmia*. L.— *Anthelmintica quadrifolia, spicis terminalibus et è centro frondis. Brown.*)

SPIGÉLIE du Maryland.

(SPIGELIA *Marylandica*. L.)

On se sert de la racine et de l'herbe de ces deux plantes.

SPILANTHE Alcmelle.

(SPILANTHUS *Alcmella*. L.—*Chrysanthemum Bidens, seu Bidens Zeylanica, flore luteo, Lamii folio, Alcmella dicta Breyn. —Alcmella Mauritiana. Persoon.*)

SPILANTHE cultivé.

(SPILANTHUS *oleracea*. L.)

L'herbe. Les fleurs ont une saveur brûlante.

SPIRÉE Filipendule.

(SPIRÆA *Filipendula*. L. — *Filipendula vulgaris, an Molon Plinii ?* C. B. P. ; I. R. H.—*Saxifraga rubra. Ger. ; Off. ; Murr.*)

SPIRÉE Ormière.

(SPIRÆA *Ulmaria*. L. — *Ulmaria. Clus.* I. R. H. — *Regina Prati. Dod.*)

Squine. *V.* SMILAX Squine.

Staphysaigre. *V.* DELPHINETTE Staphysaigre.

STATICE aquatique.

(STATICE *Limonium*. L. — *Limonium maritimum majus.* C. B. P. ; I. R. H. — *Limonium majus multis, aliis Behen rubrum. J. B.*)

Stœchas. *V.* LAVANDE Stœchas.

Stœchas citrin. *V.* IMMORTELLE Stœchas.

Storax. *V.* STYRAX officinal.

Stramoine. *V.* DATURE à fruit épineux.

STRYCHNOS Bois de Couleuvre.

(Strychnos *Colubrina.* L.—*Clematis indica spinosa, foliis luteis.* C. B. P. — *Lignum Colubrinum. Lob. ; Off. ; Murr.*)

STRYCHNOS Fève de Saint-Ignace.

(Strychnos *Ignatii. Lam.* — *Ignatia amara.* L.)

Semences anguleuses, dures comme de la corne en-dedans, grises en-dehors, et très-amères.

STRYCHNOS Noix vomique.

(Strychnos *Nux Vomica.* L.—*Nux vomica officinarum.* C. B. P.)

Semences orbiculaires, déprimées comme des lentilles, cornées en-dedans, et couvertes d'une enveloppe grise, comme soyeuse ; leur saveur est âcre et amère.

STYRAX Benjoin.

(Styrax *Benzoin. Dryand.*)

C'est de cette plante, originaire de Sumatra, et non du *Laurier faux Benjoin*, suivant Marsden et Dryander, que coule le *Benjoin* (*Benzoë*, *Benzoïnum Balsamum*, *Asa dulcis*), Baume qui nous arrive en masses d'un gris rougeâtre, parsemées de larmes blanches et coupées en travers comme des amandes, d'où lui est venu le nom de *Benjoin amygdalin* : son odeur est très-agréable, et sa saveur, d'abord douce, finit par devenir âcre.

Styrax liquide. *V.* Liquidambar de la Louisiane.

STYRAX officinal.

(Styrax *officinale.* L.)

Des incisions pratiquées à cette plante, principalement dans l'Orient, donnent issue au Baume *Storax*, dont il y a trois qualités différentes : 1°. le Storax en grains, le plus rare et le plus pur de tous, sous la forme de grains transparens, blancs, qui se ramollissent entre les doigts, et répandent une odeur agréable; 2°. le Storax renfermé dans des vessies, et qui se vend aussi fort cher; il est moins sec, marbré à l'intérieur, et facile à mettre en fusion : son odeur se rapproche de celle du Benjoin, et il forme des masses d'un volume très-variable; 3°. le Storax commun, brunâtre, qui se brise par la pression du doigt, et qui répand une odeur analogue à celle du Baume du Pérou; il a une saveur amère, et renferme souvent des impuretés : on l'appelle à tort *Storax Calamite*, parce qu'il ressemble en effet un peu au Storax Calamite des anciens, à peine connu aujourd'hui.

Le Styrax liquide, fourni par le *Liquidambar de la Louisiane*, diffère de tous ces Baumes.

SUCRE.

(SACCHARUM.)

Matière qu'on retire du suc obtenu de différentes plantes, par expression. Elle abonde dans la Canne à Sucre. L'Érable à sucre, la Betterave, le Mays, la Châtaigne, etc., en contiennent moins, et il y en a très-peu dans les autres végétaux. On l'obtient d'abord sous la forme de sirop, puis sous celle de cristaux, d'une saveur agréable, solubles dans l'eau, susceptibles de passer à la fermentation alcoolique, et transformables en acides malique et oxalique par l'action de l'acide nitrique.

Les premiers cristaux de sucre qui se forment dans le suc de Canne, soumis à l'évaporation, sont appelés *Moscouade*, *Cassonade brute*, *Cassonade rouge* : purifiés au moyen de l'eau filtrant à travers de l'argile, ils donnent le *Sucre brut*, le *Sucre terré*, la *Casso-*

nâde ; dissous dans l'eau , et façonnés en masses coniques , blanches , dures et sonores , ils deviennent le *Sucre en pains ;* enfin , dissous encore une fois dans l'eau , et convertis en masses dures et transparentes , couvertes de gros cristaux agglomérés et bien distincts, ils portent le nom de *Sucre candi.*

SUIE.

(Fuligo.)

Espèce de bitume qui adhère aux parois des cheminées, et qui provient de la condensation de la fumée des bois qu'on y brûle. Elle est formée d'huile empyreumatique , de charbon , d'acétate acide d'ammoniaque, et d'un peu de muriate d'ammoniaque. Sa saveur est extrêmement amère. Délayée dans de l'eau, elle donne une couleur brune , roussâtre , que les peintres appellent *Bistre.*

SUMAC ailé.

(Rhus *Copallinus.* L.)

De cette plante coule, non pas la vraie résine *Copal*, qui vient d'Asie , où elle est produite par la *Vatérie des Indes* , mais la fausse résine *Copal* , originaire d'Amérique, qui ressemble un peu à la précédente, et que les Mexicains appellent *Copalli.*

SUMAC des Corroyeurs.

(Rhus *Coriaria.* L. — *Rhus folio Ulmi.* C. B. P. ; I. R. H.)

SUMAC traçant.

(Rhus *radicans.* L. — *Toxicodendrum triphyllum glabrum.* I. R. H. — B. *Rhus Toxicodendron.* L.)

SUREAU Yèble.

(SAMBUCUS *Ebulus*. L.—*Sambucus humilis , sive Ebulus*. C. B. P.; I. R. H. — *Chamæacte. Diosc.*)

SUREAU noir.

(SAMBUCUS *nigra*. L. — *Sambucus fructu in umbellâ nigro*. C. B. P.; I. R. H.)

L'écorce intérieure. Les baies , qu'on appelle *Grana Actes* dans les officines.

Sylvie. *V*. ANÉMONE des bois.

T.

Tabac. *V*. NICOTIANE.

Tabouret. *V*. THLASPI Bourse à Berger.

Tacamahaca faux. *V*. FAGARE à huit étamines, et PEUPLIER Baumier.

Tacamahaca vrai. *V*. CALOPHYLLE Tacamahaca.

Talictron. *V*. SISYMBRION Talictron.

TAMARIN de l'Inde.

(TAMARINDUS *Indica*. L.—*Tamarindus. Rai.; I. R. H. — Siliqua Arabica quæ Tamarindus*. C. B. P.)

La pulpe, d'un brun noirâtre, aigrelette , astringente , et entremêlée de filamens ou de fibres, qui enveloppe les semences.

TAMARIS de France.

(TAMARIX *Gallica*. L. — *Tamariscus Narbonensis. Lob.;* I. R. H.)

L'écorce.

TAMNE commun.

(TAMNUS *communis*. L. — *Tamnus racemosa , flore minore luteo pallescente*. 1. R. H. — *Tamnus baccifera , flore majore albo*. I. R. H.)

Tan. *V*. CHÊNE Rouvre.

TANAISIE ordinaire.

(TANACETUM *vulgare*. L.—*Tanacetum vulgare luteum.*)

L'herbe. Les feuilles.

Tartre. *V*. VIGNE à Vin.

Térébinthe. *V*. PISTACHIER Térébinthe.

TÉRÉBENTHINE.

(TEREBENTHINA.)

Résine liquide, chargée d'huile volatile, dont on connaît quatre espèces dans le commerce : 1°. la *Térébenthine ordinaire*, la plus usitée de toutes, qui vient de la Bourgogne, et qui coule du *Pin de Genève:* elle est opaque, et plus ou moins épaisse ; 2°. la *Térébenthine de Strasbourg*, plus transparente, plus fluide, plus abondante en huile essentielle, et d'une qualité supérieure à la précédente; elle est fournie par le *Sapin ordinaire* ; 3°. la *Térébenthine de Venise*, également transparente, et plus fluide, mais d'une odeur fétide : on la doit au Mélèze ; 4°. enfin la *Térébenthine de Chio*, provenant du *Pistachier Térébinthe*, qui est plus rare et plus estimée, épaisse, visqueuse, transparente et citrine; elle a l'odeur du fenouil : son amertume et son acrimonie sont moindres que celles de la Térébenthine de Venise.

On peut encore ranger parmi les Térébenthines, le Baume de Judée ou de la Mecque, et celui du Canada.

Terre de Japon. *V*. ACACIE au Cachou.

THÉ Bouy.

(THEA *Bohea.*)

Ses feuilles, dont on fait un grand usage, sont petites, diversement roulées, d'un vert foncé, et quelquefois blanchâtres ; elles ont une odeur suave, et une saveur amère et astringente.

Thé d'Europe. *V.* VÉRONIQUE officinale.

THÉ Heyswen.

(THEA *viridis*. L.)

Thé du Mexique. *V.* ANSÉRINE odorante.

Thé perlé. |
Thé verd. | *V.* THÉ Heyswen.

THLASPI Bourse à Berger.

(THLASPI *Bursa Pastoris*. L. — *Bursa Pastoris major folio sinuato*. C. B. P. ; I. R. H.)

THLASPI à grandes siliques.

(THLASPI *arvense*. L. — *Thlaspi arvense siliquis latis*. C. B. P. ; I. R. H.)

THLASPI pubescent.

(THLASPI *campestre*. L.—*Thlaspi vulgatius*. C. B. P.; I. R. H.)

Ces deux dernières espèces se prennent indifféremment l'une pour l'autre.

Thym de Crète. *V.* SARRIETTE à fleurs en tête.

THYM ordinaire.

(THYMUS *vulgaris*. C. B. P. ; I. R. H.)
L'herbe. Les fleurs.

THYM Serpolet.

(THYMUS *Serpillum*. L. — A. *Serpillum vulgare majus*. C. B. P. ; I. R. H. — B. *Serpillum vulgare minus*. C. B. P. ; I. R. H.)

TILLEUL d'Europe.

(TILIA *Europæa*. L. — A. *Tilia fœmina folio majore*.

C. B. P.; I. R. H. — B. *Tilia fœminâ folio minore.*
C. B. P.; I. R. H.)

TOLUIFÈRE Baumier.

(Toluifera *Balsamum.* L. — *Balsamum Tolutanum
foliis Ceratiæ similibus.* C. B. P.)

On assure que c'est cet arbre qui donne le *Baume
de Tolu* (*Balsamum Tolutanum*), qu'on apporte d'A-
mérique dans des calebasses ou dans des petits pots
de grès, et qui est mou ou liquide comme de la poix,
d'un brun clair, devenant rougeâtre avec le temps,
d'une odeur très-agréable, et d'une saveur amère,
qui n'a rien de déplaisant. Ce Baume renferme beaucoup d'acide benzoïque, qu'on peut obtenir en le lavant dans l'eau.

TORMENTILLE droite.

(Tormentilla *erecta.* L. — *Tormentilla sylvestris.*
C. B. P.; I. R. H.)

La racine.

Tomate. *V.* Morelle Tomate.

Topinambour. *V.* Soleil tubéreux.

Tournesol. *V.* Croton des Teinturiers.

Toute-saine. *V.* Millepertuis Androsème.

Traînasse. *V.* Polygone Rénouée.

TRÈFLE des prés.

(Trifolium *pratense.* L. — *Trifolium pratense purpureum.* C. B. P. — *Trifolium pratense, flore mono-
petalo.* I. R. H.)

Trèfle d'eau. *V.* Ményanthe à feuilles ternées.

Trémois. *V.* Froment d'été.

TRIGONELLE Fenu-Grec.

(Trigonella *Fenum-Grœcum.* L. — *Fenum-Grœcum
sativum.* C. B. P.; I. R. H.)

Trique. *V.* Sédon blanc.

Tue-Chien. *V.* Colchique d'automne.

Turbith blanc. *V.* Globulaire purgative.

Turbith végétal. *V.* Liseron Turbith.

Turneps. *V.* Chou Rave.

Turquette. *V.* Herniole glabre.

TUSSILAGE Pas d'Ane.

(Tussilago *Farfara.* L.—*Tussilago vulgaris.* C. B. P.;
I. R. H. — *Bechium sive Farfara. Dod.*)

TUSSILAGE Pétasite.

(Tussilago *Petāsites.* L. — *Petāsites major et vulga-*
ris. C. B. P. ; I. R. H.)
Cette espèce forme maintenant un genre à part.

U.

Ulmaire. *V.* Spirée Ormière.

V.

VALENTIE Croisette.

(Valantia *cruciata.* L. — *Cruciata hirsuta.* C. B. P.;
I. R. H.)

VALÉRIANE Celtique.

(Valeriana *Celtica.* L. — *Nardus Celtica Dioscori-*
dis. C. B. P. — *Spica Celtica. Off. ; Murr.*)

VALÉRIANE grande.

(Valeriana *Phua.* L. — *Valeriana hortensis, Phu,*
folio Olusatri Dioscoridis. C. B. P. ; I. R. H.)
La racine.

VALÉRIANE sauvage.

(Valeriana *officinalis.* L. — *Valeriana sylvestris*
(*et palustris*) *major.* C. B. P. ; I. R. H.)

VANILLE aromatique.

(VANILLA *aromatica. Sw. Willd. — Epidendron Vanilla. L. — Vanilla flore viridi et albo , fructu nigricante. Plum.*)

Capsules , appelées vulgairement siliques , com-
primées, de la grosseur d'une forte plume à écrire, d'un
noir brunâtre , d'une saveur aromatique , d'une odeur
fort agréable , et contenant une pulpe remplie de
semences très-petites. On les récolte sur plusieurs
espèces de Vanille. Très-souvent leur surface est par-
semée d'aiguilles brillantes d'Acide Benzoïque.

VARAIRE blanc.

(VERATRUM *album. L. — Veratrum flore subviridi.*
I. R. H.—*Helleborus albus , flore subviridi.* C. B. P.)
La racine.

VARAIRE Sévadille.

(VERATRUM *Sabadilla. Retz.*)

Capsule lisse, sèche, mince, trivalve et triloculaire ; chaque loge renferme une graine amère, âcre
et brûlante.

VARAIRE noir.

(VERATRUM *nigrum. L. — Veratrum flore atro-rubente.*
I. R. H. — *Helleborus albus , flore atro-rubente.*
C. B. P.)

VAREC Coralline.

(FUCUS *Helminthochorton. Tourr. — Conferva Helmin-
thochortos , Corallina Corsica. Off.*)

Cette plante est ordinairement mêlée de Conferves,
de Corallines, etc.

VAREC vésiculeux.

(FUCUS *vesiculosus. — Fucus maritimus , seu Quercus*

maritima vesiculas habens. C. B. P. ; I. R. H. —
Quercus marina. Lob.)

On retire une espèce de Soude de ses cendres.

VATÉRIE des Indes.

(VATERIA *Indica.* L.—*Elæocarpus Copalliferus. Retz.;
Willd.)

Retz assure que c'est de cette plante, et non du
Sumac ailé, que découle la résine asiatique, vulgairement appelée *Gomme Copal* (*Gummi Copal*), qui
est sèche, très-dure, légère, transparente, plus ou
moins jaune, inodore, soluble dans l'Éther et les
Huiles volatiles, et insoluble dans l'Huile de Lin.
Cette résine sert principalement à la confection des
vernis.

VÉLAR Alliaire.

(ERYSIMUM *Alliaria.* L. — *Hesperis Allium redolens.*
Mor. ; I. R. H. — *Alliaria.* J. B. ; *Off.* ; *Murr.*)

VÉLAR officinal.

(ERYSIMUM *officinale.* L.—*Erysimum vulgare.* C. B. P.;
I. R. H.)

VÉLAR de Sainte-Barbe.

(ERYSIMUM *Barbarea.* L. — *Sisymbrium Erucæ folio*
glabro, flore luteo. I. R. H. — *Barbarea.* C. B. P.;
Off. ; *Murr.*)

Velvotte. *V.* LINAIRE Velvotte.

VERGE d'or des jardins.

(SOLIDAGO *Virga aurea.* L. — *Virga aurea vulgaris*
latifolia. C. B. P ; I. R. H.)

Verjus. *V.* VIGNE à Vin.

Vermiculaire brûlante. *V.* SÉDON brûlant.

VÉRONIQUE Beccabunga.

(Veronica *Beccabunga*. L. — *Veronica aquatica major, folio subrotundo.* I. R. H. — *Berula seu Anagallis aquatica.* Tab.; *Off.*)

VÉRONIQUE Germandrée.

(Veronica *Teucrium*. L. — *Veronica supina, facie Teucrii pratensis.* Lob.; I. R. H.)

Cette espèce et la Véronique petit-Chêne peuvent remplacer la *Véronique officinale.*

VÉRONIQUE Mouron.

(Veronica *Anagallis*. L. — *Veronica aquatica major, folio oblongo.* Mor.; I. R. H. — *Berula minor.* Tab. — *Anagallis aquatica major, folio oblongo.* C. B. P.)

VÉRONIQUE officinale.

(Veronica *officinalis*. L. — *Veronica mas supina et vulgatissima.* C. B. P.; I. R. H.)

L'herbe.

VÉRONIQUE petit-Chêne.

(Veronica *Chamœdrys*. L. — *Veronica minor, foliis imis rotundioribus.* Mor.; I. R. H. — *Chamœdrys spuria latifolia.* J. B.)

VERVEINE odorante.

(Verbena *triphylla*. L'Her.—*Nunc Aloysia Citriodora.* Ortega.)

Les feuilles exhalent l'odeur du Citron.

VERVEINE officinale.

(Verbena *officinalis*. L. — *Verbena communis, flore cœruleo.* C. B. P.; I. R. H.)

VESCE cultivée.

(VICIA *sativa*. L.—*Vicia sativa vulgaris, semine nigro.*
C. B. P; I.R. H.—*Vicia sativa alba.* C. B. P.; I. R. H.)
Vesse-Loup. *V.* LYCOPERDON Vesse-de-Loup.
Vigne blanche. *V.* BRYONE dioïque.

VIGNE à Vin.

(VITIS *Vinifera.* C. B. P.; L. — B. *Vitis apyrena*
(c'est-à-dire, à baies sans pépins) *seu Corinthiaca.*
J. B.; I. R. H.)

Des fruits de cette plante et de quelques autres espèces du même genre (*Raisin*), on obtient un suc,
appelé *Moût* (*Mustum*), qui se convertit en *Vin*
(*Vinum*) par une première fermentation. Le Vin soumis à la distillation, donne l'Alcool. On fait sécher
le raisins mûrs au soleil (*Passœ, Passulœ*) ; ceux
de Corinthe ou de Damas particulièrement se préparent ainsi. Ces mêmes raisins, exprimés avant leur
maturité, fournissent un suc acerbe, qui est le *Verjus*
(*Omphacium*).

Le Vin contient en dissolution du *Tartre* (*Tarta-*
rum), ou Tartrate acidule de Potasse, qui se dépose,
avec le temps, au fond des tonneaux, mêlé avec un
peu de Tartrate de chaux, et une matière à laquelle
chaque espèce de Vin doit la couleur qui lui est particulière. Il y a trois sortes de Tartre : 1º. le *Tartre*
rouge (*Tartarum rubrum*), fourni par les Vins rouges:
il est en croûtes dures, rougeâtres, reconnaissables
à leur acidité et à leur saveur vineuse ; 2º. le *Tartre*
blanc (*Tartarum album*), que les Vins blancs déposent, et qui ne diffère du précédent que par sa
couleur; 3º. le *Tartre purifié* (*Tartarum purgatum*), ou
Crème de Tartre (*Cremor Tartari*), qu'on obtient en
faisant dissoudre et cristalliser le Tartre ordinaire ; il

est sous la forme d'aiguilles assez dures sous la dent, d'une saveur aigrelette, agréable, et soluble dans l'eau, mais lentement, et en petite quantité.

Vin. *V.* VIGNE à Vin.

VINAIGRE.

(ACETUM.)

On l'obtient du Vin tourné à l'aigre par la fermentation ; il est blanc ou rouge, suivant l'espèce de Vin qui l'a fourni.

VINETTIER ordinaire.

(BERBERIS *vulgaris.* L.—*Berberis dumetorum.* C. B. P.; I. R. H.)

Les fruits aigrelets et les graines.

VIOLETTE inodore.

(VIOLA *Canina.* L. — *Viola martia inodora sylvestris.* C. B. P.; I. R. H.)

VIOLETTE odorante.

(VIOLA *odorata.* L. — *Viola martia purpurea, flore simplici odoro.* C. B. P.; I. R. H.)

Les fleurs.

VIOLETTE tricolore.

(VIOLA *tricolor.* L. — A. *Viola arvensis.* C. B. P.; I. R. H.—B. *Viola tricolor hortensis repens.* C. B. P.; I. R. H.—*Jacea tricolor, sive Trinitatis flos.* J. B.)

VIOLIER jaune.

(CHEIRANTHUS *Cheiri.* L. — *Leucoïum luteum vulgare.* C. B. P.; I. R. H.)

VIPÉRINE commune.

(ECHIUM *vulgare.* C. B. P.; I. R. H.)

VITEX Agnus Castus.

(VITEX *Agnus Castus*. L. — *Vitex foliis angustioribus Cannabis modo dispositis*. C. B. P.; I. R. H.)

Vulvaire. *V.* ANSÉRINE Vulvaire.

W.

WINTÈRE aromatique.

(WINTERA *aromatica. Soland.; Murr.*—*Drymis Winteri. Forst.*)

Son écorce, appelée *Ecorce de Winter* (*Cortex Winteranus*), et d'une épaisseur qui varie beaucoup, est roulée, d'un gris rougeâtre, et chargée d'impuretés en-dehors, de la même couleur, ou noirâtre en-dedans, et à grain serré dans sa cassure. Elle a une saveur âcre et brûlante, et, quand on la bat, elle exhale une odeur analogue à celle de la Térébenthine. Sa poudre ressemble à celle du Quinquina.

X.

Xylobalsame. *V.* AMYRIDE Opobalsame.

Z.

Zédoaire longue. *V.* AMOME Zédoaire.
Zédoaire ronde. *V.* KÆMPFÉRIE ronde.
Zérumbet. *V.* AMOME Zérumbet.

AUTEURS
DONT LES NOMS SONT INDIQUÉS EN ABRÉGÉ.

Act. Gall.	—Mémoires de l'Académie des Sciences de Paris.
Ald.	— Aldini.
All.	— Allioni.
Alp.	— Alpin (Prosper).
Ait.	— Aiton.
Anguill.	— Anguillara.
Aubl.	— Aublet.
Berg.	— Bergius (*Matière médicale*).
Bompl.	— Bompland.
Brot.	— Brotero.
Brown.	— Browne (Patrice).
	— Brown (Rob.).
Brunsf.	— Brunsfels.
Bull.	— Bulliard.
C. B. P.	— Bauhin (Gaspard), (*Pinax*).
Cand.	— Candolle (de).
Cates.	— Catesby.
Cav.	— Cavanilles.
Césal.	— Césalpin.
Chom.	— Chomel (*Plantes usuelles*).
Clus.	— Écluse (l').
Cod. Par.	— Codex de Paris.
Commel.	— Commélin.
Cord.	— Cordus.
Dalech.	— Dalechamp.
Del.	— Delile.
Desf.	— Desfontaines.

Dill.   — Dillen.
Diosc.   — Dioscoride.
Dod.   — Dodoëns.
Dryand.   — Dryander.
Eyst.   — Eystetensis (Hortus. Besler.).
Forsk.   — Forskal.
Forst.   — Forster.
Gært.   — Gærtner.
Geoff.   — Geoffroy (*Matière médicale*).
Gér.   — Gérard.
Gled.   — Gleditsius.
H. R. P.   — Jardin du Roi à Paris.
Herm.   — Hermann.
Humb. Bomp.   — Humboldt et Bompland.
I. R. H.   — Tournefort (Institutions de Botanique).
I. R. H. Cor.   — Tournefort (Corollaire des Institutions de Botanique.
J. B.   — Joh. Bauhin.
Jacq.   — Jacquin.
Jonst.   — Jonston.
J. Juss.   — Jussieu.
Kœmpf.   — Kœmpfer.
Kœn.   — Kœnig.
Lam.   — Lamarck.
L'Hér.   — L'Héritier.
L.   — Linné.
L. F.   — Linné fils.
L. Z.   — Linné. (Flore de Ceylan).
Lob.   — Lobel.
Malab.   — Malabar (Jardin du).
Marcg.   — Marcgraave.
Matth.   — Matthiole.
Mill.   — Miller.

Mor.	— Morison.
Murr.	— Murray.
Off.	— Officinal.
Oliv.	— Olivier.
Ort.	— Ortéga.
Park.	— Parkinson.
Pis.	— Pison.
Poir.	— Poiret.
Pon.	— Pona.
Plum.	— Plumier.
Pluck.	— Pluckenet.
Retz.	— Retzius.
Rich.	— Richard.
Riv.	— Rivinus.
R. P. Ruiz. Pav.	— Ruiz et Pavon.
Schreb.	— Schreber.
Scop.	— Scopoli.
Sm.	— Smith.
Soland.	— Solander.
Steph.	— Charles Etienne.
Sw.	— Swartz.
Tab.	— Tabernæ-Montanus.
Tourr.	— Tourrette (la).
Thumb.	— Thumberg.
Vail.	— Vaillant.
Willd.	— Willdenow.

III. MATIÈRES
TIRÉES DU REGNE ANIMAL.

ADIPOCIRE.

(Album *Ceti — Ceti Sperma.*)

Matière qui se rapproche des huiles par sa nature, blanche, solide, presque toujours disposée sous la forme de lames, et quelquefois avec assez de régularité pour paraître cristallisée, onctueuse au toucher, d'une odeur particulière, et d'une saveur douce quand elle est fraîche; elle se précipite de l'huile d'un Cétacé, connu sous le nom de *Cachalot à grosse téte* (*Physeter macrocephalus*). On la trouve, au témoignage d'Anderson, dans plusieurs cavités des os du crâne et des autres parties du corps de cet animal, renfermée dans des aréoles du tissu cellulaire; elle est alors molle et transparente, mais elle se solidifie dès qu'on en fait l'extraction.

D'autres Cétacés peuvent aussi fournir une matière semblable, mais en bien moins grande quantité.

On a regardé comme analogue de l'Adipocire la substance dans laquelle beaucoup de matières animales se convertissent en pourrissant sous l'eau.

AMBRE gris.

(Ambra *Cinerea.*)

Matière concrète, qu'on trouve flottante à la surface des eaux de la mer. On ignore d'où elle tire son origine. Plusieurs naturalistes la croient formée par les excrémens du *Cachalot à grosse téte* (*Physeter macrocephalus*). Elle est légère et de couleur grise;

avec des taches et des stries noirâtres. Projetée sur un fer chaud , elle répand une odeur fort agréable. Elle se dissout principalement dans l'Ether sulfurique, l'Alcool et les Huiles.

Axonge. *V.* GRAISSE.

BEURRE.

(BUTYRUM.)

Matière onctueuse , qu'on obtient de la Crème du Lait de Vache par une longue agitation.

On doit choisir le Beurre frais, inodore , et d'une saveur douce.

Bois de Cerf. *V.* CORNE de Cerf.

Blanc de Baleine. *V.* ADIPOCIRE.

Blanc d'œuf. *V.* ŒUF.

BOUQUETIN.

(CAPRA *Ibex.*)

Mammifère du genre des Chèvres, dans la famille des Ruminans. Son sang était fort estimé autrefois, et on le vendait en pains , renfermés dans des vessies. On ne s'en sert plus aujourd'hui.

CANTHARIDE.

(CANTHARIS *vesicatoria. Geoff.* — *Meloe vesicatorius. Lin.* — *Lytta vesicatoria. Fabr.*)

Insecte coléoptère , oblong , d'un beau vert-doré , avec un brillant métallique , d'une odeur et d'une saveur très-âcres. Les Cantharides ne sont pas toutes de la même taille : celles qui ont huit ou neuf lignes de long, et qui sont entières et nouvellement récoltées , méritent la préférence. On les recueille aux mois de juin et de juillet, époque à laquelle elles dévorent les feuilles des Frênes , des Lilas et des Troënes.

CASTOREUM.

(Castoreum.)

Matière résineuse, d'un rouge foncé, d'une saveur âcre, et d'une odeur forte et nauséabonde, qui est renfermée dans deux follicules inégaux, de la grosseur d'un œuf de pigeon, placés, sous la peau, auprès des parties génitales du *Castor* (*Castor Fiber*). On doit préférer le Castoreum entremêlé des membranules les plus minces. Cette matière nous est apportée de la Sibérie et de l'Amérique septentrionale.

ÇIRE jaune.

(Cera *flava.*)

Matière solide, jaunâtre, cassant à froid, ductile quand elle a été échauffée entre les doigts, et d'une odeur assez agréable, qu'on obtient en faisant fondre les gâteaux des ruches d'Abeilles, après avoir enlevé le Miel.

Exposée à l'air, en petits morceaux, et humectée souvent avec de l'eau, elle perd sa couleur jaune, et devient la *Cire blanche* (*Cera alba*).

CLOPORTE.

(Oniscus *Asellus.* — *Millepedes.* — *Asellus.*)

Insecte aptère, vivipare, d'un blanc grisâtre, convexe en-dessus, plane en-dessous, formé de segmens transversaux, muni de sept paires de pattes, et se roulant en boule lorsqu'on le touche. Il habite les endroits humides, obscurs, et abondans en salpêtre.

COCHENILLE.

(Coccus *Cacti.*)

Insecte hémiptère, petit, d'un pourpre noirâtre, marqué de raies transversales, et parsemé d'une poussière argentine. On le récolte au Mexique sur la *Raquette* ou *Nopal.*

La Cochenille de bonne qualité est pesante et entière.

Colimaçon. *V.* Escargot.

Colle de poisson. *V.* Ichthyocolle.

CORAIL.

(Isis *nobilis.* — *Corallum rubrum.*)

Habitation d'un Zoophyte, divisée en branches à la manière des arbres, couverte extérieurement d'une espèce d'écorce poreuse, et offrant à l'intérieur une dureté égale à celle du marbre.

Le Corail est composé de mucus et de Carbonate de Chaux. Il doit sa couleur rouge à une matière animale.

CORNE de Cerf.

(Cornu *Cervi.*)

On donne le nom de *Cornes de Cerf* aux exostoses, qui, chaque année, naissent sur le front du *Cerf* (*Cervus Elaphus*), et qui, chaque année aussi, s'en détachent et tombent. Elles renferment beaucoup de Gélatine, avec du Carbonate et du Phosphate de Chaux.

ÉCREVISSE.

(Cancer *Astacus.*)

Crustacé décapode, macroure (*Cuvier*), ayant la tête et le thorax confondus ensemble, une queue articulée, et, de chaque côté, cinq pattes, dont les antérieures, appelées *Serres* (*chelæ*), ont la forme de pinces.

Cet animal habite les rivières et les ruisseaux. On se sert de sa chair et des concrétions improprement nommées *Pierres* ou *Yeux d'Écrevisse* (*Concrementa* ou *Calculi Cancrorum*). Ces concrétions, dures, blanches, orbiculaires, aplaties et concaves d'un côté, convexes de l'autre, adhèrent de toutes parts à l'estomac, et sont composées de Carbonate de Chaux, uni à une petite quantité de Phosphate calcaire. On distingue facilement les fausses des vraies, en ce que ces dernières sont formées de couches superposées.

ÉLAN.

(CERVUS *Alce.*)

Espèce de Cerf, dont la tête est ombragée d'exostoses ou cornes très-rameuses. Autrefois ses sabots étaient mis au nombre des médicamens. Ils sont encore recherchés aujourd'hui par les nourrices et les bonnes-femmes, qui en font des chapelets (*Anodine necklace* des Anglais), pour mettre au cou des enfans.

ÉPONGE.

(SPONGIA *officinalis.*)

Habitation d'un polype, molle, élastique, adhérente aux roches marines, de forme et de grandeur variables, et percée d'un grand nombre de trous, remplis par une matière gélatineuse. Plus ces trous sont petits, et plus on estime l'Éponge.

ESCARGOT.

(HELIX *Pomatia.*)

Mollusque testacé, à coquille univalve, contournée en spirale. Cet animal abonde dans les vignes. Il entre du soufre dans sa composition : on doit le choisir frais.

FIEL de Bœuf.

(FEL *Bovinum.*)

Fluide jaunâtre, d'une saveur très-amère et nauséabonde , renfermé dans la vésicule biliaire du Bœuf. On se sert quelquefois du *Fiel de Veau* (*Fel Vitallinum*).

Frai de Grenouille. *V.* GRENOUILLE.

Graine d'Ecarlate. *V.* KERMÈS.

GRAISSE.

(ADEPS. — *Pinguedo.*)

On emploie principalement la Graisse de Porc (*Arvina*) , appelée aussi *Axonge* (*Axungia*) , d'un nom bien moins convenable. Celle de l'abdomen du Cochon (*Sus Scropha*) ou le *Saindoux* , est préférée. On la prend dépouillée de toutes les parois membraneuses des cellules qui la renferment, fraîche ; blanche et inodore.

GRENOUILLE.

(RANA *esculenta.*)

Reptile batracien , très-commun dans les prés et sur le bord des rivières. Il a la peau nue , lisse , et couverte d'une humeur visqueuse , la tête aplatie , la bouche grande, les yeux saillans , le dos vert et marqué de trois lignes jaunâtres, l'abdomen jaune et parsemé de taches noirâtres.

Les œufs de cet animal sont enveloppés d'une substance muqueuse , connue sous le nom de *Frai de Grenouille* (*Sperma rance* , ou *Sperniola*).

HUÎTRE.

(OSTREA *edulis.*)

Mollusque testacé bivalve , très-renommé dans le nombre de ceux qu'on sert sur nos tables. On emploie

quelquefois ses Coquilles , qui sont composées de
mucus et d'une grande quantité de Carbonate *de
Chaux.

ICHTHYOCOLLE.

(ICHTHYOCOLLA.)

Matière blanche, concrète, d'une texture lamelleuse, ordinairement contournée en manière de lyre,
et susceptible de se prendre en gelée , qu'on prépare
avec la membrane interne de la vessie natatoire du
grand Esturgeon (*Acipenser Huso*).

On obtient aussi de l'Ichthyocolle en faisant bouillir dans de l'eau diverses parties du corps de plusieurs
poissons qui habitent les rivières du nord de l'Europe.

IVOIRE.

(EBUR.)

Matière blanche , dense , et composée de Phosphate de Chaux, qui constitue les dents laniaires de
l'Eléphant (*Elephas Capensis*).
Jaune d'œuf. *V*. ŒUF.

KERMÈS.

(COCCUS *Ilicis.*)

Insecte hémiptère , dont la femelle s'attache aux
feuilles ainsi qu'à l'écorce du *Chêne au Kermès* , à la
surface desquelles elle dépose ses œufs, qu'elle couvre
et enveloppe de son corps contracté , ce qui donne
naissance à un follicule sphérique , et plein d'un suc
rouge , qu'on doit récolter avant que les petits ne
soient éclos.

Après la dessiccation , le Kermès est en grains lisses,
rougeâtres , d'une saveur acerbe , et d'une odeur aromatique peu prononcée.

LAIT.

(Lac.)

Liqueur blanche, opaque , d'une saveur douce , et d'une odeur fugace , qui se sécrète dans les mamelles d'animaux, appelés , pour cette raison , *Mammifères.* On emploie le Lait de Vache , celui de Chèvre , celui d'Anesse , et quelquefois celui de Jument.

LOMBRIC.

(Lumbricus *terrestris.*)

Annelide sans branchies, apode, et pourvu de soies, dont le corps , mou et cylindrique , a le plus souvent la grosseur d'une plume d'oie.

MIEL.

(Mel.)

Matière douce **et** d'une saveur sucrée , que les *Abeilles* (*Apis Mellifica*) recueillent, et déposent en‑suite dans leurs ruches. Lorsqu'il est nouveau , il a une consistance assez ferme ; sa couleur est blanche ou jaunâtre ; il porte l'odeur et la saveur des plantes sur lesquelles il a été récolté. Le plus estimé est celui qui découle spontanément des rayons. Celui qu'on obtient par expression , ou qu'on extrait à l'aide , soit de l'eau , soit du feu , est d'une qualité inférieure. Le Miel des provinces méridionales de la France passe pour être aromatique. Celui du Gâti‑nais est blanc, quelquefois d'une couleur citrine , et très-doux. Celui qui vient de la Bretagne a moins de prix.

Mille-pied. *V.* Cloporte.

MOELLE de Bœuf.

(Medulla *Bovina.*)

Matiere adipeuse , renfermée dans les os cylindri‑

ques du Bœuf. On doit la prendre aussi fraîche que possible.

MUSC.

(MOSCHUS.)

Matière grenue, grasse et onctueuse au toucher,
presque semblable à du sang coagulé, d'une odeur
fort agréable, d'une saveur légèrement âcre, et d'une
couleur de sang, qui se sécrète dans un follicule si-
tué auprès de l'ombilic du *Chevrotin musqué* (*Mos-
chus Moschiferus*).

Le meilleur Musc est celui que renferment des
follicules couverts de poils jaunâtres et d'un volume presque égal à celui d'un œuf de poule. Celui
qu'on vend séparé de la bourse qui le contient, doit
être rejeté par les pharmaciens; car il est presque
toujours sophistiqué.

OS.

(OSSA.)

Parties dures du corps des Mammifères et des Oiseaux, qui servent de soutien et d'appui aux parties
molles, et qui sont principalement formées de Phosphate de Chaux uni à de la Gélatine.

On retire des os de la Gélatine, du Phosphate de
Chaux et du Phosphore.

Os de Seiche. *V.* SEICHE.

OEUF de Poule.

(OVUM *Gallinaceum.*)

Corps composé d'une enveloppe blanche, dure,
fragile et calcaire, au-dessous de laquelle se trouve
une membrane très-mince, tenace, et à demi-pellu-
cide, qui renferme le *Blanc d'OEuf* (*Albumen*), matière visqueuse et transparente, au centre de laquelle

on remarque le *Jaune* (*Vitellus*), substance jaune, opaque et onctueuse, à laquelle adhère le germe, rudiment du poulet.

Les Coquilles, le Blanc et le Jaune d'Œuf sont usités dans les officines.

Pied d'Élan. *V*. ÉLAN.

Pierres d'Écrevisse. *V*. ÉCREVISSE.

PRÉSURE.

(COAGULUM.)

Matière blanchâtre, de nature casseuse, contenue dans l'estomac du Veau, et produite par la coagulation du Lait. Elle répand une forte odeur de fromage aigri.

SANGSUE.

(HIRŪDO *medicinalis.*)

Annelide sans branchies, ni soies, dont le corps, oblong, est formé d'anneaux transversaux, et susceptible de s'allonger en marchant, la tête allongée, aiguë, privée d'yeux, et cherchant toujours un endroit pour se fixer, l'abdomen plane, tacheté de noir et de jaune, le dos convexe, noirâtre et marqué de quatre lignes longitudinales jaunes, enfin la bouche garnie de trois dents, qui, lorsqu'elles entament la peau, y font une plaie triangulaire.

On a calculé que chaque sangsue pompe 60 grains (3 grammes) de sang, abstraction faite de celui qui coule après que l'animal s'est détaché. L'expérience qui a donné ce résultat a été faite avec vingt sangsues, à jeun, bien portantes, à peu près égales entre'elles, et qu'on a eu le soin de peser toutes avant et après la saignée.

SÈCHE.

(Sepia *officinalis.*)

Mollusque céphalopode, dont la peau renferme une espèce de bouclier solide, qu'on appelle improprement *Os de Sèche* (*Os Sepiæ*). Ce bouclier, formé en grande partie de Carbonate de Chaux, est composé de lames superposées, qui adhèrent entr'elles par une multitude de petits tubes.

On s'en sert principalement dans les préparations dentifrices.

Sperme de Baleine. *V.* Adipocire.

Sperme de Grenouille. *V.* Grenouille.

SUIF.

(Sebum. — *Sevum.*)

Espèce de graisse blanche et très-ferme, qu'on tire des Ruminans, et surtout du Mouton (*Ovis Aries*).

Il faut prendre le Suif nouvellement préparé, blanc et cassant.

TORTUE bourbeuse.

(Testudo *Lutaria.*)

Reptile chélonien, à corps court, et renfermé dans deux têts, dont on appelle le supérieur *Carapace*, et l'inférieur *Plastron*.

La chair de Tortue est mise au nombre des alimens médicamenteux.

VER à soie.

(Bombyx *Mori.*)

Insecte lépidoptère, dont la Chenille file un cocon ovale, jaune ou blanc. Les cocons jaunes passent pour être les meilleurs.

Le sel volatil obtenu de la Soie par la distillation, ou le sous-*Carbonate d'Ammoniaque imprégné*

d'huile animale (*Sub-Carbonas Ammoniæ pyroge-
næus oleosus animalis*), entrent dans la composition
des Gouttes céphaliques d'Angleterre.

Ver de terre. *V.* LOMBRIC.

VIPÈRE.

(COLUBER *Berus.*)

Reptile ophidien, long de douze ou quinze pouces,
et couvert d'une peau écailleuse. La Vipère a le dos
d'un noir bleuâtre ou ardoisé, l'abdomen blanchâtre,
la tête aplatie et triangulaire ; sa mâchoire supérieure est armée de deux crochets mobiles, aigus,
canaliculés à leur pointe, creux dans toute leur longueur, et garnis à leur base d'une vésicule pleine
d'une liqueur vénéneuse. Ces crochets se redressent
quand l'animal mord, et compriment ainsi la vésicule,
dont ils obligent le venin de passer dans la plaie.

Yeux d'Écrevisse. *V.* ÉCREVISSE.

SECTION QUATRIÈME.

De la manière d'établir les proportions des Médicamens dans les formules.

ARTICLE PREMIER.

Des Poids et des Mesures.

Il nous a paru convenable, pour empêcher que les proportions respectives des médicamens ne variassent, dans les formules, suivant les temps et les lieux, de les indiquer par des nombres ronds, commodes à fractionner, applicables également à tous les poids, nationaux ou étrangers, anciens ou nouveaux, et faciles à convertir, au besoin, en mesures ordinaires. En effet, on est certain que, de cette manière, chaque composition jouira partout des mêmes propriétés, puisque les proportions des parties constituantes y seront partout aussi les mêmes, et l'on n'aura point à craindre qu'il se glisse d'erreur dans sa préparation.

Cependant, afin de nous éloigner le moins possible, dans les formules magistrales, des mesures adoptées jusqu'à ce jour par les praticiens, nous avons fait en sorte que nos nombres ronds se rapprochassent à la fois des anciens poids et des nouveaux, et qu'on pût, sans beaucoup de peine, les convertir en grammes ou en gros : ce qui, à raison de la différence entre le système décimal et l'ancien, ne nous a été possible qu'en négligeant les fractions.

Ainsi nous avons indiqué par 4,0 quatre grammes, qui se rapprochent beaucoup d'un gros ordinaire. Il en est résulté nécessairement que chaque once, composée de huit gros, a dû être représentée, par 32,0, une demi-once par 16,0, deux onces par 64,0, trois par 96,0, et quatre par 128,0. Le rapport naturel entre la plupart de ces coupes se trouve ainsi très-bien conservé.

Mais, parvenus à la demi-livre, à la livre et à la livre et demie, comme ces mesures sont le plus souvent appliquées à des liqueurs dissolvantes, dont la quantité n'a pas besoin d'être déterminée d'une manière aussi précise, nous n'avons point hésité, pour faciliter le calcul, à mettre 250, 500, 750, et 1,000, en place de 256, 512, 768 et 1,028.

Quant à ce qui concerne les très-petits poids, nous les avons aussi exprimés par des fractions décimales, de manière que la dixième partie de 1, ou 0,1, qui équivaut presque à deux grains, répond en même temps à un décigramme; 0,05 expriment cinq centigrammes, qui approchent beaucoup d'un grain; enfin 0,025, qui égalent vingt-cinq milligrammes, correspondent à environ un demi-grain. Comme ces poids se rapportent presque tous à des médicamens héroïques, il valait beaucoup mieux rester en-deçà de la dose qu'aller au-delà.

Quoique cette méthode nous semble avoir pourvu à la sûreté, tout en respectant la coutume, cependant, pressés par beaucoup de personnes, nous avons ajouté les mesures anciennement usitées aux nombres ronds, dans les formules composées des médicamens internes, principalement dans celles des préparations magistrales, et même dans celles de quelques médicamens externes à l'égard desquels il serait dangereux de commettre des erreurs. Ce plan ne commence à être suivi qu'à la section cinquième, à l'article des solutions aqueuses, qui sont pour la plupart magistrales.

Le tableau suivant montrera les rapports qui existent entre les nombres ronds dont nous avons fait usage, les anciens poids français, et ceux qui leur correspondent dans le nouveau système décimal.

Nombres ronds.	Anciens poids français.		Evaluation rigoureuse en poids décimaux.
0 ,025	Grains.	1/2 ......Gramm.	0 ,0265
0 ,05	1		0 ,0531
0 ,1	2		0 ,1062
0 ,5	10		0 ,531
1 ,0	20		1 ,062
2 ,0	gros.	1/2 (36 grains)....	1 ,91
4 ,0	1		3 ,82
8 ,0	2		7 ,6485
16 ,0	onces.	1/2 (quatre gros)...	15 ,2970
32 ,0	1		30 ,594
48 ,0	1 1/2		45 ,89
64 ,0	2		61 ,188
96 ,0	3		91 ,782
128 ,0	4		122 ,576
250 ,0	livres.	1/2	244 ,75
500 ,0	1		489 ,51
750 ,0	1 1/2		734 ,26
1,000 ,0	2		979 ,02

Si l'on voulait, au contraire, convertir les grammes en grains, gros, onces et livres, on aurait une autre série, à laquelle les nombres ronds pourraient être appliqués également, et dont il ne nous a pas paru inutile de rappeler ici les degrés proportionnels.

Poids nouveaux, exprimés en nombres approximatifs.		Les mêmes réduits en poids anciens de France.			
	grammes.	livres.	onces.	gros.	grains.
Kilogramme.	1000 ,0	2	0	5	35 ,15
	750 ,0	1	8	4	8
	500 ,0	1	0	2	53 ,57
	250 ,0	8	1	27	
	200 ,0	6	4	22	
	125 ,0	4	0	49 ,5	
Hectogramme.	100 ,0	3	2	11	
	50 ,0	1	5	5	
Décagramme.	10 ,0	2	44		
	5 ,0	1	22		
Gramme.	1 ,0	19			
	0 ,5	9 ,5			
Décigramme.	0 ,1	1 ,9			
	0 ,05	8 ,95			
	0 ,025	0 ,475			

Il faut remarquer cependant que MM. Montalivet et Vaublanc, ministres de l'intérieur, ont arrêté, en 1812 et 1816, que,

Livre	1	répondrait à	500	grammes.
	1/2 (demi-livre)		250	
Onces	4 (quarteron)		125	
	2 (demi-quarteron)		62 ,5	
	1		31 ,2	
Gros	4 (demi-once)		13 ,6	
	2		7 ,8	
	1		3 ,9 , etc.	

Cette évaluation présente de grandes difficultés quand il s'agit de l'appliquer aux fractions des poids dont on se sert le plus ordinairement en médecine.

ARTICLE DEUXIÈME.

Des Densités et de l'Aréomètre.

Le rapport de la pesanteur au volume, qui sert à calculer la densité, dont l'importance est si grande en pharmacie, se connaît à l'aide de l'aréomètre. Cet ins-

trument indique si un liquide est plus pesant ou plus
léger que l'eau.

Afin d'avoir une échelle aux degrés de laquelle on pût
rapporter les différentes densités, on a pris pour point
de départ celle de l'eau distillée, la colonne de mercure
s'élevant à 76 degrés ou centimètres dans le baromètre,
et la température à 14 degrés, (19 ,5 centig.). Il faut
toutefois excepter les liqueurs éthérées, qui sont très-
volatiles, et dont on éprouve généralement la densité au-
dessous de o.

C'est d'après cette loi qu'a été construit l'aréomètre de
Baumé, celui dont on fait le plus d'usage en France. Cependant, quoique l'inventeur ait calculé d'après l'eau
l'échelle descendante et l'échelle ascendante de son instrument, c'est-à-dire, celle qui annonce les densités les
plus considérables, et celle qui indique les moindres, il
n'a pas voulu que la série des nombres de toutes deux
commençât à une marque commune; car tandis que le
premier degré de l'échelle descendante est marqué o,
l'ascendante commence à 10 degrés. Il serait difficile de
dire quels furent les motifs qui le déterminèrent à établir cette différence entre elles. Les pharmaciens hollandais ne l'ont point adoptée, et leur aréomètre commence à o dans les deux échelles, ce qui paraît plus
en accord avec la raison.

La profondeur à laquelle l'aréomètre s'enfonce dans les
liquides, est un indice certain de la différence qui existe
entre eux sous le rapport de la densité; mais elle ne fait
pas connaître cette dernière elle-même, qu'il faut cher-
cher par le calcul ou par une expérience directe. Pour
obvier à cet inconvénient, les Hollandais ont inscrit
sur leur aréomètre une échelle des densités en sens in-
verse de celle des degrés : nous avons suivi leur exemple,
en n'admettant toutefois que les nombres qui répondent

à des expériences utiles à notre objet, ou qui, placés à des distances égales, peuvent indiquer assez clairement le rapport des densités croissantes ou décroissantes dans l'une et l'autre échelles. Ces derniers sont marqués d'un astérisque.

<table>
<tr><th colspan="4">Echelle ascendante, ou des liquides légers.</th></tr>
<tr><th colspan="4">Degrés des aréomètres, densités, substances et expériences.</th></tr>
<tr><th>Echelle de Baumé.</th><th>Echelle des Hollandais.</th><th>Densités.</th><th></th></tr>
<tr><td colspan="2">Au-delà de la portée des deux échelles</td><td>700</td><td>Acide hydrocyanique pur. Gay-Lussac.</td></tr>
<tr><td>66</td><td>56</td><td>715</td><td>Éther sulfurique très pur.</td></tr>
<tr><td>* 60</td><td>50</td><td>742</td><td>Le même concentré.</td></tr>
<tr><td>* 50</td><td>40</td><td>782</td><td></td></tr>
<tr><td>48</td><td>38</td><td>792</td><td>Ether sulfurique alcoolisé, composé de parties égales d'Alcool et d'Ether.</td></tr>
<tr><td>42</td><td>32</td><td>819</td><td rowspan="2">Alcool très-pur pour les usages pharmaceutiques.</td></tr>
<tr><td>* 40</td><td>30</td><td>827</td></tr>
<tr><td>36</td><td>26</td><td>847</td><td>Alcool pur. Naphthe.</td></tr>
<tr><td>33</td><td>23</td><td>863</td><td>Alcool de commerce (3/6).</td></tr>
<tr><td>32</td><td>22</td><td>868</td><td>Huile essentielle de Térébenthine.</td></tr>
<tr><td>* 30</td><td>20</td><td>878</td><td></td></tr>
<tr><td>26</td><td>16</td><td>900</td><td>Acide hydrocyanique de Scheele, et Acide hydrocyanique pur, mêlé de parties égales d'eau (Robiquet).</td></tr>
<tr><td>25</td><td>15</td><td>906</td><td rowspan="2">Ether acétique.</td></tr>
<tr><td>23</td><td>13</td><td>915</td></tr>
<tr><td>Id.</td><td>id.</td><td>id.</td><td rowspan="3">Ether nitrique.
—— muriatique.
Ammoniaque liquide.
Huile d'Olive.</td></tr>
<tr><td>22</td><td>12</td><td>923</td></tr>
<tr><td></td><td></td><td></td></tr>
<tr><td>Id.</td><td>id.</td><td>id.</td><td rowspan="2">Eau-de-vie.</td></tr>
<tr><td>* 20</td><td>10</td><td>935</td></tr>
<tr><td>18</td><td>8</td><td>948</td><td></td></tr>
<tr><td>13</td><td>3</td><td>980</td><td>de Bourgogne.</td></tr>
<tr><td>12</td><td>2</td><td>986</td><td>Vins</td></tr>
<tr><td>11</td><td>1</td><td>993</td><td>de Bordeaux.</td></tr>
<tr><td>* 10</td><td>0</td><td>1000</td><td>Eau distillée ordinaire.</td></tr>
<tr><td colspan="2">Echelle descendante.</td><td>1</td><td>1007—9 Vinaigre distillé etc.</td></tr>
</table>

<table>
<tr><th colspan="3">Echelle descendante, ou des liqueurs pesantes.</th></tr>
<tr><th colspan="3">Degrés des aréomètres, densités, substances et expériences.</th></tr>
<tr><th>Degrés.</th><th>Densités.</th><th></th></tr>
<tr><td>* 0</td><td>1000</td><td>Eau distillée ordinaire.</td></tr>
<tr><td>1</td><td>1007
1009</td><td>Vinaigre distillé.</td></tr>
<tr><td>2</td><td>1014</td><td>Vinaigre ordinaire.</td></tr>
<tr><td>4
5</td><td>1032</td><td>Lait de vache.</td></tr>
<tr><td>6</td><td>1036</td><td>Acétate d'Ammoniaque.</td></tr>
<tr><td>* 10</td><td>1075</td><td rowspan="2">Acide acétique concentré.</td></tr>
<tr><td>12</td><td>1091</td></tr>
<tr><td>* 20</td><td>1161</td><td></td></tr>
<tr><td>21</td><td>1180</td><td rowspan="2">Acide hydrochlorique liquide.</td></tr>
<tr><td>25</td><td>1210</td></tr>
<tr><td>* 30</td><td>1261</td><td>Sirop bouillant.</td></tr>
<tr><td>35</td><td>1321</td><td>Sirop refroidi.
Acide nitrique ordinaire.</td></tr>
<tr><td>* 40</td><td>1384</td><td rowspan="3">Acide nitrique concentré.</td></tr>
<tr><td>41</td><td>1398</td></tr>
<tr><td>45</td><td>1454</td></tr>
<tr><td>Id.</td><td>id.</td><td>Acide phosphorique pour les usages médicinaux.</td></tr>
<tr><td>* 50</td><td>1532</td><td></td></tr>
<tr><td>* 60</td><td>1714</td><td></td></tr>
<tr><td>66</td><td>1847</td><td>Acide sulfurique très-concentré.</td></tr>
<tr><td>70</td><td>1916</td><td>Acide phosphorique très-concentré.</td></tr>
</table>

ARTICLE TROISIEME.

Du degré de chaleur et du Thermomètre.

Nous nous servons, tant dans les opérations pharmaceutiques que dans les expériences chimiques, de thermomètres dont l'échelle comprend 80 ou 100 degrés entre la fonte de la glace et l'ébullition de l'eau. Le premier porte le nom de thermomètre de Réaumur, et l'autre s'appelle thermomètre centigrade.

Partout dans cet ouvrage nous avons indiqué les degrés correspondans des deux échelles.

Il nous a paru néanmoins utile de donner un tableau des degrés des deux thermomètres, auxquels répond la température sous l'influence de laquelle s'effectuent les diverses opérations pharmaceutiques, dans le cas surtout où l'on n'a pas coutume d'indiquer le degré de chaleur lui-même, et où l'on se borne pour le faire connaître à désigner l'opération à l'accomplissement de laquelle il convient spécialement et nécessairement. Nous avons joint aussi à ce tableau les nombres correspondans de thermomètre de Fahrenheit.

Echelle de Réaumur.	Echelle centigrade.	Echelle de Fahrenheit.	
84	105	221	Sirop bouillant.
83	103 ,75	218 3/4	Eau bouillante, contenant $\frac{2}{10}$ de Muriate de Soude.
82	102 ,50	216 1/2	Eau bouillante, contenant $\frac{4}{10}$ de Muriate de Chaux.
80	100 ,00	212	Eau bouillante ordinaire et pure.
id.	id.	id.	Chaleur de l'Eau pure au bain-marie bouillant, préparé avec de l'eau contenant $\frac{2}{10}$ de Muriate de soude, et marquant, en conséquence, 83 degrés.
78	97 ,50	207 1/2	Chaleur de l'Eau pure au bain-marie bouillant, préparé avec l'eau pure. La chaleur de l'Huile d'Olive et de

Echelle de Réaumur.	Echelle centigrade.	Echelle de Fahrenheit.	
			l'huile de Ricin a été la même dans ce bain.
65	81 ,25	178 1/4	Alcool (12 $=$ 22 degrés), bouillant au bain-marie.
id.	*id.*	*id.*	Eau qui ne bout pas encore, mais qui fait déjà entendre un frémissement.
63	78 ,75	173 3/4	Alcool (20 $=$ 30 degrés) bouillant au bain-marie.
62 1/2	78 ,125	172 5/8	Alcool (26 $=$ 36 degrés) bouillant au bain-marie.
62	77 ,50	171 1/2	Alcool (30 $=$ 40 degrés) bouillant au bain-marie.
60	75 ,00	167	Ether très-pur distillé au bain-marie.
35	43 ,75	110 3/4	Chaleur à laquelle on a coutume de boire le thé et les boissons très-chaudes. Mais, ordinairement, on ne se plonge pas les pieds dans de l'eau à 38 degrés sans éprouver de la douleur, et sans être obligé de se tenir en repos.
. . . .			La température du bain de sable est tellement inconstante qu'on ne peut la déterminer qu'au moment même de l'opération.
40	50 ,00	122	Entre ces limites se trouvent les différens degrés de chaleur employés ordinairement pour faire sécher les fruits, les herbes, les fleurs et autres
20	25 ,00	77	médicamens.
30	57 ,50	99 1/2	Ces degrés conviennent surtout pour
28	35 ,00	95.	les digestions.
20	25 ,00	77	Cette température de l'atmosphère est la plus favorable au développement
15	18 ,75	65 3/4	des fermentations.
14	17 ,50	63 1/2	Température de l'air pour explorer la densité des liqueurs avec l'aréomètre.
0	0 ,00	32	Degré de la glace fondante. C'est celui des liquides qu'on emploie pour refroidir les récipiens dans diverses dis-

tillations. C'est aussi celui qu'on emploie pour connaître, au moyen de
l'aréomètre, la densité des liqueurs.

ARTICLE QUATRIÈME.

De l'estimation du poids pour les substances qu'on a coutume de mesurer par gouttes, cuillerées, poignées, pincées, etc.

Il est une foule de substances, d'un usage journalier, à la pesanteur desquelles on n'a point égard, et qu'on a coutume de mesurer soit d'après le nombre des choses elles-mêmes, soit d'après la capacité des vaisseaux dans lesquels on les renferme, soit enfin de plusieurs autres manières différentes. Mais en agissant ainsi, on n'a jamais de données assez précises sur le rapport qui existe entre elles et les autres substances, ce qui ne laisse pas que d'entraîner des inconvéniens, surtout lorsqu'il s'agit de médicamens énergiques et de densité variable, dont les mêmes mesures ne fournissent, par conséquent, pas toujours des quantités égales en poids. Nous en donnons ici l'évaluation établie de manière qu'on peut facilement et en toute sûreté l'appliquer aux autres substances de nature semblable.

Nous avons employé le procédé suivant pour évaluer les liquides qu'on prescrit par gouttes, et surtout ceux qui sont assez volatils, comme l'alcool, l'éther, etc., pour que la perte qu'ils éprouvent de la part de l'air puisse entraîner des erreurs. Nous avons rempli de ces liquides un petit flacon à col étroit, renversé en dehors, et garni d'une étroite embouchure. Après avoir bien pesé le flacon et la liqueur, nous avons compté un certain nombre de gouttes coulant avec lenteur par l'orifice incliné, et nous avons ensuite pesé le résidu, puis divisé le déficit en autant de parties qu'il y avait de gouttes, afin de connaître le poids de chacune de ces dernières. C'est ainsi que nous sommes parvenus à dresser la table suivante, indiquant la pesanteur de vingt gouttes de chaque substance.

Quant au poids des gouttes, comme il dépend de leur volume, on doit moins le déduire de la densité du liquide lui-même, que de la cohésion de ses molécules.

Vingt gouttes	Poids anc.	Poids nouv.
d'Ether sulfurique (56 = 66 degrés), pèsent.	7	0 ,35
d'Éther sulfurique alcoolisé, ou liqueur minérale anodine d'Hoffman. . . .		
d'Alcool très-pur (26 = 36 degrés). .	9	0 ,45
d'Alcool de Mélisse composé.		
d'Alcool saturé de Potasse.		
d'Huile animale de Dippel.	10	0 ,50
de Teinture alcoolique de Benjoin. .		
de Teinture alcoolique de Castoreum.		
d'Huile d'Olive	11	0 ,55
d'Huile d'Amandes.		
d'Acide acétique très-concentré (10 degrés.)	12	0 ,60
d'Acide acétique ordinaire, ou vinaigre distillé.	13	0 ,65
d'Huile essentielle de Menthe.		
d'Huile volatile de Pétrole, ou Naphthe.		
d'Acide sulfurique alcoolisé, ou Eau de Rabel.	14	0 ,70
d'Eau distillée simple.		
de Laudanum liquide de Sydenham. .	15	0 ,75
d'Huile essentielle de Gérofle.	16	0 ,80
de Soude caustique liquide (36 degrés).		
de Solution aqueuse saturée de Sulfate de Magnésie.	18	0 ,90
de Laudanum de l'*abbé Rousseau*. . .	22	1 ,10.
d'Acide hydrocyanique (900 degrés)	23	1 ,15
d'Acide sulfurique (66 degrés).	24	1 ,20
de Gomme Arabique dissoute dans l'eau.		
Sirop de Sucre (35 degrés).	30	1 ,50

Quant aux vaisseaux avec lesquels nous mesurons souvent les médicamens liquides, le *verre*, que chacun peut boire d'un seul trait, contient huit *cuillers à bouche*, dont une *cuiller à café* ne fait guère plus du quart.

Un *verre* contient d'eau commune plus de cinq onces, ou . . . . 160 grammes.

Une *cuiller à bouche*, plus de cinq gros, ou 20

Une *cuiller à café*, environ 5/4 de gros, ou . . . . . , ... , . . . 5

Il n'importe pas moins de savoir précisément quel est le poids d'une poignée et d'une pincée, c'est-à-dire, de ce qu'on peut embrasser avec la main toute entière, ou avec trois doigts seulement. Mais on trouve ici beaucoup de variétés qui tiennent à la diversité des substances, et que nous allons faire connaître dans la table suivante.

Cependant, comme beaucoup de substances dont la surface est très-lisse, échappent facilement à la main qui les saisit, tandis que d'autres, chargées d'aspérités, tiennent fortement ensemble, et que certaines enfin, tomenteuses et velues, suivent la main, quoiqu'elles ne se trouvent pas embrassées par elle, on conçoit que, par cette méthode, le volume et le poids de chacune doivent varier beaucoup, quoique compris dans une mesure de même nom. C'est pourquoi nous avons choisi nos exemples parmi celles à l'égard desquelles on est le moins exposé à commettre des erreurs.

Une *poignée* de semences d'Orge pèse 101,40 *ou* 3 onces 2 gros 1/2.				
de Lin	47,60	1	4	
de farine de graine de Lin	105,00	3	3	
de feuilles sèches de Mauve	43,90	1	3	
de Chicorée	30,60	1		
de fleurs de Tilleul........	40,10	1	2	1/2.

Une *pincée* de fleurs de Camomille

romaine *pèse*	7,80 *ou*	2 gros.	
d'Arnica	6,20	1	2 scrupul.
de Pas-d'Ane	*id.*	*id.*	*id.*
de Guimauve	5,00	1	1
de Mauve	5,20		60 grains.
de semences de Fenouil.	7,00	1	60
d'Anis	4,40	1	1/2 scrupul.

Il n'est pas inutile non plus de dire un mot des substances dont on indique le nombre dans les prescriptions.

Un OEuf de poule nouvel-

lement pondu, *pèse*	2 onces	2 gros 0 grains	= 68 gram.	, 8
Dépouillé de sa coquille..	2		= 61	, 2
Le blanc *pèse*	1	2	57	= 41	, 3
Et le jaune		5	15	= 19	, 9

Deux onces d'Amandes, mondées de leur pellicule,
contiennent, Amandes nº. 53,

Dont chacune pèse environ	23 grains	= 1 gram. 15
Et après qu'on en a ôté le pelli-
cule, environ	20	= 1

Enfin, il convient encore d'indiquer, comme l'a fait
Baumé, la quantité de Sirop que réclament les différens
médicamens qui entrent dans la composition des Electuaires, des Opiats et de Bols magistraux, et dont on a la
coutume d'énoncer la proportion par ces mots : *quantité
suffisante.*

Poudre de substances végétales et autres sèches, une partie, ci	1	demande de sirop 3 parties.
de Gommes-Résines	1	1
de Résines	1	3/4
de la plupart des substances minérales peu avides d'eau, comme l'Emétique, le Calomélas, etc	1	1/2
de sels	1	1/2
d'Alcalis et de sels déliques-cens	1	1/10
Extraits et électuaires offici-uaux		0

Mais, fort souvent, les substances qui ont été mêlées ensemble réagissent de telle sorte les unes sur les autres, avec le temps, que le premier sirop disparaît, et qu'il faut en ajouter de nouveau. Ainsi le Tartrate acidule de Potasse et la Limaille de fer, associés, et formant une confection, n'exigent d'abord qu'une partie de sirop pour deux du mélange ; mais le lendemain on est obligé d'en ajouter une seconde, et au bout de deux jours une troisième, pour que l'Electuaire conserve la mollesse requise.

Nous avons cru devoir entrer dans toutes ces explications avant d'exposer les Formules du Code et de faire connaître les proportions que chacune renferme des médicamens qui la composent.

FIN DE LA PREMIÈRE PARTIE.

CODE PHARMACEUTIQUE,

OU

PHARMACOPÉE FRANÇAISE.

SECONDE PARTIE.

FORMULES.

SECTION PREMIÈRE.

De la Préparation des médicamens simples , et des précautions qu'ils exigent de la part du Pharmacien.

Les Médicamens simples ne jouissent de toutes leurs propriétés , et ne conviennent aux usages de la médecine, que quand ils sont purs et de bonne qualité. Il sera très-facile au pharmacien de les bien choisir, en faisant usage des caractères que nous avons assignés , autant que possible, à chacun d'eux, dans la matière médicale , et avec lesquels l'usage le familiarisera chaque jour de plus en plus. Quant à ceux dont les vertus médicinales dépendent du temps où on les récolte , de la manière dont on les fait sécher, de celle dont on les conserve, et d'autres précautions analogues, nous allons exposer en peu de mots comment on doit s'y prendre pour remplir tous les devoirs qu'ils imposent.

ARTICLE PREMIER.

De l'Élection et de la Récolte.

Le temps opportun pour la récolte des plantes ou des parties des plantes qui servent à préparer les médicamens, varie beaucoup suivant les espèces. Il suffira de faire connaître ici les précautions générales à observer ; car pour celles qui ont trait à chaque substance en particulier, nous devons nous en rapporter au savoir et à la sagacité du pharmacien, qui trouvera d'ailleurs tous les détails nécessaires à cet égard dans les traités de pharmacologie.

1.° Les *Racines* se récoltent ordinairement au printemps et en automne; mais quelques-unes font exception à cause de la marche et des périodes de leur végétation. Ainsi, en général, on récolte les racines annuelles et bisannuelles dans l'automne, et celles qui durent plus de deux années au printemps. Mais, en quelque saison qu'on se les procure, il faut les choisir entières, flexibles, et pleines de sucs ; elles doivent aussi ne pas avoir acquis encore cette rigidité ligneuse que la plupart prennent quand elles sont trop vieilles ou trop avancées.

Il y en a quelques-unes, cependant, qu'il ne faut

arracher de terre qu'à l'époque où la partie ligneuse et solide s'est déjà formée : telles sont celles dont on n'emploie que l'écorce en médecine, comme les racines de Quintefeuille, de Cynoglosse, de Bardane, etc. Celles-là, en effet, ne se récoltent que quand l'écorce est devenue assez ferme et assez épaisse pour qu'on puisse la détacher aisément du corps ligneux.

2.º Les *Tiges* et les *Feuilles* doivent être, en général, cueillies avant l'épanouissement des fleurs, mais après le développement complet des feuilles, par un temps sec, peu d'instans avant le lever du soleil, et quand la rosée est dissipée. Les *Bourgeons* se récoltent au printemps, avant la feuillaison.

3.º Il n'est pas aussi facile de déterminer l'époque à laquelle les *Écorces* doivent être détachées. On peut cependant établir en thèse générale qu'il ne faut ni les prendre sur des arbres ou des rameaux trop avancés en âge, ni les choisir trop épaisses, frappées de mort à la surface, ou altérées par quelque maladie. On écorce les arbrisseaux en automne, et les arbres vers la fin de l'hiver ou au commencement du printemps.

4.º Les *Bois* se coupent avant le développement des bourgeons, ou après la chute des feuilles. Il faut les prendre sains et entiers, sur des arbres qui ne soient pas trop âgés, et les conserver, après en avoir détaché l'écorce, le liber et l'aubier.

5.° Les *Fleurs* se cueillent, pour la plupart, avant leur entier épanouissement. Il en est même plusieurs qu'on récolte quand le calice ne fait encore que s'entr'ouvrir à peine : les Roses de Provins se trouvent dans ce cas. Mais on prend les *Sommités fleuries* à l'instant où les fleurs commencent à s'épanouir. Au reste, les propriétés de quelques-unes de ces dernières ne sont pas les mêmes avant l'épanouissement et après l'émarcescence ; ainsi, par exemple, la Centaurée jouit d'une amertume plus prononcée, et fournit, à ce qu'on prétend, un meilleur fébrifuge lorsque ses fleurs sont fanées, qu'auparavant.

6.° Quant aux *Fruits*, si on veut les employer frais, il faut les choisir mûrs et pleins de suc ; mais si l'on se propose de les faire sécher, on les cueille un peu avant l'époque de la maturité, et par un temps sec. Il en est plusieurs dont on enlève l'écorce extérieure, comme les Citrons, les Oranges, les Bigarades, les Limons, etc. ; mais comme on ne se sert que de leur épiderme, connu sous le nom de *Zest*, il faut détacher avec soin cette cuticule de la partie blanche qu'elle recouvre.

7.° Toutes les *Semences*, et particulièrement celles qu'on appelle *émulsives*, doivent être retirées de fruits pleins, bien conservés, et parfaitement mûrs.

8.º Les *Champignons*, les *Bolets amadouviers*, qu'on débite dans le commerce, se choisissent flexibles, mous, élastiques, et susceptibles de supporter une traction assez forte sans se déchirer.

ARTICLE SECOND.

De la Dessiccation.

Les Médicamens exotiques doivent être d'abord mondés des substances étrangères, puis renfermés avec soin dans des vases, et placés dans un endroit sec. Mais, pour conserver les indigènes, il faut les faire sécher, ce qui s'exécute de plusieurs manières différentes, suivant leur nature.

1.º Quand il s'agit d'Herbes chargées de sucs abondans, après avoir coupé et rejeté la racine, on les étend sur des draps de toile de chanvre dans un lieu exposé aux rayons du soleil et abrité du vent, ou dans une étuve dont la température, de vingt à vingt-cinq degrés d'abord, doit être élevée successivement jusqu'à trente-six et quarante. On les tourne et retourne très-souvent, afin que l'exsiccation s'en fasse d'une manière égale et uniforme.

2.º Les Herbes moins humides exigent un degré de chaleur moins considérable pour être desséchées.

3.º Les Tiges et les Sommités fleuries qui renferment plus d'humidité, comme celles d'Hy-

*

sope, de Caillelait, de petite Centaurée, etc., se mettent en petites bottes, qu'on fait sécher à l'ombre, et qu'on enveloppe ensuite dans du papier.

4.º Les fleurs, détachées de leurs tiges, sèchent également à l'ombre, et avec plus ou moins de promptitude, suivant la quantité de liquide qui en abreuve le tissu. Avant de faire sécher les pétales des Roses et de l'OEillet, on a soin d'en couper les onglets. Quelquefois on prépare les Violettes d'une manière particulière; on les étend sur des toiles suspendues, après avoir enlevé les calices et les étamines, et on les arrose avec de l'eau chaude versée en pluie très-fine, qui se charge d'une matière colorante verte. On répète cette opération une seconde et même une troisième fois, jusqu'à ce que la liqueur se teigne légèrement en bleu; alors, on fait sécher les Violettes de la même manière que les autres Fleurs. Par ce procédé, elles conservent leur couleur, et perdent le moins possible de leur odeur; elles fournissent aussi un bien meilleur réactif pour apprécier les qualités acide ou alcaline des liqueurs. Cependant, beaucoup de personnes se contentent, après avoir enlevé les calices et les étamines, de faire sécher les corolles entre deux papiers, dans une étuve chauffée à 3o degrés R. (37, 5 centig.), et de les mettre ensuite dans des boîtes pour que la couleur se conserve.

5.ᵉ Les Semences émulsives, les farineuses, et toutes les autres se placent sur des toiles de chanvre dans des greniers, à un libre courant d'air, ou dans une étuve médiocrement échauffée. On a soin de les remuer souvent, pour renouveler les surfaces en contact avec l'air.

6.° Les Fruits pulpeux, par exemple, la Figue, la Prune, et le fruit du Rosier sauvage, ne doivent jamais être séchés au point de devenir tout-à-fait durs; il suffit d'en faire évaporer l'excès d'humidité, ce qu'on obtient en les exposant à une chaleur d'abord très-douce, qu'on élève ensuite peu à peu, jusqu'à ce qu'ils soient arrivés au degré de mollesse qu'on juge convenable.

7.° Les Racines fibreuses et ligneuses se dessèchent facilement : il suffit de les suspendre, par petits paquets, à des cordes dans une étuve. Les Tubéreuses qui sont plus molles, comme celles de la Pomme de terre, de la Bryone, etc., doivent être coupées par tranches minces, au travers desquelles on passe un fil, de manière à en former des espèces de chapelets, qu'on suspend dans une étuve. Plusieurs demandent à être conservées pleines de leurs sucs naturels, parce que les propriétés énergiques dont elles jouissent alors se réduisent presque à rien lorsqu'elles sont sèches : telles sont celles du Raifort, de l'Iris, du Pied-de-veau, de la Bryone, de la Scille, etc., qu'on récolte en temps opportun, et qu'on conserve en les couvrant de sable sec.

8.° Quant aux Bulbes, ceux de Scille, par

exemple, voici comment on les traite : après
avoir enlevé les tuniques extérieures et la tige
centrale, on détache toutes les autres squammes,
à l'exception des plus voisines du cœur, qui sont
les plus molles et les plus blanches ; on les dé-
chire longitudinalement en plusieurs pièces , et
après les avoir traversées d'un fil , on les suspend
dans une étuve jusqu'à ce qu'elles soient bien
sèches.

9.º Les Ramuscules , les petites Tiges, les
Écorces et les Bois , sèchent également à l'étuve ;
on les coupe en morceaux, afin qu'ils présentent
une surface plus étendue.

10.º Les Substances Animales doivent être
séchées avec le même soin que les plantes et les
racines ; mais on emploie à cet effet des procédés
qui varient suivant la nature de chacune d'elles.
On place les Cantharides dans des greniers bien
aérés , éparses sur des toiles, avec l'attention
qu'elles ne soient nulle part en tas. A l'égard des
Vipères , on les écorche , on enlève les viscères,
on coupe la tête , et on suspend le reste du corps
dans une étuve, pour le faire sécher à une douce
chaleur.

ARTICLE TROISIÈME.

De la Conservation et du Renouvellement.

Quand tous ces objets sont secs , on les renferme dans des vases ou des boîtes impénétrables
à la lumière, placés au sec, et abrités de la pous-

sière et des insectes. Ceux qui contiennent quelque principe odorant ou volatil, et ceux particulièrement qui sont susceptibles d'attirer l'humidité de l'air, doivent être conservés dans des vaisseaux bien bouchés. Il faut, en outre, les visiter de temps en temps, afin que s'ils venaient à éprouver quelque altération, on pût y remédier promptement. Les substances dont le temps appauvrit les vertus, doivent être renouvelées souvent; mais il faut que les indigènes le soient chaque année, et que toutes celles d'entre elles qui ont plus d'un an soient jetées.

ARTICLE QUATRIÈME.

De la Purification et de la Mondification.

Les Médicamens ont besoin qu'on les débarrasse d'une infinité de matières impures ou étrangères, qui se trouvent mêlées avec eux : tel est principalement le cas des Graines, des Gommes-Résines, de l'Opium, du Miel, et du Soufre sublimé, qui contient toujours de l'Acide quand il n'a pas été lavé.

1.º La Graisse varie de couleur, d'odeur et de consistance, suivant l'espèce d'animal, ou la partie d'où on l'a tirée. La meilleure est celle qui provient d'animaux vigoureux, pleins de vie et de santé. On se sert sur-tout chez nous de celle du Porc, qu'on doit conserver dans des pots de faïence bouchés, et garantis de la chaleur. Il faut surtout s'attacher à la priver, autant que possible, de toute humidité ; on y parvient en la liquéfiant au bain-marie. Pour peu qu'elle commence à rancir, on doit sur-le-champ la rejeter des pharmacies.

Prenez : Graisse fraîche quelconque. . . . .
quantité suffisante.

Enlevez – en les fibres et les vénules les plus grossières, coupez-la par petits morceaux, et malaxez-la sous un filet d'eau pure et froide. Puis faites-la bouillir avec suffisante quantité d'eau, jusqu'à ce qu'elle soit entièrement fondue ; passez le tout à travers un linge épais, et séparez la graisse qui, en se refroidissant, viendra se figer à la partie supérieure. Faites-la liquéfier de nouveau au bain-marie ; quand elle sera refroidie, retirez-la, et conservez-la pour l'usage.

On prépare de la même manière le *Suif de Mouton*, la *Moëlle de Bœuf*, et les autres *Moëlles*.

2.º *Gommes-Résines*. On met de côté les larmes les plus grandes et les plus pures ; on les ramollit en les plongeant dans une quantité d'alcool étendu (12 — 22 degrés) égale à la leur, on les passe ensuite à travers un linge en pressant, et on les soumet à l'évaporation pour les faire sécher. La Gomme Ammoniaque, préparée de cette manière, convient beaucoup mieux pour faire des onguens ; car, lorsqu'on l'emploie en poudre, ainsi que le prescrivent les formules ordinaires, elle se rassemble presque toujours en grumeaux, et ne se répand pas également dans la masse de l'onguent.

3.° L'*Opium* est ramolli dans deux fois son poids d'eau, après quoi on le passe d'après la même méthode, on le fait évaporer, et on lui laisse acquérir plus ou moins de consistance, suivant l'usage auquel on le destine. On le conserve dans cet état de pureté, sous le nom de *Laudanum* ou d'*Opium purifié*.

4.° Pour clarifier le *Miel*, on le met sur le feu, et dès que la chaleur le fait monter, on y verse une petite quantité d'eau froide : on l'écume, on le passe, et l'on y ajoute l'eau nécessaire pour lui rendre la mollesse convenable, mais qui ne doit pas excéder le quart de son poids. Dans cet état de pureté, il est plus propre aux usages pharmaceutiques, et connu sous le nom de *Miel despumé*.

5.° Le Soufre sublimé, communément appelé *Fleurs de Soufre*, contient toujours une certaine quantité d'Acide Sulfurique. Il faut donc le laver à l'eau bouillante, le passer, et le laver encore, jusqu'à ce qu'un papier bleu, teint avec le tournesol, n'indique plus la présence de la moindre parcelle d'Acide dans l'eau qui a séjourné sur lui.

6.° On dépouille la *Térébenthine* d'une grande partie de l'huile essentielle dont elle est remplie, et le feu est l'agent qu'on emploie à cet effet, par l'intermède de l'eau ; elle porte ensuite le nom de *Térébenthine cuite.*

Prenez : Térébenthine. . . . *autant que vous voudrez.*

Jetez-la dans une quantité d'eau suffisante, triple environ de la sienne ; faites bouillir le tout , et prolongez la coction jusqu'à ce que la Térébenthine versée dans l'eau froide s'y prenne en une pâte mollasse : formez-en alors des bols de trois décigrammes ou trois grains chacun , que vous conserverez dans l'eau froide.

On peut , en suivant la même méthode , adoucir et solidifier les résines les plus liquides , les plus odorantes et les plus âcres.

ARTICLE CINQUIÈME.

De l'Aptation aux usages médicinaux.

PRÉPARATION DE L'ÉCORCE DE GAROU.

Prenez : Branches de Garou. . . . *quantité suffisante.*
Faites-les macérer dans de l'eau ou du vinaigre , jusqu'à ce que l'écorce se détache aisément du bois. Partagez ensuite cette écorce en plusieurs morceaux que vous ferez bien sécher, et que vous conserverez pour l'usage.

ÉPONGES PRÉPARÉES.

Les chirurgiens se servent souvent d'éponges pour dilater les ulcères ; mais elles ne remplissent cet objet que quand elles sont préparées convenablement, et surtout privées de toute humidité. On peut les en dépouiller de plusieurs manières différentes; mais il paraît que celle qui consiste à employer la cire n'est pas la meilleure.

ÉPONGES PRÉPARÉES AVEC LA CIRE.

Prenez : Eponges fines et sèches, bien lavées, et nettoyées de tous les corps étrangers.

Plongez-les dans de la cire jaune liquéfiée au feu, et pressez-les fortement entre deux plaques d'étain, chauffées par l'immersion dans l'eau bouillante. Retirez-les quand elles seront refroidies.

ÉPONGES PRÉPARÉES SANS CIRE.

Prenez : Eponges fines lavées et propres.

Serrez-les fortement, tandis qu'elles sont encore humides, avec une corde dont les tours contigus ne laissent point d'intervalles entre eux, de manière qu'elles en soient couvertes dans toute leur étendue à peu près comme une carotte de tabac. Fixez cette corde par un nœud facile à délier, puis faites sécher l'éponge avec soin, et conservez-la dans un endroit très-sec.

Lorsqu'on veut s'en servir, on déroule la corde, et on coupe, avec un couteau ou des ciseaux, un morceau auquel on donne la forme convenable.

ARTICLE SIXIÈME.

De la Pulvérisation.

Toutes les poudres ne se font pas de la même manière. Certaines substances ont besoin d'être triturées, d'autres d'être pilées, et plusieurs doivent être porphyrisées ; quelques-unes enfin exigent préalablement une opération chimique, sur laquelle nous reviendrons en temps et lieu : leur nature et leur état servent de règle à cet égard.

Le plus ordinairement, avant de pulvériser une substance quelconque, il faut la disposer, par une opération préliminaire, à se laisser réduire en poudre. Ainsi, les Racines et les Bois doivent être tantôt coupés en menus morceaux, tantôt limés, râpés, ou hachés en copeaux. Mais de quelque manière qu'on s'y prenne, une poudre ne sera jamais bien faite, si l'on néglige quelqu'une des précautions que la nature de la matière ou les préceptes de l'art commandent.

Il faut prendre garde, en pulvérisant certains médicamens, soit de laisser se dissiper dans l'atmosphère les plus subtiles et les plus efficaces, soit, si l'on agit sur une substance âcre, de s'exposer les yeux, la gorge, le visage, ou les mains à son action. Ce dernier inconvénient est surtout à redouter quand on réduit en poudre de l'Ipécacuanha, de l'Euphorbe, des Cantharides, et plusieurs minéraux. Le moyen de l'éviter est d'attacher solidement autour de l'embouchure du mortier une peau lâche qui enveloppe le pilon. Les tamis de soie ou de crin doivent également être couverts pendant qu'on les agite entre les mains pour obtenir la partie la plus fine de ces poudres.

Au reste, il est important de remarquer qu'on ne doit jamais préparer les poudres en grande quantité, même celles des substances qui s'emploient le plus sous cette forme ; car tous les Médicamens, quels qu'ils soient, si l'on excepte un petit nombre de minéraux, se conservent beaucoup mieux en masses. Il faut surtout se garder de pulvériser à la fois beaucoup de substances volatiles odorantes, ou promptes à attirer l'humidité de l'air. Ainsi, les poudres d'Ipécacuanha, de Rhubarbe et de Quinquina se conservent peu, malgré qu'on ait l'attention de les renfermer dans des vases bien bouchés ; elles perdent beaucoup de leur efficacité par l'action de l'air, qui se renouvelle toutes les fois qu'on ouvre les bocaux. On conçoit d'ailleurs que c'est là un motif puissant pour tenir les vases parfaitement clos.

La couleur, d'après laquelle on juge de la bonne qualité des poudres, et principalement de celles des substances végétales, se conserve quand on a soin de soustraire le médicament à l'impression de la lumière. Si les vases qui le renferment sont de verre, on aura donc le soin d'y coller du papier noir sur toute leur surface.

Pour ce qui concerne les tamis, ils donnent des poudres plus ou moins fines, en raison de la densité de leur tissu : ceux de crin fournissent les plus grossières, et ceux de soie les plus ténues. Les meilleurs seraient ceux fabriqués avec des fils d'argent, s'ils étaient moins dispendieux.

Les mortiers doivent varier également, selon

la nature ou la dureté des substances. On en a de fer, de marbre, de verre, etc. Les pilons peuvent être aussi de bois, de fer, de verre, etc.

Quand, après une première trituration, on a séparé la partie la plus fine de la poudre par la tamisation, il faut triturer encore une fois celle qui est restée sur le tamis, et dont on tire ainsi une nouvelle quantité de poudre. Toutes ces poudres du même médicament, ainsi obtenues à plusieurs reprises différentes, sont ensuite mêlées ensemble, afin que les vertus médicinales de la substance soient distribuées d'une manière uniforme dans toute la masse.

1. *Poudre de Racine de Guimauve.*

Prenez : Racine de Guimauve choisie, séchée après avoir été grattée et coupée en tranches minces. . . *autant que vous voudrez.*
Pilez dans un mortier de fer, et faites, suivant l'art, une poudre très-fine, que vous séparerez de la partie fibreuse par la tamisation.

On prépare de même les Poudres de Racine de Réglisse, et de plusieurs autres Racines.

2. *Poudre de Racine de Jalap.*

Prenez : Racine de Jalap choisie, coupée en petits morceaux et sèche. . . . *autant que vous voudrez.*
Pilez dans un mortier de fer, et faites, suivant l'art, une poudre très-fine qui ne laissera presque pas de résidu.

Préparez de même les Poudres de Rhubarbe, de Gentiane, d'Aunée et autres.

3. *Poudre de Racine d'Ipécacuanha.*

Prenez : Racine d'Ipécacuanha choisie et mondée. . .
autant que vous voudrez.
Pilez d'abord légèrement dans un mortier de fer, jusqu'à ce que la partie extérieure et résineuse soit séparée de l'axe ligneux ; rejetez ce dernier, ensuite triturez de nouveau les parties résineuses, et faites une poudre très-fine selon les règles de l'art.

4. *Poudre d'Écorce de Quinquina.*

Prenez : Ecorce choisie de Quinquina gris . . . .
autant que vous voudrez.
Pilez d'abord dans un mortier de fer, et rejetez comme inutile la poudre que vous obtiendrez ainsi ; cela fait, continuez de piler jusqu'à ce que l'Ecorce soit réduite presque toute entière en une poudre très-fine.

5. *Poudre d'Écorce de Cannellier.*

Prenez : Cannelle choisie. . . *autant que vous voudrez.*
Pilez dans un mortier de fer, et faites, suivant l'art, une poudre très-fine.

Préparez de la même manière les Poudres de Cassia lignea, et d'Ecorce de Winter.

6. *Poudre de Bois de Gayac.*

Prenez : Bois de Gayac choisi et râpé. . . . .
autant que vous voudrez.

Pilez dans un mortier de fer, et faites, selon l'art, une poudre très-fine.

On prépare de même les Poudres de Bois d'Aloës, de Santal citrin, de Santal rouge et de Sassafras.

7. *Poudre de Feuilles de Plantes.*

Prenez : Feuilles sèches d'une plante quelconque, après avoir enlevé les tiges... *autant que vous voudrez.*

Pilez dans un mortier de fer, et faites selon l'art, une poudre très-fine, que vous séparerez avec soin de la partie fibreuse.

8. *Poudre de Racines d'Orchis,* appelée *Salep.*

Prenez : Bulbes d'Orchis orientaux, tels qu'ils viennent dans le Commerce. . . .   *autant que vous voudrez.*

Lavez dans l'eau tiède, et faites sécher sur-le-champ. Pilez ensuite dans un mortier de fer, et rejetez la première portion de poudre qui passe au travers du tamis. Continuez ensuite de piler et de tamiser, et vous aurez du Salep.

On peut préparer la Farine de Riz de la même manière ; mais il faut humecter un peu la graine avant de la piler, car autrement l'élasticité dont elle jouit ferait qu'elle se soustrairait aux coups du pilon.

9. *Poudre des Fruits de Vanille.*

Prenez : Fruits de Vanille choisis. . . . .

               autant que vous voudrez.

Sucre pur et blanc.. . . . . *le double.*

Coupez les Fruits, avec des ciseaux, en morceaux

très-petits, et, après les avoir mêlés au Sucre, pilez-
les dans un mortier de fer, jusqu'à ce qu'ils soient
réduits en poudre très-fine ; passez au tamis de soie,
et pilez de nouveau la partie qui reste sur le tamis,
jusqu'à ce qu'elle soit devenue assez fine pour le
traverser.

Conservez cette poudre dans un vase bien bouché.

10. *Poudre de Cantharides.*

Prenez : Cantharides choisies et sèches. . . . .
autant que vous voudrez.
Pilez dans un mortier de fer, couvert d'une peau,
et passez au travers d'un tamis de crin ou de soie,
suivant le degré de finesse que vous voudrez donner
à la Poudre.

11. *Pulvérisation de la gomme Adragant.*

Prenez : Gomme Adragant aussi sèche que possible...
autant que vous voudrez.
Pilez d'abord légèrement dans un mortier de fer
échauffé, et rejetez la première poudre. Continuez
ensuite de piler, et passez au tamis de soie.

12. POUDRES QUI SE PRÉPARENT PLUS FACILEMENT PAR L'INTERMÈDE DE LA GOMME ADRAGANT.

Poudre de Coloquinte.

On associe quelquefois la Coloquinte à la
Gomme Adragant pour la piler plus aisément ;
car ces deux substances étant séchées ensemble,
le tissu coriace et membraneux de la première
participe de la fragilité de la seconde, et se laisse
mieux piler, tandis que, dans le même temps ,

son âcreté diminue un peu. Voici quelle est la méthode la plus facile pour exécuter cette opération :

Prenez : Parenchyme sec de Coloquinte blanche . . . 8
    Gomme Adragant. 1

Après avoir fait gonfler la Gomme dans une quantité d'eau suffisante , réduisez - la en mucilage épais, et mêlez-la avec la Coloquinte dans un mortier, en la triturant bien avec le pilon; faites de cette manière une masse qu'il sera facile de diviser en tablettes ou pastilles , et que vous mettrez sécher. Au besoin vous réduirez les tablettes par la trituration en une poudre très-fine, qui sera passée au tamis de soie.

Tel était l'usage des Trochisques, appelés *Alhandal*; dont la préparation exigeait plus de peine , quoiqu'elle conduisît au même résultat.

Pulvérisez de même l'Agaric blanc, la Chair de Vipère , et toutes les autres substances dont le tissu s'écrase difficilement sous le pilon.

13. *Pulvérisation des Résines.*

On pulvérise les Résines en les triturant dans un mortier de fer, de marbre , ou de verre. Quelques personnes frottent le pilon et le fond du mortier d'un peu d'huile , afin que la Résine ne s'y attache pas trop fortement; mais elles s'exposent à ce que l'huile, qui s'unit à la résine, se rancisse bientôt. Il faut donc n'en mettre que la quantité absolument nécessaire, et mieux encore vaut-il s'abstenir de cette méthode. Du reste,

on évite l'inconvénient qui a déterminé à y recourir, en ne pratiquant la pulvérisation que
par un temps froid.

Préparez de même, mais sans addition d'huile,
toutes les poudres de Gommes - Résines , au
moins de celles qui sont sèches.

14. *Pulvérisation du Camphre.*

Prenez : Camphre pur. . . . *autant que vous voudrez.*
   Mettez dans un mortier de marbre ou de verre ,
avec une très-petite quantité d'alcool , et triturez
légèrement.

15. *Poudre de Pierres d'Écrevisses.*

Prenez : Pierres d'Écrevisses. . *autant que vous voudrez.*
   Lavez avec de l'eau de rivière tiède , que vous
renouvellerez plusieurs fois par jour , jusqu'à ce
qu'elle ne prenne presque plus d'odeur ni de saveur;
faites sécher ensuite , et pilez dans un mortier de
fer ; puis porphyrisez, en ajoutant de l'eau commune
goutte à goutte jusqu'à production d'une pâte légère , propre à former des trochisques, qu'il faudra
faire sécher à l'ombre.

Préparez de la même manière les Coquilles ,
d'OEuf , les Écailles d'Huîtres , le Corail , et la
Corne de Cerf calcinée à blanc.

16. *Poudre des Terres argileuses.*

Prenez : Terre Sigillée de bonne qualité. 1
   Humectez-la , et délayez-la en la pressant entre
les mains dans eau commune. 3
   Laissez reposer pendant deux ou trois minutes,

afin que les parties les plus gross.ères se précipitent au fond. Alors passez l'eau encore trouble au tamis de soie , et laissez-la reposer. Peu à peu la terre la plus divisée se rassemblera au fond du vase : vous en ferez des trochisques que vous mettrez sécher à l'ombre.

17. *Poudre de Sulfure d'Antimoine.*

Prenez : Sulfure d'Antimoine pur et déjà pilé dans un mortier de fer. . . . . . *autant que vous voudrez.*

Porphyrisez, mêlez ensuite avec beaucoup d'eau, et agitez ; quand l'eau sera devenue trouble , décantez-la, et laissez-la reposer. Porphyrisez de nouveau la matière qui restera, et ajoutez-y de l'eau. Continuez ainsi jusqu'à ce que vous ayez épuisé la masse entière. Alors jetez toute l'eau, au fond de laquelle se trouve la poudre; faites sécher celle-ci, et conservez-la.

On prépare de même le sulfure de mercure, etc.

18. *Poudre d'Oxide de Plomb fondu.*

Triturez, avec beaucoup d'eau , dans un mortier de fer de la Litharge déjà pulvérisée, et faites-en une poudre très-fine, d'après le même procédé que celui dont il vient d'être parlé pour le Sulfure d'Antimoine.

19. *Poudre de Sous-Carbonate de Plomb.*

Prenez : Céruse blanche et choisie. . . . . *autant que vous voudrez.*

Frottez-la sur un tamis de soie d'un tissu serré, et recevez la poudre qui passe sur un papier propre.

Préparez de même la Poudre d'Agaric blanc. On

fera cependant mieux de suivre le procédé indiqué à l'occasion de la Coloquinte.

20. *Pulvérisation du Fer.* _

Prenez : limaille de Fer brillante et bien mondée...
autant que vous voudrez.

Porphyrisez-la sans eau, dans un lieu sec, et par un temps sec, jusqu'à ce qu'elle soit réduite en une poudre très-fine, noire et terne, que vous conserverez dans un vase bien bouché, et à l'abri de l'humidité.

21. *Pulvérisation de l'Étain.*

Prenez : Etain pur.... . . *autant que vous voudrez.*

Jetez-le fondu dans une boîte de fer, légèrement échauffée, raboteuse dans l'intérieur, et blanchie avec de la craie : après avoir fermé cette boîte, remuez sans cesse le métal, que le mouvement réduira en une poudre très-fine, et susceptible de passer par un tamis serré. Cette opération peut se faire tout aussi bien dans une boîte de bois.

Préparez de même les Poudres des Métaux fusibles à un feu modéré, le Plomb, etc.

22. *Pulvérisation des Sels.*

Les Sels se pilent dans des mortiers de marbre, de porcelaine ou de verre. Quelques-uns, plus difficiles à pulvériser que les autres, ont besoin qu'on les porphyrise sans eau : tels sont, par exemple, le Tartrate antimonié de Potasse, le Sulfate de Potasse, etc.

23. *Pulvérisation des Charbons.*

Prenez : Charbon de Tilleul, de Saule, de Peuplier, ou de tout autre bois tendre, bien brûlé, léger, sonore et pur . . . . *autant que vous voudrez.*

Humectez-le avec une quantité d'eau suffisante ; pilez-le ensuite dans un mortier de fer, ou soumettez-le à l'action de la meule, et faites-en une pâte mollasse que vous laisserez pendant plusieurs heures sur des toiles, afin qu'elle égoutte peu à peu ; ensuite, disposez-la en pains orbiculaires, que vous mettrez sécher au soleil.

Préparez de même le Charbon d'Os calcinés.

Obs. L'insolation donne au Charbon une efficacité qu'il n'aurait pas si on le faisait sécher à l'ombre : c'est le seul moyen de le dépouiller de toutes les odeurs et couleurs étrangères.

24. *Poudre d'Éponges brûlées.*

Prenez : Éponges brûlées dans un creuset couvert. . . . *autant que vous voudrez.*

Triturez-les dans un mortier de marbre, sans eau, et passez la poudre au tamis de soie.

SECTION SECONDE.

Des Médicamens qu'on tire des Substances simples, sans altérer beaucoup leurs principes constituans.

—

ARTICLE PREMIER.

Des Sucs obtenus par expression.

Comme tous les végétaux ne contiennent pas la même quantité de fluides, il faut avoir égard à la nature et à l'état de chacun, pour pouvoir en exprimer convenablement le Suc. Plusieurs plantes, quoique riches en Suc, ne s'en dépouillent que lorsqu'après les avoir mondées, on les pile avec soin, pour les soumettre ensuite à une forte pression. De ce nombre sont le Cresson de fontaine, le Cochléaria, l'Oseille, la Laitue, etc. D'autres, peu succulentes ou trop visqueuses, ont besoin qu'on les humecte ; mais il ne faut y ajouter que la quantité d'eau rigoureusement nécessaire pour faciliter l'expression du Suc : on les pile alors, et les met à la presse. C'est ainsi qu'on traite la Bourrache, la Buglose, l'Ortie, etc. Certaines parties des végétaux doivent être préalablement réduites en pulpe par l'action de la râpe : tels sont la Racine de Carotte, les Fruits du

Coguassier, du Pommier, du Poirier. Quelques
parties enfin, après avoir été pilées et réduites en
pâte, ont encore besoin de subir un certain degré de fermentation avant d'être mises en presse.
C'est de cette manière qu'on agit avec les Baies
de Nerprun, de Sureau, les Fruits du Citronnier,
du Bigaradier, de l'Oranger, etc. Quant à la
dépuration des Sucs obtenus des plantes par expression, il faut, autant que possible, les passer
à froid, surtout quand ils ont de l'odeur : s'ils
étaient trop épais ou trop visqueux pour traverser facilement le filtre de papier, on les expose-
rait à la chaleur du bain-marie, afin de les liquéfier un peu.

Parmi les Sucs, les uns sont magistraux, et
ne se préparent qu'en vertu d'une ordonnance
du médecin ; les autres sont officinaux, et susceptibles d'être conservés par le pharmacien. On
tient ces derniers dans des bouteilles de verre
dont le col et l'orifice sont étroits, et on étend
à leur surface une légère couche d'Huile d'Amandes douces, ou de toute autre huile difficile à
concréter. Les bouteilles sont ensuite bouchées
exactement, et déposées dans un endroit frais.
Il faut enlever de temps en temps l'Huile, et la
remplacer par de la fraîche.

I. SUCS EXPRIMÉS DE DIVERSES PLANTES PRISES SÉPARÉMENT.

1. *Suc de Bourrache.*

Prenez : Feuilles de Bourrache mondées. . . . 16

Pilez les dans un mortier de marbre, en ajoutant peu à peu :

Eau commune. 1

Exprimez le Suc à froid, s'il n'est pas trop épais, et, à la chaleur du bain-marie, s'il a beaucoup de viscosité : laissez déposer l'Albumine, et passez à travers un filtre de papier Joseph.

Préparez de même les Sucs de Feuilles de Buglose, d'Herbe de Chiendent, de Pulmonaire, de Chicorée, de Ciguë.

2. *Suc de Racine de Carotte.*

Prenez : Racines de Carotte grattées 16
  Râpez-les, et réduisez-les en une pulpe
  que vous délayerez un peu avec eau commune.. 2
  Exprimez ensuite le Suc, et clarifiez-le.

3. *Suc de Baies de Nerprun.*

Prenez : Baies de Nerprun . . . . . *quantité nécessaire.*
Ecrasez-les entre les mains, de manière à ménager les graines. Laissez ensuite la masse fermenter pendant trois ou quatre jours, exprimez le suc, et passez-le. Ce suc peut être employé de suite ou conservé pour l'usage. Dans ce dernier cas, il faut le mettre en bouteille, et le couvrir d'une légère couche d'Huile d'Amandes douces, comme il a été dit tout-à-l'heure.

Préparez de même les Sucs de Baies de Sureau et d'Hyèble.

4. *Suc des Fruits du Citronnier.*

Prenez : Citrons choisis, aussi succulens que possible. . . . *quantité nécessaire.*

Enlevez avec soin le zest, la partie blanche et
les graines ; pressez ensuite le restant entre les
mains, disposez-le couches par couches avec de la
paille de seigle hachée et lavée à l'eau tiède, et
mettez-le en presse pour obtenir le Suc ; ne passez
ce dernier que quand il aura déposé de lui-même.

Ce Suc se conserve aisément plusieurs mois de
suite sans altération, pourvu qu'on le mette dans
des bouteilles, et qu'on le couvre d'Huile d'Amandes
douces.

On prépare de la même manière les Sucs de
Grenade, d'Orange et de Bigarade.

5. *Suc des Fruits du Cognassier.*

Prenez : Coings très-mûrs. . . . . *quantité nécessaire.*

Réduisez-les en pulpe au moyen d'une râpe, et
enlevez les pepins ; disposez cette pulpe entre deux
couches de paille de seigle hachée et lavée à l'eau
tiède ; pressez fortement, et recevez, dans un vase
de verre ou de faïence, le Suc que vous passerez
lorsqu'il aura déposé de lui-même.

Ce Suc se conserve très-bien dans des bouteilles,
et recouvert d'Huile. Il ne se garde pas moins
bien, lorsqu'on a préalablement exposé les bouteilles à la vapeur du Soufre en combustion, comme
on a coutume de le faire pour les tonneaux dans
lesquels on renferme le moût de raisin. On peut
encore mettre dans la bouteille et mêler au Suc

quelques grains (15 suffisent pour une bouteille de
deux livres) de Sulfate de Chaux.

On prépare de même les Sucs de Pommes,
de Poires, etc.

6. *Suc de Groseilles rouges.*

Prenez : Groseilles rouges égrenées, un peu avant leur
parfaite maturité. . . *quantité nécessaire.*
  Ecrasez-les entre les mains, et laissez-les ainsi,
dans un endroit frais, jusqu'à ce qu'il surnage un
liquide clair; portez alors le tout au pressoir, et
passez le Suc, qui sera limpide et d'un beau rouge.
  On obtient plus facilement ce Suc, en ajoutant
aux Groseilles un sixième de Cerises rouges.

Préparez de la même manière les Sucs des
Fruits du Mûrier, du Fraisier, du Vinettier et
du Verjus.

7. *Suc de Pétales de Roses pâles.*

Prenez : Pétales de Roses pâles. . . . .
quantité nécessaire.
  Pilez dans un mortier de marbre ou de bois, et
pressez fortement. Le Suc, passé à travers un filtre
de papier Joseph, sera rougeâtre, d'une odeur
agréable, très-peu visqueux, et légèrement acidule.
  On peut le conserver sous une couche d'Huile.
  Obs. De Pétales. . . . . 64 »
  On obtiendra Suc filtré environ. 24, 5

II. SUCS EXPRIMÉS DE PLUSIEURS PLANTES A LA FOIS.

1. *Sucs Anti-Scorbutiques.*

Prenez: Feuilles de Cresson de fontaine,
       de Cochléaria,
       de Trèfle d'eau. . . . .
              parties égales de chaque.
Pilez ces feuilles bien mondées dans un mortier
de marbre ou de bois, et soumettez-les ensuite à la
pression. Passez le Suc à travers un papier Joseph,
placé dans un entonnoir de verre.

2. *Sucs tempérans et diurétiques.*

Prenez : Feuilles de Laitue,
       d'Oseille,
       de Cerfeuil,
       de Grande Joubarbe . . . . .*parties*
             égales de chaque.
Agissez comme ci-dessus.

ARTICLE SECOND.
Des Fécules.

On désignait autrefois sous le nom de *fécules*,
les matières qui se précipitent des sucs obtenus
par expression, et qui, loin d'être identiques,
diffèrent au contraire beaucoup les unes des
autres. Aujourd'hui on n'appelle plus ainsi que
l'Amidon et les substances qui lui ressemblent
par leur nature. La *Fécule alibile* pure est partout
et toujours la même, de quelques parties des plantes qu'on la tire ; mais elle entraîne souvent avec
elle, pendant qu'on la prépare, plusieurs autres

élémens végétaux , dont la présence lui communique des propriétés étrangères , si l'on n'a pas soin de l'en débarrasser par des lotions réitérées. Tel est le cas des Fécules médicinales fournies par les racines de Bryone , de Pied-de-Veau et d'Iris , par les Semences du Marronnier d'Inde, etc. ; car, avant le lavage , on ne peut les comparer ni à l'Amidon ordinaire , ni à la Fécule extraite soit de la Pomme de terre , soit des Graines céréales.

1. *Fécule médicinale de Bryone.*

Prenez : Racine de Bryone fraîche et bien lavée. . . .
quantité suffisante.

Râpez-la avec une râpe de fer, recevez les râpures dans un sac de toile de chanvre , et mettez-les à la presse. Le Suc , mêlé d'une certaine quantité d'eau pour le rendre moins épais, et versé sur un tamis peu serré, est reçu dans un vase de faïence ou de verre ; on l'y laisse déposer. La Fécule tombe peu à peu au fond. Lavez-la suffisamment, et décantez la liqueur qui la surnage ; coupez-la ensuite par morceaux , que vous ferez sécher à l'ombre et à une douce chaleur sur du papier gris. Quand elle sera bien sèche, réduisez-la en poudre , et conservez-la dans un vase bouché.

On prépare de la même manière les Farines médicinales des Racines de Pied-de-Veau et d'Iris, et des Semences de Marronnier d'Inde.

2. *Fécule alibile de Pomme de terre.*

Prenez Pommes de terre bien mondées. . . . .
autant que vous voudrez.

Convertissez-les en pâte au moyen d'une râpe de
fer ; mêlez cette pâte avec suffisante quantité d'eau,
passez-la à travers un tamis de soie, et recevez la
liqueur toute trouble dans un vase de verre ou de
faïence. La Fécule se déposera aussitôt : purifiez-la
par des lotions réitérées, et faites-la sécher à l'ombre, dans un lieu faiblement échauffé.

ARTICLE TROISIÈME.

DES HUILES OBTENUES PAR EXPRESSION.

Les Huiles et les autres matières grasses, répandues avec tant de profusion dans certains végétaux, diffèrent beaucoup les unes des autres
par la cohérence de leurs molécules. Certaines
coulent avec tant de facilité, qu'à l'instar des sucs
aqueux, elles s'obtiennent par la simple pression. D'autres, quoique fluides de leur nature,
sont tellement enlacées par des substances mucilagineuses, qu'elles cèdent difficilement à la
pression, et qu'on ne peut pas les extraire par
ce procédé. Quelques-unes, enfin, semblables à
du suif, sont tellement concrètes, qu'il n'y aurait pas moyen de les obtenir, si on ne les
chauffait auparavant, pour leur donner de la
fluidité. On conçoit sans peine que de pareilles
différences dans leur nature, obligent de varier
les procédés d'extraction suivant les qualités
physiques de celle qu'on cherche à se procurer.

En général, comme les Graisses et Huiles obtenues par expression sont fort sujettes à se ran-

cir, il faut les renouveler souvent, et les conserver dans des lieux froids.

1. *Huile d'Amandes douces.*

Prenez : Amandes douces choisies, *quantité nécessaire.*
Secouez bien ces Amandes sèches et renfermées
dans un sac, pour que la poussière se détache de leur
enveloppe, et puisse passer ensuite au travers du tamis.
Après les avoir mondées ainsi, pilez-les dans un
mortier de marbre avec un pilon de bois, ou mieux
encore réduisez-les en farine à l'aide d'un moulin à
bras. Ensuite soumettez-les à la presse dans un sac
de toile de chanvre ; exprimez fortement, afin que
l'Huile sorte, et conservez-la pour l'usage. Cette
Huile, passée à travers du papier Joseph, est limpide, et se garde long-temps.

Préparez de même les Huiles d'Amandes
amères, de Noix, de Pistaches, et des quatre
Semences froides, ainsi que celles de Noix de
Ben, de Pavot blanc, etc.

2. *Huile de Graine de Lin.*

Prenez : Graine de Lin mondée et contuse. . . . .
autant que vous voudrez.
Exposez-la, sur un tamis renversé et couvert, à
la vapeur de l'eau bouillante, pendant un demi-
quart d'heure, afin qu'elle s'humecte uniformément ; enveloppez-la de suite dans un morceau de
toile serrée, que vous mettrez aussitôt en presse.

On prépare de la même manière les Huiles de
Graines d'Anis, de Carvi et d'Aneth.

3. *Huile d'Écorce d'Orange, par expression.*

Prenez : Oranges . . . . . . *autant que vous voudrez.*

Séparez le Zest au moyen d'une râpe, en ména-
geant le plus possible la partie blanche sous-jacente

Quand vous aurez réuni une quantité suffisante
de cette cuticule jaune, enfermez-la dans un sac, et
soumettez-la à l'action de la presse. Il en découlera
une liqueur fortement colorée, qui, reçue dans un
vase cylindrique, se divisera en deux portions, dont
la supérieure sera l'Huile. Retirez cette dernière
avec une pipette, et jetez le suc aqueux qu'elle surnage. Cette Huile, renfermée dans des flacons bien
bouchés, déposera de la lie, et deviendra, avec le
temps, très-limpide, et beaucoup plus suave, quoique plus fortement colorée, que celle qu'on obtient par la distillation.

**Préparez de même les Huiles de Citron, de
Gédrat, de Bergamotte et de Bigarade.**

4. *Huile de Graines de Ricin, par expression.*

Prenez : Graines mûres de Ricin, dépouillées de leur
enveloppe, et, autant que faire se peut, de leur embryon. . . . . . . *autant que vous voudrez.*

Pilez-les dans un mortier de marbre avec un pilon
de bois, jusqu'à ce qu'elles soient réduites en une
pâte molle. Enveloppez cette pâte dans une toile serrée, et exprimez-la graduellement, afin que la toile
ne rompe pas. L'opération demande un temps
assez long pour être bien faite. On obtient une huile
d'une saveur douce, qui sert beaucoup en médecine, et qui ne tarde pas à devenir limpide, quand
on la laisse reposer. Cette Huile, moins coulante

que celle d'Olives, s'épaissit avec le temps. Il faut la rejeter des officines dès qu'elle est devenue âcre.

Obs. La véritable Huile de Ricin diffère de toutes celles qu'on obtient par expression, en ce qu'elle se dissout complétement dans l'Alcool. Extraite par le procédé qui vient d'être décrit, elle n'a pas de couleur; mais on peut encore la préparer d'une autre manière, que voici :

Torréfiez légèrement les Graines mondées de Ricin dans une poêle de fer, et, lorsqu'elles sont refroidies, triturez-les à la meule, ou dans un mortier de marbre, avec un pilon de buis; délayez la masse qui en résulte dans suffisante quantité d'eau, mettez-la sur le feu, en l'agitant sans cesse jusqu'à ce qu'elle bouille; retirez alors toute la matière gonflée d'Huile qui surnage en manière d'écume, recueillez-la dans un vase plus petit, et soumettez-la encore à l'action du feu, pour que l'humidité s'évapore, et que l'Huile se sépare. Alors passez celle-ci à travers un linge : en refroidissant, elle dépose de la lie. Quoiqu'elle soit plus colorée que la précédente, on peut l'employer en médecine.

5. *Huile concrète de Semences de Cacao.*

Prenez : Semences de Cacao mondées........
autant qu'il en faut.

Après les avoir torréfiées légèrement dans une poêle de fer, pilez-les doucement dans un mortier, et broyez-les ensuite sur la pierre chaude, comme on est dans l'usage de le faire pour la préparation du Chocolat; faites ensuite bouillir cette masse dans suffisante quantité d'eau, jusqu'à ce que l'Huile

16

surnage; laissez cette Huile se concréter à mesure que l'eau refroidit, et enlevez-la.

Ou mieux encore : humectez la masse pilée avec une quantité d'eau suffisante ; enfermez-la dans un sac de toile serrée, que vous placerez entre deux plaques d'étain chauffées par l'immersion dans l'eau bouillante, et exprimez de suite en faisant agir la presse.

Enfin, comme cette Huile, de quelque manière qu'on la prépare, est communément à l'état concret, liquéfiez-la au bain-marie, et passez-la à travers un filtre de papier Joseph, sous l'influence continuée de la chaleur. Après l'avoir purifiée ainsi, laissez-la se concréter de nouveau, et conservez-la.

Préparez de même, mais sans torréfier les fruits, l'Huile de baies de Laurier, et celle de Noix Muscade

6. *Huile de Jaunes d'OEufs.*

Prenez : Jaunes d'OEufs frais (environ 6o). . 1,000.

Mettez-les dans une bassine d'argent, et faites-les réduire de moitié au bain-marie, c'est-à-dire, jusqu'à ce qu'en les pressant entre les doigts, on fasse aisément sortir l'Huile. Alors, enveloppez-les d'une toile de chanvre très-serrée, ou d'une étoffe de crin, et soumettez-les à la presse, après avoir placé la masse entre deux plaques de fer, préalablement plongées dans l'eau bouillante pour les échauffer au point convenable. Passez l'Huile au travers d'un papier Joseph, à la chaleur du bain-marie, et vous aurez, de la quantité susdite de Jaunes d'OEufs, Huile douce environ. . . . . 1z5.

Obs. Cette Huile se mêle fort bien à l'Ether Sulfurique, quelle que soit la proportion des deux substances. Elle ne se conserve pas long-temps, et il
faut la renouveler souvent, ou plutôt, comme tous
les médicamens magistraux, elle ne doit être préparée qu'à l'instant même de la prescription.

ARTICLE QUATRIÈME.

Des Pulpes.

Les plantes ou les parties de plantes qui sont
molles et succulentes, peuvent être réduites en
Pulpe avec la seule précaution de les piler dans
un mortier de marbre, et de les passer à travers
un tamis de soie fort serré. Quant aux racines
et aux fruits, dont le parenchyme est moins
abondamment fourni de suc, il ne faut pas les
piler, mais bien les râper, avant de les tamiser.
Enfin, les plantes ou parties de plantes trop sèches
et trop dures, doivent être ramollies d'abord
par la macération, soit dans l'eau, soit dans le
vin, ou par la coction dans suffisante quantité
d'eau; leur trame étant rompue, on a moins de
peine à les tamiser et à les réduire en Pulpe. Les
Pulpes se condensent en un magma épais, dont
on augmente encore un peu la consistance, au
besoin, en le soumettant à une évaporation lente.
Mais il ne faut les préparer qu'au moment de
s'en servir, car elles ont la plus grande tendance
à se corrompre, et elles ne demandent que très-
peu de temps pour s'altérer.

1. *Pulpes de Plantes émollientes.*

Prenez : espèces émollientes fraîches . . . . .

autant qu'il en faut.

Faites-les bouillir dans suffisante quantité d'eau commune, et dès qu'elles seront complétement cuites, écrasez-les sur un tamis avec une spatule. Faites évaporer ensuite la Pulpe jusqu'à consistance d'une masse molle.

2. *Pulpe de Bulbes de Lys.*

Prenez : Bulbes de Lys mondés . . . *autant qu'il en faut.*

Mettez-les cuire enveloppés de papier, sous des cendres chaudes, jusqu'à ce qu'ils s'écrasent aisément entre les doigts; alors, et après avoir enlevé les portions grillées, pilez-les dans un mortier de marbre, et faites-en une Pulpe selon l'art.

3. *Pulpe de Bulbes de Scille.*

Préparez de même la Pulpe de Scille, après avoir enlevé les racines et l'écorce extérieure des Bulbes frais. On peut couvrir cet ognon d'une couche de pâte de farine, et le faire cuire ainsi, ou le mettre dans du papier sous les cendres, où enfin le porter au four.

4. *Pulpe de Casse.*

Prenez : Légumes de Casse . . . . . *quantité nécessaire.*

Brisez-les, enlevez la Pulpe, séparez-la autant que possible des cloisons et des graines, passez-la au tamis de soie, et réduisez-la ainsi en une masse que vous ferez épaissir à une douce chaleur.

On peut préparer la Pulpe de Tamarin de la même manière, en y ajoutant toutefois, si elle est trop sèche, autant d'eau qu'il en faut pour la ramollir.

5. *Pulpe de Pruneaux.*

Prenez : Pruneaux.. . . . . *autant qu'il en faut.*
 Faites-les bouillir dans suffisante quantité d'eau, jusqu'à ce qu'ils soient ramollis : ôtez alors les noyaux, passez au tamis, et faites une Pulpe qui, mêlée à l'eau de la décoction, sera évaporée à une douce chaleur jusqu'à consistance requise.

Préparez de même les Pulpes de Figues, de Dattes, de Raisins de Corinthe, de Jujubes, etc.

6. *Pulpe de Cynorrhodon.*

Prenez : Fruits de Rosier sauvage déjà rouges, mais non encore pleinement mûrs. 16
 Coupez le calice au sommet et le pédoncule à la base, enlevez les semences et les poils intérieurs, mettez le reste dans un vase de faïence, et versez dessus Vin blanc généreux. 2
 Mêlez intimement, au moyen d'une spatule de bois ou d'ivoire, et laissez macérer pendant deux ou trois jours jusqu'à ramollissement complet. Pilez alors dans un mortier de marbre avec un pilon de bois; passez à travers un tamis de soie serré, et la Pulpe sera faite.

ARTICLE CINQUIÈME.

DU PETIT-LAIT.

Prenez : Lait de Vache ou de tout autre animal, 2000,00
 Mettez-le dans un vase de terre ou

d'argent, avec présure de Veau, délayée
dans un peu d'eau   2,50

Placez le vase sur des cendres chaudes,
et dès que le lait commencera à se cailler,
augmentez graduellement la chaleur, de
manière seulement que la liqueur ne
bouille pas, et que la partie caseuse se
rapproche de plus en plus. Transvasez le
sérum, mettez le caillé égoutter sur un
treillis, et recueillez le liquide qui en sort
pour le mêler à l'autre.

Le Petit-Lait ainsi obtenu est trouble et
blanchâtre : on le clarifie de la manière
suivante :

Prenez, pour quatre livres de Petit-Lait, ou..   2000,00
    Blancs d'OEufs frais . . . .   n°. 3
    Tartrate acidule de Potasse, vingt-quatre
grains, ou   1,25

Mêlez d'abord et agitez ensemble les Blancs
d'OEufs avec une faible quantité de Petit-Lait;
ajoutez ensuite le restant du sérum, et faites bouillir
le tout; dès que l'ébullition commencera, jetez peu
à peu le Tartrate, en agitant la liqueur. Aussitôt
que celle-ci commence à devenir claire et limpide,
on la passe à travers un linge, et ensuite à travers
du papier Joseph.

SECTION TROISIÈME.

*Des substances qui se développent dans les médi-
camens simples par la fermentation.*

Le Vin , les Bières et les Vinaigres tiennent
le premier rang parmi les liqueurs qu'on obtient
par la fermentation. Le pharmacien s'épargne des
frais et de la peine en les achetant au lieu de les
préparer lui-même. Nous parlerons cependant
ici du Vin d'Hydromel , qui servira d'exemple.
Quant aux Vins , aux Bières et aux Vinaigres,
auxquels on donne des propriétés médicales en
y mêlant diverses substances , même durant la
fermentation , comme est la liqueur communément connue sous le nom de *Laudanum ,* nous
en traiterons ailleurs , lorsqu'il sera question du
Vin et des Vinaigres médicinaux.

Hydromel vineux ou Vin d'Hydromel.

Prenez : Miel blanc choisi.   2,500
   Eau commune tiède. 12,500
   Ferment de Bière mou..   64
   Après avoir fait dissoudre le Miel et le ferment
dans l'Eau , introduisez la liqueur dans une barrique , et mettez-la fermenter à une température
d'environ 15 à 20 degrés, (19 à 25 cent.) jusqu'à ce
qu'elle ait acquis une odeur vineuse. Alors soutirez-
la , et conservez-la pour l'usage.

SECTION QUATRIÈME.

*Des substances qu'on tire des médicamens simples
par la distillation.*

Personne n'ignore comment et avec quel
appareil de vaisseaux, disposé sur le feu, on
distille différens corps, ceux, surtout, dont les
propriétés médicinales sont les plus développées.

Les alambics métalliques, dont on a l'habitude de se servir pour distiller les Eaux, les
Huiles volatiles ou l'Alcool, ne peuvent souvent
pas servir aux autres distillations, soit parce qu'ils
ont peine à supporter la chaleur violente qu'il est
nécessaire d'employer pour obtenir les élémens
de certains corps, soit parce qu'on craint qu'ils
n'altèrent ces élémens eux-mêmes, soit enfin parce
qu'on ne peut pas y adapter facilement l'appareil
propre à recueillir et à séparer les produits. Les
chimistes les remplacent donc par des cornues
qui remplissent bien mieux l'objet qu'on se propose. Ces cornues peuvent être de verre, de
terre, de porcelaine, de grès, ou même de fer.
Quelquefois on les couvre d'un enduit ou lut, qui
leur permet de supporter un plus grand dégré de
feu. Les vases qu'on adapte à leur col, constituent
des appareils différens, suivant la nature diverse des produits qu'on veut recueillir. Le pre-

mier de tous ces appareils est celui qui porte le nom de son inventeur, Woulf, et à l'aide duquel on peut se passer de vases d'une plus grande dimension, recueillir aisément tous les fluides élastiques, et prévenir le danger, autrefois si redouté et si fréquent, de la rupture des vases.

On produit en outre des effets divers, suivant le genre de distillation dont on a fait choix, et qui, déterminant de plusieurs manières différentes la combinaison des élémens, donne aussi des produits qui ne se ressemblent ni pour les qualités physiques, ni pour la nature. Cette opération exige donc une multitude de précautions, à l'égard desquelles nous renvoyons, pour de plus amples détails, aux Traités de chimie et de pharmacie, dans lesquels on trouvera l'énumération des préceptes à suivre pour obtenir, pures et de bonne qualité, les matières qui doivent être appliquées aux besoins de la médecine.

ARTICLE PREMIER.

Des Eaux distillées.

I. EAUX DISTILLÉES SIMPLES.

La distillation des Eaux simples ne doit pas se faire sans quelques précautions, dont l'omission les prive de toutes leurs vertus, et les rend inutiles. Toutes les plantes portent un arome qui se sublime avec l'eau pendant la distillation, et qui se condense avec elle dans le récipient. Quand on agit sur des végétaux peu odorans, on les prend frais, et on cohobe plusieurs fois de suite l'eau qui a déjà distillé, sur de nouvelles herbes, ce qui finit par la charger d'une quantité sensible de principe aromatique. Au contraire, lorsque les plantes sont fort odorantes, il suffit de les distiller une fois, pourvu qu'il y en ait une quantité proportionnée à celle d'eau qu'on veut obtenir. Certaines herbes fort aromatiques ne perdent pas beaucoup de leur odeur par la dessiccation, lorsqu'elle a été faite avec soin, et, quoiqu'elles soient sèches, on en obtient encore des eaux très-chargées d'arome ; il vaut mieux cependant les prendre fraîches. Il convient de récolter à des époques différentes de l'année, c'est-à-dire, lorsque leur odeur est pleinement développée, diverses parties de plantes qu'on distille fort souvent à part. Nous en avons dit assez à ce sujet, lorsqu'il a été question de la récolte et de la dessiccation. Les eaux distillées sont sujettes à se corrompre avec le temps : on doit donc les renouveler souvent, ou les conserver soit dans des flacons de verre, soit dans des cruches de grès ou de faïence ; il faut les tenir dans un lieu tempéré et peu accessible à la lumière, en ayant soin de ne pas boucher exactement les vases, à moins qu'ils ne soient pleins.

1. *Eau distillée ordinaire.*

Prenez : Eau de Fontaine. 10,000

Distillez, selon l'art, à une chaleur suffisante pour faire bouillir modérément la liqueur ; rejetez, comme moins pure, la partie qui passe la première, et qui forme à peu près un dixième du tout. Conservez ce qui passe ensuite, et continuez de distiller, jusqu'à ce que vous ayez obtenu les trois quarts de l'Eau employée.

Distillez de même l'Eau de Pluie et l'Eau de rivière.

II. EAUX DISTILLÉES DE PLANTES PEU ODORANTES.

2. *Eau de Laitue.*

Prenez : Laitue pommée fraîche. 5,000
  Eau commune. 12,500
   Distillez, à un feu modéré, jusqu'à ce que
vous ayez obtenu de liqueur environ. . . . 10,000
   Reversez cette liqueur sur une pareille
quantité de Laitue fraîche, en ajoutant encore de nouvelle Eau. 10,000
   Distillez de nouveau, jusqu'à ce qu'il ait
passé de liqueur. 10,000
   Conservez alors celle-ci, à moins qu'elle n'ait trop peu d'odeur, auquel cas vous la cohoberez encore une fois.

On peut obtenir de la même manière les Eaux de Feuilles et de Tiges de Bourrache, de Buglose, de Plantain, de Pourpier, de Potentille, de Pariétaire, de Chardon-Bénit, de Morelle noire, d'Euphraise et de Bleuet.

III. EAUX DISTILLÉES DE PLANTES PLUS ODORANTES.

3. *Eau distillée de Raifort sauvage.*

Prenez : Racine fraîche de Raifort sauvage. . 2,000

Eau commune. 10,000

Distillez, suivant l'art, jusqu'à ce que vous
ayez obtenu de liqueur. 4,000

OBS. Comme l'usage inconsidéré de cette liqueur
entraîne de grands dangers, il faut mettre à part les
vases qui la renferment, et les marquer de manière
à les reconnaître aisément, afin de ne point donner
lieu à des erreurs funestes. On ne doit non plus la
délivrer qu'en vertu d'une ordonnance revêtue d'une
signature connue.

Préparez de la même manière les Eaux distillées de Racines d'Aunée et de Valériane.

4. *Eau distillée de Feuilles de Laurier-Cerise.*

Prenez : Feuilles fraîches de Laurier-Cerise. . 1,000

Eau commune. 2,000

Distillez jusqu'à ce que vous ayez obtenu
de liqueur. 500

IV. EAUX DISTILLÉES DE FLEURS TRÈS-ODORANTES.

5. *Eau de fleurs d'Oranger.*

Prenez : Fleurs d'Oranger nouvellement cueillies
. . . . 5,000

Eau commune. 20,000

Distillez, selon l'art, jusqu'à ce que vous
ayez obtenu de liqueur. 10,000

OBS. La meilleure manière est de verser l'eau
bouillante sur les Fleurs dans la cucurbite, de
commencer aussitôt la distillation, et de la continuer sans interruption.

Distillez de la même manière les autres Fleurs aromatiques, savoir : celles de Lys , de Sureau, de Tilleul, de Muguet, de Roses. Il faut employer le double de Roses pour obtenir la même quantité d'eau aromatique.

On prépare de même aussi les Eaux distillées de Fleurs moins odorantes, comme celles de Coquelicot, de Nénuphar, de Pivoine, de Petite Centaurée, etc.

6. *Eau distillée d'Hysope.*

Prenez : Sommités fleuries et fraîches d'Hysope
. . . . 5,000
Eau commune. 20,000
   Distillez jusqu'à ce que vous ayez obtenu
de liqueur. 10,000

On obtient de la même manière les Eaux distillées de Sommités fleuries de Mélisse, de Lavande, de Sauge , de Thym , de Menthe poivrée , de Fenouil , de Matricaire, etc., et celles moins odorantes de Scordium , de Véronique , etc.

7. *Eau distillée d'Anis.*

Prenez : Semences d'Anis. 2,000
Eau commune. 15,000
   Distillez, suivant l'art, jusqu'à ce que vous
ayez obtenu de liqueur. 4,000

Préparez de même les Eaux distillées de Semences de Persil , d'Angélique et de Coriandre, ainsi que celle de Baies de Genièvre.

8. *Eau distillée de Cannelle.*

Prenez : Cannelle de Ceylan. 2,000
Eau commune. 16,000

Laissez macérer pendant douze heures ;
ensuite distillez, en faisant bouillir doucement, jusqu'à ce que vous ayez obtenu de
liqueur. .8,000

On prépare ainsi les Eaux distillées d'Ecorce
de Cascarille, d'Ecorce et de Bois de Sassafras,
de Bois de Rhodes et de Gérofle.

V. EAUX DISTILLÉES DE PLUSIEURS PLANTES A-LA-FOIS.

Eau distillée d'Herbes vulnéraires.

Prenez : Espèces vulnéraires. 2,000
Eau commune. 20,000
Distillez, selon l'art, jusqu'à ce que vous
ayez obtenu de liqueur. 8,000

ARTICLE DEUXIÈME.

Des Huiles essentielles.

Les Huiles Essentielles ou Volatiles passent en
même temps que les Eaux odorantes à la distillation, et la plupart du temps on ne les obtient
pas d'une autre manière que celles-ci. Les unes sont
très-légères, et les autres sont plus pesantes ; les
premières proviennent presque toutes de végétaux indigènes, et les secondes de plantes exotiques. L'appareil distillatoire dont on se sert présente, suivant la nature des Huiles, des varia-

tions que nous indiquerons en traitant de chacune d'elles en particulier. Les herbes fraîches donnent, en général, des Huiles moins denses et plus odorantes que les sèches. Toutes ces Huiles doivent être conservées dans un lieu obscur et dans des vases bouchés avec soin. Avec le temps elles s'épaississent, se colorent davantage, et perdent de leur odeur.

I. HUILES VOLATILES LÉGÈRES.

Huile essentielle de Fleurs d'Oranger.

Prenez : Fleurs fraîches d'Oranger. 5,000

Eau commune. 7,500

Distillez de la même manière que celle qu'on emploie pour l'Eau, mais, en place d'un matras, adaptez au bec de l'alambic un récipient conique, appelé *florentin*, dont la disposition fait que l'Huile qui passe en même temps que l'eau et la surnage, se réunit dans un espace étroit, et peut être enlevée facilement, soit avec une pipette, si elle est fluide, soit avec une spatule de verre, si elle est concrète.

L'eau qui a passé avec l'Huile, en étant elle-même chargée, doit être versée sur de nouvelles fleurs, et servir ainsi à plusieurs distillations de suite, ce qui fait qu'on obtient une plus grande quantité d'Huile.

Préparez de la même manière les Huiles de Roses, de Menthe poivrée, de Thym, de Lavande, de Sauge, de Tanaisie, d'Absinthe, de Romarin, d'Écorce d'Orange, de Basilic, de Rüe, de Camomille romaine, de Sabine, d'Anis, de Fenouil et de Baies de Genièvre

II. HUILES ESSENTIELLES PESANTES.

Huile de Cannelle.

Prenez : Cannelle choisie concassée. 5,000
    Muriate de Soude. 500
    Eau commune. . . . . , . . . 10,000

Faites macérer pendant douze heures, ensuite mettez sur un feu vif pour que l'eau bouille promptement, et, ayant adapté un matras au bec du chapiteau, distillez jusqu'à ce que le liquide commence à passer clair et limpide. Vous aurez alors une liqueur lactescente, au fond de laquelle la partie huileuse se déposera : séparez cette Huile de l'eau, que vous verserez une seconde, une troisième et même une quatrième fois dans la cucurbite, pour obtenir toute l'Huile qu'on peut retirer de la Cannelle.

Préparez de même les Huiles de Cannelle de la Chine, de Gérofle, de Sassafras, de Bois de Rhodes, etc.

ARTICLE TROISIÈME.

I. DISTILLATION DE L'ALCOOL.

Prenez : Vin de bonne qualité. . . . .
autant que vous voudrez.

Distillez, suivant l'art, dans un alambic, au chapiteau duquel est adapté un serpentin, et continuez l'opération, à une douce chaleur, jusqu'à ce que la liqueur qui passe ne contienne plus aucune trace d'Alcool.

II. RECTIFICATION DE L'ALCOOL.

Mettez l'Alcool obtenu par le procédé qui vient d'être décrit, dans un appareil semblable, au bain marie, et distillez-le de nouveau jusqu'à ce que les trois quarts de la liqueur soient passés dans le récipient. L'Alcool varie pour la force suivant le temps qu'a duré la distillation, et l'activité avec laquelle elle a été poussée. On calcule ses différens degrés de concentration au moyen de l'aréomètre, instrument auquel les Hollandais donnent le nom plus convenable d'hydromètre. Le plus fort est celui qui a passé le premier. On le concentre encore davantage en le distillant avec du Muriate de Chaux ou de l'Acétate de Potasse, qui retiennent fortement l'eau, et qui ne permettent à aucune parcelle de ce liquide de passer dans le récipient.

L'Alcool le plus pur, plongé dans l'aréomètre, marque 40 degrés à l'échelle établie par Baumé, et qui commence à 10; mais il ne marque que 5o degrés si l'échelle commence à o, comme c'est l'usage chez les pharmaciens de la Hollande. Sa densité varie suivant son degré; ainsi

dans l'Alcool à 12 deg. ou 22 de Baumé, elle est de 923
16 . . . . 32 900
22 . . . . 32 868
26 . . . . 36 847
3o 40 828

De manière qu'une mesure d'un kilogramme

d'eau distillée, contiendra des Alcools dont les poids correspondront aux densités qui viennent d'être indiquées. Si l'on veut calculer d'après les anciens poids, et qu'on prenne une mesure de la capacité de deux livres d'eau distillée, cette même mesure contiendra d'Alcool

	livre.	onces.	gros.	grains.
à 12—22	1	13	4	15
16—26	1	12	6	29
22—32	1	12	0	71
26—36	1	11	0	60
30—40	1	10	3	70

le baromètre étant à 28 pouces ou près de 76 centimètres.

Toutes les liqueurs, quelles qu'elles soient, qui acquièrent les qualités du Vin par la fermentation, peuvent être distillées de la même manière. On retire en effet de chacune un Alcool, très-souvent capable de remplacer celui qui est fourni par le Vin.

III. ALCOOLS OU LIQUEURS PRODUITES PAR L'ALCOOL DISTILLÉ AVEC DES SUBSTANCES AROMATIQUES. (ESPRIT DES ANCIENS.).

1°. *Alcools simples.*

1. *Alcool d'Ecorce d'Orange.*

Prenez : Ecorce d'Orange fraîche. 240
    Alcool très-pur (22—32 degrés). 960
    Eau distillée. . . . . , . 480
    Faites macérer pendant deux jours, et.

distillez au bain marie, jusqu'à ce qu'il ait
passé dans le récipient

Alcool aromatique. 960

On prépare de même l'*Alcool de Citron.*

2. *Alcool de Cochléaria.*

Prenez : Feuilles fraîches de Cochléaria. . . . 720

Alcool très-pur (22—32 degrés). 480

Distillez au bain marie, jusqu'à ce qu'il
ait passé dans le récipient. 400

3. *Alcool de Romarin.*

Prenez : Sommités fleuries de Romarin fraîches

. . . . 120

Alcool (22—32 degrés). 360

Eau distillée de Romarin. 120

Faites macérer pendant quatre jours: puis
distillez au bain marie, jusqu'à ce que vous
ayez obtenu

Alcool aromatique (12—22 dégrés).. . . . 300

Préparez de la même manière les Alcools de
Menthe crépue, de Menthe poivrée, de Mélisse,
de Lavande, etc.

2°. *Alcools composés.*

Nous avons conservé ici plusieurs Alcools
composés, parce que l'usage a prévalu, et qu'on
les prescrit fort souvent, malgré que la plupart
contiennent une foule de substances aromatiques
superflues, parmi lesquelles nous avons seulement laissé de côté celles dont les propriétés

sont fort douteuses. Mais pour aider de tout
notre pouvoir à les simplifier, nous avons eu le
soin d'indiquer, à la suite de chaque formule,
la somme des substances dont les vertus du médicament dépendent surtout, ainsi que la proportion qui règne entre elles et la quantité d'Alcool obtenue. Nous avons enfin désigné en caractères italiques les substances qu'on peut considérer comme jouant le rôle principal dans les
divers composés, et dont il faudrait, dans le cas
où l'on se déciderait à négliger les autres, augmenter la dose de telle sorte que la somme totale
des principes constituans et celle de l'Alcool
fussent toujours dans les mêmes rapports.

1. *Alcool Vulnéraire*, vulgairement appelé *Eau Vulnéraire spiritueuse.*

Prenez : Feuilles et Sommités

sèches *de Sauge*.	128
d'Angélique.	128
de Tanaisie	128
d'Absinthe.	128
de Fenouil.	128
de Menthe.	128
d'Hyssope.	128
de Thym.	128
de Camomille romaine.	128
d'Origan.	128
de Marjolaine.	128
de Calament.	128
de Lavande.	128

Alcool (12—22 degrés).. 24,000
Distillez , suivant l'art , au bain marie ,
jusqu'à ce que vous ayez obtenu de liqueur. 20,000
Somme des subtances aromatiques . . . 1,664
Dont le rapport à l'alcool obtenu par la
distillation sera environ de.. . . . . $\frac{1}{12}$

2. *Alcool Carminatif de Sylvius.*

Prenez : Racines *d'Angélique*. 4

     d'Impératoire.. 6

     de Galanga. 6

   Feuilles de Romarin.. 48

     de Marjolaine. 48

     de *Rue* 48

     de Basilic. 48

   Baies de Laurier.. 12

   Semences d'Angélique. 16

     de Livêche. 16

     d'*Anis*.. . . . , ... 16

Gingembre. 6

Noix Muscade. . . , ... 6

Cannelle. 12

Gérofle. . . . . . , ... 4

Ecorce de Citron. 4

Alcool (22—32 degrés) 1,500
Faites macérer pendant deux jours :
ensuite distillez, au bain marie, jusqu'à
ce que vous ayez obtenu de liqueur alcoolique. 1,000
Somme des substances aromatiques . 305
Dont le rapport à l'Alcool obtenu est
d'un peu plus de. . . . . $\frac{1}{3}$

3. *Alcool de Cochléaria, ou Alcool antiscorbutique.*

Prenez : Feuilles fraîches de Cochléaria. . . . 2,500
  Racine de Raifort sauvage fraîche, coupée
menu 320
   Alcool (22—32 degrés). 3,000
   Distillez au bain marie, jusqu'à ce que
vous ayez obtenu de liqueur alcoolique. . . 2,500
   Somme des deux plantes. 2,820
   Dont le rapport à l'Alcool obtenu sera
presque de. . . . . 9 à 8.

4. *Alcool de Térébenthine composé,* vulgairement appelé *Baume de Fioravanti.*

Prenez : *Térébenthine pure.* 516
 Résine Elémi. . . . , ... 96
  de Tacamahaca. 96
 Succin. . . . : . . . . - 96
 Baume de Styrax liquide. 64
 Galbanum . . . : 96
 Myrrhe.. 96
 Aloës 32
 Baies de Laurier fraîches. 128
 Racines de Galanga. 48
  de Zédoaire. 48
  de Gingembre. 48
 Cannelle. 48
 Gérofle. 48
 Noix Muscade 48
 Feuilles de Dictame. 32
  Ecrasez et concassez ces substances, puis
versez dessus Alcool (22—32 degrés). . . 3,000
  Faites macérer pendant six jours, et en-

suite distillez au bain marie, jusqu'à ce que
vous ayez obtenu de liqueur.   2,500

La proportion de la Térébenthine et des
sucs aromatiques aux autres aromates est
d'environ. . . . . . . , ...   2 à 1

Celle de toutes les substances à l'Alcool
obtenu par la distillation, est d'un peu plus
de. . . . .   3 à 5

5. *Alcool de Safran composé.*

Prenez : Aloës Soccotrin.   320
Myrrhe.   64
Safran.   32
Cannelle.   16
Gérofle   16
Noix Muscade.   16
Alcool (12—22 degrés).   8,000
Eau de Fleurs d'Oranger   500

Faites digérer pendant deux jours : distillez ensuite au bain marie jusqu'à ce que
vous ayez obtenu de liqueur..   4,000

Si l'on compte le Myrrhe et l'Aloës, la
somme des substances aromatiques fera
presque le quart de celle de l'Alcool obtenu ; autrement ces substances né feront
que le septième.

En mêlant avec cette liqueur Syrop de
Capillaire   5,000

Vous aurez l'Elixir de Garus, auquel vous
n'
donnérez une couleur d'or, en y ajoutant
du Caramel dissous dans

Eau de Fleurs d'Oranger   250

Il en est qui ne mettent pas le Safran distiller, et
qui se contentent de le faire macérer dans le produit

de l'opération , en quantité égale à celle que porte la formule ; mais alors, la liqueur , outre l'odeur du Safran , contracte une saveur particulière , et acquiert un surcroît d'énergie , ce qui fait aussi qu'elle devient fort difficile à supporter pour un grand nombre de personnes.

6. *Alcool aromatique Ammoniacal* , communément appelé *Esprit volatil aromatique Huileux.*

Prenez : Zest d'Orange. 24

　　　　　　　de Citron 24

Vanille. 8

Gérofle. 2

Cannelle. 4

Muriate d'Ammoniaque. 128

　　Introduisez toutes ces substances con-tuses dans une cornue, et versez dessus

　　Eau distillée de Cannelle simple . . 128

　　Alcool (22—32 degrés) 128

　　Faites digérer pendant trois jours, et ensuite ajoutez

　　Carbonate de Potasse. 128

　　Distillez à une chaleur modérée , jusqu'à ce que vous ayez obtenu de Liqueur Al-coolique Ammoniacale aromatique. 128

　　Cette liqueur, au moment où elle coule, est limpide et sans couleur ; mais le contact de l'air la fait devenir jaune, et ensuite rouge. Pour éviter cet inconvénient, et pour la conserver pendant plus long-temps telle à-peu-près qu'on l'a obtenue, il faut la tenir dans des flacons de verre, à l'extérieur desquels on a collé du papier noir, pour ôter tout accès à la lumière.

Le rapport de la somme des substances aromatiques à la liqueur obtenue par la distillation, est de. . . . . 1 à 1,83

Et la proportion du Carbonate d'Ammoniaque, d'environ. . . . . $\frac{1}{3}$

7. *Alcool de Lavande Ammoniacal*, ou *Gouttes Anglaises Céphaliques*.

Prenez : Sous-Carbonate d'Ammoniaque oléoso-animal liquide (esprit volatil de fil de soie).   128

Huile essentielle de Lavande.   4

Alcool (22—32 degrés).   16

Introduisez le tout dans une cornue de verre, et distillez à une douce chaleur.

Arrêtez la distillation dès que vous verrez surnager quelques parcelles d'huile sur le produit. Conservez la liqueur dans des flacons de verre bien bouchés.

8. *Alcool de Mélisse composé*, vulgairement appelé *Eau des Carmes*.

Nous avons cru devoir publier ici la vraie formule de cette composition célèbre, que le hasard nous a fait connaître, non pas seulement à cause de la réputation dont jouit l'Eau des Carmes, mais parce que la méthode qu'on a coutume de suivre pour la préparer, n'est peut-être pas inutile pour conserver l'odeur agréable et pénétrante des aromates.

Prenez : Cannelle grossièrement pulvérisée ;

Clous de Gérofle entiers ;

Noix Muscades contuses ;

Semences d'Anis contuses;

Semences de Coriandre contuses ;

Ecorces de Citron séches et coupées par morceaux.

Faites macérer chacune de ces substances à part, pendant deux ou trois jours, selon la température de l'air, dans

Alcool (12—22 degrés). 1,000
Pour chacune. 96

Distillez ensuite au bain marie, recueillez chaque liqueur à part, et conservez-la dans des flacons bien bouchés. Il est de règle, en distillant toutes ces substances, d'arrêter l'opération lorsque la liqueur commence à passer goutté à goutte, et qu'elle en coule plus par un filet continu dans le récipient.

D'une autre part, faites infuser pendant deux jours dans la même quantité d'Alcool, et distillez chacune à part

Herbe d'Angélique toute entière, la tige déjà élévée et la feuille développée, sans ôter même la racine si vous voulez,
Feuilles et Fleurs de Romarin ,
            de Marjolaine,
            d'Hyssope,
            de Thym,
            de Sauge,

débarrassées des tiges, récoltées et distillées toutes à l'époque où elles ont le plus de parfum.

Faites en outre macérer et distiller de la même manière, et en même proportion, des Feuilles mondées de Mélisse, prises depuis le milieu jusqu'au sommet de la tige, récoltées principalement au mois de mai, avant la floraison, ou pendant le mois de septembre, époque à laquelle elles repoussent.

Étiquetez chacun des flacons qui renferment ces diverses liqueurs, et conservez-les pour en faire l'usage qui va-être indiqué.

Mêlez-les dans trois barriques, et mettez dans la première les Alcools d'Aromates secs ;

de Cannelle, parties.	3	,5
de Gérofle.	3	,o
de Noix muscade.	3	,o
de Semences d'Anis.	2	,o
de Coriandre.	3	,5
d'Écorce de Citron.	o	,25

Dans la seconde, les Alcools d'Herbes odorantes

d'Angélique, parties	10	,o
de Romarin.	6	,o
de Marjolaine.	7	,o
d'Hyssope.	8	,o
de Thym.	7	,o
de Sauge.	15	,5

Dans la troisième, l'Alcool de Mélisse seul.

Les choses étant ainsi disposées, prenez

De la première barrique, parties.	5	,o
De la seconde.	5	,o
De la troisième.	5	,5

Mêlez le tout, et versez dans la cucurbite de l'alambic, après avoir ajouté la dixième partie du tout d'Eau de fontaine, et la quatre-vingtième de Sucre en poudre (dont l'utilité est fort douteuse) : distillez au bain marie, jusqu'à ce qu'il ne reste plus qu'un cinquième. Ce qui passera dans le récipient sera l'*Eau de Mélisse*.

Obs. Il faut noter que, dans cette formule, les proportions des diverses substances à mêler ensemble sont réglées de manière à ce qu'aucune ne domine ; mais si l'odeur de quelqu'une , celle de la Cannelle ou du Gérofle, se prononçait trop dans les barriques , comme il arrive quelquefois , on la tempérerait en ajoutant une certaine quantité des autres. De même si la Mélisse paraissait trop épuisée , par l'effet de quelque négligence pendant la récolte, il faudrait ajouter goutte à goutte de l'alcool de Citron à celui de Mélisse, pour lui rendre l'odeur aromatique qu'il doit avoir.

9. *Alcool de citron composé* ou *Eau de Cologne.*

Prenez : Huile essentielle de Bergamote. . .   100

de Citron.   100

de Cédrat.   100

de Romarin   50

de fleurs d'Oranger .   50

de Lavande   50

de Cannelle   25

Somme des Huiles. . .   475

Dissolvez dans

Alcool (26—36 degrés).   12,000

Alcool de Mélisse composé.   1,500

Alcool de Romarin.   1,000

Somme de l'Alcool. . .   14,500

Mêlez intimement : faites digérer pendant dix jours ; distillez au bain marie, jusqu'à ce qu'il ne reste plus qu'un cinquième ; ce qui passera dans le récipient sera d'*Eau de Cologne* ,

A laquelle vous pourrez ajouter, pour l'aromatiser,

Alcool appelé *Eau de Bouquet* chez les parfumeurs (1)   500

____

(1) *Él. de Pharm.* de Baumé , p. 379.

ARTICLE QUATRIÈME.

Des Huiles et Sels volatils empyreumatiques.

1. *Distillation du Succin.*

Prenez : Succin concassé. . . . . . *quantité nécessaire.*

Mettez-le dans une cornue de grès lutée, dont le bec, pourvu d'une allonge, se rend dans un vaste récipient tubulé.

Distillez d'abord à une douce chaleur, et augmentez peu-à-peu le feu, jusqu'à ce qu'il ne passe plus rien.

Cependant refroidissez de temps en temps le récipient avec des linges trempés dans de l'eau froide. La distillation terminée, séparez l'Huile par le moyen d'un entonnoir, et laissez la liqueur s'évaporer d'elle-même à un air froid. Une partie de l'Acide Succinique cristallise, l'autre s'attache aux parois du vase : on détache cette dernière, et ordinairement on la met de côté comme étant plus pure. La liqueur acide et oléagineuse qui reste, est ce qu'on appelait autrefois l'*Esprit de Succin.*

L'Huile obtenue par la première distillation est d'un brun foncé : en la distillant une seconde fois, à feu doux, dans une cornue de verre, on l'obtient d'abord pure et blanchâtre, ensuite colorée, et de plus en plus brune : on sépare ces deux portions pour les conserver chacune à part.

2. *Distillation de la Corne de Cerf.*

Prenez : Corne de Cerf coupée en morceaux. . . . .
quantité nécessaire.

Mettez-la dans une cornue de grès lutée, que vous remplirez aux trois quarts, et que vous couvrirez avec le dôme du fourneau, après l'avoir placée sur une grille : son col, garni d'une allonge, doit se rendre dans un ballon.

Poussez le feu à un degré un peu plus fort que pour faire bouillir l'eau : il passera d'abord une liqueur tant soit peu odorante, et presque sans couleur, qu'il faut rejeter dès qu'elle cesse de couler. Alors, après avoir replacé le ballon, on ajoute l'appareil de Woulf, garni de tubes de sûreté, et on augmente le feu jusqu'à faire rougir la partie inférieure de la cornue. La distillation étant achevée, on laisse refroidir l'appareil, et on met à part chacun des produits qui ont passé dans les flacons.

Ces produits sont au nombre de trois.

1º. Une liqueur jaunâtre, d'une odeur forte et désagréable. C'est du Sous-Carbonate d'Ammoniaque huileux liquide, communément appelé *Esprit volatil de Corne de Cerf*.

2º. Une huile empyreumatique désignée sous le nom vulgaire d'*Huile volatile de Corne de Cerf*.

3º. Un sel blanc jaunâtre, adhérent aux parois de l'allonge et du ballon ; c'est du Sous-Carbonate d'Ammoniaque huileux concret, ou ce qu'on appelle le *Sel volatil de Corne de Cerf*.

On retrouve dans la cornue les morceaux de Corne de Cerf, qui ont conservé leur forme, mais qui sont devenus très-noirs et charbonnés.

Les trois matières que les récipiens renferment, ont besoin d'être rectifiées chacune à sa manière. Nous allons indiquer le procédé qu'on emploie pour les obtenir pures.

3. *Rectification de l'Esprit volatil de Corne de Cerf.*

Prenez : Esprit volatil de Corne de Cerf. . . . .
quantité suffisante.
Mettez au bain de sable, dans une cornue de verre,
à laquelle est adapté un ballon à deux orifices, dont
l'une tubulée : distillez à un feu doux les trois-
quarts de la liqueur ; alors délutez l'appareil , et
mettez le produit de la distillation dans un flacon
de verre , que vous conserverez dans un endroit peu
éclairé.

Cette liqueur n'a point de couleur pendant les
premiers jours, mais bientôt elle prend une teinte
citrine qui va toujours en augmentant : on la purifie en la distillant de nouveau.

4. *Rectification de l'Huile volatile de Corne de Cerf,*
pour préparer *l'Huile Animale de Dippel.*

Prenez : Huile volatile de Corne de Cerf. . . . . . .
quantité nécessaire.
Versez-la dans une cornue de verre, à l'aide d'un
tube, afin qu'elle ne touche point l'intérieur du col
de l'instrument , et qu'il n'y en reste point de parcelles adhérentes : placez ensuite la cornue sur un
bain de sable , et adaptez un ballon à son bec.
Alors toutes les jointures étant bien lutées, distillez
l'Huile à une chaleur qui n'excède pas celle de l'eau
bouillante. Il passera une Huile très-légère , et
presque sans couleur, formant le quart de ce que
la cornue contient. Si, par défaut de soin, cette huile
était un peu colorée, on la soumettrait à une seconde
distillation en la versant de nouveau dans la cornue.
Ainsi préparée, on la met dans de petits flacons,

qu'on bouche le plus promptement possible, et qu'on conserve dans un endroit obscur.

Cette Huile ne diffère en rien de l'Huile Animale de Dippel, qu'on se procurait autrefois par un procédé bien plus long et plus compliqué. En effet, on en formait des boules avec de la poudre d'os calcinés à blanc, et on la distillait ainsi à plusieurs reprises, en y ajoutant de l'eau, jusqu'à ce qu'elle sortît très-limpide.

Avec quelque soin qu'on conserve cette Huile, et de quelque manière qu'on la prépare, avec le temps elle jaunit, puis brunit, et enfin noircit. Celle qui n'a qu'une teinte citrine est encore bonne ; mais quand elle a pris une couleur plus foncée, et surtout lorsqu'elle est noire, elle a besoin d'être distillée de nouveau, avant de pouvoir servir aux usages de la médecine.

Obs. Si on agite pendant quelque temps cette Huile avec de l'eau distillée, et qu'ensuite on sépare celle-ci de l'Huile qui la surnage, on trouvera qu'elle tient en dissolution un peu d'Huile au moyen de l'Ammoniaque. La proportion de ce Savonule Ammonical à l'eau, sera telle qu'une once (ou 32 grammes) de cette dernière, en contiendra 12 gouttes (ou 6 grains, ou 3 décigrammes.)

5. *Purification du Sel volatil concret.*

Prenez : Sel volatil concret de Corne de Cerf. . . . . .

quantité nécessaire.

Sublimez-le au moyen d'une cucurbite de verre peu élevée, à laquelle vous adapterez un chapiteau plus ample ; ou, si vous l'aimez mieux, vous prendrez à cet effet une cornue à large col, dont le col

soit garni d'une allonge, reçue dans un vase quelconque. L'opération doit être faite sur le bain de
sable, à un feu modéré. Dès qu'elle est terminée,
détachez promptement le Sel des parois auxquelles il
adhère, et renfermez-le dans des flacons bien bouchés, que vous placerez dans un endroit obscur. Ce
Sel jaunit avec le temps; mais, dès qu'il a pris une
teinte trop foncée, on le purifie en le sublimant de
nouveau.

Presque toutes les substances animales, traitées
de la même manière que la Corne de Cerf, peuvent
être également converties en Esprit, en Huile et en
Sel volatils, qu'il faut aussi rectifier par des distillations et des sublimations itératives, avant de les
faire servir aux besoins de la médecine.

6. *Corne de Cerf préparée.*

Prenez : Corne de Cerf coupée en morceaux. . . . . . .
quantité nécessaire.

Placez-la sur la grille d'un fourneau de fer, et
faites-la brûler, en mettant du feu dessous, jusqu'à
ce que les morceaux en soient devenus très-friables
et parfaitement blancs. Laissez-les alors refroidir,
pilez-les dans un mortier de fer, et passez la poudre
à travers un tamis-serré : porphyrisez-la ensuite, et
convertissez-la en trochisques.

On peut préparer de même les Os de tout animal
quelconque. On peut également brûler, por-
phyriser et réduire en trochisques ce qui reste
dans la cornue après la distillation, tant de la Corne
de Cerf, que de toutes les espèces d'Os. Enfin, on
peut encore brûler ces Os ou cette Corne dans un

18

creuset : traités de cette manière, ils blanchissent
mieux, deviennent plus friables, et ne sont pas
mêlés de parties qui ont la dureté du verre ; comme
cela arrive quelquefois, lorsqu'on en opère la combustion au milieu des charbons.

SECTION CINQUIÈME.

Des Solutions de Médicamens préparées avec différens liquides.

—

ARTICLE PREMIER.

Des Solutions préparées avec l'Eau.

Comme toutes les Solutions préparées avec l'Eau doivent être faites extemporanément, et varient à l'infini suivant l'intention du praticien et la nature des circonstances, nous nous sommes contentés d'en citer ici quelques-unes prises parmi les plus usitées, non pour les proposer aux médecins, mais pour faire connaître aux pharmaciens, en les leur décrivant, quelles sont les principales précautions qu'ils ont à observer lorsqu'il s'agit de préparer ce genre de médicamens. Il nous a paru utile, en outre, pour éviter les erreurs, surtout dans les formules purgatives, d'ajouter aux nombres généraux les mesures usitées dans le commerce, ce dont nous avons cru pouvoir nous dispenser en traitant des préparations officinales et de la plupart de celles qu'on fait et conserve en quantité plus ou moins considérable, suivant que les demandes en sont plus ou moins fréquentes.

I. Boissons, ou Solutions préparées par la macération, l'infusion ou la décoction.

A. *Tisanes, ou Boissons médicinales légères et simples.*

On appelle *Tisanes* des Boissons qui ne contiennent qu'une petite quantité de médicamens
en dissolution, et qui sont destinées soit à préparer la voie à un remède plus actif qu'on administre après, soit à aider l'action de ce remède,
qu'on donne alternativement avec elles, par la
propriété dissolvante qu'elles possèdent. Il faut
les faire légères et le moins désagréables possible, afin de ne point dégoûter les malades qui
doivent en faire usage souvent. On a coutume de
les édulcorer avec du Sucre, du Miel ou des Sirops, suivant l'exigence des cas ou le goût des
individus. La plupart se font avec des infusions ou des décoctions. Elles servent quelquefois d'excipient à des substances plus actives.
On peut les passer pour les rendre plus pures :
cette précaution n'est point inutile, et même elle
est la plupart du temps nécessaire.

1. *Tisane de Chiendent.*

Prenez : Racine de Chiendent choisie et mon-
    dée, une once, ou.   32
    Faites-la bouillir un peu dans quantité
d'eau suffisante, que vous jetterez, parce
qu'elle est âcre : faites bouillir une seconde
fois la Racine contuse dans Eau commune,
deux livres et huit onces, ou.   1,250

jusqu'à ce qu'il ne reste plus qu'environ
deux livres ou.   1,000
    Ajoutez sur la fin
Réglisse grattée et contuse , deux gros , ou. .   8
    Eloignez le vase du feu , passez la décoction
à froid , et la Tisane sera faite.

2. Décoction d'Orge.

Prenez : Orge mondée , légèrement frottée
dans un linge un peu rude , et lavée à l'eau
froide, une demi-once , ou.   16
    Faites-la cuire dans
    Eau commune , deux livres huit onces , ou. 1,250
jusqu'à ce qu'elle soit renflée et bien ramollie , et qu'il ne reste plus de liquide
qu'environ deux livres , ou.   1,000
    Passez ensuite : ajoutez
Sirop de Guimauve ou de Capillaire , une
once , ou.   32
    Et la Tisane sera faite.
    Obs. Fort souvent, pour préparer un gargarisme,
on fait cuire l'Orge entière et non dépouillée de
son écorce ; mais alors la décoction conserve une
saveur légèrement âcre et astringente , que la Tisane ne doit point avoir.

On prépare de même la *Tisane de Riz.*

3. *Tisane de Fleurs Béchiques.*

Prenez : Espèces de Fleurs Béchiques,
deux gros , ou.   8
    Versez dessus
    Eau commune bouillante, deux livres, ou. . 1,000
    Faites infuser pendant un quart-d'heure,
ensuite passez, et ajoutez à la colature

Sirop de Guimauve ou de Capillaire, une
once, ou: 32
Et la Tisane sera faite.

Préparez de la même manière les *Tisanes de
Fleurs de Sureau, de Tilleul, de Camomille romaine*, etc.

4. *Tisane de Fruits.*

Prenez: Fruits pectoraux, deux onces, ou. .   64
Faites cuire pendant un quart-d'heure,
dans assez d'eau commune, pour qu'il reste
de liquide deux livres, ou.   1,000
Ensuite passez, et ajoutez, si vous voulez,
Sirop de Guimauve, une demi-once, ou.   16
Et la Tisane sera faite.

5. *Tisane de Feuilles de Chicorée.*

Prenez: Feuilles mondées et vertes de Chico-
rée sauvage, une once, ou.   32
Faites infuser dans
Eau bouillante, deux livres, ou. . . .   1,000
Ensuite passez, et ajoutez, si vous voulez,
Sirop de Capillaire, ou Miel pur, une
once, ou.   32
Et la Tisane sera faite.

Préparez de même les *Tisanes de Feuilles de
Bourrache, de Buglosse, de Chamædrys, de
Racine d'Aunée*, etc.

6. *Décoction de Tamarins.*

Prenez: Tamarins coupés en petits morceaux,
une once ou deux, ou. . . . .   32—64

Faites bouillir pendant un demi-quart-
d'heure, dans un vase d'argent ou de terre,
avec

    Eau commune, deux livres, ou 1,000
    Ensuite passez sans expression, ajoutez
    Sirop de Capillaire, une once, ou. . . 32

7. *Décoction de Casse.*

Prenez : Pulpe intérieure des légumes de
    Casse, deux onces, ou. 64
    Faites bouillir, pendant quelques minutes,
dans

    Eau, deux livres, ou. 1,000
    Passez sans expression, et ajoutez
    Sirop de violettes, une once, ou. . . . 32
    Ou, si vous l'aimez mieux,
    Manne pure, deux onces, ou. 64

8. *Hydromel simple.*

Prenez : Miel blanc très-pur, deux onces, ou. . 64
    Faites-le dissoudre dans
    Eau commune tiède, deux livres, ou. . . . 1,000
    Et l'Hydromel sera fait.

B. *Apozèmes, ou Boissons médicinales plus
épaisses et plus chargées.*

Les *Apozèmes* diffèrent des Tisanes en ce
qu'ils renferment une plus grande quantité de
médicamens, et qu'on ne peut pas les faire prendre aux malades à titre de boisson ordinaire. Le
médecin indiquera avec soin combien il faut en
administrer à la fois, et à quelles heures on doit
les donner. Les proportions de chacune des substances qui entrent dans leur composition, et le

mode de préparation, ne sont pas moins impor-
tans à déterminer, parce qu'ils varient suivant
les circonstances.

1. Décoction de Mie de Pain, ou Décoction blanche.

Prenez : Corne de Cerf calcinée à blanc, et
porphyrisée, deux gros, ou. . . . .　8

    Mie de Pain de Froment, six gros, ou.　24

    Sucre blanc, une once, ou. . . . . . .　32

    Mêlez ensemble, en pilant dans un mor-
tier, et faites bouillir pendant un demi-
quart-d'heure avec

    Eau commune, deux livres, ou. . . .　1,000

Passez la décoction encore chaude à travers une étamine peu serrée, en exprimant
légèrement, et ajoutez

    Eau de Fleurs d'Oranger, une demi-
once, ou. . . . .　16

    ou bien, si vous voulez,

    Eau de Cannelle, deux gros, ou. . . .　8

    Il faut remuer souvent cette liqueur, afin de la
faire boire trouble et blanche au malade (1).

2. Décoction amère.

Prenez : Racine de Gentiane coupée par tranches, un gros, ou. . . . .　4

____

(1) Cette décoction est ordinairement décrite dans les Codes,
avec quelques légers changemens dans les doses, telle que Sydenham
le prescrivait ; mais chacun sait combien la Mie de Pain varie suivant
la manière dont le Pain a été fait, c'est pourquoi beaucoup de personnes lui substituent la Gomme Arabique.

Eau commune, deux livres et demie, ou.   1,250

Faites bouillir ensemble pendant un demi-quart-d'heure ; ensuite ajoutez

Espèces amères , deux gros, ou.   8

Faites infuser pendant deux heures, et passez sans expression.

3. *Apozème des cinq Racines.*

Prenez : Racines fraîches et coupées menu

de Petit-Houx, une demi-once, ou   16

d'Asperge , une demi-once, ou.. . .   16

de Panicaut, une demi-once, ou.. .   16

Faites bouillir pendant un quart-d'heure, dans

Eau commune, deux livres, ou. . . . 1,000

Ajoutez sur la fin

Racine de Persil, deux gros, ou. . . .   8

de Fenouil , deux gros, ou. .   8

Eloignez du feu, et faites infuser pendant quelques minutes.

Alors passez, et ajoutez

Sirop des cinq Racines, une once, ou. .   32

Nitrate de Potasse, vingt grains , ou. . .   1

4. *Apozème de Raifort composé.*

Prenez : Racine de Bardane, une once, ou . .   32

de Patience, une once, ou. .   32

Faites bouillir dans un vase de faïence, pendant un quart-d'heure, avec

Eau commune, quatre livres, ou. . . .   2,000

Eloignez la décoction du feu, et ajoutez-y

Racine de Raifort sauvage, coupée menu, une once, ou.   32

Feuilles de Cochléaria, une once, ou. .   32

Cresson de fontaine, une once, ou. . . .   32

Trèfle d'Eau, une once, ou., ...　　32

Bouchez bien exactement le vase, et laissez-le en repos jusqu'à ce que la liqueur soit bien refroidie. Passez alors.

5. *Décoction de Quinquina simple.*

Prenez : Ecorce de Quinquina gris, choisie et contuse, une once, ou. . . . .　　32

Faites-la bouillir pendant quelques minutes, dans un vase couvert, avec

Eau commune, deux livres, ou. . . . . . .　1,000

Ajoutez vers la fin

Muriate d'Ammoniaque, vingt grains, ou.　〉　1

ou Carbonate de Potasse, un demi-gros, ou.　　2

Ensuite passez, avec expression, et ajoutez, si vous voulez,

Sirop de Quinquina, une demi-once, ou.　16

Obs. Le Carbonate de Potasse qu'on ajoute rend la décoction plus limpide : en effet, il favorise la dissolution pleine et entière de la Résine de Quinquina, qui sans lui resterait seulement en suspen-
sion dans la liqueur, et la rendrait trouble.

6. *Décoction de Quinquina composée et laxative.*

Prenez : Ecorce de Quinquina choisie et contuse, une once, ou. . . . .　　32

Faites bouillir pendant un quart-d'heure,
dans Eau commune, deux livres, ou. . . .　1,000

Retirez la liqueur du feu, et faites-y infuser, pendant une demi-heure,

Follicules de Séné, deux gros, ou . . .　　8

Sulfate de Soude, deux gros, ou. . . . .　　8

Muriate d'Ammoniaque, vingt grains, ou.　　1

Passez avec expression; et ajoutez à la colature..

Sirop de Séné composé, une once, ou.. .   32

7. *Décoction de Gayac composée.*

Prenez : Bois de Gayac râpé, une once et demie, ou.   48

    Racine de Salsepareille hachée, une once et demie, ou.   48

    Faites infuser dans un vase fermé, pendant douze heures, dans

    Eau commune tiède, quatre livres, ou. .   2,000
et ensuite bouillir jusqu'à ce qu'il ne reste plus de liqueur que trois livres, ou. .   1,500

    Ajoutez vers la fin

    Bois de Sassafras râpé, deux gros, ou. .   8
    Réglisse grattée, une demi-once, ou. . .   16 ,

    Faites infuser pendant une demi-heure, et passez.

8. *Décoction de Gayac composée et purgative.*

Prenez : Râpures de Bois de Gayac, une once, ou. 32

    Racine de Salsepareille hachée, une once, ou 32

    Carbonate de Potasse, vingt-cinq grains, ou. 1, 25

    Faites macérer pendant douze heures, en remuant de temps en temps, dans

    Eau commune, quatre livres, ou. 2,000
et ensuite bouillir, jusqu'à ce qu'il ne reste plus de liqueur que trois livres, ou. . 1,500

    Vers la fin, faites infuser pendant une demi-heure,

Feuilles de Séné mondées, deux gros, ou.   8
Rhubarbe concassée, un gros, ou. . . .   4
Bois de Sassafras râpé, deux gros, ou. . .   8
Réglisse effilée, deux gros, ou.   8
Semences de Coriandre, un gros, ou. . .   4

Passez en exprimant un peu, laissez refroidir et déposer la colature, et décantez-la.

9. *Apozème laxatif.*

Prenéz : Feuilles vertes

      de Bourrache, une once, ou. .   32
      de Buglosse, une once, ou .   32
      de Chicorée, une once, ou. .   32

Faites infuser pendant un quart-d'heure, dans

Eau bouillante, deux livres, ou.   1,000

Ensuite passez, et ajoutez à la colature,

Sulfate de Soude, deux gros, ou.   8
Sirop de Violettes, une once, ou. . . .   32
Et l'Apozème sera fait.

10. *Apozème purgatif.*

Prenez Feuilles vertes

      de Bourrache, une once, ou. .   31
      de Buglosse, une once, ou. . .   32
      de Chicorée, une once, ou. .   32

Feuilles de Séné mondées, deux gros, ou.   8
Sulfate de Soude, une demi-once, ou. .   16

Faites infuser pendant une demi-heure, dans

Eau bouillante, deux livres, ou.   1,000
Passez, et ajoutez

Sirop de Séné composé, une once, ou.   32
Et l'Apozème sera fait.

11. *Potion purgative, vulgairement appelée Tisane Royale.*

Prenez : Feuilles de Séné mondées, une demi-
once, ou.   16
    Sulfate de Soude, une demi-once, ou. .   16
    Semences d'Anis, un gros, ou.   4
        . de Coriandre, un gros, ou .   4
    Feuilles de Cerfeuil hachées, une demi-
once, ou.   16
        de Pimprenelle, une demi-once, ou.   16
    Eau commune froide, deux livres, ou. . 1,000
    Citron coupé par tranches . . . . . n° 1.
    Faites macérer pendant vingt heures, en remuant
de temps en temps, puis passez en exprimant un
peu, et filtrez.

C. Potions, ou Boissons qui se prennent le plus souvent en une seule fois.

Potions purgatives.

Ces Potions varient selon l'âge, le sexe, le
tempérament ou l'état des malades. Le plus ordinairement elles ne remplissent qu'un verre,
mais quelquefois on les partage en deux ou trois
verrées. Il faut avoir soin qu'elles ne soient pas
trop épaisses. On les prépare surtout par infusion, décoction ou macération. Les formules que
nous proposons ici sont composées de médicamens dont on peut augmenter ou diminuer la
dose, suivant l'occasion; car elles ne sont point
officinales.

1. Potion purgative commune, préparée par décoction.

Prenez : Feuilles de Séné mondées, deux
gros, ou.   8
    Sulfate de Soude, deux gros, ou.   8
    Rhubarbe choisie, un demi-gros, ou. . .   2
    Manne, une once et demie, ou.   48
    Faites bouillir pendant quelques minutes
le Séné et la Rhubarbe dans une suffisante
quantité d'eau, pour qu'il reste de liqueur,
cinq onces, ou.   160
    Retirez alors du feu, et ajoutez le Sulfate et la
Manne.

    Après leur dissolution, passez la liqueur en ex-
primant légèrement.

    On peut ajouter un peu d'eau distillée de Fleurs
d'Oranger, de Menthe poivrée, ou de Cannelle.

2. Potion purgative préparée par infusion.

Prenez : les mêmes substances que ci-dessus.
    Versez dessus
    Eau bouillante, cinq onces, ou, ...   160
    Faites infuser pendant huit heures, en remuant
de temps en temps.
    Passez la liqueur.

3. Potion purgative préparée par macération.

Prenez : les mêmes substances que ci-dessus.
    Versez dessus de l'eau froide, dans laquelle vous
les laisserez macérer pendant douze heures, en remuant souvent.
    Passez ensuite la liqueur.

4. *Potion purgative clarifiée.*

Comme la clarification diminue beaucoup la propriété purgative de la plupart des médicamens, il faut augmenter à proportion la dose de ces derniers. La Potion suivante servira d'exemple.

Prenez : Feuilles ou Follicules de Séné, trois gros, ou. 12

    Sulfate de Soude, trois gros, ou. 12

    Rhubarbe, un gros, ou. 4

    Manne, deux onces et demie, ou. . . . 80

Agissez comme il a été dit ci-dessus, pour préparer la Potion par la décoction, mais mettez toutefois un peu plus d'eau, parce que l'ébullition et la clarification doivent en faire évaporer une certaine quantité.

Ajoutez à la colature un Blanc d'Œuf délayé dans une suffisante quantité d'eau. Faites bouillir pendant deux minutes. Dès que la liqueur commence à bouillir, ajoutez-y

    Suc de Citron, deux gros, ou. 8

Retirez le vase du feu, et passez la liqueur à travers une étamine serrée ou un filtre de papier.

On peut ajouter à cette Potion, comme aux précédentes, différentes Eaux distillées pour l'aromatiser.

5. *Potion Stibiée.*

Prenez : Tartrate de Potasse Antimonié, trois grains, ou. 0,15

Eau distillée simple, neuf onces, ou. . . 288,00
Mêlez, pour prendre en trois fois, à un
quart-d'heure environ d'intervalle.

6. *Potion Emétique avec l'Ipécacuanha.*

Prenez : Ipécacuanha en poudre, vingt-quatre
grains, ou. 1, 2
    Sirop de Capillaire, une once, ou. . . .   32, 0
    Eau commune, neuf onces, ou. 288, 0
    Faites dissoudre le Sirop dans l'Eau, et divisez
cette Potion en trois parties, que vous donnerez, à
un quart-d'heure environ d'intervalle, en y mêlant
chaque fois le tiers de l'Ipécacuanha.

    Obs. On peut substituer à l'Ipécacuanha et
faire dissoudre dans l'Eau
    Emétique, quatre grains, ou.   0,2

II. *Mixtures ou Solutions préparées avec plusieurs médicamens délayés ou mélés ensemble, sans macération, infusion ni décoction.*

A. *Emulsions.*

On connaît sous la dénomination vulgaire
d'*Emulsions*, des liqueurs préparé es, au moyen
de l'eau, avec des semences soumises à la trituration, qui ont le plus souvent la couleur du lait,
et qui sont formées de parties mucilagineuses et
huileuses, mêlées et dissoutes ou suspendues ensemble. Ces liqueurs sont fort sujettes à se corrompre par la dissociation de leurs élémens et
l'acescence de leurs parties mucilagineuses ; aussi
doit-on toujours les préparer extemporanément,
et à mesure qu'elles sont prescrites.

1. *Emulsion simple , ou Lait d'Amandes.*

Prenez : Amandes douces, dépouillées de leur
   enveloppe, n° 24, ou une once.   32
     Sucre blanc, une once, ou.   32
     Pilez pendant long-temps dans un mor-
tier de marbre , en versant peu à peu de
l'eau pour faire du tout une masse molle,
que vous délayerez dans Eau commune
froide (40 degrés, R.) une livre , ou. . . .   500
    Passez avec expression , et ajoutez
  Eau de Fleurs d'Oranger, une demi-once,
ou.   16

On prépare de la même manière les *Emulsions
de Semences froides*, *de Pignons doux et de Pistaches.*

Cependant il faut observer que l'eau froide
convient mieux lorsqu'on agit sur des substances
dont la partie mucilagineuse se dissout facilement dans ce liquide.

On peut ajouter divers médicamens à ces
Emulsions, et en faire ainsi des potions douées
de vertus médicinales variées.

2. *Emulsion purgative avec la Résine de Jalap.*

Prenez : Résine de Jalap, douze grains, ou. .   0 ,6
    Sucre blanc, deux gros, ou. . . . .   8 ,0
    Triturez pendant long-temps dans un
mortier de marbre , avec un pilon de bois ;
ensuite ajoutez peu à peu un demi-Jaune
d'Œuf.

Continuez de triturer, en ajoutant par degrés

Emulsion simple, cinq onces, ou. . . . 160 ,o

et enfin

Eau de Fleurs d'Oranger, deux gros, ou. .   8 ,o

On augmentera ou diminuera la dose du Jalap, suivant l'âge du malade.

3. *Emulsion purgative avec la Scammonée.*

Opérez comme ci-dessus, en substituant la Scammonée au Jalap.

Obs. Il est souvent bon d'employer ces résines dissoutes dans l'Alcool, avec du Savon Amygdalin, et évaporées ensuite en consistance d'Extrait : la dose doit alors être triplée.

4. *Emulsion purgative avec l'Huile de Ricin.*

Prenez : Huile de Semences de Ricin, une once, ou.   32

Jaune d'Œuf. . . . . un demi.

Eau commune, deux onces. ou.   64

Eau de Fleurs d'Oranger, une demi-once, ou.   16

Sirop simple, une demi-once, ou.   16

Triturez ensemble le Jaune d'Œuf et l'Huile : pendant ce temps, mêlez peu à peu le Sirop ; ensuite étendez le tout d'Eau, et la Potion sera faite.

Obs. On peut substituer au Sirop simple celui de Guimauve, de Capillaire ou de Fleurs d'Oranger : on peut aussi, suivant l'âge du malade, augmenter ou diminuer la quantité de l'Huile, ou plutôt, si on le juge convenable, accroître la propriété purgative de l'Emulsion, en y ajoutant une certaine quantité de quelque Sirop purgatif.

B. *Potions non-purgatives, dont la plupart se prennent par cuillerées.*

Les Potions, comme toutes les préparations magistrales, varient beaucoup à raison de l'état des malades et de la nature des maladies. Cependant il en est, dans le nombre, quelques-unes dont les médecins se servent plus fréquemment que des autres, et que nous avons rapportées ici afin qu'elles puissent servir d'exemple aux pharmaciens pour en préparer de semblables. Nous croyons néanmoins devoir avertir qu'il ne faut jamais faire entrer un grand nombre de médicamens dans ces préparations, et qu'il importe beaucoup, en les faisant, d'avoir égard à la nature des substances qui les composent, ainsi qu'à l'ordre dans lequel on doit les mêler ensemble.

1. *Potion Aromatique*, appelée *Cardiaque*.

Prenez : Sirop de Fleurs d'Œillet, une once,
ou. . . . . . , ...   32

   Alcool de Cannelle, une demi – once. .   16

   Confection de Safran, deux gros, ou . .   8

   Mêlez avec soin dans un mortier,
     ensuite ajoutez

   Eau de Menthe poivrée, trois onces, ou.   96

   Eau de Fleurs d'Oranger, trois onces, ou.   96

   Mêlez.

2. *Potion effervescente, antiémétique,* communé..ent
appelée *Potion de Rivière*.

Prenez : Sirop de Limons, une once, ou. . .   32

Suc de Citron frais, une demi-once, ou . .   16

Eau commune, trois onces, ou.   96

Carbonate de Potasse, un demi-gros, ou. .   2

   Mêlez dans une fiole que vous boucherez bien sur-le-champ.

Obs. Il est quelquefois avantageux de ne mettre d'abord dans la Potion que le Carbonate de Potasse ou de Soude, et de faire avaler aussitôt après le Suc de Citron, parce que l'effervescence a lieu de cette manière dans l'intérieur même de l'estomac.

On peut alors prescrire la Potion comme il suit :

Prenez : Eau commune, deux onces, ou. . .   64

   Eau de Menthe poivrée, une once, ou. .   32

   Carbonate de Soude cristallisé, un demi-gros, ou.   2

   Sirop d'Ecorce de Citron, une demi-once, ou.   16

   Avalez cette potion par moitié, et, chaque fois, prenez aussitôt après :

   Suc de Citron, deux gros, ou une cuillerée à café, ou.   8

Obs. Dans certains cas, on se sert avec le même succès du Carbonate de Magnésie, à la place de celui de Potasse ou de Soude.

3. *Potion Ethérée*, appelée *Antispasmodique*.

Prenez : Sirop de Fleurs de Nénuphar, une once, ou.   32

   Eau distillée de Fleurs de Tilleul, deux onces, ou.   64

   Eau de Fleurs d'Oranger, deux onces, ou.   64

   Ether Sulfurique, un gros, ou.   4

   Mêlez dans une fiole que vous boucherez bien.

4. *Potion avec des substances fétides*, appelée *Anti-hystérique*.

Prenez : Sirop d'Armoise composé, une once,
ou. . . . . 32 ,0
    Teinture de Castoreum ou d'Asa-Fœtida ,
vingt-quatre grains, ou. . . . . 1 ,2
    Mêlez bien exactement dans un mortier
de verre ;
    Ensuite ajoutez
    Eau distillée de Valériane, deux onces, ou. 64 ,0
    Eau de Fleurs d'Oranger, deux onces, ou. 64 ,0
    Ether Sulfurique , un demi-gros, ou. . . 2 ,0
    Mêlez dans une fiole ; que vous boucherez bien.

5. *Potion Camphrée*, appelée *Antiseptique*.

Prenez : Serpentaire de Virginie, deux gros,
ou. . . . . 8 ,0
Faites infuser pendant un quart-d'heure dans
    Eau bouillante, quatre onces, ou. . . . . 128 ,0
    Mêlez ensuite, l'une après l'autre, les
substances suivantes ;
    Sirop de Quinquina, une once, ou. . . 32 ,0
    Teinture alcoolique de Quinquina, deux
gros, ou. 8 ,0
    Camphre, douze grains, ou. . . . . . . o ,6
Triturez pendant long-temps dans un mortier de verre ;
    Ensuite ajoutez
    Acétate d'Ammoniaque liquide , une
once , ou. . . . . 32 ,0
Et mêlez le tout avec l'infusion refroidie de Serpentaire.

6. *Potion Scillitique acidule*, appelée *Diurétique.*

Prenez : Oximel Scillitique, une demi-once,
ou. . . . .　16

Eau distillée de Pariétaire, quatre onces,
ou. . . . .　128

Eau distillée de Menthe poivrée, une
once, ou. . . . .　32

Acide Nitrique Alcoolisé, préparé par
la distillation, un demi-gros, ou. . . . . . .　2

Mêlez dans une fiole que vous boucherez bien.

7. *Potion de Gomme Ammoniaque et de Scille*, appelée *Incisive.*

Prenez : Feuilles d'Hysope, un gros, ou. . . 　4 ,0
Faites infuser dans
Eau bouillante, quatre onces, ou. . . . . 128 ,0
Pendant que l'infusion refroidit, mêlez
ensemble
-　Oximel Scillitique, une once, ou. . . . . 　32 ,0
Gomme Ammoniaque en poudre, douze
grains, ou. . . . .　0 ,6
Triturez pendant long-temps dans un mortier
de verre, et ajoutez l'infusion froide, en continuant
de triturer jusqu'à dissolution complète.

8. *Potion d'Ipécacuhana composée*, appelée *Potion pour la Coqueluche.*

Prenez : Ipécacuanha légèrement contus, un
gros, ou. . . . .　4
Follicules de Séné, deux gros, ou. . . .　8
Faites infuser pendant douze heures dans
Eau bouillante, six onces, ou. . . . . .　192

Passez, et ajoutez à la colature

Oximel Scillitique, une once, ou.   32

Sirop d'Hysope, une once, ou.   32

Mêlez, et faites une Potion à prendre par
cuillerées.

Obs. On peut substituer à l'Ipécacuanha

Emétine, douze grains, ou. . . . .   o ,6

9. *Potion Anodine* , appelée *Julep Anodin.*

Prenez : Sirop de Pavot, deux gros, ou. . . . .

Eau de Fleurs d'Oranger, une demi-once,   1

Eau distillée de Laitue, trois onces, ou. .   9

Mêlez.

C. *Loochs.*

Les *Loochs* sont des médicamens liquides,
mais un peu plus épais cependant que les sirops
eux-mêmes. Comme ils sont principalement formés de mucilages préparés avec des solutions de
Gommes, on peut, suivant les cas, leur donner
plus ou moins de consistance, en augmentant ou
diminuant la quantité de Gomme. Les médecins
s'en servent quelquefois comme d'excipient pour
d'autres substances médicamenteuses, soit liquides, soit réduites en poudre, telles que le Kermès, l'Ipécacuanha, etc. Il faut les renouveler
souvent auprès des malades, car la plupart deviennent aigres en très-peu de temps ; c'est pourquoi on doit les tenir au frais : il ne faut jamais
non plus y faire entrer de liqueurs acides, pas
même sous la forme de Sirop.

1. *Looch Amygdalin*, communément appelé *Looch blanc.*

Prenez : Amandes douces, mondées de leur
pellicule, n° XII, ou une demi-once, ou. .   16 ,o
   Amandes amères. . . . . .n° 2
   Sucre blanc, quatre gros, ou. . . . .   16 ,o
   Pilez dans un mortier de marbre, avec un
pilon de bois, en ajoutant peu à peu
   Eau commune, quatre onces, ou. . . . . 128 ,o
   Faites, suivant l'art, une Emulsion.
   Alors
Prenez : Gomme Adragant, en poudre, seize
grains, ou. . . . .   o ,8
   Huile d'Amandes douces fraîche, une
demi-once, ou. . . . .   16 ,o
   Sucre blanc, deux gros, ou. . . . . . .   8 ,o
   Mêlez dans un mortier de marbre, en
versant peu à peu le Lait d'Amandes;
ajoutez sur la fin
   Eau de Fleurs d'Oranger, deux gros, ou   8 ,o
   Et le Looch sera fait.

2. *Looch avec le Safran et les Pistaches*, ou *Looch vert.*

Prenez : Sirop de Violettes, une once, ou. . 32 ,o
   Teinture de Safran, vingt grains, ou. . .   1 ,o
   Eau commune, quatre onces, ou. . . . 128 ,o
   Mêlez, et faites avec
   Pistaches sèches, six gros, ou. . . . . . 24 ,o
   Une Émulsion.
   Alors, d'un autre côté,
Prenez : Gomme Adragant en poudre très-
fine, seize grains, ou. . . . .   o ,8
   Huile d'Amandes douces, une demi-once,   16 ,o

Mêlez ensemble en triturant long-temps :

Versez peu à peu l'Émulsion, et continuez de triturer jusqu'à ce que le tout ait pris la consistance d'un mucilage.

Ajoutez sur la fin

Eau de Fleurs d'Oranger, deux gros, ou. .   8 ,0

Et vous aurez un Looch vert.

3. *Looch d'Œuf.*

Prenez : Jaune d'Œuf frais, n° 1, ou une demi-once , ou.   16

Huile d'Amandes douces, une once et demie , ou.   48

Sirop de Guimauve, une once, ou.   32

Mêlez pendant long-temps dans un mortier de marbre , avec un pilon de bois. Ensuite ajoutez peu à peu, et à plusieurs reprises différentes,

Eau distillée de Fleurs d'Oranger , une once , ou.   32

de Coquelicot, deux onces , ou.   64

4. *Looch sans Émulsion.*

Prenez : Gomme Adragant en poudre, seize grains, ou. . . . .   0 ,8

Ou jusqu'à trente-deux grains, ou. . . . .   1 ,6

Huile d'Amandes douces, une demi-once,   16 ,0

Sucre pur, une once, ou. . . . .   32 ,0

Eau commune, trois onces, ou. . . . . . .   96 ,0

Eau de Fleurs d'Oranger, deux gros, ou. .   8 ,0

Mêlez, en triturant dans un mortier, pour faire un Looch.

III. Bouillons de viande.

1. *Bouillon de Vipère.*

Prenez : Une Vipère vivante, coupez-lui la
    tête et la queue, écorchez-la, et enlevez
    les intestins, en conservant le sang, le
    cœur et le foie, qui pèsent, avec le corps,
    environ quatre onces, ou. . . . . 128 ,0
    Coupez le tout en morceaux, que vous
    ferez cuire dans un vase fermé, au bain-
    marie, pendant deux heures, dans
        Eau commune, douze onces, ou.. . . . . 384 ,0
        Ensuite passez.

On prépare de la même manière les Bouillons
d'Ecrevisses, de Poulet, de Tortue, de Viande
et de Poumons de Veau, de Lésards, de Grenouilles, etc.

On ajoute, suivant le besoin, différentes herbes et racines à ces Bouillons.

2. *Bouillon de Colimaçons.*

Prenez : Colimaçons de Vignes, dépouillés
    de leur test, n° 20, environ quatre onces,
    ou. . . . . 128 ,0
        On y ajoute le plus souvent,
        Ecrevisses de rivière, n° 2, ou environ
    une once, ou. . . . . 32 ,0
        Eau, deux livres, ou. . . . . 1,000 ,0
    Lavez bien les Écrevisses et les Colimaçons ; pilez-
les ensemble dans un mortier de marbre avec un pilon
de bois, et faites-les cuire au bain-marie, pendant
trois heures, dans un vase d'étain fermé ; passez la
décoction dès qu'elle est refroidie.

Si l'on veut ajouter quelques plantes, il convient de les faire bouillir en même temps que les Colimaçons.

IV. De quelques solutions aqueuses qui jouissent de propriétés bien prononcées.

Nous avons cru devoir donner place aussi parmi les solutions préparées au moyen de l'eau, à certaines matières, dont l'eau se charge en si petite quantité, qu'on les regarde communément comme insolubles. En effet, ces substances surnagent si elles sont légères, ou tombent au fond lorsqu'elles sont pesantes, et on ne peut en aucune manière les mêler avec le fluide; mais, quoique la quantité qui sature l'eau soit extrêmement faible, elle lui communique cependant des propriétés assez prononcées pour qu'on puisse en tirer quelquefois un bon parti en médecine. Tels sont l'Ether Sulfurique, l'Huile animale de Dippel, l'Huile empyreumatique, la Poix navale, et enfin le Camphre, qui est de toutes ces substances la moins soluble dans l'eau, si l'on excepte toutefois les Huiles essentielles odorantes. Il ne nous a pas paru inutile d'indiquer combien il faut de chacune de ces matières pour saturer l'eau, autant toutefois que les expériences ont pu l'apprendre.

L'*Eau Ethérée* contient un dixième d'Ether, c'est-à-dire, pour. . . . . . . 32 ,0 5 ,200

L'*Eau chargée d'Huile ani-*

male de Dippel ; suivant M.
Chaussier , douze gouttes ou
six grains d'Huile par once,
c'est-à-dire, pour . . . . 32 ,0 0 ,3oo

L'*Eau Camphrée*, un grain
de Camphre par once, c'est-à-
dire, pour . . . . 32 ,0 0 ,o5oo

L'*Eau de Goudron*, un quart
de grain de matière soluble par
once, c'est-à-dire, pour . . . 32 ,0 0 ,o125

Cette dernière proportion est à peu près celle
dans laquelle l'Eau se charge des Huiles essentielles, c'est-à-dire, qu'elle en dissout à peine un
quart de grain par once. Les plus solubles de
toutes sont celle de Valériane, puis celle de
Cannelle, et ensuite celles de Gérofle, de Citron, d'Orange, etc.

On peut préparer ces solutions de la manière
suivante pour l'usage de la médecine.

1. *Eau Camphrée.*

Prenez : Camphre précipité de l'Alcool Camphré par l'eau, vingt-quatre grains, ou . . .   1 ,2
Introduisez-le dans une bouteille de la
capacité d'une livre et demie , ou 75o
grammes, et versez dessus
Eau distillée, une livre et demie , ou . . 75o ,0
Agitez ensemble jusqu'à ce que tout le Camphre
soit dissous ; passez la solution, et conservez-la
dans une bouteille bien bouchée.

On peut aussi agiter de même pendant plusieurs

jours l'Ether, les Huiles essentielles odorantes, et l'Huile animale de Dippel, avec quantité suffisante d'eau, puis enlever l'Ether ou l'Huile superflus et qui surnagent, au moyen d'une pipette, filtrer la liqueur, et la conserver dans des bouteilles bien bouchées.

Quant à ce qui concerne le Camphre, on doit remarquer qu'en le triturant avec de la Gomme, du Sucre, du Vinaigre, ou un Acide quelconque, il se mêle plus facilement à l'eau, et peut y rester en dissolution, ou simplement en suspension, de manière qu'il devient alors susceptible d'être incorporé dans les potions, malgré qu'elles ne contiennent pas un atome d'Alcool.

2. *Eau de Goudron.*

Prenez : Poix navale.   500
      Eau de pluie. 16,000

Mettez-les macérer dans un vase de grès pendant huit jours, en remuant de temps en temps avec une spatule de bois ; passez l'eau qui surnage à travers du papier gris, et conservez-la dans des bouteilles bouchées.

L'Eau de Goudron est un peu odorante et acidule. Elle ne contient pas plus d'un quart de grain de matière soluble par once. Quant à la partie aromatique elle-même, on n'en saurait évaluer le poids. Mais il y a assez d'Acide dans une once de cette Eau pour saturer un demi-grain de Sous-Carbonate de Potasse, ou un grain de Sous-Carbonate de Magnésie. Il faut observer que la liqueur jaunit un peu quand on se sert du premier de ces sels, et prend une teinte plus foncée lorsqu'on em-

ploie le second. On est souvent obligé d'y ajouter
une certaine quantité d'eau pour que les malades
puissent la boire.

ARTICLE DEUXIÈME.

DES SOLUTIONS PRÉPARÉES AVEC LE VIN OU LA BIÈRE.

1. *Vins médicinaux.*

Les *Vins médicinaux* sont ceux dans lesquels
on a fait dissoudre un ou plusieurs médicamens
auxquels ils doivent des propriétés bien différentes de celles qui leur sont naturelles dans
l'état de pureté. On ne prend, pour les préparer,
que des Vins naturels, non frelatés, et presque
toujours de très-bonne qualité. Il ne faut en faire
que peu à-la-fois, parce que la plupart sont sujets
à se corrompre. On les conserve au frais dans
des bouteilles bien bouchées.

A. VINS MÉDICINAUX SIMPLES.

1. *Vin d'Absinthe.*

Prenez : Feuilles sèches de Grande et de Petite Absinthe, de chaque, six gros, ou. .   24
    Versez dessus
    Vin blanc généreux, quatre livres, ou..   2,000
    Faites macérer pendant vingt-quatre heures dans
un matras. Passez avec expression et filtrez.

2. *Vin Scillitique.*

Prenez Squammes de Scille sèches, une once,
ou.   32
    Pilez-les avec un pilon de bois, et faites-

les macérer dans un vase de verre, en remuant de temps en temps, avec

    Vin de Malaga, une livre, ou. 5oo

Au bout de douze heures, passez et filtrez.

On prépare de la même manière le *Vin de Bulbes de Colchique*.

3. *Vin Chalibé.*

Prenez : Limaille de Fer pure, une once, ou.   32

    Vin blanc de bonne qualité, deux livres,

ou. 1,ooo

Faites macérer le tout dans un matras pendant six jours, en remuant de temps en temps; ensuite passez et filtrez.

4. *Vin Emétique.*

Prenez : Vin blanc de première qualité, deux

livres, ou. 1,ooo

    Tartrate de Potasse Antimonié, un demi-

gros, ou.   2

  Mêlez.

Obs. La dose de Tartrate Antimonié de Potasse peut être augmentée ou diminuée au gré du médecin.

On se sert aussi du Vin de Malaga pour faire cette préparation.

5. *Vin de Quinquina.*

Prenez : Ecorce de Quinquina gris réduite en

poudre, une demi-livre, ou. 25o

    Introduisez-la dans un matras, et versez
dessus

    Alcool (12=22 B^é), une livre, ou. . . .   5oo

Faites macérer pendant vingt-quatre heures, en remuant de temps en temps;

Ajoutez ensuite

Vin rouge généreux, six livres, ou. . . 3,000

Faites encore macérer pendant quatre jours, en agitant le mélange plusieurs fois par jour; passez enfin, et filtrez la liqueur, que vous conserverez à la cave dans des bouteilles bien bouchées.

L'Ecorce est aux liquides qu'on a mis en diges-tion sur elle, dans la proportion de 1 à 14.

B. VINS MÉDICINAUX COMPOSÉS.

1. *Vin de Quinquina composé.*

Prenez : Ecorce de Quinquina gris réduite en poudre, une demi-livre, ou.   250

Bois de Quassie amère, une demi-once, ou.   16

Ecorce de Winter, une demi-once, ou. .   16

Ecorce d'Orange amère sèche, une de-mi-once, ou.   16

Jetez le tout dans un matras, et versez dessus

Alcool (12—22 degrés), une livre, ou   500

Faites macérer, en remuant de temps en temps, pendant vingt-quatre heures; ajoutez ensuite

Vin généreux, six livres, ou. 3,000

Agissez du reste comme il a été dit pour le Vin de Quinquina simple.

La proportion d'Ecorce est la même que dans la préparation précédente, et toutes les substances prises ensemble sont aux liquides dans celle d'un peu moins de 1 à 11.

2. *Vin d'Opium composé*, ou *Laudanum liquide de Sydenham*.

Prenez : Opium choisi et coupé par tranches,
  deux onces, ou.   64
  Safran, une once, ou   32
  Cannelle, un gros, ou   4
  Gérofle en poudre, un gros, ou   4
  Introduisez ces substances dans un ma-
tras, et versez dessus
  Vin de Malaga, une livre, ou   500
  Faites macérer à une douce chaleur, pendant
quinze jours, en remuant de temps en temps. Pas-
sez en exprimant avec force, et filtrez.

  Le rapport de l'Opium entier au Vin employé est
de 1 à 8 ; celui de sa partie soluble à ce même Vin,
à peu près de 1 à 16 ; et celui des Aromates à la
portion d'Opium dissoute, de 5 à 4. Vingt gouttes
de ce Laudanum, pesant quinze grains (0 ,75), ne
contiennent qu'un grain (0 ,05) d'Opium en dissolution.

3. *Vin Opiacé, préparé par la fermentation*, communément
  appelé *Gouttes ou Laudanum de l'Abbé Rousseau.*

Prenez : Miel blanc, douze onces, ou.   375
  Eau chaude, trois livres, ou   1,500
  Versez le Miel fondu dans un matras, et
mettez-le dans un endroit chaud. Dès qu'il
commence à fermenter, ajoutez-y   :
  Opium choisi, quatre onces, ou   128
  Auparavant dissous dans douze
onces d'eau, ou.   384
  Laissez le tout fermenter pendant un

mois dans un lieu dont la température soit
de 24 degrés R. (30 centig.) Passez alors,
et filtrez la liqueur; puis faites-la évaporer jusqu'à ce qu'il n'en reste plus que dix
onces, ou. 320

Passez de nouveau, et ajoutez

Alcool (22 = 32 degrés), quatre onces
et demie, ou. 144

Conservez dans un vase bien clos.

Obs. On peut hâter la fermentation de ce
Laudanum, en ajoutant à la liqueur

Ferment de Bière, un gros, ou. 4

Si l'on n'a égard, dans la liqueur achevée, qu'à la
proportion de l'Extrait d'Opium seulement, et non à
celle de l'Opium entier, on trouvera qu'elle est de
1 à 7 ,25. Comme vingt gouttes de ce Laudanum,
bien plus épais que celui de Sydenham, pèsent
vingt-deux grains (1 ,1), elles contiennent trois
grains (o ,15) d'Opium en dissolution, de sorte
qu'un grain de ce dernier correspond à peu près à
sept gouttes de liqueur.

4. *Vin d'Extraits*, communément appelé *Elixir viscéral
d'Hoffmann.*

Prenez : Ecorces d'Oranges fraîches, une demi-once, ou. 16

Extrait de Chardon bénit, deux gros, ou. 8

de Cascarille, deux gros, ou. . . 8

de Petite Centaurée, deux gros, ou. 8

de Gentiane, deux gros, ou. . . 8

Extrait aqueux de Myrrhe, deux gros,
ou. 8

Vin d'Espagne, deux livres, ou. . . . . 1 ,000

Faites macérer les Ecorces dans le Vin pendant

deux jours; passez avec expression; délayez les Extraits dans la liqueur, et passez-la une seconde fois.

Le rapport des Extraits au Vin sera de 1 à 25.

Obs. On peut, dans l'occasion, préparer de la même manière des Vins semblables, en faisant dissoudre d'autres Extraits dans du vin d'Espagne.

5. *Vin amer Scillitique composé*, communément appelé *Vin diurétique amer.*

Prenez: Ecorce de Quinquina gris, deux onces,

     ou.   64

    de Winter, deux onces, ou. .   64

    de Citron, deux onces, ou. . .   64

Racine de Domptevenin, une demi-once,

ou.   16

Squammes de Scille, une demi-once, ou.   16

Tiges d'Angélique de Bohème, une de-

mi-once, ou.   16

Feuilles d'Absinthe, une once, ou. . . .   32

   de Mélisse, une once, ou. . . .   32

Baies de Genièvre, une demi-once, ou. .   16

Macis, une demi-once, ou.   16

Vin blanc de bonne qualité, huit livres,

ou. 4,000

Pilez les Ecorces, les Racines, les Feuilles et le Macis; passez la poudre à travers un tamis de crin peu serré, et pilez une nouvelle fois les parties les plus grossières, jusqu'à ce que tout ait passé au travers du tamis. Introduisez cette poudre, avec les Baies de Genièvre entières, dans un matras; versez dessus le Vin, et laissez digérer pendant quatre jours à une chaleur modérée (10 degrés R. ou

12 ,5 centig.). Ensuite passez la liqueur à traver
un linge, en exprimant un peu, et filtrez-la.

Les substances mises en macération seront au Vin
dans la proportion d'un peu plus de 1 à 12.

6. *Vin aromatique.*

Prenez : Espèces aromatiques, quatre onces,

ou. 128
    Vin rouge, deux livres, ou. 1,000
    Faites macérer pendant six jours, dans un vase
bouché, ensuite passez en exprimant, et filtrez.

7. *Vin antiscorbutique.*

Prenez : Racine fraîche et coupée menu de

    Raifort sauvage, une once, ou. 32
    Feuilles fraîches

        de Cochléaria, une demi-once, ou. 16
        de Cresson de fontaine, une demi-

        once, ou. 16
        de Trèfle d'eau, une demi-once, ou 16
    Graines de Moutarde non écrasées, une

demi-once, ou. 16
    Muriate d'Ammoniaque, deux gros, ou. . 8
    Vin blanc de bonne qualité, deux livres,

ou. 1,000
    Faites digérer le tout dans un vase cou-
vert, pendant trente-six heures, en agitant
de temps en temps : ensuite passez en exprimant un peu, et filtrez. Ajoutez

    Alcool de Cochléaria, une demi-once, ou 16
    Le rapport des Racines, des Feuilles et des Se-
mences au Vin, sera environ de 1 à 10 ,4.

II. BIÈRES MÉDICINALES.

Les *Bières médicinales* se font de deux manières, ou en ajoutant les substances médicamenteuses à la Bière ordinaire, lorsqu'elle a cessé de fermenter, ou en les mêlant avec elle pendant le travail même de la fermentation. La première méthode est la plus facile et la plus avantageuse ; elle ne diffère de celle qu'on suit pour les Vins médicinaux, qu'à raison du liquide employé comme excipient. On suit rarement la seconde chez nous, parce qu'il est difficile de calculer ce que les matières dissoutes auront conservé de leur nature et de leurs propriétés lorsque la fermentation sera terminée ; car si l'on excepte quelques aromates exotiques, qui se développent et paraissent prendre un peu plus d'intensité pendant l'acte de la fermentation, ce qu'on assure arriver à la Noix Muscade, les qualités de toutes les autres substances sont entièrement altérées et presque réduites à rien. Nous ne rapporterons donc ici que deux exemples de la première méthode : les autres se comprendront aisément.

1. *Bière de Quinquina simple.*

Prenez : Ecorce de Quinquina gris contuse,
une once, ou...................... 32
    Bonne Bière, deux livres, ou......... 1,000
    Faites macérer l'Ecorce pendant deux jours, en remuant de temps en temps : passez la liqueur, et conservez-la dans des bouteilles bien bouchées.

2. *Bière antiscorbutique* ou *de Sapin composé*, appelée communément *Bière Sapinette*.

Prenez : Feuilles fraîches de Cochléaria , une
once, ou.   32
    Racine de Raifort sauvage, deux onces,
ou.   64
    Bourgeons de Sapin secs , une once, ou..   32
    Bière nouvellement brassée, quatre livres,
ou.   2,000

Mettez l'Herbe , les Bourgeons et la Racine dans un matras ; versez la Bière dessus, et laissez le tout macérer pendant deux jours : décantez alors, et filtrez.

Il faut renouveler souvent cette Bière , car elle s'altère avec assez de promptitude.

ARTICLE TROISIÈME.

Des Solutions préparées avec le Vinaigre.

Les *Vinaigres médicinaux* se font de la même manière que les Vins, c'est-à-dire, par la macération, et ils réclament les mêmes précautions pour se conserver.

I. VINAIGRES MÉDICINAUX SIMPLES.

1. *Vinaigre Rosat.*

Prenez : Roses rouges mondées de leurs onglets et sèches, une demi-livre , ou.   250
    Bon Vinaigre rouge , huit livres , ou.. . .   4,000
    Faites macérer pendant quinze jours dans un vase bouché , en agitant de temps en temps : ensuite passez et filtrez.

On prépare de la même manière les Vinaigres de Fleurs de Sureau, de Romarin, de Sauge, d'OEillet, de Lavande, etc.

2. *Vinaigre scillitique.*

Prenez : Squammes de Scille sèches, une demi-
livre, ou............................ 250
    Iucisez-les, et mettez-les dans une bou-
teille , en versant dessus
    Bon Vinaigre rouge , six livres, ou. ... 3,000
    Alcool (12 = 22 degrés) une once, ou. 32
    Faites macérer dans un vase de verre fermé, pen-
dant quinze jours, en remuant de temps en temps ; ensuite passez et filtrez.

3. *Vinaigre de Framboises.*

Prenez : Framboises fraîches, mondées de
leurs calices , six livres, ou........... 3,000
    Vinaigre rouge , quatre livres, ou...... 2,000
    Faites macérer pendant quatre jours ; ensuite passez sans exprimer, et filtrez.

On prépare de même les Vinaigres des autres fruits.

II. VINAIGRES MÉDICINAUX COMPOSÉS.

Vinaigre aromatique à l'Ail ou Antiseptique, vulgairement appelé *Vinaigre des Quatre Voleurs.*

Prenez : Sommités sèches
de Grande Absinthe, deux onces, ou. .. 64
de Petite Absinthe , deux onces , ou.... 64.
de Romarin, deux onces, ou. 64
de Sauge , deux onces, ou.......... 64

de Menthe aquatique, deux onces, ou.   64

de Rue, deux onces, ou.   64

Fleurs de Lavande sèches, deux onces, ou.   64

Ail, deux gros, ou.   8

Racine d'Acore odorant, deux gros, ou. .   8

Écorce de Cannelle, deux gros, ou. . . .   8

Gérofle, deux gros, ou.   8

Noix Muscade, deux gros, ou.   8

Vinaigre rouge, huit livres, ou.   4,000

Faites macérer dans un matras bien bouché pendant quinze jours : passez en exprimant avec force ; filtrez, et ajoutez

Camphre dissous dans suffisante quantité d'Alcool, une demi-once, ou.   16

Acide Acétique marquant 10 degrés à l'aréomètre, une demi-once, ou.   16

Conservez dans un vase bien bouché.

Le rapport des substances mises en macération, à l'Alcool, sera d'un peu moins d'un huitième.

ARTICLE QUATRIÈME.

Des solutions préparées avec l'Huile.

Les Huiles appelées fines, c'est-à-dire celles qui s'obtiennent par expression, et surtout celle d'Olives, sont les seules dont on se serve pour préparer les *Huiles médicinales*. Elles dissolvent facilement les odeurs, certaines couleurs végétales et animales, le principe vireux des narcotiques, et l'âcreté épispastique des Cantharides, matières qui, pour la plupart, sont d'abord combinées avec des Huiles volatiles ou des Sucs Rési-

neux. Elles ne sont pas non plus incapables de
dissoudre les particules muqueuses, lorsqu'on
les fait bouillir avec des corps qui en sont chargés abondamment; ces corps les rendent en
effet plus épaisses, et propres à pénétrer plus
profondément dans la peau. Nous avons jugé
utile de conserver ici deux exemples de ce genre
de solution : le premier est l'Huile de Mucilage,
qui entre dans l'Emplâtre de Mucilage, et qui lui
donne même son nom; l'autre est l'Huile de
Lombrics, préparée par l'intermède du Vin,
et qui, douée peut-être pour cette raison d'une
certaine propriété discussive, est fort employée,
que ce soit avec ou sans raison, par le peuple
lui-même, dans les douleurs et les engorgemens
des articulations.

Au reste, comme ces Huiles sont fort sujètes
à s'altérer avec le temps, il faut les renouveler
tous les ans, ou même plus souvent, les conserver dans des vases de verre ou de grès, et les
placer dans des endroits frais. Mais dès qu'elles
commencent le moins du monde à se rancir, il
faut les rejeter aussitôt, et bien se garder d'en
faire usage.

I. HUILES MÉDICINALES SIMPLES.

1. *Huile de Roses.*

Prenez : Roses pâles fraîches et pilées, une
    livre, ou. 500
      Huile d'Olives, quatre livres, ou 2,000

Exposez au soleil pendant trois jours ; au
bout de ce temps, exprimez les Roses ;
faites-en macérer, au soleil également, une
nouvelle quantité pendant le même laps de
temps ; répétez l'opération une troisième fois,
en laissant alors les Roses dans l'Huile pendant trois mois. Ensuite exprimez, laissez
reposer, décantez, et conservez pour
l'usage.

La somme des fleurs sera de 1,500
Celle de l'Huile de. 2,000

On peut préparer de la même manière les
Huiles de Fleurs de Roses rouges, fraîches ou
sèches, de Lis blanc fraîches, de Mélilot sèches,
et de Camomille romaine sèches.

2. *Huile de Millepertuis.*

Prenez : Fleurs de Millepertuis fraîches et
pilées, une livre, ou. 500
    Jetez les dans
    Huile d'Olives, quatre livres, ou.. . . . 2,000
Exposez au soleil pendant sept jours ;
ensuite faites bouillir légèrement, et passez. Répétez la même opération avec de
nouvelles fleurs. La troisième fois, prenez
des fleurs sèches, et faites-les infuser pendant un mois, dans un vase couvert ; ensuite passez, exprimez, et décantez.

La somme de Fleurs sera de 1,500
Celle de l'Huile de. 2,000

3. *Huile de Jusquiame.*

Prenez : Feuilles de Jusquiame pilées , une
livre , ou. 5oo
    Huile d'Olives, deux livres , ou 1,000
    Faites digérer sur les cendres chaudes
pendant vingt-quatre heures ; passez et exprimez ; répétez une seconde fois la
même opération , et faites ensuite bouillir
légèrement; passez , exprimez , dépurez,
et conservez pour l'usage.
    La somme des Feuilles sera de 1,000
    Celle de l'Huile de 1,000

Préparez de même les Huiles de Ciguë, de
Pomme épineuse, de Nicotiane, de Morelle
noire , et de Rue.

4. *Huile de Cantharides.*

Prenez : Cantharides réduites en poudre
grossière, quatre onces, ou. 125
    Huile d'Olives très-pure , deux livres ,
ou. 1,000
    Faites digérer pendant six heures, au bain-marie ,
dans un vase de verre ou de faïence ; passez à travers un linge avec expression , et filtrez.

5. *Huile de Vers de terre , préparée par l'intermède du Vin.*

Prenez : Lombrics vivans , quatre livres, ou. . 2,000
    Huile d'Olives fraîche , quatre livres, ou. . 2,000
    Vin blanc de bonne qualité , quatre livres ,
ou. 2,000
    Lavez avec soin les Lombrics ; mettez-les dans

une bassine avec le Vin et l'Huile sur un feu doux, et faites-les cuire jusqu'à ce que l'humidité soit dissipée presque toute entière : passez en exprimant ; laissez reposer l'Huile ; décantez-la, et conservez-la pour l'usage.

Nous avons prescrit plus de Vin qu'à l'ordinaire, afin que l'extrait vineux communiquât à l'Huile, s'il est possible, une propriété tonique et résolutive un peu plus prononcée.

II. HUILES MÉDICINALES COMPOSÉES.

1. *Huile de Mucilage.*

Prenez : Semences contuses

de Fenu-Grec, une livre, ou　　　500

de Lin, une livre, ou. . . . .　　　500

Racine de Guimauve, une livre, ou . .　　500

Eau chaude, dix livres, ou. . . . . . .　　5,000

Faites digérer pendant vingt-quatre heures, en remuant de temps en temps : passez la liqueur visqueuse, avec forte expression, et ajoutez

Huile d'Olives, deux livres, ou. . . . . . .　1,000

Faites bouillir jusqu'à ce que l'humidité soit presque entièrement dissipée ; passez sans expression, et conservez pour l'usage.

2. *Huile de Narcotiques,* vulgairement appelée *Baume Tranquille.*

Prenez Feuilles fraîches de Pomme épineuse,

quatre onces, ou. . . . .　125

de Morelle noire, quatre onces,

ou. . . . .　125

de Belladone, quatre onces, ou.　125

de Nicotiane, quatre onces, ou.   125

de Jusquiame, quatre onces, ou.   125

de Pavot blanc, quatre onces, ou.   125

Coupez-les menu, et jetez-les dans

Huile d'Olives, six livres, ou   3,000

Faites-les bouillir jusqu'à ce qu'il ne reste presque plus d'humidité ; ensuite passez, et mettez dans la colature,

Fleurs ou Sommités sèches

de Romarin, une once, ou.. . . .   32

de Sauge, une once, ou..   32

de Rue, une once, ou..   32

de Grande et de Petite Absinthe,

une once, ou..   32

d'Hysope, une once, ou.   32

de Lavande, une once, ou.   32

de Thym, une once, ou..   32

de Marjolaine, une once, ou.. . .   32

de Coq des Jardins, une once, ou.   32

de Menthe aquatique, une once, ou.   32

de Sureau, une once, ou.   32

de Millepertuis, une once, ou.. . .   32

Faites macérer au soleil, pendant quelques mois, dans un vase clos ; passez, décantez, et conservez pour l'usage.

La somme des substances narcotiques sera de.   750

Et celle des aromatiques, de   384

Pour Huile   300

Les premières seront donc à l'Huile dans la proportion de $\frac{1}{4}$, et les secondes à peu près dans celle de $\frac{1}{8}$.

III. HUILES ESSENTIELLES SOUFRÉES.

Huile d'Anis soufrée, vulgairement appelée *Baume de soufre anisé.*

Prenez : Soufre sublimé et lavé , une partie. . . . .　1

　　　Huile essentielle d'Anis , quatre parties. . . .　4

　　　Faites digérer au bain de sable jusqu'à ce que le Soufre soit dissous : l'Huile prendra une couleur rouge, et quand elle sera refroidie , vous la mettrez dans un flacon bien bouché.

　　　On peut préparer de la même manière des Huiles Soufrées avec les Huiles essentielles de Térében-thine, de Succin, etc. et même avec les Huiles obtenues par expression des Olives ou des Noix.

ARTICLE CINQUIÈME.

Des Solutions préparées avec l'Alcool, et des Teintures alcooliques.

On appelle pour l'ordinaire Teintures, des liqueurs que les pharmaciens préparent avec de l'Alcool , dans lequel ils font dissoudre diverses substances végétales ou animales , en les y laissant digérer pendant plus ou moins de temps à une douce chaleur. Les médicamens, pour être aptes à faire des Teintures, doivent être secs , pulvérisés , ou concassés, et en quantité suffisante pour saturer autant que possible l'Alcool.

Il y a des Teintures simples et des Teintures composées. Les premières ne contiennent qu'un seul médicament, tandis que les secondes en renferment plusieurs. Mais dès qu'il entre plusieurs substances médicamenteuses dans une Teinture, on doit mettre en contact avec l'Alcool, d'abord les plus dures et les plus difficiles à dissoudre, ensuite celles qui se dissolvent facilement.

Ces préparations se conservent dans des vases bien bouchés.

La force de l'Alcool qu'on emploie varie suivant la nature des substances à dissoudre. Si l'on se proposait d'enlever tout ce que celles-ci contiennent de soluble, peut-être chacun de leurs principes constitutifs exigerait-il un Alcool particulier; mais alors le nombre des formules augmenterait au-delà de toute mesure. C'est pourquoi nous avons pensé qu'il suffisait de trois des degrés dont l'Alcool est susceptible pour préparer toutes les teintures usitées en médecine; savoir : $12=22$, $22=52$, et $26=56$ degrés; car nous n'avons pas cru utile d'employer celui qui marque $50 = 40$ degrés. Parmi les médicamens, à la confection des Teintures desquels chacun de ces trois degrés de l'Alcool nous a paru le plus propre, nous en avons choisi un certain nombre, qui pourront servir d'exemples pour préparer les autres. Quant au degré de chaleur, nous l'avons fixé entre le 28ᵉ et le 50ᵉ du thermomètre de Réaumur (35—57,5 centig.).

Les pharmaciens doivent avoir soin, en outre, de se procurer l'Alcool le plus pur possible, et de le ramener ensuite, par l'addition de l'eau distillée simple, au degré qu'ils jugent être le plus convenable pour chaque Teinture.

Quelques personnes ont pensé qu'on parviendrait à se procurer des Teintures plus saturées, en ajoutant de l'Ammoniaque ou de la Potasse à l'Alcool pour lui donner plus de force. Mais des expériences directes ont démontré que de l'Alcool à $26 = 36$ degrés, avec lequel on a mêlé moitié d'Ammoniaque, ne dissout pas plus de Résine de Gayac que quand on l'emploie pur; que le rapport de la solution simple à l'autre est de 8 à 6,7, dans ce cas, et absolument le même quand on agit sur de la Racine de Valériane. La Potasse ordinaire ou le Sous-Carbonate de Potasse augmente encore bien moins la faculté dissolvante. En effet, l'Alcool ne peut s'en charger que d'une très-petite quantité, surpassant à peine $\frac{1}{154}$, et il dissout alors beaucoup moins de Succin qu'auparavant; c'est-à-dire que la proportion de ce Bitume est de $\frac{1}{52,3}$ dans l'Alcool pur, et de $\frac{1}{76,5}$ seulement dans l'autre. A l'égard de la Potasse pure, qui est infiniment plus soluble dans l'Alcool, puisque cette liqueur peut en recevoir au-delà du cinquième de son poids, on ne s'en est point encore servi pour préparer des Teintures; mais probablement il en résulterait une espèce de Savon soluble dans l'Alcool.

Comme la force des Teintures dépend de la quantité de matière soluble que l'Alcool renferme, nous ne nous sommes servis, dans les formules simples, que de nombres généraux, d'après lesquels, en les plaçant au-dessous les uns des autres, il est plus facile de juger des proportions au premier coup d'œil. Mais nous avons employé les poids marchands pour les formules composées, dans la crainte que les proportions respectives de plusieurs médicamens ne donnassent lieu à quelqu'erreur, si elles étaient exprimées d'une manière moins précise.

I. TEINTURES ALCOOLIQUES SIMPLES.

A. *Teintures préparées avec l'Alcool à 26=56 degrés.*

1. *Teinture de Succin.*

Prenez : Succin réduit en poudre très-fine. 50
Alcool (à 26=36 degrés).............. 800

Faites digérer pendant six jours dans un vase couvert; remuez de temps en temps la liqueur, et laissez-la ensuite reposer pendant un pareil nombre de jours. Passez et conservez dans un vase de verre bien fermé. Vous aurez une Teinture dans laquelle la proportion de l'Ambre jaune à l'Alcool sera de 1 à 52, 33.

2. *Teintures de Résines et de Baumes.*

Quoique les Baumes se dissolvent avec une grande facilité dans l'Alcool, et qu'on puisse aisément établir entre ces deux substances la proportion de 1 à 2, nous avons pensé néanmoins qu'il valait mieux qu'elle fût de 1 à 4 ; car alors les Teintures s'incorporent plus facilement dans les Potions, et ne perdent rien de la substance qui s'y trouve dissoute. Pour prévenir ce dernier inconvénient d'une manière certaine, il faut commencer par bien triturer la Teinture avec le Sirop, si l'on en fait entrer, comme c'est l'usage, dans la Potion, parce qu'il n'y a pas de moyen plus certain pour qu'elle ne se décompose pas par la mixture.

Quant au poids de ces Teintures, il est tel que vingt gouttes correspondent à peu près à dix grains, ou 0,5.

Teinture Alcoolique de Benjoin.

Prenez : Benjoin pulvérisé. 200
Alcool (à 26—36 degrés). 800
Faites digérer pendant six jours en agitant de temps en temps ; laissez ensuite reposer quelque temps, et passez la Teinture.

On préparera de la même manière les Teintures de Baume de Tolu, de Sucs résineux, de Résines liquides, comme Térébenthine, Baume de Copahu, Baume de la Mecque, etc. ; de Résines solides, comme Résine de Jalap, Résine de Gayac, et de toutes les autres Résines ainsi que de tous les autres Baumes.

Obs. L'opération étant terminée, la matière dissoute est à l'Alcool dans les proportions suivantes :

Teinture de Benjoin. . . . . comme 1 est à 5 ,14
Teinture de Baume de Tolu. . . . . 1 . . 4 ,88
Teinture de Résine de Gayac.. . . . . . 1 . . 1 ,70

B. *Teintures préparées avec l'Alcool* 22 = 52 *degrés.*

1. *Teintures de Sucs gommo ou extracto-résineux.*

Prenez : Aloès Soccotrin trituré grossièrement. 200
    Alcool (à 22=32 degrés). 800
    Faites digérer pendant trois jours, passez la
Teinture, et conservez-la pour l'usage.

On prépare de la même manière les Teintures de Scammonée, de Gomme Ammoniaque, d'Asa fœtida, d'Euphorbe et de Myrrhe.

Obs. Ces substances se dissolvent mieux dans l'Alcool à 22=32 degrés, etc., que dans celui à 12=22 degrés : on sait, en effet, qu'il y a da- '
vantage de matière en dissolution dans le premier que dans le second.

L'opération étant terminée, la matière dissoute est à l'Alcool dans les proportions suivantes :
    Teinture d'Aloès. . . . . . comme 1 est à 4 ,88
        de Scammonée. 1   7
        de Myrrhe.. 1   17
        d'Asa fœtida . . .   1   8 ,28

2. TEINTURES DE MÉDICAMENS ENTIERS.

Teinture Alcoolique de Cannelle.

Prenez : Cannelle en poudre. 200
    Alcool (à 22=32 degrés). 800
    Faites digérer pendant six jours, passez la Tein-
ture, et conservez-la pour l'usage.

Préparez de la même manière les Teintures d'Ecorce de Cascarille, de Racine d'Ellébore noir, de Racine de Contrayerva, de Feuilles d'Asaret et de Digitale pourprée, de Gérofle, de Safran, de Castoreum, de Musc et d'Ambre gris.

Obs. Quoique le résidu de l'opération paraisse tellement dépouillé de toute matière soluble, qu'il ne s'en détache plus rien lorsqu'on le soumet une seconde fois à l'action de l'Alcool pur, cependant le premier qu'on a employé n'est pas parfaitement saturé, puisqu'en le versant sur une nouvelle quantité de matière, il en dissout encore une portion, et acquiert ainsi des propriétés plus énergiques. Nous avons pensé néanmoins que les substances dont on veut obtenir la Teinture devaient être à l'Alcool dans la proportion de 1 à 4. Cette proportion nous a paru la meilleure et celle qui procure les vertus les plus constantes aux Teintures, de quelque nature et de quelque espèce que soit le corps employé pour les préparer.

L'opération étant terminée avec de l'Alcool marquant 22—32 degrés, la proportion de la matière dissoute à ce liquide sera dans

La Teinture de Cannelle.. comme 1 est à 26,55

         de Safran. . .   1   8,74

         de Digitale. .   1   15,70

         de Castoreum   1   4,90

Il faut encore remarquer que la Teinture de Safran préparée avec l'Alcool à 22—32 degrés, a une couleur plus constante, et qu'elle ne laisse pas déposer, à beaucoup près, autant de matière rouge que quand on s'est servi d'Alcool plus faible pour la faire.

C. *Teintures préparées avec l'Alcool à* 12=22
degrés.

1. *Teinture de Quinquina.*

Prenez : Ecorce de Quinquina gris en poudre. . 100
  Alcool (à 12=22 degrés). 400
  Faites digérer pendant six jours, passez la Tein-
ture, et conservez-la pour l'usage.

Préparez de la même manière les Teintures
d'Ecorce de Quinquina rouge, de Bois de Gayac
(appelée *Eau de vie de Gayac*), de Racines de
Jalap, d'Ipécacuanha, de Valériane, d'Aunée et
de Gentiane, de Bulbes de Scille et de Colchique, de Feuilles d'Absinthe et de Noix vomique. Il faudra surtout apporter de grands
soins à la préparation de cette dernière.

La proportion de la matière dissoute à l'Alcool
a été trouvée :

Dans la Teinture d'Absinthe, de.. . . 1 à 20 , 4
      de Quinquina gris, de 1   25 ,47
      de Gayac, de. 1   22 ,50
      de Jalap, de. 1   43 ,40
      d'Ipécacuanha, de. . 1   30 ,00
      de Valériane, de.. . 1   28 ,34
      de Gentiane, de. . . 1   16 ,73
      de Scille, de.. . . . 1   6 ,65
      de Noix vomique, de 1   36 ,90

Toutes ces substances donneront une teinture
beaucoup plus chargée avec l'Alcool faible, qu'avec
l'Alcool concentré.

2. *Teinture de Cantharides.*

Prenez : Cantharides grossièrement pilées. . .   100

        Alcool (à 12═22 degrés).   800

        Faites digérer pendant quatre jours, ensuite passez, et conservez pour l'usage.

        La proportion de la matière dissoute à l'Alcool sera de. . . . . 1 à 55 ,86

        L'Alcool affaibli convient beaucoup mieux que le concentré pour faire cette teinture , c'est-à-dire qu'il dissout bien plus complétement la matière âcre des Cantharides.

3. *Teinture d'Extrait d'Opium.*

Prenez : Extrait aqueux d'Opium.   30

        Alcool (à 12═22 degrés).   360

        Mettez ces deux substances dans un vase de verre bien bouché , jusqu'à ce que l'Extrait soit dissous ; passez alors la Teinture , et conservez-la pour l'usage. L'Extrait y est à l'Alcool dans la proportion d'un douzième.

        Il faut principalement observer, pour fractionner aisément les doses de ce médicament , que 24 gouttes égalent 12 grains , ou 0, 6, et contiennent par conséquent un grain , ou 0,5 d'Extrait.

4. *Teinture de Cachou.*

Prenez : Extrait de Cachou.   30

        Alcool (à 12═22 degrés).   120

        Faites digérer pendant quatre jours , passez la Teinture , et conservez-la pour l'usage.

        L'Extrait dissous est à l'Alcool dans la proportion d'un quart.

5. *Alcool Camphré.*

Prenez : Alcool (à 12═22 degrés)   500

    Camphre.   10

    Mêlez , et, après la dissolution du Camphre , passez la liqueur, que vous conserverez pour l'usage.

    Le Camphre est à l'Alcool dans la proportion d'un cinquantième ; on pourra en augmenter la quantité autant qu'on le jugera convenable.

I I. Teintures alcooliques composées.

1. *Teinture d'Absinthe composée.*

Prenez : Feuilles sèches

    de Grande Absinthe, une demi-once,

    ou.   16

    de Petite Absinthe, une demi-once,

    ou.   16

    Clous de Gérofle, une demi-once , ou. .   16

    Sucre blanc, deux gros, ou.   8

    Alcool (à 22═32 degrés) , une demi-livre , ou.   250

    Faites digérer pendant quinze jours à une douce chaleur, et filtrez.

    La proportion des médicamens à l'Alcool, sera de. . . . .   1 à 5, 2

2 *Teinture Balsamique* , vulgairement appelée *Baume du Commandeur de Permes.*

Prenez : Racine sèche d'Angélique de Bohème, coupée menu, une demi-once, ou. .   16

    Fleurs sèches de Millepertuis, une once,

    ou.   32

Alcool (à 22═32 degrés), deux livres et quatre onces, ou.   1,128

Faites digérer pendant quinze jours, à une douce chaleur, dans un vase clos, en agitant de temps en temps. Filtrez, et ajoutez à la colature

Myrrhe, une demi-once, ou.   16

Oliban, une demi-once, ou.   16

Faites digérer comme ci-dessus ; alors,

Prenez : Styrax Calamite ou Baume du Pérou, trois onces, ou.   96

Benjoin choisi, trois onces, ou.   96

Aloès Soccotrin, une demi-once, ou. . .   16

Ambre gris, six grains, ou. 0, 3

Triturez ces substances, et jetez-les dans la Teinture précédente. Laissez le tout exposé pendant quarante jours au soleil ; filtrez, et conservez dans un vase bien bouché.

Les médicamens seront à l'Alcool dans la proportion d'un quart à peu près.

3. *Teinture aromatique*, vulgairement appelée *Eau de Bonferme.*

Prenez : Noix Muscade, deux onces, ou. . . .   64

Clous de Gérofle, deux onces, ou.   64

Cannelle, deux onces, ou.   64

Fleurs de Grenadier, deux onces et demie, ou.   80

Alcool (à 22═32 degrés), deux livres, ou.   1,000

Faites macérer pendant quinze jours.

Passez avec expression, et versez sur le résidu

Alcool (à 12═22 degrés), deux livres, ou   1,000

Faites encore macérer pendant quinze jours.

Passez avec expression.

Mêlez ensemble les deux liqueurs, et filtrez-les à travers du papier gris.

Les médicamens seront à l'Alcool dans la proportion de. 1 à 7, 3

4. *Teinture aromatique composée*, communément appelée *Eau vulnéraire spiritueuse*, ou *Eau rouge*.

Prenez : Feuilles fraîches

        de Sauge, une once, ou. 32
        de Romarin, une once, ou. 32
        de Sarriette, une once, ou. 32
        d'Origan, une once, ou. 32
        de Marjolaine, une once, ou. 32
        de Thym, une once, ou. 32
        de Serpolet, une once, ou. 32
        d'Hysope, une once, ou. 32
        de Mélisse, une once, ou. 32
        de Calament, une once, ou. 32
        de Basilic, une once, ou. 32
        de Menthe aquatique, une once, ou. 32
        de Fenouil, une once, ou. 32
        d'Angélique, une once, ou. 32
        d'Absinthe, une once, ou. 32
        de Rue, une once, ou. 32
Sommités fleuries de Lavande, une once,
ou. 32
        de Millepertuis, une once, ou. . . . 32
Alcool très-pur (à 12═══22 degrés), deux
livres, ou. . - 1,000
Faites macérer pendant huit jours; pas—

sez à travers un linge en exprimant, et filtrez ensuite à travers du papier gris.

Les parties aromatiques seront à l'Alcool,
dans la proportion à peu près de. . . . . .　　3 à 5

La liqueur doit sa couleur au Millepertuis.

5. *Teinture aromatique avec l'Acide sulfurique ;* vulgairement appelée *Elixir Vitriolique de Mynsicht.*

Prenez: Racines de Calament aromatique, une

once, ou. . . . .　　32

　　　　　　　　de Galanga, une once, ou. .　　32

Fleurs de Camomille romaine, une demi-　　32

once, ou. . . . .　　16

Feuilles de Sauge, une demi-once, ou. .　　16

　　　　　　d'Absinthe, une demi-once, ou.　　16

　　　　　　de Menthe crépue, une demi-

　　　　　　once, ou. . . . .　　16

Clous de Gérofle, trois gros, ou. . . . . .　　12

Cannelle, trois gros, ou. . . . .　　12

Cubèbes, trois gros, ou. . . . .　　12

Noix Muscade, trois gros, ou. . . . . . .　　12

Gingembre, trois gros, ou. . . . .　　12

Bois d'Aloès, un gros, ou. . . . .　　4

Ecorce de Citron, un gros ou. . . . . . .　　4

Sucre, trois onces, ou. . . . .　　96

Réduisez toutes ces substances en poudre
grossière, et introduisez-les dans un matras. Versez dessus

Alcool (à 12═══22 degrés), une demi-

livre, ou. . . . .　　250

Au bout de six heures, ajoutez

Acide Sulfurique, quatre onces, ou. . .　　128

Puis, au bout de vingt-quatre heures,
ajoutez encore

Alcool (à 12====22 degrés), une livre et demie, ou.......................... 750

Faites digérer le tout pendant quatre jours, passez la liqueur avec expression, filtrez-la à travers du papier Joseph, et conservez-la pour l'usage.

La proportion des substances aromatiques à l'Alcool, est un peu au-dessous de. .... 1 à 5

Celle de l'Acide Sulfurique, est de. .... 1 à 8

Et celle du Sucre à la liqueur entière, un peu au-dessus de................... 1 à 12

6. *Teinture fébrifuge d'Huxham.*

Prenez : Écorce de Quinquina rouge, deux onces, ou....................... 64

D'Oranges amères, une once et demie, ou........................... 48

Racine de Serpentaire de Virginie, trois gros, ou......................... 12

Safran, un gros, ou.............. 4

Cochenille, cinquante grains, ou. ..... 2 ,5

Alcool (à 22====32 degrés), deux livres, ou........................... 1,000

Faites digérer pendant quinze jours, passez, et filtrez à travers du papier gris.

Les médicamens sont à l'Alcool, dans la proportion de..................... 1 à 7,6

7. *Teinture ammoniacale*, vulgairement appelée *Elixir pour les scrofules.*

Prenez : Racine de Gentiane contuse, une once, ou....................... 32

Carbonate d'Ammoniaque, deux gros, ou............................ 8

Faites digérer ensemble pendant quatre jours dans

Alcool (à 12=22 degrés), deux livres, ou   1,000

Passez avec expression, et filtrez à travers du papier gris.

La Racine est à l'Alcool dans la proportion d'un trente-deuxième, et le Sel dans celle d'un cent vingt-cinquième. Une once de l'Elixir contient environ quatre grains et demi de Carbonate d'Ammoniaque.

Obs. En ajoutant, au lieu de Carbonate d'Ammoniaque,

Carbonate de Soude, trois gros, ou . . .   12

vous aurez l'*Elixir de Peyrilhe*, dont l'once ne contient que sept grains de Sel.

8. *Teinture de Quinquina éthérée composée*, ou *Elixir antiseptique de M. Chaussier.*

Prenez : Ecorce de Quinquina gris, deux onces, ou.   64

de Cascarille, une demi-once, ou . .   16

de Cannelle, trois gros, ou   12

Safran, un demi-gros, ou.   2

Sucre blanc, quatre onces et six gros, ou.   152

Réduisez grossièrement le Quinquina, la Cascarille et la Cannelle en poudre, coupez le Safran, cassez le Sucre en petits morceaux, mettez le tout dans un vase sphérique, et ajoutez

Vin d'Espagne blanc, ou Muscat de France, une livre, ou.   500

Alcool (à 16 = 26 degrés).   500

Faites macérer pendant deux jours, en agitant de temps en temps; décantez la liqueur, et, après l'avoir versée dans une bouteille, ajoutez-y

Éther Sulfurique très-pur, un gros et demi, ou. 6

Bouchez sur-le-champ la bouteille, et agitez-la pendant quelques minutes. La liqueur étant ainsi préparée, conservez-la pour l'usage.

La proportion des médicamens au Vin et à l'Alcool, est d'environ. . . . . 1 à 10,6

Celle du Sucre, à peu près de. . . . . 1 à 7

Celle de l'Ether, de. . . . . 1 à 166

9. *Teinture purgative*, vulgairement appelée *Eau-de-vie Allemande*.

Prenez : Racine de Jalap choisie, une demi-livre, ou. 250

. de Turbith, une once, ou. . 32

Scammonée d'Alep, deux onces, ou. . . 64

Concassez ces substances, et faites-les macérer dans un matras, avec

Alcool (à 12=32 degrés), six livres, ou. 3,000

Décantez au bout de huit jours, et passez la Teinture.

La proportion des purgatifs à l'Alcool, est à peu près de. . . . . 1 à 8,5

10. *Teinture amère*, communément appelée *Elixir de Stoughton*.

Prenez : Sommités sèches d'Absinthe, six gros, ou. 24

de Chamædrys, six gros, ou. . . . 24

Racine sèche de Gentiane, six gros, ou. . 24

Ecorce d'Oranges amères, six gros, ou. . 24

de Cascarille, un gros, ou. . . . 4

Rhubarbe choisie, une demi-once, ou. .   16

Aloès Soccotrin, un gros, ou.   4

Alcool (à 12⹀22 degrés), deux livres, ou   1,000

Faites digérer à une douce chaleur pendant quinze jours, passez et filtrez.

La proportion des médicamens à l'Alcool, sera de. . . . . 1 à 8,33

Celle de l'Aloès aux autres substances, de. . . . . 1 à 29

Et celle de l'Alcool, à peu près de. . . 1 à 250,2

11. *Teinture d'Aloès composée,* communément appelée
Elixir de longue vie.

Prenez : Aloès Soccotrin, neuf gros, ou. . .   36

Racine de Gentiane, un gros, ou. . . .   4

Safran, un gros, ou.   4

Rhubarbe, un gros, ou.   4

Agaric blanc, un gros, ou.   4

Thériaque, deux gros, ou.   8

Triturez l'Aloès, concassez les Racines
et l'Agaric, et coupez le Safran : faites les
digérer pendant quinze jours dans

Alcool (à 12⹀22 degrés), deux livres, ou   1,000

Passez et versez sur le résidu

Alcool (à 12⹀22 degrés), deux livres, ou   1,000

Ajoutez

Sucre candi, une once, ou.   32

Cannelle, un gros, ou.   4

Faites digérer pendant quinze autres
jours. Mêlez les deux liqueurs ensemble :
passez, et conservez pour l'usage.

La proportion des médicamens à l'Alcool
sera de. . . . . 1 à 32

Celle des purgatifs, de. . . . . 1 à 45,5
Et celle de l'Aloès seul, de . . . . . . 1 à 55,5

ARTICLE SIXIÈME.

DES SOLUTIONS PRÉPARÉES AVEC L'ÉTHER, OU TEINTURES
ÉTHÉRÉES.

1. *Teinture éthérée de Digitale pourprée.*

Prenez : Feuilles sèches de Digitale pourprée,
réduites en poudre, deux gros, ou. 8
   Éther Sulfurique (à 46⸳⸳⸳56 degrés), une
once, ou. 32
   Faites macérer pendant deux jours dans une
fiole bien bouchée : transvasez ensuite la liqueur,
et conservez-la pour l'usage.

On prépare de même les Teintures Éthérées
d'Arnica, de Ciguë, de Baume de Tolu et des
autres Baumes, d'Asa fœtida, de Castoreum, de
Musc, d'Ambre, etc.

On a trouvé que, dans la Teinture Éthérée de
Digitale pourprée, la proportion de la matière
soluble à l'Éther n'était que de 1 à 68.

2. *Teinture Éthérée Alcoolique de Muriate de Fer*,
vulgairement appelée *Teinture Bestuchef* ou *de
Klaproth.*

Prenez : Muriate de Fer sublimé. 1
   Éther Sulfurique Alcoolisé 9
   Faites digérer pendant huit jours dans un flacon
de verre bien bouché, en agitant de temps en
temps ; décantez ensuite la liqueur, et conservez-la
pour l'usage.

Cette méthode est celle par laquelle on parvient à dissoudre le plus de Muriate de Fer dans l'Éther.

On doit avoir soin de renfermer la Teinture dans de très-petits flacons bien bouchés, et placés dans un endroit frais. Ces flacons doivent aussi être remplis de manière à ne renfermer que le moins possible d'air : autrement le Protoxide de Fer se convertit en Peroxide ou en Deutoxide, qui se précipite au fond, où s'attache aux parois, et la liqueur devient très-acide.

3. *Éther phosphoré.*

Prenez : Éther Sulfurique, une livre, ou..... 5oo ,o

Phosphore coupé en petits morceaux,
deux gros et demi, ou.. : .... 10 ,o

Versez d'abord l'Éther dans un flacon de verre bouché à l'émeri, et couvert d'un papier non collé ; introduisez ensuite le Phosphore déjà lavé dans l'Éther : agitez le mélange de temps en temps, et conservez-le pendant un mois. Alors décantez l'Éther, et versez-le dans de petits flacons exactement bouchés et couverts de papier noir, que vous aurez soin de bien emplir.

Le Phosphore dissous forme la cent cinquante-deuxième partie de la masse totale ; c'est-à-dire, que chaque once de liqueur en contient un peu plus de trois grains.

ARTICLE SEPTIÈME.

DES SOLUTIONS PRÉPARÉES AVEC L'EAU, LE VIN OU LE VINAIGRE ET LE SUCRE OU LE MIEL.

1 *Sirops.*

On appelle Sirops des médicamens liquides, auxquels le Sucre qu'ils contiennent en dissolution donne une consistance telle qu'ils coulent avec beaucoup de lenteur. On les prépare soit avec de l'Eau, soit avec des Solutions, des Infusions, des Décoctions de divers médicamens, des Sucs obtenus par expression, ou même des Eaux distillées.

La densité des Sirops simples se mesure au moyen de l'aréomètre, qui marque 30 degrés à la chaleur de l'ébullition, et 35 à froid. On peut encore employer une autre méthode pour la connaître, c'est-à-dire, se servir d'un vase capable de contenir 32 grammes d'eau ; ce vase doit en renfermer 35 de Sirop. Le même procédé indique la pesanteur spécifique du Sirop, qui est de 1321. Le thermomètre fournit aussi un indice non moins certain, car la chaleur du Sirop bouillant s'élève à 84 degrés du thermomètre de Réaumur, 221 de celui de Fahrenheit, et 105 du centigrade.

La plupart des *Codex* ont partagé jusqu'à ce jour les Sirops en purgatifs et non purgatifs ou altérans ; chaque série a été ensuite divisée en deux classes, dont l'une comprend les Sirops simples, formés d'une seule substance, et les Sirops composés, dans lesquels il en entre plusieurs.

A. SIROPS SIMPLES, NON PURGATIFS OU ALTÉRANS.

1. *Sirop simple.*

Prenez : Sucre blanc, douze livres, ou 6,000

Eau, quatre livres, ou............... 2,000

Mettez sur le feu, dans une casserole, et remuez de temps en temps, afin que le Sucre se dissolve peu à peu. Prenez alors un Blanc d'Œuf délayé dans quatre livres d'eau, ou................... 2,000

Lorsqu'en poussant le feu la liqueur se boursoufflera, réprimez-la en y versant un peu de l'Eau albugineuse ; enlevez l'écume qui se forme, et versez de cette matière toute l'Eau, à plusieurs reprises, jusqu'à ce qu'il ne paraisse plus qu'un peu d'écume blanche à la surface : alors jetez une cuillerée d'eau pure dans la liqueur bouillante ; passez le Sirop à la chausse, et conservez-le pour l'usage.

OBS. On peut préparer extemporanément ce même Sirop, en faisant dissoudre deux parties de sucre très-pur et très-blanc dans une partie d'eau, à la chaleur du bain marie.

SIROPS DE GOMMES, D'EXTRAITS, etc.

2. Sirop de Gomme Arabique.

Prenez : Gomme Arabique blanche, mondée et concassée, une livre, ou........ 500

Eau commune, une livre, ou....... 500

Sirop simple, quatre livres, ou..... 2,000

Faites dissoudre la Gomme dans l'Eau à l'aide de la chaleur ; ajoutez le Sirop à la solution ; faites bouillir pendant deux ou trois minutes ; écumez, et passez à la chausse après le refroidissement.

3. *Sirop d'Opium.*

Prenez : Extrait d'Opium préparé à l'Eau
froide, trois gros et soixante grains, ou. . 15
    Eau, deux onces, ou. 64
    Sirop de Sucre simple, neuf livres neuf
onces et demie, ou. 4,800
    Faites dissoudre l'Extrait dans l'Eau ; ajoutez en-
suite le Sirop, et mêlez avec soin : faites bouillir
quelques instans, et passez le Sirop bouillant à la
chausse. Conservez pour l'usage.
    Obs. Ce Sirop contient par once, ou. 32 ,0
    Extrait d'Opium, deux grains, ou. . . 0 ,1

SIROPS D'EAUX DISTILLÉES.

4. *Sirop de Menthe poivrée.*

Prenez : Sommités de Menthe poivrée sèches
et mondées, une once, ou. 32
    Eau distillée de Menthe poivrée, deux
livres, ou. 1,000
    Faites digérer au bain marie pendant deux heures
dans un vase clos : ensuite passez, filtrez, et ajoutez à la colature le double de Sucre blanc, que vous
ferez dissoudre au bain marie dans un vase fermé.
Passez le Sirop refroidi à la chausse.

On prépare de la même manière les Sirops
d'Hysope, de Myrte, de Marrube, de Scordium, de Stæchas, d'Ache, de Menthe et de
Dictamne.

*

5. *Sirop de Cannelle.*

Prenez : Eau distillée de Cannelle, deux

livres, ou.. 1,000

     Sucre blanc, quatre livres, ou. 2,000

     Mêlez, et faites, au bain marie, un Sirop, dans

un vase fermé.

**Préparez de même le Sirop de Fleurs d'Oran-
ger, avec l'Eau distillée de ces Fleurs.**

SIROPS D'INFUSIONS AQUEUSES.

6. *Sirop de Violettes.*

Prenez : Pétales de Violettes frais, quatre

livres, ou 2,000

     Mettez-les dans un vase d'étain d'une

grande capacité et profond. Versez dessus

     Eau bouillante, huit livres, ou.. 4,000

     Faites infuser pendant douze heures dans un vase

couvert; passez en exprimant légèrement; laissez

la liqueur reposer pendant quelques heures, et

décantez-la.

     Ajoutez-y, dans le vase d'étain, le double de

beau Sucre blanc, et faites un Sirop à la chaleur

du bain marie.

**On prépare de cette manière les Sirops de
Fleurs de Chèvrefeuille, de Coquelicot, d'OEillet, de Nénuphar blanc, de Pas d'âne, de Roses
rouges, etc.**

7. *Sirop de Capillaire.*

Prenez : Feuilles de Capillaire du Canada,

quatre onces, ou. 128

Faites-les infuser pendant deux heures dans

Eau bouillante, six livres, ou. 3,000
Passez la liqueur, et faites-y dissoudre

Sucre blanc, quatre livres, ou. 2,000
Faites cuire en consistance d'un Sirop, que vous verserez encore bouillant sur

Feuilles de Capillaire mondées, deux onces, ou. 64
Faites infuser pendant deux heures dans un vase clos, passez, et vous aurez un Sirop que vous pourrez rendre plus agréable en y ajoutant de l'Eau de Fleurs d'Oranger.

Préparez de même le Sirop de Capillaire de Montpellier.

8. *Sirop de Lierre terrestre.*

Prenez : Feuilles de Lierre terrestre fraîches et mondées, une demi-livre, ou. 250
Eau bouillante, trois livres, ou. 1,500
Faites infuser pendant douze heures, puis filtrez, et ajoutez à la liqueur le double de Sucre blanc. Faites un Sirop dans un vase fermé.

On prépare de la même manière les Sirops de Vélar, de Millefeuille, etc.

9. *Sirop d'Absinthe.*

Prenez : Sommités de Grande et de Petite Absinthe sèches, de chaque trois onces, ou. 96
Faites les infuser pendant six heures dans

Eau bouillante, trois livres, ou. 1,500

Passez, et ajoutez à la liqueur le double de Sucre blanc ; faites un Sirop dans un vase clos.

On prépare de même le Sirop d'Armoise.

10. *Sirop d'Ecorce de Citron.*

Prenez : Zest de Citron frais, cinq onces, ou. .   160

     Eau bouillante, deux livres, ou.   1,000

     Faites infuser dans un vase fermé pendant douze heures ; ensuite passez sans expression, filtrez la liqueur, ajoutez-y le double de Sucre, et faites, au bain marie, un Sirop que vous aromatiserez, lorsqu'il sera refroidi, avec l'Oléo-sucre de Citron.

Préparez de même le Sirop d'Ecorce d'Orange.

11. *Sirop de Baume de Tolu.*

Prenez : Baume de Tolu choisi et concassé, une demi-livre, ou.   250

     Eau commune, deux livres, ou.   1,000

     Faites digérer au bain marie pendant douze heures, dans un vase bien fermé, en agitant de temps en temps.

     Décantez et filtrez la liqueur, et ajoutez-y le double de Sucre blanc.

     Faites un Sirop, dans un vase clos.

On prépare de la même manière le Sirop de Benjoin.

12. *Sirop de Chou rouge.*

Prenez : Chou rouge coupé menu , deux
    livres , ou. 1.000
        Eau commune, une livre , ou. 500
        Faites cuire à un feu modéré , dans un
    vase fermé , jusqu'à ce que le Chou soit ra-
    molli ; passez , et ajoutez à la colature le
    double de Sucre. Écumez avec soin , faites
    épaissir , et vous aurez le Sirop.

13. *Sirop de Guimauve simple.*

Prenez : Racine fraîche de Guimauve , mondée ,
    et coupée en petits morceaux, six onces , ou. 192
        Faites cuire légèrement dans
        Eau commune, quatre livres, ou. . . . 2,000
        Passez, et ajoutez à la colature
        Sucre, six livres , ou. 3,000
        Faites cuire jusqu'à consistance sirupeuse.

On prépare de la même manière le Sirop de
Grande Consoude.

14. *Sirop de Pavot blanc ou Diacode.*

Prenez : Têtes de Pavot blanc , mûres et
    sèches , après en avoir ôté les graines, une
    livre , ou. 500
        Lavez-les d'abord dans l'eau froide, cou-
    pez-les en petits morceaux , et pilez-les.
        Versez dessus
        Eau commune échauffée à 60 degrés du
    thermomètre de Réaumur (75 centigrades),
    huit livres , ou. 4,000

Faites digérer pendant douze heures,
puis réduire de moitié au bain marie : laissez reposer la liqueur, et ajoutez-y

Sucre très-blanc, quatre livres, ou. . . 2,000

Faites cuire jusqu'à consistance de Sirop.

15. *Sirop de Quinquina.*

Prenez : Ecorce de Quinquina gris, concassée,
quatre onces, ou. 128

Eau pure, deux livres et demie, ou. . . 1,250

Faites bouillir ensemble, dans un vase
couvert, pendant un quart d'heure, et passez. Faites ensuite évaporer la colature
trouble à un feu doux, jusqu'à ce qu'elle
soit réduite à peu près de moitié. Alors,
ajoutez

Sucre blanc. 500

Et faites cuire en consistance sirupeuse.

SIROPS D'INFUSIONS VINEUSES ET AQUOSO-VINEUSES.

16. *Sirop de Quinquina avec le Vin.*

Prenez : Ecorce de Quinquina gris concassée,
deux onces, ou. 64

Extrait de Quinquina, six gros, ou. . . 24

Vin blanc de Lunel, ou tout autre de
même nature, une livre, ou. 500

Alcool (à 12═22 degrés), une once, ou 32

Sucre blanc, une livre et demie, ou. . 750

Pilez le Quinquina dans un mortier, en ajoutant
peu à peu l'Alcool, pour faire, avec les parties les
plus divisées, une pâte molle, que vous introduirez
dans une bouteille, et sur laquelle vous verserez
ensuite le Vin : faites macérer pendant deux jours

en agitant de temps en temps. Passez, dissolvez l'Extrait dans la colature, et faites-y dissoudre le Sirop à la chaleur du bain marie.

17. *Sirop de Safran.*

Prenez : Safran choisi, une once, ou. 32
    Vin de Malaga, une livre, ou 500
    Faites macérer le Safran dans le Vin pendant deux jours, passez en exprimant légèrement, laissez reposer, décantez, et ajoutez à la liqueur
    Sucre blanc, une livre et dix onces, ou. 820
    Faites un Sirop.

SIROPS DE SUCS D'HERBES PAR EXPRESSION.

18. *Sirop de Cochléaria.*

Prenez : Suc de Cochléaria passé, une livre,
ou. 500
    Sucre blanc, deux livres, ou. 1,000
    Faites un Sirop, au bain marie, dans un vase clos, et passez-le à la chausse quand il sera refroidi.

On prépare de même le Sirop de Cresson.

19. *Sirop de Fumeterre.*

Prenez : Suc de Fumeterre clarifié par l'ébullition, et passé, trois livres, ou. 1,500
    Sucre blanc, trois livres, ou. 1,500
    Faites cuire jusqu'à consistance sirupeuse à une douce chaleur.

Préparez de même les Sirops de Trèfle d'eau, d'Ortie, et de tous les Sucs de plantes peu odorantes.

Obs. On obtient le même Sirop extemporanément, en dissolvant une quantité double de Sucre, à la chaleur du bain marie, dans le Suc préparé par expression et passé.

SIROPS D'ACIDES VÉGÉTAUX ET DE SUCS ACIDULES DE FRUITS.

20. *Sirop de Suc de Citrons.*

Prenez : Suc de Citrons frais, clarifié et filtré,
deux livres, ou. 1,000
    Sucre blanc, trois livres et demie, ou. . 1,750
    Faites fondre le Sucre à une douce chaleur, dans un vase de verre ou de faïence, et faites un Sirop, que vous rendrez plus agréable en y ajoutant de l'Oléo-Sucre de Citron.

On prépare de même les Sirops de Suc de Limon, de Vinaigre simple, de Vinaigre framboisé, d'Oranges douces et amères, de Grenade, de Verjus, de Groseille, d'Epine-Vinette et de Coing.

21. *Sirop d'Acide Tartareux.*

Prenez : Sirop simple, deux livres, ou. . . . 1,000
    Acide Tartarique cristallisé, cinq gros,
ou. 20
    Eau distillée, deux onces, ou. 64
    Faites dissoudre l'Acide dans l'Eau dans un vase de verre ; mêlez bien la solution avec le Sirop ; faites bouillir le tout légèrement pendant quelques minutes, et passez à la chausse. Vous rendrez ce Sirop plus agréable en y ajoutant l'Oléo-Sucre de Citron.

22. *Sirop de Mûres.*

Prenez : Mûres noires , non encore parfaitement mûres

Sucre pur. . . . . de chaque parties égales.
Jetez dans une bassine d'argent, mêlez en agitant légèrement, et mettez sur un feu doux. Peu
à peu le suc des Mûres s'écoule , et se mêle au
sucre ; faites bouillir un peu, passez à travers un
tamis de soie serré , et conservez le Sirop pour
l'usage.

On prépare de même le Sirop de Framboises.

23. *Sirop d'Acide Hydro-Cyanique.*

Si quelque médecin trouvait à propos de prescrire ce Sirop, sans décrire la formule, voici de
quelle manière on le prépare à la Pharmacie centrale des Hôpitaux.

Prenez : Sirop simple. 9
Acide Hydro-cyanique, préparé d'après
le procédé de M. Vauquelin. 1
Mêlez intimement, et conservez dans un flacon
bouché avec le plus grand soin.

SIROP DE LIQUEURS ÉMULSIVES.

24. *Sirop d'Amandes ou d'Orgeat.*

Prenez : Amandes douces mondées de leur pel-
licule, une livre, ou. 500
Amandes amères, une demi-livre, ou. . 250
Sucre très-blanc, une livre et douze
onces, ou. 875
Pilez long-temps dans un mortier de

marbre, avec un pilon de bois, en ajoutant
peu à peu

    Eau commune, quatre onces, ou. . . . .　128

pour faire une masse molle. Délayez
cette masse dans

    Eau, trois livres et douze onces, ou. . .　1,875

pour faire une Emulsion : passez en exprimant, et ajoutez à la colature

    Sucre blanc, cinq livres, ou. . . . .　2,500

    Faites bouillir légèrement dans un vase
d'argent ou de faïence, pendant dix minutes, en agitant toujours, jusqu'à ce que
le Sucre soit dissous. Alors éloignez le vase
du feu, passez, et ajoutez avant le refroidissement complet du Sirop,

    Eau de Fleurs d'Oranger, trois onces,
ou. . . . .　96

    Ou Teinture d'Ecorce de Citron, une
demi-once, ou. . . . .　16

    Conservez.

25. *Sirop d'Ether Sulfurique.*

Prenez : Sucre blanc, deux livres, ou. . . .　1,000

    Eau distillée simple, une livre, ou. . . .　500

    Dissolvez sans le secours du feu, et pas-
sez ; introduisez la liqueur dans un flacon
de verre à deux tubulures, l'une en dessus,
l'autre sur le côté, à la partie inférieure, et
garnissez la première d'un bouchon, la seconde d'un robinet.

    Ajoutez au Sirop

    Ether Sulfurique. . . . .　48

    Remuez souvent le mélange pendant cinq ou six

jours , laissez-le ensuite en repos ; alors l'écume gagnant la surface , le Sirop s'éclaircira : vous l'obtiendrez pur en ouvrant le robinet.

26. *Sirop de Mercure et de Gomme* , appelé *Mercure Gommeux de Plenck.*

Prenez : Mercure pur, un gros, ou.   4

    Gomme Arabique en poudre, trois gros,

ou.   12

    Sirop Diacode, une demi-once, ou. . .   16

    Triturez ensemble dans un mortier de marbre , jusqu'à extinction totale du Mercure.

On ne prépare ce Sirop qu'extemporanément.

27. *Sirop de Sulfure de Potasse* , *d'après la méthode proposée par M. Chaussier.*

Prenez : Sulfure de Potasse , une demi-once,

ou. . . . . , ...   16

    Eau distillée d'Hysope ou de Fenouil,

une demi-livre , ou.   250

    Sucre pur, quinze onces , ou.   480

    Faites dissoudre le Sulfure à froid dans l'Eau distillée : ajoutez le Sucre grossièrement pulvérisé , et faites-le fondre au bain marie.

    Ce Sirop renferme, par once , ou. . . .   32,0

    Sulfure de Potasse un peu plus de douze

grains , environ.   0,7

    On le conserve dans de petits flacons , bien remplis , et couverts de papier noir, pour que la lumière n'y pénètre pas.

B. SIROPS SIMPLES PURGATIFS.

1. *Sirop d'Ipécacuanha.*

Prenez : Racine d'Ipécacuanha gris concassée,
une demi-livre, ou. 250
    Eau , sept livres , ou. 3,500
    Faites bouillir dans un vase couvert , jus-
qu'à ce qu'il ne reste plus que six livres de
liqueur , ou. 3,000
    Laissez reposer , décantez , et filtrez.
    Ajoutez alors
    Sucre blanc , douze livres , ou. 6,000
    Faites cuire jusqu'à consistance siru-
peuse.
    L'Ipécacuanha entre pour un trente-
sixième dans ce Sirop , dont chaque once
ou. . . . . 32 ,0
en contient par conséquent plus de seize
grains , ou environ. . . . . 0 ,85
    L'Emétine égalant à peu près 0 ,16 dans
l'Ipécacuanha entier , une once de Sirop ,
ou 32 ,0 , contiendra un peu plus de deux
grains et demi d'Emétine dissoute , ou. . . . 0 ,125
    On peut substituer à l'Ipécacuanha , dans
la préparation de ce Sirop ,
    Emétine , dix gros , ou. . . . . 40 ,0

2. *Sirop de Roses pâles.*

Prenez : Suc clarifié de Roses pâles , huit
livres , ou. 4,000
    Sucre blanc , huit livres , ou. 4,000
    Faites cuire à un feu doux jusqu'à consis-
tance de Sirop.

3. *Sirop de Fleurs de Pêcher.*

Prenez : Fleurs de Pêcher fraîches, quatre

livres , ou. 2,000

Eau bouillante, douze livres, ou. 6,000

Faites infuser sur les cendres chaudes,

pendant douze heures, dans un vase clos;

passez, et exprimez légèrement. Laissez re-

poser la liqueur, décantez-la, et ajoutez-y

Sucre blanc, dix-sept livres, ou. 8,500

Faites cuire jusqu'à consistance de Sirop.

4. *Sirop de Nerprun.*

Prenez : Sucre de Baies de Nerprun, clarifié,

trois livres, ou. 1,500

Sucre blanc, trois livres, ou. 1,500

Faites un Sirop à feu doux.

5. *Sirop de Jalap.*

Prenez : Jalap en poudre très-fine, dix gros,

ou. 40

Semences de Coriandre, un demi-gros,

ou. 2

de Fenouil, un demi-gros, ou 2

Eau, douze onces et demie, ou. 400

Sucre, vingt-cinq onces, ou. 800

Mettez les Semences et le Jalap avec l'Eau dans

une bouteille, de manière qu'elle soit remplie jus-

qu'au col. Plongez cette bouteille dans un bain

marie, que vous ferez bouillir pendant vingt mi-

nutes. Après quoi éloignez le bain du feu, et lais-

sez-le refroidir peu à peu. Retirez alors la bou-

teille, et, au bout de vingt-quatre heures, décantez

la liqueur, passez-la, ajoutez le Sucre, et faites le
fondre à la chaleur du bain marie.

La proportion du Jalap employé à la masse entière du Sirop, sera de 1 à 30, c'est-à-dire, de 20
grains environ pour une once.

Préparez de la même manière le Sirop de Rhubarbe et autres.

6. *Sirop de Scammonée.*

Prenez : Scammonée en poudre, une demi-
once, ou. . . . . 　16
   Sucre blanc, quatre onces, ou. . . . . . 　128
   Alcool (à 12＝22 degrés), huit onces, ou　256
   Mettez le tout dans une bassine d'argent
sur le feu, et dès que la matière sera médiocrement échauffée, approchez de la surface
une bougie allumée, qui y mettra le feu sur-
le-champ ; remuez alors sans cesse avec une
spatule, après avoir éloigné le feu, jusqu'à
ce que la flamme s'éteigne. Laissez refroidir
le Sirop, passez-le à la chausse, et ajoutez-y
   Sirop de Violettes, quatre onces, ou. . . 　128
   Une livre de ce Sirop, ou. . . . . 　500
contient une demi - once d'Extrait de
Scammonée, ou. . . . . 　16
de sorte que la Scammonée s'y trouve dans la proportion de 1 à 32, ou de dix-huit grains par once
de Sirop.

III. SIROPS COMPOSÉS NON PURGATIFS OU ALTÉRANS.

1. *Sirop de Stœchas composé.*

Prenez : Épis secs de Stœchas, trois onces, ou　96

Sommités fleuries et sèches

    de Thym, quatre onces et demie,

        ou. 144

    de Sauge, six gros, ou. 24

    de Romarin, six gros, ou. . . . 24

Semences de Rue, quatre gros et demi,

        ou. 18

    de Fenouil, quatre gros et de-

        mi, ou. 18

Cannelle, deux gros, ou. 8

Gingembre, deux gros, ou. 8

Calamus aromatique, deux gros, ou. . . 8

Faites macérer toutes ces substances, con-
cassées ou coupées, dans un vase couvert,
pendant deux jours, avec

Eau commune, huit livres, ou. 4,000

Alors distillez au bain-marie jusqu'à ce
que vous ayez obtenu de Liqueur aromatique, une demi-livre, ou. 250
avec laquelle vous ferez un Sirop dans un
vaisseau fermé, et à la même chaleur du
bain-marie, avec

Sucre blanc, le double, ou une livre, ou 500
Passez avec expression ce qui reste, faites-
e fondre, et ajoutez-y

Sucre blanc, quatre livres, ou. 2,000

Faire cuire jusqu'à consistance d'un Sirop,
que vous mêlerez avec le premier, quand il
sera à demi refroidi.

Obs. La somme des substances aroma-
tiques est de. 1,348

Celle du Sirop odorant seul, de. . . . 750

Et celle de tout le Sirop, à peu près de . 3,750

Le Stœchas et le Thym dominent dans ce Sirop.

2. *Sirop Aromatique* ou *d'Armoise*, composé.

Prenez : Sommités fleuries d'Armoise, six
onces, ou.   192
   Racines d'Aunée, une demi-once, ou. .   16
         de Livèche, une demi-once, ou.   16
         de Fenouil, une demi-once, ou.   16
  Herbes de Pouliot, six onces, ou.   192
        de Népète, six onces, ou.   192
  Fleurs de Sabine, six onces, ou.   192
        de Marjolaine, trois onces et de-
        mie, ou.   112
        d'Hysope, trois onces et demie,
        ou.   112
        de Matricaire, trois onces et de-
        mie, ou.   112
        de Rue, trois onces et demie, ou.   112
        de Basilic, trois onces et demie, ou   112
  Semences d'Anis, neuf gros, ou.   36
  Cannelle, neuf gros, ou.   36
  Pilez toutes ces substances, et faites-les
macérer pendant trois jours dans
  Hydromel, dix-huit livres, ou.   9,000
  Distillez-les alors au bain-marie, pour
obtenir de
  Liqueur aromatique, une demi-livre, ou   250
avec laquelle, et
  Sucre blanc, une livre, ou.   500
  Faites un Sirop dans un vase fermé.
  Cependant Prenez la liqueur qui est de-
meurée dans la cucurbite, passez-la en l'ex-
primant légèrement, faites-la cuire avec
  Sucre, quatre livres, ou.   2,000

et ajoutez ce Sirop au premier lorsqu'il sera
refroidi à moitié.

Obs. La somme des substances odorantes,
dans ce Sirop, est de. 1,448
    Celle de Sirop odorant, de. . . . , ... 750
    Celle de tout le Sirop, environ de. . . . 3,750

L'Armoise, la Sabine et la Rue dominent dans
ce Sirop.

3. *Sirop de Vélar composé.*

Prenez : Orge mondée, deux onces, ou 64
    Raisins secs mondés, deux onces, ou. . 64
    Réglisse grattée et contuse, deux onces,
ou. 64
    Herbes de Bourrache, trois onces, ou. . 96
        de Chicorée, trois onces, ou. . . 96
Faites bouillir dans
    Eau commune, douze livres, ou. 6,000
et réduire d'un quart.

Passez en exprimant légèrement. Alors
Prenez : Vélar frais tout entier, trois livres,
ou. 1,500
    Racine d'Aunée, quatre onces, ou. . . . 128
    Capillaire du Canada, une once, ou. . . 32
    Sommités sèches de Romarin, une demi-
once, ou. 16
        de Stæchas, une demi-
once, ou. 16
    Semences d'Anis, six gros, ou. 24
Versez sur ces substances, coupées ou
contuses, la première décoction toute bouillante, et laissez macérer pendant vingt-

quatre heures dans un vaisseau clos. Alors
distillez au bain-marie, et recueillez de

    Liqueur odorante, une demi-livre, ou. .   250

avec laquelle, et

    Sucre, le double, ou une livre, ou. . . .   500

faites un Sirop, à la même chaleur du
bain-marie.

    Passez ce qui reste dans les cucurbites,
exprimez-le légèrement, clarifiez-le, ajoutez-y

    Sucre blanc, trois livres, ou.   1,500

ou

    Miel choisi, une livre, ou.   500

et faites un Sirop que vous mêlerez encore
tiède avec le précédent.

    Obs. La somme des substances douces
sera de.   192
    Celle des Herbes, de.   192
    Celle des substances odorantes, de . . .   1,716
    La somme totale de   2,100
    Celle de Sirop odorant, de.   750
    Et celle de tout le Sirop, de.   3,750

4. *Sirop de Raifort composé,* ou *Antiscorbutique.*

Prenez : Feuilles fraîches

    de Cochléaria, une livre, ou. . .   500
    de Trèfle d'eau, une livre, ou. .   500
    de Cresson de fontaine, une livre,

ou.   500

    Racine de Raifort sauvage, une livre, ou   500
    Oranges amères, une livre, ou.   500
    Cannelle, une once et demie, ou.   48
    Mettez les Herbes hachées, les Oranges
et la Cannelle coupées en petits morceaux,
dans une cucurbite d'étain, et versez dessus

Vin blanc généreux, quatre livres, ou. . 2,000

Placez de suite le chapiteau, adaptez-le bien, et laissez le tout macérer pendant deux jours. Faites alors distiller au bain-marie, jusqu'à ce que vous ayez obtenu de

Liqueur alcoolique et aromatique, une livre, ou. 500

Avec laquelle et

Sucre blanc, le double, c'est-à-dire deux livres, ou. 1,000

faites un Sirop au bain-marie et dans un vaisseau clos. Passez, sans exprimer, la liqueur qui reste dans la cucurbite, laissez-la déposer, décantez-la, et faites-la cuire avec

Sucre blanc, deux livres, ou. 1,000

jusqu'à consistance d'un Sirop, que vous clarifierez avec du blanc d'œuf, et que vous mêlerez avec le précédent lorsqu'il ne sera plus que tiède.

Conservez ce Sirop dans des bouteilles bien bouchées.

Obs. La somme des médicamens y sera de. 2,550

Celle de Sirop aromatique et légèrement alcoolique, de. 1,500

Celle de tout le Sirop, environ de. . . . 3,000

5. *Sirop des cinq Racines.*

Prenez : Racines mondées

   d'Ache, cinq onces, ou. . . 160

   de Fenouil, cinq onces, ou. 160

   de Persil, cinq onces, ou. . 160

Coupez-les en morceaux, et faites-les in-

fuser, dans un vase fermé, pendant vingt-
quatre heures, dans

    Eau bouillante, deux livres et demie, ou   1,250

    En suite passez sans exprimer.

    D'un autre côté, et à part,

Prenez : Racines mondées

        d'Asperge , cinq onces , ou. . .   160

        de Petit Houx, cinq onces, ou.   160

    Coupez-les en morceaux, et faites-les in-
fuser dans

    Eau commune, sept livres, ou. 3,500

    Faites réduire à moitié, en ajoutant sur
le feu ce qui reste de l'infusion précédente.

    Faites encore bouillir pendant quelques
minutes, passez, mêlez les deux liqueurs ensemble, et ajoutez

    Sucre blanc, six livres, ou. 3,000

    Clarifiez, et faites cuire jusqu'à consis-
tance sirupeuse.

    La somme des Racines sera de. 800

    Et celle de tout le Sirop, de. 4,500

6. *Sirop de Mou de Veau.*

Prenez : Poumon de Veau frais, deux livres,
ou. 1,000

    Dattes, cinq onces, ou. 160

    Jujubes, cinq onces et demie, ou 176

    Raisins secs, cinq onces et demie, ou. . 176

    Racines de Réglisse, une once, ou. . . . 32

        de Grande Consoude, une once,
        ou. 32

    Feuilles de Pulmonaire , cinq onces et
demie, ou. 176

Sucre candi, quatre livres, ou. 2,000

Eau de Rivière, deux livres et demie, ou   1,250

Coupez les Poumons très-menu, lavez-les bien dans de l'eau froide pour enlever le sang et les mucosités, jetez-les ensuite avec l'Eau, les Racines, les Fruits et les Herbes, dans un vase d'étain couvert, au bain-marie; faites bouillir le bain pendant une heure; laissez alors reposer la liqueur, décantez et passez-la, puis versez-la dans une bassine propre avec le Sucre, et faites un Sirop, que vous clarifierez avec du blanc d'œuf.

Obs. La somme des substances douces et muqueuses sera de. 1,752

Celle de tout le Sirop, environ de 3,200

IV. sirops composés purgatifs.

1. *Sirop de Rhubarbe,* ou *de Chicorée, composé.*

Prenez : Racine de Chicorée sauvage, six onces, ou.   192

Feuilles de Chicorée sauvage, neuf onces, ou. . . . . , ...   288

de Fumeterre, trois onces, ou .   96

de Scolopendre, trois onces, ou.   96

Baies d'Alkékenge, deux onces, ou. . . .   64

Faites cuire dans

Eau commune, quatorze livres, ou. . . . 7,000 jusqu'à ce qu'il ne reste de liquide que douze livres, ou. . . . , ... 6,000

Passez et ajoutez à la colature

Sucre blanc, cinq livres, ou. 2,500

Clarifiez, et faites cuire à feu doux jusqu'à consistance d'un Sirop épais.

D'une autre part,

Prenez : Eau commune, huit livres, ou. 4,000

    Rhubarbe choisie et concassée, six onces,

ou. . . . . , ... 192

    Santal citrin, une demi-once, ou. 16

    Cannelle, une demi-once, ou 16

    Faites infuser pendant vingt-quatre heures dans un vase clos.

La liqueur étant passée, en exprimant légèrement, ajoutez-la au Sirop précédent ; mêlez le tout d'une manière intime, et faites un Sirop que vous jetterez chaud sur

    Cannelle,

    Santal citrin, concassés et renfermés dans un nouet, de chaque une demi-once, ou. . 16

    Faites infuser pendant six heures.

    La quantité de Sirop sera de. 3,750

et la proportion de la Rhubarbe à la masse, environ de. . . . . 1 à 19 ,5

2. *Sirop de Séné, ou de Pommes, composé.*

Prenez : Feuilles de Séné mondées, une demi-livre, ou, ... 250

    Semences de Fenouil, une once, ou. . . 32

    Clous de Gérofle, un gros, ou 4

    Faites infuser pendant vingt-quatre heures dans

    Suc dépuré de Pommes reinettes, quatre livres, ou. 2,000

    de Bourrache, trois livres, ou 1,500

    de Buglose, trois livres, ou. 1,500

Lorsque ces matières auront bouilli légèrement, passez et exprimez : faites bouillir une seconde fois ce qui reste dans

Eau commune, quatre livres, ou. 2,000
et évaporer jusqu'à moitié; passez en exprimant; mêlez les deux colatures, et faites-y
fondre

Sucre blanc, quatre livres, ou. 2,000
Faites cuire jusqu'à consistance d'un Sirop
que vous verserez encore chaud sur

Semences de Fenouil, un gros et demi,
ou. 6
. Clous de Gérofle, un gros et demi, ou. . 6
Renfermez dans un nouet; laissez ainsi
digérer pendant six heures.

Obs. La quantité totale de Sirop, sera de 3,500
Et la proportion du Séné à cette masse,
de. . . . . 1 à 14

3. *Sirop de Salsepareille et de Séné composé*, vulgairement
appelé *Sirop de Cuisinier.*

Prenez : Racine de Salsepareille coupée menu,
deux livres, ou. 1,000
Faites-la infuser pendant vingt - quatre
heures, dans

Eau tiède, douze livres, ou 6,000
et ensuite bouillir durant un quart-d'heure.
Passez avec expression, et faites encore
bouillir le résidu avec

Eau commune, dix livres, ou. 5,000
réduite par l'évaporation à six livres, ou. . 3,000
Répétez la même chose deux et trois fois.
Mêlez toutes les liqueurs ensemble, et
faites-les bouillir légèrement avec

Fleurs de Bourrache, deux onces, ou. . 64
de Rose blanche, deux onces, ou. 64
Feuilles de Séné mondées, deux onces, ou 64

Semences d'Anis, deux onces, ou. . . .   64

Faites réduire à moitié.

Alors passez, et ajoutez à la colature

Miel blanc, deux livres, ou. . . , ...   1,000

Sucre blanc, deux livres, ou.   1,000

Faites cuire jusqu'à consistance de Sirop épais.

Obs. La quantité de ce Sirop sera presque de.   3,000

Pour Salsepareille.   1,000

et une faible quantité des autres substances, car la proportion du Séné lui-même s'élevera très-peu au-delà d'un gros par once de Sirop, c'est-à-dire, qu'elle sera de. . . . .   1 à 48

Le *Rob Antisyphilitique*, si célèbre, diffère peu, ou même point du tout, de ce Sirop, soit pour la nature et les proportions des substances qui entrent dans sa composition, soit pour la manière de le préparer. Il a le défaut commun à tous les arcanes, que leurs inventeurs peuvent ensuite changer très-aisément, à l'insu du médecin, de manière qu'ils finissent par ne plus être propres à remplir une indication constante et invariable.

II. *Mellites.*

Les Sirops préparés avec le Miel portent le nom de *Mellites*. Ils doivent avoir la même consistance que les Sirops ordinaires. On les prépare presque de la même manière. L'Eau simple, les différentes Infusions et Décoctions, ou les Sucs de plantes et le Vinaigre, peuvent entrer dans toutes ces compositions, parmi lesquelles on doit aussi ranger la préparation connue sous le nom d'Onguent Égyptiac, malgré qu'à l'instar des onguens, elle ne s'applique guère qu'à l'extérieur.

1. *Mellite simple*, ou *Sirop de Miel.*

Prenez : Miel bien blanc, six livres, ou. . . . 3,000

    Eau commune, une livre et demie, ou. . 750

    Carbonate de Chaux lavé et pulvérisé, trois onces, ou 96

    Mettez le Miel et le Carbonate ensemble dans une bassine d'argent, et faites-les bouillir pendant deux ou trois minutes.

    Ajoutez alors du Charbon, préparé de préférence avec des matières animales, réduit en poudre, lavé et ensuite séché à l'air libre, six onces, ou. 192

    Deux Blancs d'OEuf battus dans

Eau, une livre, ou 500

    Faites bouillir jusqu'à consistance sirupeuse. Retirez la bassine du feu, laissez la liqueur reposer pendant un quart-d'heure, et passez-la ensuite à la chausse.

    Obs. Pour avoir un Sirop bien pur, il faut reverser dans la chausse la partie qui passe la première, et qui entraîne toujours quelques particules de Charbon.

    La quantité du Sirop sera environ de. . . 4,000

2. *Oximel simple.*

Prenez : Miel blanc et de bonne qualité, quatre livres, ou. 2,000

    Vinaigre de Vin blanc, deux livres, ou.. 1,000

Faites cuire à un feu doux, dans un vase d'argent ou de faïence, jusqu'à ce que la liqueur ait pris la consistance du Sirop, et passez.

3. *Mellite de Roses*, ou *Miel Rosat*.

Prenez : Pétales secs de Roses rouges, une livre, ou. 500
    Faites infuser pendant deux heures dans
    Décoction des Calices séparés des Pétales
de ces mêmes Roses, quatre livres, ou. . . 2,000
    Passez sans expression, et ajoutez à la co-
lature
    Miel choisi, six livres, ou 3,000
    Clarifiez avec le Blanc d'OEuf, et faites cuire en consistance de Sirop.

4. *Mellite de Mercuriale*, ou *Miel Mercuriel simple*.

Prenez : Sucre de Mercuriale, quatre livres, ou 2,000
    Miel choisi, quatre livres, ou. 2,000
    Mêlez, faites cuire en consistance de Si-
rop, passez et conservez pour l'usage.

5. *Miel Scillitique*.

Prenez : Squammes sèches de Scille, deux onces, ou. 64
    Pilez-les dans un mortier de marbre avec
un pilon de bois, et ajoutez-y
    Eau commune très-limpide, trois livres,
ou. 1,500
    Faites bouillir légèrement pendant quel-
ques minutes, et ensuite digérer durant deux jours. Passez la liqueur avec expression, et ajoutez à la colature

Miel de bonne qualité, une livre et
demie, ou.   750
Clarifiez, et faites cuire jusqu'à consis-
tance de Sirop, dans un vase d'argent ou de
faïence.

Vous aurez de Sirop, environ.   1,000
La Scille y sera dans la proportion de 1 à 16.

On prépare de la même manière le Miel de
Bulbes de Colchique.

6. *Oximel Scillitique.*

Prenez : Miel très-pur, quatre livres, ou. . .   2,000
Vinaigre Scillitique, passé au filtre de
papier gris, deux livres, ou.   1,000
Faites cuire jusqu'à consistance siru-
peuse, dans un vase d'argent ou de fayence.

On prépare de même l'Oximel Colchitique.

7. *Mellite de Mercuriale composée*, vulgairement appelée *Sirop de longue vie.*

Prenez : Sucs clarifiés de Mercuriale, deux
livres, ou.   1,000
de Bourrache, une demi-livre, ou. . . .   250
de Buglose, une demi-livre, ou   250
Racines d'Iris Faux-Acore fraîche, deux
onces, ou..   64
de Gentiane sèche, une once, ou.   32
Miel blanc, trois livres, ou.   1,500
Vin blanc, douze onces, ou.   375
Faites macérer les Racines contuses dans
le Vin, pendant vingt-quatre heures, et
passez.

D'un autre côté, faites fondre le Miel dans les Sucs par une légère ébullition, passez à la chausse, mêlez les deux liqueurs, et cuisez-les jusqu'à consistance de Sirop.

Obs. On peut ajouter à ce Sirop une infusion de

Feuilles de Séné mondées, une once et demie, ou. 43.

dont le rapport au Sirop sera environ de. . . . . 1 à 36

8. *Mellite d'Acétate de Cuivre*, ou *Onguent Égyptiac.*

Prenez : Miel de bonne qualité, quatorze onces, ou. 448
    Bon Vinaigre, sept onces, ou. 224
    Acétate de Cuivre brut, cinq onces, ou. 160
    Faites bouillir ensemble jusqu'à ce que l'Acétate soit dissous, et que le miel ait pris une couleur pourpre et la consistance d'un onguent.

III. *Oléo-Sucres.*

On prépare les Oléo-Sucres de la manière suivante.

Prenez : Huile essentielle quelconque, deux gouttes.
    Sucre blanc, deux gros, ou. 8
    Triturez pendant long-temps dans un mortier de marbre ou de verre, et mêlez intimement.

Préparez de même les Oléo-Sucres d'Anis, de Fenouil, de Cannelle et de Gérofle.

Les Oléo-Sucres d'Ecorces de Citron et d'Orange se font mieux et d'une manière plus expéditive, en frottant des morceaux de Sucre sur les Ecorces elles-mêmes, et les triturant lorsqu'ils sont assez imbibés d'huile, jusqu'à ce que cette dernière soit distribuée bien également dans toute la masse.

SECTION SIXIÈME.

Des substances obtenues des solutions en les épaississant.

—

ARTICLE PREMIER.

Des Mucilages.

On appelle *Mucilages* des liquides qui coulent d'une manière très-lente, et qui doivent l eur consistance à des Gommes ou à d'autres su bstances semblables, dissoutes ou suspendues dans l'Eau, suivant l'usage auquel on les destine. Les Mucilages doivent être plus ou moins épais, qualité qu'on leur donne en y ajoutant une plus ou moins grande quantité d'eau.

1. *Mucilage de Semences de Psyllium.*

Prenez : Semences de Psyllium, deux gros,   8

     Eau tiède, une once et demie, ou.   48

Faites digérer pendant vingt-quatre heures sur des cendres chaudes, en agitant de temps en temps avec une spatule de bois, jusqu'à ce que la liqueur soit devenue un peu plus épaisse que du blanc d'œuf. Alors passez à travers un morceau de toile, en exprimant.

On prépare de la même manière les Mucilages

de Graines de Lin, de Semences de Coing, de
Racine de Guimauve, et de toutes les autres Racines chargées de principe muqueux.

La préparation des Mucilages de Gomme Arabique, de Gomme Adragant, etc., ne diffère pas
beaucoup non plus ; mais il faut observer à l'égard
du premier, qu'il suffit d'employer une quantité de
Gomme presque égale à celle de l'eau chaude, et, par
rapport au second, qu'une partie de Gomme en
exige à peu près quatorze d'eau chaude, parce
qu'elle augmente beaucoup de volume en s'humectant et s'imbibant.

ARTICLE SECOND.
Des Gelées.

Les *Gelées* diffèrent des *Mucilages* en ce
qu'après avoir été extraites des diverses parties
des végétaux ou des animaux bouillies dans de
l'eau, elles se resserrent spontanément sur elles-
mêmes, et se prennent en une masse tremblo-
tante lorsqu'on les laisse refroidir. Elles doivent
flatter la vue et le goût, de manière que les malades puissent en faire usage sans répugnance. Ce
qui les rend surtout très-commodes, c'est que 'a
matière alibile et les élémens des substances médicamenteuses y sont tellement rapprochés, que,
sous un très-petit volume, elles produisent un
grand effet. Mais comme elles sont fort sujettes
à se corrompre, on ne doit les préparer que
quand le besoin l'exige ; et, lorsqu'elles sont
faites, il faut les conserver dans un endroit frais.

1. *Gelée de Corne de Cerf.*

Prenez : Râpures de Corne de Cerf lavées à
l'eau tiède, une demi-livre, ou.   250
   Eau commune, deux livres, ou.   1,000
   Faites cuire, suivant l'art, dans un vase
couvert; passez avec expression.
   Alors faites bouillir le résidu avec
   Eau commune, deux livres., ou.   1,000
   Mêlez les deux liqueurs ensemble, et
faites-y dissoudre
   Sucre blanc, quatre onces, ou.   125
   Clarifiez avec un blanc d'œuf.
   Faites enfin évaporer à un feu doux, jusqu'à ce
que la liqueur ait acquis la consistance convenable,
ce dont vous vous apercevrez, lorsque quelques
gouttes projetées sur un corps froid se prendront
aussitôt en gelée.
   Alors jetez-y, pour l'aromatiser, quelques morceaux de Zest d'Écorce d'Orange fraîche, ou d'É-
corce de Cannelle; puis placez-la dans un endroit
frais, afin qu'elle se prenne plus promptement en
gelée.

On peut préparer de la même manière les Gelées de toutes les parties animales, abondamment
chargées de Gélatine.

2. *Gelée de Coings.*

Prenez : Coings frais, mondés de leurs cloisons et de leurs semences, six livres, ou. .   3,000
   Coupez-les en morceaux avec un cou-
teau d'argent ou d'ivoire, et faites-les bouillir
dans

Eau commune, dix livres, ou. 5,000

Faites réduire jusqu'à moitié.

Passez la liqueur, ajoutez-y

Sucre blanc, quatre livres, ou. 2,000
et clarifiez-la avec un Blanc d'Œuf.

Alors faites-la cuire très-promptement, et mettez-la dans un endroit frais, pour qu'elle se prenne
en gelée.

On prépare de même la Gelée de Pommes, et
de tous les autres Fruits analogues.

3. *Gelée d'Helminthocorton.*

Prenez : Fucus Helminthocorton, quatre onces,
ou. 128

Faites bouillir dans

Eau commune, quatre livres, ou. 2,000

Ajoutez

Vin blanc généreux, une livre, ou. . . . 500

Sucre blanc, une livre et demie, ou. . . 750

Ichthyocolle dissoute dans l'eau, deux
gros, ou. 8

Clarifiez et passez la liqueur, puis faites-
la évaporer jusqu'à ce qu'elle se prenne en Gelée.

4. *Gelée de Lichen d'Islande.*

Prenez : Lichen d'Islande, deux onces,
ou. 64

Sucre blanc, quatre onces, ou. 128

Ichthyocolle, un gros, ou. 4

Eau. . . . . *quantité suffisante.*

Faites bouillir légèrement le Lichen dans
un vase de terre, et jetez cette première
décoction, comme inutile.

Après quoi faites bouillir une seconde et une troisième fois le Lichen pur ; ajoutez aux décoctions l'Ichthyocolle dissoute à part, et mêlez-y ensuite le Sucre : alors passez la liqueur, clarifiez-la, et faites-la évaporer jusqu'à ce qu'il n'en reste plus qu'une demi-livre, ou. 250

Vous pourrez y joindre, afin de la rendre plus agréable, un peu d'Ecorce de Citron ou de tout autre aromate. Mettez—la dans un endroit frais, pour qu'elle se prenne en Geléc.

5. *Gélatine de Lichen avec le Quinquina.*

Prenez : Lichen d'Islande, deux onces, ou. 64

    Ichthyocolle, un gros, ou. 4
    Eau. . . . . *quantité suffisante.*

Faites bouillir le Lichen légèrement, ainsi qu'il vient d'être dit, et jetez cette première décoction, comme inutile.

Préparez ensuite deux autres décoctions que vous mêlerez ensemble, et auxquelles vous ajouterez

    Ichthyocolle dissoute à part, et
    Sirop de Quinquina préparé avec le Vin, six onces, ou. 192

Après une légère ébullition, passez la liqueur, et faites-la évaporer jusqu'à ce qu'elle se prenne en une Gelée, dont la quantité sera d'environ une demi-livre, ou.   250

ARTICLE TROISIEME.

Des Extraits.

On dit qu'on prépare un Extrait, quand, après avoir fait macérer, infuser ou bouillir une substance végétale ou animale, dans de l'Eau ou dans d'autres liquides, comme du Vin, de l'Alcool, etc., on évapore la liqueur jusqu'à ce qu'il reste une matière épaisse, la plupart du temps molle et résistante. Un Extrait s'obtient aussi en évaporant un Suc de plantes par expression, jusqu'à ce que l'excès d'humidité qu'il contient soit dissipé. A défaut d'herbes fraîches on emploie souvent les sèches pour préparer les Extraits ; mais on commence alors par les faire infuser ou bouillir dans de l'Eau. Quelquefois on évapore les Extraits jusqu'à ce qu'ils soient parfaitement secs, et on les désigne sous le nom assez peu convenable de *Sels essentiels* par la méthode de La Garaye. Au reste, quelle que soit la forme ou la densité qu'on leur donne, il faut d'abord faire bouillir légèrement l'Infusion ou le Suc, jusqu'à ce qu'il n'en reste plus que le quart, et lui laisser alors prendre la consistance convenable à la chaleur du bain marie. Certaine liqueurs doivent être épaissies jusqu'à consistance d'Extrait, avant qu'on les soumette à l'évaporation ; d'autres ont besoin d'être passées au filtre de papier, ou clarifiées soit par le simple repos, soit à l'aide d'un Blanc d'OEuf. Il résulte de là que les matières auxquelles on donne le nom d'Extrait en pharmacie, diffèrent beaucoup de celle que les chimistes mettent au nombre des matériaux immédiats dont ils pensent que les animaux et les végétaux entiers sont composés, et dont on ne connaît pas encore parfaitement la nature.

L'Extrait, tel que les pharmaciens l'obtiennent, est beaucoup moins simple, composé d'une réunion de substances qui ne se ressemblent pas toujours, et doué de propriétés qui ne sont pas constamment les mêmes : c'est le seul qu'on ait mis jusqu'à ce jour au nombre des médicamens. Il a reçu des dénominations différentes, et on l'appelle *Rob*, *Sapa*, *Defrutum*, suivant son origine. Le *Rob* est un suc de fruit quelconque, qui n'a pas bouillonné en fermentant, et auquel on a donné la consistance du Miel en le faisant évaporer. Le nom de *Sapa* est réservé pour le seul Suc de Raisins, cuit au même degré que le Rob. Enfin on appelle *Defrutum* le Suc de Raisins un peu moins épaissi que le précédent, liquide encore, et réduit seulement au tiers. Tous les autres sont désignés collectivement sous l'épithète d'*Extrait*.

Comme la plupart des Extraits s'altèrent très-facilement et d'eux-mêmes, il faut les visiter souvent, les conserver dans des vases de porcelaine ou de faïence, et les tenir dans un endroit bien sec.

I. EXTRAITS DE SUCS ÉPAISSIS.

1. *Extrait*, ou *Rob de Baies de Sureau.*

Prenez : Suc exprimé de Baies de Sureau
mûres. . . . . *autant que vous voudrez.*
Passez-le, et faites-le cuire à un feu modéré,
jusqu'à ce qu'il ait acquis la consistance du Miel.

On prépare de même le Rob, ou Sapa de
Raisin, de Groseille, etc.

2. *Extrait*, ou *Rob de Nerprun.*

Prenez : Baies de Nerprun mûres. . . . .
autant qu'il en faut.

Écrasez-les dans un mortier de manière à conserver les semences entières : laissez-les ainsi en repos dans une bassine, pendant trois jours, jusqu'à ce
qu'elles commencent à fermenter. Exprimez-les ensuite fortement à la presse, et passez le suc à la
chausse. Décantez la liqueur au bout de trois ou
quatre heures, et faites-la évaporer à une douce
chaleur, jusqu'à ce qu'elle ait pris la consistance
d'Extrait.

3. *Extrait de Fumeterre.*

Prenez : Suc récent et clarifié de Fumeterre. . . . .
autant que vous voudrez.
Faites évaporer au bain marie jusqu'à consistance
d'Extrait.

On prépare de la même manière les Extraits
de Trèfle d'eau, de Cerfeuil, de Bourrache, de
Fruits de Concombre sauvage, etc.

4. *Extrait de Ciguë sans fécule.*

Prenez : Herbe fraîche, non fleurie et
bien mondée de Grande Ciguë. *autant qu'il en faut.*

Écrasez-la dans un mortier de marbre, en l'arrosant d'un peu d'eau, et exprimez le suc ; clarifiez
ce suc au bain marie ou par une légère ébullition,
passez-le, et faites-le évaporer à feu doux jusqu'à
consistance d'Extrait.

5. *Extrait de Ciguë avec la Fécule.*

Prenez : Grande Ciguë. . . *autant que vous voudrez.*

Écrasez-la et exprimez-en le suc : passez à travers une toile serrée. Versez la liqueur dans plusieurs capsules plates de faïence, que vous mettrez
à l'étuve, à une chaleur de 35 ou 40 degrés (43,75
à 50 centigr.). Dès que le suc sera desséché, ou du
moins réduit en une masse assez molle pour qu'on
puisse en faire des pilules, retirez-le et conservez-le
dans un vase clos.

On prépare de la même manière les Extraits
d'Aconit, de Belladone, de Fumeterre, etc.

6. *Extrait de Rhus Toxicodendron.*

Prenez : Feuilles fraîches de Rhus
Toxicodendron. . . . . . . *autant que vous voudrez.*

Couvrez-vous le visage d'un masque et les mains
de gants, pour les garantir du contact du suc et de
la vapeur qui s'en exhale : écrasez les Feuilles dans
un mortier de marbre avec un pilon de bois, en les
arrosant d'un peu d'eau ; exprimez le Suc avec
force, et passez-le. Faites évaporer la liqueur à un

feu doux, ou au bain marie, jusqu'à ce qu'elle soit en consistance d'Extrait. Conservez pour l'usage.

Obs. On peut préparer cet Extrait, avec les Feuilles sèches, de la même manière que celui d'Absinthe et beaucoup d'autres.

II. Extraits provenant de macérations, infusions, décoctions.

7. *Extrait de Genièvre.*

Prenez : Baies de Genièvre mûres et entières,
deux livres, ou . . . . , 1,000
   Versez dessus
   Eau tiède, huit livres, ou. 4,000
Faites infuser pendant quarante-huit heures, en agitant de temps en temps, ensuite passez, et évaporez la liqueur à feu doux, jusqu'à ce qu'elle soit en consistance d'Extrait.

8. *Extrait d'Absinthe.*

Prenez : Sommités sèches de Grande
Absinthe. . . . . *autant que vous voudrez.*
   Faites-les infuser pendant vingt-quatre
heures dans
   Eau bouillante. . . . . *quantité suffisante.*
   Ensuite passez. Evaporez la colature à feu doux jusqu'à consistance d'Extrait.

On prépare de la même manière les Extraits de Chardon Bénit, de Petite Centaurée, de Chamædrys et des autres herbes sèches.

9. *Extrait de Rhubarbe.*

Prenez : Rhubarbe choisie, coupée en mor-
ceaux, une livre, ou   500
   Versez dessus
   Eau limpide froide, quatre livres, ou. . . 2,000

   Faites macérer dans un vase fermé, pendant environ vingt-quatre heures, en remuant de temps en
temps ; ensuite passez, et versez une nouvelle quantité d'eau sur la matière restante : faites macérer
comme la première fois, et passez en exprimant
légèrement.

   Mêlez les deux liqueurs, passez-les à la chausse,
et faites-les évaporer au bain marie jusqu'à consistance d'Extrait.

Préparez de même les Extraits des Racines
d'Aunée, de Réglisse, de Patience, de Gentiane
et de Valériane, de Fleurs de Narcisse, de
Fruits de Coloquinte, de Follicules et de Feuilles
de Séné et d'Agaric blanc.

10. *Extrait de Quinquina mou, préparé avec la décoction de l'Écorce.*

Prenez : Écorce de Quinquina concassée, deux
livres, ou.   1,000
   Eau commune, douze livres, ou 6,000
   Faites bouillir doucement pendant un
quart d'heure, et passez. Faites encore bouillir pendant un quart d'heure le résidu de la
première décoction, dans
   Eau commune, huit livres, ou 4,000
   Passez la liqueur, mêlez-la avec la précédente,

passez le mélange à travers un linge, et faites-le
évaporer à un feu doux jusqu'à consistance d'Extrait,
en ayant soin de le remuer toujours.

11. *Extrait de Quinquina sec préparé avec l'Écorce soumise à la macération,* communément appelé *Sel essentiel de La Garaye.*

Prenez : Écorce de Quinquina concassée, deux
livres, ou 1,000
    Eau froide, douze livres, ou . . . . . . , 6,000
    Faites macérer, en agitant quelquefois,
pendant vingt-quatre heures, au bout desquelles passez la liqueur et conservez-la.
    Faites encore macérer le résidu de cette
première opération dans
    Eau froide, huit livres, ou. 4,000
en agitant fréquemment, et passez.
    Mêlez les deux liqueurs ensemble, et faites-les
évaporer au bain marie, jusqu'à consistance de
sirop. Versez alors sur des assiettes de faïence, de
manière qu'il n'y ait pas sur chacune plus de deux
lignes d'Extrait, et faites ensuite évaporer jusqu'à
siccité au bain marie ou sous un four de campagne.
    Ratissez avec un couteau rond l'Extrait qui
adhère aux assiettes : vous l'aurez alors sous la
forme de lamelles minces, brillantes, transparentes,
d'une couleur d'hyacinthe, qu'il faudra conserver
dans un vase bien bouché.

On peut préparer de la même manière les
Extraits secs de Séné, de Rhubarbe, d'Opium et
de beaucoup d'Herbes ou Racines.

12. *Extrait d'Ipécacuanha , ou Éméline , d'après la méthode de M. Pelletier.*

Prenez : Racine d'Ipécacuanha réduite en poudre, après avoir mis de côté l'axe ligneux, une once, ou 32

Éther Sulfurique (50=60 degrés), deux onces, ou. 64

Mettez la Poudre et l'Éther dans un vase bien fermé , et faites macérer pendant quelques heures à une douce chaleur.

Triturez de nouveau ce qui restera, et faites-le d'abord macérer, puis bouillir dans

Alcool (30=40 degrés), quatre onces, ou. 128

Passez la liqueur, et répétez l'opération avec de nouvel Alcool, une seconde et même une troisième fois, jusqu'à ce que la Racine n'abandonne plus rien.

Mêlez alors les liqueurs alcooliques, et faites-les évaporer jusqu'à siccité.

Faites macérer cet Extrait Alcoolique dans

Eau distillée froide. . . . . . . *quantité suffisante.* pour enlever tout ce qui est susceptible de l'être par l'eau ; filtrez la solution, et faites-la évaporer jusqu'à siccité. Cet Extrait, soluble dans l'eau, est appelé *Éméline.* Il entre pour un sixième (0 ,16) dans la racine de Céphélide, et pour un septième (0 ,14) dans celle de Psychotrie. C'est à lui seul qu'elles doivent leur propriété émétique ; on peut donc le leur substituer, d'autant mieux qu'il cause beaucoup moins de nausées aux malades ; mais il faut avoir soin de n'en donner que le sixième ou le septième de la dose qu'on prescrirait d'Ipécacuanha entier.

Obs. On croit que l'Émétine ainsi obtenue, quoiqu'on puisse la considérer comme pure pour les usages de la médecine, contient à peu près o ,oo5 d'Acide Gallique, dont il serait facile de la débarrasser à l'aide de procédés chimiques bien connus, que nous croyons superflu de rapporter ici.

III. EXTRAITS DE SUCS CONCRETS, OBTENUS PAR L'INTERMÈDE DE L'EAU OU DU VIN.

13. *Extrait d'Opium préparé avec le Vin, ou Laudanum.*

Prenez : Opium choisi et mondé,
coupé par morceaux. . . . *autant que vous voudrez.*
   Vin blanc . . . . *quantité suffisante.*
pour le dissoudre au bain marie.

Exprimez fortement la solution, en la passant à travers un morceau de toile serrée ; laissez reposer la liqueur, décantez-la, et faites-la évaporer au bain marie jusqu'à consistance d'Extrait.

14. *Extrait d'Opium, dissous dans l'Eau froide, d'après la méthode de Cartheuser, corrigée par M. Croharé.*

Prenez : Opium choisi et coupé en petits morceaux, une livre, ou. 5oo
   Eau commune, quatre livres, ou. 2,000
Mêlez-les ensemble, et mettez-les à l'étuve pendant deux jours, en agitant de temps en temps le vase. Passez la liqueur, et laissez-la reposer pendant deux autres jours, au bout desquels elle sera surnagée par une pellicule d'une odeur vireuse. Filtrez, et faites réduire de moitié à un feu doux. Laissez encore reposer cette liqueur légèrement trouble pendant deux jours dans l'étuve ; elle se couvrira

d'une nouvelle couche d'odeur vireuse. Alors passez et évaporez jusqu'à consistance d'Extrait; la liqueur restera pure et très-peu trouble jusqu'à la fin, et vous aurez ainsi un Extrait dépouillé de toute odeur vireuse.

15. *Extrait d'Opium préparé par la fermentation, d'après la méthode de M. Déyeux.*

Prenez : Opium choisi et
coupé. . . . . *autant que vous voudrez.*

Faites macérer dans de l'eau avec quantité suffisante de Ferment de Bière, à la chaleur qui favorise le développement de la fermentation (20 à 25 centig.) Dès que la liqueur sera limpide, étendez-la d'eau, et passez-là au filtre de papier gris. Ensuite faites-la bouillir jusqu'à ce qu'elle ait perdu toute odeur vireuse , et enfin évaporer jusqu'à ce qu'elle soit en consistance d'Extrait. Ce dernier ne renfermera plus aucune parcelle de principe vireux.

16. *Extrait d'Opium préparé par une longue digestion, d'après la formule de M. de Diest.*

Prenez : Opium choisi et coupé, une livre, ou   500
Eau commune, quatre livres, ou. 2,000
Faites bouillir légèrement pendant une demi-heure, ensuite passez et conservez la colature.

Faites de la même manière bouillir le résidu une seconde et une troisième fois avec pareille quantité d'eau. Cela fait, versez la décoction passée dans un vase d'étain, que vous mettrez sur le bain de sable , de manière que la liqueur, échauffée au moyen d'une lampe, bouille sans discontinuer et doucement durant six mois. Il faut avoir soin que le vase soit toujours presque plein, et à cet effet ajouter de temps en temps une certaine quantité d'eau distillée pour remplacer celle qui s'élève en vapeurs. Il faut aussi transvaser quelquefois la liqueur afin d'enlever le sédiment qui se dépose au fond du vase. Au bout de six mois on la laisse refroidir, on la passe à la chausse ou au filtre de papier Joseph, et on l'évapore au bain marie jusqu'à ce qu'elle ait acquis la consistance d'une masse propre à faire des pilules. Alors on la conserve pour l'usage dans un vase bien fermé.

Obs. Nous avons conservé cette formule, parce qu'elle a joui pendant long-temps d'une grande célébrité, et que des médecins dont l'autorité a beaucoup de poids lui attribuent encore aujourd'hui une efficacité toute particulière.

17. *Extrait de Myrrhe.*

Prenez: Myrrhe choisie. . . . . *autant qu'il en faut.*
Dissolvez-la dans
Eau bouillante. . . . . *quantité suffisante.*
Laissez refroidir, passez avec expression, et faites évaporer jusqu'à consistance d'extrait.

18. *Extrait d'Aloès, préparé à l'Eau.*

Prenez : Aloès soccotrin contus . *autant qu'il en faut.*
Versez dessus
Eau bouillante. . . . . *quantité suffisante.*
Opérez la dissolution au bain marie, en écumant la liqueur de temps en temps ; passez-la ensuite, décantez-la quand elle aura déposé, et faites-la évaporer au bain marie jusqu'à siccité, de la même manière, et dans les mêmes vases.

Obs. On peut aussi préparer la dissolution à l'eau très-froide, afin que l'Extrait ne renferme pas la moindre parcelle de Résine.

19. *Extrait* ou *Préparation de Cachou.*

Prenez : Cachou choisi et réduit en poudre,
une livre, ou. 500
    Eau chaude, quatre livres, ou. 2,000
    Faites infuser pendant quelques heures jusqu'à parfaite dissolution; passez à l'étamine. Laissez reposer la liqueur, et faites-la évaporer à siccité au bain marie.

20. *Extrait de Casse.*

Prenez : Pulpe de Casse, mondée des cloisons
et des semences, une livre, ou. 500
    Dissolvez-la, en remuant, dans
    Eau commune froide, quatre livres, ou. . 2,000
    Passez la liqueur à la chausse, et faites-la évaporer à un feu doux, jusqu'à consistance d'Extrait.

21. *Extrait de Fiel de Bœuf.*

Prenez : Fiel de Bœuf frais. . . *quantité nécessaire.*
    Etendez-le de quantité égale d'eau commune; faites bouillir, écumez, et passez à travers un linge épais ; ensuite évaporez au bain marie, jusqu'à consistance d'Extrait.

On prépare de la même manière l'Extrait de Fiel de Veau.

IV. EXTRAITS PRÉPARÉS AU VIN ET A L'ALCOOL , PAR L'INTERMÈDE DU SOUS-CARBONATE DE POTASSE.

22. *Extrait d'Hellébore noir*, d'après la méthode de Backer.

Prenez : Racine sèche d'Hellébore noir , mondée et contuse , deux livres , ou. 1,000
   Sous-Carbonate de Potasse , une demi-
livre , ou. 250
   Alcool (12==22 degrés) , huit livres , ou. 4,000
   Introduisez le tout dans un matras , que
vous placerez sur du sable médiocrement
échauffé. Faites digérer pendant douze
heures , en remuant de temps en temps.
   Passez , et exprimez.
   Versez sur le résidu
   Vin blanc , vieux et de bonne qualité , huit
livres , ou. 4,000
   Faites digérer pendant vingt-quatre heures dans
un matras placé sur un bain de sable , passez et
exprimez. Laissez reposer la liqueur durant quatre
heures , décantez-la dès qu'elle sera claire ; mêlez-la
avec la première , et faites évaporer le mélange à une
douce chaleur , jusqu'à ce qu'il ait pris la consistance d'un Extrait.

V. EXTRAITS D'INFUSIONS ALCOOLIQUES.

23. *Extrait de Quinquina préparé avec l'Alcool.*

Prenez : Teinture de Quinquina bien chargée , et faite à l'Alcool (12==22 degrés) ,
. . . . autant que vous voudrez.
   Faites-la distiller au bain marie jusqu'à ce qu'elle

soit réduite au quart; puis évaporez à une douce
chaleur jusqu'à consistance d'un Extrait sec, que
vous conserverez dans un vase bien bouché.

On peut préparer de la même manière les
Extraits Alcooliques des autres espèces de Quinquina, et celui de Ratanhia.

24. *Extrait de Noix Vomique, préparé avec l'Alcool.*

Prenez : Noix Vomique râpée.   50
  Alcool (12===22 degrés).   200
  Mettez le tout dans un vase couvert, et faites-le chauffer pendant vingt-quatre heures;
passez à travers un linge ; exprimez le résidu
à la presse. Faites digérer une seconde fois
sur la masse exprimée
  Alcool.   150
 Passez, exprimez la liqueur, et mêlez-la
avec la première. . . . .
  Distillez le tout au bain marie ; jusqu'à ce qu'il
n'en reste plus qu'un quart : continuez alors d'évaporer, toujours au bain marie, jusqu'à consistance
d'Extrait.
  Obs. On aura soin de mettre à part l'Alcool qui
provient de la distillation, afin de ne l'employer
désormais qu'à préparer la même teinture.

25. *Extrait Alcoolique de Noix Vomique de M.* Fouquier.

Prenez : Noix Vomique.   12
  Alcool (22===32 degrés). . . *quantité suffisante.*
  Faites digérer les Noix dans l'Alcool, que vous
renouvellerez jusqu'à ce qu'il ne prenne plus ni
saveur ni couleur ; mêlez toutes les teintures, et

passez-les au filtre de papier gris. Distillez - les ensuite, et réduisez-les au cinquième seulement, que vous ferez évaporer, au bain marie, jusqu'à consistance convenable pour faire des pilules. Vous aurez ainsi un Extrait Alcoolique formant le douzième de la Noix employée.

Obs. Cet Extrait est beaucoup plus fort que le précédent. Il ne faut le délivrer qu'en vertu d'une ordonnance revêtue d'une signature connue.

26. *Extrait de Cantharides, préparé avec l'Alcool.*

Prenez : Teinture de Cantharides.   *autant qu'il en faut.*

Distillez d'abord au bain marie, jusqu'à réduction du quart, et évaporez le restant, toujours au bain marie, jusqu'à consistance d'Extrait.

Obs. On met de côté l'Alcool qui provient de cette distillation, afin de ne plus s'en servir que pour préparer de la Teinture de Cantharides.

VI. EXTRACTION DE LA MORPHINE DE L'OPIUM.

1° *D'après la méthode de M. Robiquet.*

Prenez : Opium parfaitement pur, et coupé en
petits morceaux. 300
    Faites macérer, pendant cinq jours, dans
Eau commune. 1,000
Passez. Ajoutez à la colature
Magnésie pure, entièrement privée d'Acide. 15

Faites bouillir pendant dix minutes. Durant l'ébullition il se forme un sédiment grenu, gris et abondant. Jetez-le avec toute la liqueur sur un filtre de papier, afin de l'isoler parfaitement. Lavez-le ensuite à l'eau froide, jusqu'à ce que celle-ci coule presque incolore, et faites-le alors sécher.

Lorsqu'il est sec, faites-le macérer à une douce chaleur, dans

Alcool ($12=22$ degrés). . . *quantité suffisante.*

Passez l'Alcool dès qu'il a pris, autant qu'il se peut, la couleur du sédiment, et lavez ce qui reste de ce dernier avec de l'Alcool froid, au même degré, jusqu'à ce que la liqueur coule presque sans couleur.

Enfin tenez le résidu pendant quelques minutes dans de l'Alcool ($22=32$ degrés) très-pur et bouillant. La liqueur passée donne, en se refroidissant, des cristaux de Morphine légèrement colorés. Faites bouillir une seconde et une troisième fois de l'Alcool au même degré sur le résidu de l'opération, et vous obtiendrez encore, par le refroidissement, des cristaux dont le volume diminuera chaque fois.

Enfin, pour avoir la Morphine pure, il suffit de la dissoudre dans de l'Alcool concentré ($26=36$ degrés) et bouillant. Dès que la liqueur se refroidit, il s'en sépare des cristaux presque sans couleur : la matière colorante reste en dissolution dans l'eau avec un peu de Morphine.

2° *D'après la méthode de M. Sertuerner.*

Prenez : Extrait d'Opium.   500
    Dissolvez-le dans
    Eau. . . . . *quantité suffisante.*
pour que la solution froide marque 8 degrés à l'aréomètre.
    Versez-y alors
    Ammoniaque liquide (22 degrés). . . .

c'est-à-dire assez pour qu'elle soit un peu en excès.
Aussitôt il se précipite une matière semblable à
de la Gélatine, qu'on doit enlever sur-le-champ,
et la liqueur se remplit de particules cristallines,
grisâtres, floconneuses, qui gagnent le fond du vase.
Passez-la, lavez les cristaux rassemblés sur le filtre,
et faites-les sécher. Faites-les ensuite dissoudre
dans de l'Acide Sulfurique (66 degrés) chaud, préalablement étendu de huit parties d'eau : n'employez
d'acide que ce qu'il en faut pour former du Sulfate
de Morphine. En versant de l'Ammoniaque dans ce
sel, il se précipitera de la Morphine sous la forme
d'une poudre blanche, qu'on lavera ensuite avec de
l'Alcool (22 degrés). Bientôt après on la fera dissoudre dans d'autre Alcool bouillant (36 degrés) :
on passera la solution, et on la laissera déposer des
cristaux, qu'on conservera pour l'usage.

VII. EXTRACTION DES RÉSINES.

Indépendamment des Résines qui coulent des
plantes, soit par des crevasses survenues spontanément, soit par des incisions faites à leur
écorce, il en est d'autres qui, disséminées dans
les aréoles mêmes du tissu végétal, exigent l'emploi de différens moyens pour être extraites et
obtenues à l'état de pureté. La plupart se vendent
chez les droguistes, mais presque toujours fort
impures, de sorte que le pharmacien ne doit en
faire usage que quand il les a préparées lui-
même, ou du moins après les avoir débarrassées
de toutes les matières hétérogènes qu'elles renferment.

Nous citerons pour exemple la

Résine de Jalap.

Prenez : Teinture de Jalap. . *autant que vous voudrez.*
Distillez-la au bain marie, jusqu'à ce qu'il ait
passé les trois quarts du liquide dans le récipient. Mêlez ce qui reste avec quantité égale d'Eau
distillée, qui trouble la liqueur : il se précipite au
fond une matière abondante qu'on rassemble sur un
filtre. On lave plusieurs fois ce précipité avec de
l'Eau distillée, on le laisse égoutter, et on l'exprime
avec précaution. On obtient ainsi une substance
presque sèche, friable, qu'on fait évaporer à siccité,
après l'avoir dissoute dans l'Alcool à une légère
chaleur, et qui est la Résine de Jalap pure.

Préparez de même les Résines de Scammonée,
de Quinquina, et des autres Ecorces et Racines.

SECTION SEPTIÈME.

Des Médicamens tirés des corps par l'analyse chimique.

—

ARTICLE PREMIER.

DES ACIDES.

On n'emploie pas seulement en médecine les *Acides* minéraux, mais encore plusieurs de ceux qui sont tirés du règne végétal et du règne animal. En traitant de chacun d'eux en particulier, nous ferons connaître les procédés usités pour les obtenir purs. Le pharmacien n'a pas besoin de préparer les premiers, car on les fabrique fort en grand pour les usages multipliés des arts; mais il doit avoir l'attention de les purifier avec le plus grand soin, afin que les médicamens dans la composition desquels il les fait entrer, soient parfaitement exempts de toute matière étrangère. Il est nécessaire, en outre, avant de se servir d'aucun de ces Acides pour les préparations chimiques, d'en éprouver la densité au moyen de l'aréomètre; car leur degré de concentration peut influer sur la nature des composés, et la faire varier.

1. *Acide Sulfurique.*

On achète ordinairement cet Acide dans le commerce ; mais on a recours au procédé suivant pour le purifier.

Prenez : Acide Sulfurique du commerce,
    (66 degrés). 1,000

Versez-le dans une cornue de verre lutée , et garnie d'un long col, de manière à la remplir aux trois quarts.

Mettez la cornue sur un bain de sable , placé lui-même sur la grille d'un fourneau, et adaptez au col un récipient de verre sphérique, en lutant bien les jointures. Le col doit s'enfoncer dans la cavité du récipient jusqu'à moitié. Couvrez la cornue d'un dôme , et allumez le feu. Faites d'abord chauffer modérément l'appareil , et quand la chaleur devient un peu plus forte , il passe environ un quinzième d'Acide faible, qu'on met de côté. On replace alors le récipient , entouré de linges trempés dans l'eau froide , et on pousse assez le feu pour que l'Acide bouille lentement dans la cornue : on distille presque jusqu'à siccité.

De cette manière on obtient l'Acide Sulfurique pur, que l'on conserve dans des flacons bien bouchés. Il marque 66 degrés à l'aréomètre , et sa densité est de 1,847.

2. *Acide Sulfureux.*

Prenez : Mercure très-pur. 500
    Acide Sulfurique pur (66 degrés). . . 750

Distillez ensemble dans une cornue de verre lutée , à laquelle vous adapterez un appareil de

Woulf, composé de quatre flacons, garnis de tubes de sûreté, qui contiennent, le premier, une petite quantité d'eau distillée, et les autres, d'environ 250 parties d'Eau : disposez du reste l'appareil de manière que la partie la plus longue des tubes recourbés plonge jusqu'au fond de l'Eau.

Les choses étant dans cet état, et toutes les jointures bien lutées, allumez le feu, et continuez-le jusqu'à ce que l'eau des flacons soit complétement saturée, et que les bulles passent dans le dernier. La température étant de 10 à 15 degrés, une mesure d'eau se chargera de trente-trois mesures de Gaz Acide Sulfureux, égalant les $\frac{211}{1000}$ de son propre poids.

L'opération terminée, délutez l'appareil, mettez à part l'eau du premier flacon qui contient un peu d'Acide Sulfurique en dissolution, et la liqueur renfermée dans les autres sera de l'Acide Sulfureux liquide. Ce dernier marque 7 à l'aréomètre, et sa densité est de 1,053.

Il reste dans la cornue du Sulfate acide de Mer-cure, qu'on peut conserver pour d'autres usages.

Obs. En mettant de la solution de Potasse, de Soude et d'Ammoniaque, au lieu d'eau pure, dans les flacons, on obtient du Sulfate de Potasse, de Soude ou d'Ammoniaque, que l'on peut faire cris-talliser, après l'avoir rapproché par l'évaporation.

3. *Acide Nitrique.*

Prenez : Nitrate de Potasse purifié. 3,000
    Acide Sulfurique (66 degrés). 2,000
Mettez-les dans une cornue de grès fort ample, et sur un fourneau, garni de son dôme : adaptez au

col de la cornue une allonge reçue dans un ballon tubulé, garni lui-même d'un tube recourbé qui va plonger dans l'eau d'un flacon : ajoutez à ce flacon un autre tube droit, et assez long pour que les vapeurs auxquelles il sert de conducteur, et qui contiennent souvent un peu de gaz nitreux, ne puissent affecter ni la gorge ni les yeux de l'opérateur. L'appareil étant disposé, lutez bien toutes les jointures, et chauffez la cornue avec assez de modération pour que l'Acide ne fasse que couler goutte à goutte : augmentez le feu par degrés vers la fin de l'opération, jusqu'à ce qu'il ne passe plus rien. Laissez alors refroidir l'appareil, et conservez pour l'usage l'Acide Nitrique, que vous trouverez dans le récipient.

Obs. Si le Nitrate et l'Acide employés ne sont pas fort purs, l'Acide Nitrique obtenu ne le sera pas non plus, il contiendra des Acides Sulfurique, Nitreux et Muriatique, ou Muriatique Oxigéné.

On l'introduira avec

Nitrate de Potasse. 60

dans une cornue de verre garnie d'une allonge qui aboutit dans un ballon, et on le distillera au bain de sable jusqu'à siccité. Par ce moyen, il sera rectifié.

On le versera alors dans un matras à long col, avec quantité égale d'eau ; on remuera bien le tout, on le mettra sur le bain de sable, et on le fera évaporer jusqu'à ce que la liqueur marque 42 à l'aréomètre, et qu'elle ait pris une densité de 1,412. Il suffira ensuite de laisser dissiper les Gaz Nitreux et Acide Muriatique Oxigéné, pour obtenir l'Acide Nitrique pur, qu'on mettra dans des flacons bouchés à l'émeri, et qu'on conservera dans un endroit obscur.

4. *Acide Nitreux liquide.*

Prenez : Limaille de Cuivre.   600

   Acide Nitrique (18 degrés)   2,000

   Acide Nitrique plus concentré (42 de-
grés).   500

   Mettez le Cuivre dans un flacon à deux
tubulures, adaptez à l'une un tube courbé
deux fois sur lui-même à sa partie moyenne,
et évasé supérieurement en manière d'entonnoir. De l'autre tubulure partira un second tube recourbé, et plongé dans un flacon contenant

   Eau.   200

Ce flacon communiquera de la même manière
avec un troisième contenant la quantité d'Acide
Nitrique pur, que nous avons prescrite, et d'où
partira un dernier tube plongé dans une cuve d'eau.
Lutez bien l'appareil après avoir placé des tubes de
sûreté au second et au troisième flacons.

   Tout étant disposé ainsi, versez l'Acide Nitrique
affaibli, dans le flacon qui contient le cuivre, par
l'entonnoir du tube courbe, en le divisant par portions, et mettant deux ou trois jours pour l'intro-
duire tout entier. A l'instant du mélange, il se fait
une effervescence ; le Gaz Nitreux qui se dégage,
traverse l'eau, passe dans l'Acide Nitrique, s'y dissout, et le convertit en Acide Nitreux. L'opération
étant tout-à-fait terminée, conservez ce dernier
dans un flacon bouché à l'émeri, et mettez-le dans

---

(1) Vous aurez de l'Acide Nitrique à 18 degrés, en ajoutant parties
égales d'eau à l'Acide Nitrique du commerce, qui marque 34.

un endroit obcur. Cet acide marquera 38 degrés , et
sa densité sera de 1,359.

5. *Acide Muriatique liquide.*

(*Acide Hydro-Chlorique* , Nouv. Nomencl.)

Prenez : Sel marin décrépité   3,000
    Eau commune.   70
    Introduisez dans un grand matras à long
col, que vous placerez sur un bain de sable,
et au col duquel vous adapterez deux tubes ;
l'un courbé en ∞, et dilaté en manière
d'entonnoir ; l'autre recourbé en manière
de siphon, et allant se rendre dans un flacon
contenant
    Eau , environ.   200
jusqu'au fond de laquelle il plonge. Ce flacon
communique par un second tube avec un
autre qui contient
    Eau.   2,000
dans laquelle le tube ne s'enfonce point
autant. Enfin, du second flacon part un dernier tube qui plonge dans une cuve d'eau.
    L'appareil étant disposé ainsi , garni de
tubes de sûreté, et bien luté partout, on
verse peu à peu dans le matras
    Acide Sulfurique (66 degrés).   3,000
étendu de
    Eau distillée.   750
    On chauffe le sable modérément tant qu'il passe
du gaz ; mais lorsque celui-ci diminue, on augmente
le feu par degrés, jusqu'à ce qu'il ne se dégage plus
de vapeurs.
    Pendant ce temps, l'eau du premier flacon se sa-

ture de gaz et devient jaunâtre ; celle du second se convertit en Acide Muriatique très-pur et sans couleur. Ce dernier marque 24 degrés : sa densité est de 1,200.

Obs. Les flacons ne doivent être remplis d'eau qu'aux deux tiers , car la quantité du liquide augmente beaucoup , lorsqu'il a été saturé par le gaz.

6. *Acide Muriatique Oxigéné liquide.*

(*Chlore liquide* , Nouv. Nomencl.)

Prenez : Sel Marin décrépité. 1,000
   Oxide de Manganèse. 250
   Eau distillée. 500

Mêlez le Sel et l'Oxide , introduisez-les dans une cornue de verre tubulée , versez de l'eau dessus , et mêlez bien le tout en l'agitant.

Posez la cornue sur le bain de sable , et adaptez à son col un tube dont l'autre extrémité sera reçue dans un flacon à trois tubulures , presque plein d'eau distillée , suivi de trois autres flacons , remplis aux trois quarts.

L'appareil étant garni de tubes de sûreté , et bien luté , versez dans la cornue un mélange de

   Acide Sulfurique (66 degrés). 1,000
   Eau distillée. 500

après qu'il sera refroidi.

Bouchez la tubulure de la cornue : le gaz se dégagera de suite , et continuera ainsi de passer pendant deux ou trois jours , même sans le secours de la chaleur.

Dès que les premiers flacons seront saturés, vous en ajouterez d'autres. En chauffant légèrement la cornue, vous obtiendrez encore un nouveau dégagement de gaz.

Il faut conserver cette eau saturée d'Acide Muriatique Oxigéné dans des bouteilles bien bouchées, et entourées de papier noir, qu'on place dans un lieu inaccessible à la lumière.

Obs. La quantité de matière indiquée dans la formule suffit pour saturer

Eau. 40,000

C'est pourquoi il sera commode d'employer des flacons garnis à leur base d'une tubulure qu'on puisse ouvrir à volonté, pour faire couler la liqueur saturée dans d'autres vases, sans déranger l'appareil : on les remplira alors de nouvelle eau par les tubes de sûreté ; une mesure d'eau en absorbe une et demie d'Acide, ou le $\frac{1}{194}$ de son poids.

7. *Acide Phosphoreux.*

Prenez : Bâtons de Phosphore insérés dans des tubes de verre d'un décimètre et demi de long sur un centimètre de diamètre, et tirés à la lampe par leur autre extrémité. Disposez ces tubes dans un entonnoir, dont vous insérerez le goulot dans le col d'un flacon. Couvrez le tout d'une cloche de verre tubulée en haut et sur le côté, et reçue dans un vase contenant assez d'eau seulement pour que sa base y plonge. Le Phosphore, converti en une liqueur acide, coule par l'extrémité des tubes dans l'entonnoir, et de là dans le flacon.

Cette opération, qui exige beaucoup de temps,

donne de l'Acide Phosphoreux liquide, oléagineux et incolore, dont on ne s'est point servi jusqu'à ce jour en médecine.

8. *Acide Phosphorique.*

Prenez : Phosphore. 500
     Acide Nitrique (32 degrés). 4,000

Mettez-les sur un bain de sable dans une cornue de verre tubulée, à laquelle est adapté un ballon suivi de deux flacons, pleins d'eau, et garnis chacun d'un tube de sûreté. L'appareil étant luté, versez l'Acide dans la cornue, et faites-le chauffer jusqu'à l'ébullition : alors introduisez le Phosphore coupé par morceaux. Continuez le feu tant qu'il se dégage des vapeurs nitreuses ; mais arrêtez l'opération dès qu'elles cessent, et l'Acide Phosphorique se trouvera dans la cornue, dénué de couleur.

A froid, cet Acide marque toujours 70 degrés, et sa densité est de 1,946 ; mais avant de l'employer en médecine, on y ajoute assez d'eau pour qu'il ne marque plus que 45 degrés, et que sa densité soit descendue à 1,454.

Obs. Il faut remarquer que l'Acide se condense beaucoup pendant le cours de l'opération, de sorte que, vers la fin, le Phosphore surnage au lieu d'occuper le fond de la liqueur. Il passerait alors dans le récipient, brûlé seulement par le contact de l'air. Pour prévenir cet inconvénient, on cesse le feu, et, après le refroidissement de l'appareil, on reverse dans la cornue l'Acide qui a passé dans le récipient : ensuite on chauffe de nouveau, et l'on continue, en ajoutant ce qui reste de Phosphore, jusqu'à ce que l'opération soit achevée.

9. *Acide Acétique* ou *Vinaigre distillé.*

Prenez : Bon Vinaigre de Vin . . *quantité nécessaire.*

Distillez au bain de sable dans une cornue ou un alambic de verre, jusqu'aux trois quarts à peu près, en ayant soin de faire deux ou trois portions du produit, suivant le temps de l'opération. Conservez ces portions dans autant de flacons distincts. La première est de l'Acide acétique plus faible, mais d'une odeur plus suave; la seconde est plus dense et plus concentrée, mais elle a une odeur empyreumatique.

10. *Acide Acétique pur* ou *Vinaigre radical.*

Prenez : Acétate de cuivre, en poudre
et sec . . . . *quantité nécessaire.*

Distillez-le dans une cornue de grès, en poussant le feu peu à peu jusqu'à ce que l'Acétate soit épuisé.

Il passe une liqueur légèrement verdâtre, qu'on rectifie en la distillant une seconde fois au bain de sable.

Ainsi obtenu, l'Acide Acétique est incolore, et exhale une odeur des plus pénétrantes; il marque 10 degrés à l'aréomètre, et sa densité est de 1,075.

11. *Acide Tartarique.*

Prenez : Tartrate acidule de Potasse. 1,000
Dissolvez-le dans suffisante quantité d'eau bouillante.
Ensuite jetez peu à peu dans cette solution
Carbonate de chaux pulvérisé 400

ou autant qu'il en faut pour saturer l'Acide.

Laissez reposer la liqueur devenue trouble; lavez le dépôt, qui est du Tartrate de Chaux, avec de l'eau, que vous y verserez peu à peu jusqu'à ce qu'elle ne contracte plus de saveur. Alors délayez ce Sel dans de l'eau chaude, mettez-le dans un vase de terre, et versez dessus

Acide sulfurique (66 degrés). 400

Laissez reposer, décantez la liqueur acide, et faites-la évaporer au bain marie, jusqu'à ce qu'elle soit réduite de plus de moitié. Retirez-la encore du feu, laissez-la reposer, séparez-la, par la décantation, du dépôt qui s'y forme, et faites-la évaporer assez pour qu'elle donne des cristaux, que vous obtiendrez purs et transparens après plusieurs cristallisations successives. Ces cristaux sont l'Acide Tartarique.

Obs. La liqueur première de laquelle le Tartrate de Chaux s'est précipité, contient du Tartrate neutre de Potasse, qu'on peut faire cristalliser, et conserver ensuite pour les usages de la médecine.

12. *Acide Oxalique.*

Prenez : Sucre en poudre 500
    Acide Nitrique (32 degrés) 3,000

Introduisez le Sucre dans une cornue de grande capacité, tubulée, placée sur un bain de sable, et à laquelle est adapté un ballon, qui communique avec un flacon plein d'eau par le moyen d'un tube recourbé. Versez d'abord la moitié de l'Acide par la tubulure de la cornue, et chauffez légèrement le sable. La liqueur fait effervescence; quand celle-ci est terminée, faites évaporer, et il se formera des cristaux que vous aurez soin d'enlever ; ajoutez alors la seconde portion d'Acide à la liqueur, et agissez comme la première fois. Dissolvez les cristaux dans de l'eau pure, et faites évaporer la liqueur : elle en fournira d'autres qui seront de l'Acide Oxalique pur.

13. *Acide Citrique.*

Prenez : Suc de Citron, obtenu
par expression. ./ . . . . *quantité nécessaire.*
    Mettez-le dans un vase de faïence, faites-le chauffer au bain marie, et ajoutez ensuite par parties
    Carbonate de Chaux. . . . . *quantité suffisante*
pour saturer l'Acide. Dès que le Citrate de Chaux sera déposé, décantez la liqueur, lavez le sel à plusieurs reprises, jusqu'à ce que l'eau soit presque sans couleur, et faites-le sécher. Alors

Prenez : Citrate de Chaux préparé par cette
méthode 3,000
    Mettez-le dans un vase de terre, de faïence ou de porcelaine, et ajoutez
    Eau. 6,000
    Le Citrate étant bien délayé, versez dessus
    Acide sulfurique (66 degrés) 2,000
    Remuez la masse, puis laissez-la reposer, et délayez-la enfin dans
    Eau. 12,000
    Faites chauffer lentement, puis bouillir dans un vase d'argent ou de plomb ; et lorsque le Sulfate

de Chaux sera déposé, décantez la liqueur, et passez-la.

Lavez le Sulfate jusqu'à ce qu'il ne communique
plus de saveur à l'eau. Réunissez les eaux de lavage à
la première liqueur, et faites évaporer le tout au bain
marie, jusqu'à ce qu'il se forme une pellicule à la
surface. Mettez alors la liqueur à l'étuve ; elle y donnera, en se refroidissant, des cristaux d'Acide Citrique, qu'il faudra dissoudre et faire évaporer deux
ou trois fois de suite, afin de les obtenir purs.

14. ACIDE BENZOÏQUE.

1°. *D'après la méthode de* Scheele.

Prenez : Lait de Chaux   1
    Étendez-le dans
    Eau commune   32
    Benjoin en poudre.   4

Mêlez d'abord la poudre de Benjoin avec le cinquième du Lait de Chaux, dont vous ajouterez peu
à peu le reste. Faites bouillir le mélange pendant
un quart d'heure, en le remuant sans discontinuer.
Éloignez-le alors du feu, laissez-le reposer, et décantez la liqueur claire qui surnage. Lavez plusieurs fois
le sédiment avec de nouvelle Eau de Chaux, et mêlez
le produit des différens lavages avec la liqueur que
vous avez déjà mise de côté. Faites ensuite évaporer
jusqu'à ce qu'il ne reste plus que le seizième du liquide, auquel vous ajouterez alors, goutte à goutte,
de l'Acide Muriatique, jusqu'à ce qu'il ne se précipite plus rien, et que le fluide lui-même ait contracté une saveur sensiblement acide. Filtrez, lavez
le précipité, et faites-le sécher entre deux feuilles
de papier. C'est l'Acide Benzoïque.

Si vous voulez sublimer cet Acide, en l'exposant à l'action du feu, vous l'obtiendrez sous la forme d'aiguilles très-légères et d'un beau brillant.

On doit le conserver dans des bocaux de verre bien bouchés et placés dans un endroit obscur.

2°. *Par sublimation*, autrefois appelé *Fleurs de Benjoin.*

Prenez : Benjoin choisi, grossièrement
     pulvérisé. . . . . *quantité nécessaire.*

Ayez deux capsules de terre, que vous renverserez l'une sur l'autre. Remplissez l'inférieure de Benjoin, et adaptez-y la supérieure, en ayant soin de coller une bande de papier sur les bords : ménagez toutefois une petite ouverture au papier, pour que l'air puisse, en cas de besoin, avoir accès dans la capsule supérieure. Allumez alors le feu, et il suffira d'une chaleur médiocre pour que l'Acide se rassemble, dans le couvercle, en aiguilles parfaitement blanches, qu'il faudra retirer d'heure en heure. On suspendra l'opération dès que les aiguilles jauniront.

15. *Acide Boracique.*

Prenez : Sous-Borate de Soude, très-pur 320
     Faites-le dissoudre dans
     Eau distillée bouillante. 1,600
     Passez, et ajoutez en plusieurs fois   -
     Acide Sulfurique (66 degrés) 100

Laissez reposer la liqueur : elle donnera, par le refroidissement, des cristaux que vous laverez à l'eau froide, et que vous ferez dissoudre de nouveau dans de l'eau bouillante, afin d'en obtenir de plus purs, qui seront l'Acide Boracique.

Si vous voulez avoir cet Acide sublimé, et sous la forme d'une neige appelée *Fleurs d'Acide Boracique*, faites évaporer la liqueur jusqu'à ce qu'il se produise une pellicule à sa surface. Alors, adaptez le chapiteau et le récipient de la cucurbite, et distillez sur le bain de sable jusqu'à siccité. Jetez l'eau qui passe la première, et conservez le restant. Lorsqu'il ne passe plus de vapeurs aqueuses, l'Acide se sublime. Enlevez-le quand l'appareil est refroidi, versez la liqueur distillée sur le résidu de l'opération, distillez encore, et conservez le fluide qui passe : vous aurez des Fleurs sublimées plus abondantes que la première fois. Continuez d'en agir ainsi jusqu'à ce qu'il ne se rassemble plus rien dans le chapiteau.

16. *Acide Succinique.*

V. Sect. IV, art. IV, pag. 269.

17. *Gaz Acide Carbonique.*

Prenez : Marbre bien blanc.

Introduisez-le, cassé en petits morceaux, dans un appareil convenable de vaisseaux, et versez dessus de l'Acide muriatique. Faites passer le Gaz Acide Carbonique qui se dégage à travers de l'eau, pour le purifier, et recevez-le dans des vases de capacité connue, qui serviront à le conserver.

Si vous employez de la Craie en place de Marbre, commencez par la faire chauffer à un feu modéré, pour lui enlever toute son odeur : ensuite pilez-la, délayez-la dans de l'eau avec de l'Acide Sulfurique, et recevez le Gaz dans un appareil de vaisseaux semblable à celui qui sert pour l'opération précédente.

Obs. Il vaut mieux recourir à l'Acide Muriatique quand on retire le Gaz de Marbre, parce que si l'on employait l'Acide Sulfurique, le Sulfate de Chaux qui se concréterait à la surface des morceaux, empêcherait bientôt l'Acide de dissoudre le Sel, de sorte que le dégagement de l'Acide Carbonique s'arrêterait.

18. *Acide Hydro-Cyanique.*

L'usage de l'Acide Hydro-Cyanique ou Prussique ayant été introduit depuis peu en médecine, d'après les conseils de M. Magendie, plusieurs médecins ont pensé qu'il était nécessaire de décrire ici la manière de le préparer.

1°. *D'après la méthode de* Scheele.

Prenez : Cyanure de Fer (Bleu de Prusse). .   128
      Deutoxide de Mercure.   64
      Eau distillée   500

      Faites bouillir, dans une capsule de porcelaine, pendant un quart d'heure, avec l'attention de remuer sans cesse. Passez, filtrez, et lavez le résidu dans

      Eau bouillante   128

      Mêlez ensemble les liqueurs chargées de Cyanure de Mercure, introduisez-les dans un flacon, et ajoutez-y

      Limaille de Fer porphyrisée.   96
      Acide Sulfurique (66 degrés).   24
étendu dans
      Eau distillée.   24

      Agitez le mélange, et tenez pendant une heure le flacon plongé dans de l'eau froide :

il se précipitera un sédiment qui contient
du Mercure.

Versez alors la liqueur, qui consiste en
une dissolution de Sulfate de Fer et d'Acide
Hydro-Cyanique, dans une cornue tubulée,
placée sur un bain de sable, au col de laquelle
est adaptée une allonge qui se rend dans un
ballon tubulé d'où part un tube recourbé,
dont l'autre extrémité plonge dans un flacon plein d'eau. L'appareil étant bien luté,
et le ballon couvert de linges mouillés qu'on
renouvelle souvent, on pousse le feu jusqu'à
ce que la liqueur bouille, et qu'il ait passé
de liquide, dans le récipient. 192

Comme ce liquide est presque toujours
chargé d'une matière colorante étrangère, ,
on y ajoute,

Carbonate de Chaux 8

On le distille de nouveau, et on obtient
de cette seconde opération. 128
seulement de liqueur acide, qu'on conserve dans un
bocal garni de papier noir à l'extérieur.

Obs. Il ne faut délivrer l'Acide Prussique qu'en
vertu d'une ordonnance revêtue d'une signature
connue.

2°. *D'après le procédé de* M. Robiquet.

Comme une foule de circonstances font varier souvent la constitution et les propriétés de
l'Acide de Scheele, comme surtout le Cyanure
de Fer n'est pas toujours pur, et qu'il présente
souvent de grandes différences, M. Robiquet a
proposé, pour se procurer l'Acide, un moyen

plus certain, qui consiste à mêler avec parties égales d'eau l'Acide Hydro-Cyanique obtenu par la méthode de M. Gay-Lussac. Malgré que cette méthode soit assez connue, nous allons la reproduire ici afin qu'il ne se glisse point d'erreur.

Ayez une cornue tubulée, au col de laquelle vous adapterez un large tube de verre, rempli de Marbre concassé, et de Muriate de Chaux fondu au feu. De ce tube en partira un autre plus étroit, allant se rendre dans une cloche entourée d'un mélange réfrigérant.

Introduisez alors dans la cornue du Cyanure de Mercure, avec assez d'Acide Muriatique pour dépasser la substance métallique, de la hauteur d'un doigt seulement. Chauffez modérément et par degrés, afin que l'Acide Hydro-Cyanique ne se dégage que d'une manière lente, et qu'en traversant le Marbre et le Muriate de Chaux, il se débarrasse à la fois de toute son eau, et de l'Acide Hydro-Chlorique. Le froid le condense dans la cloche, où on le trouve pur; sa densité est de 0,700. En le mélant avec une égale quantité d'eau, on le ramène aisément à la densité que doit avoir l'Acide de Scheele, c'est-à-dire 0,900; et on peut l'employer avec plus d'assurance en médecine, parce qu'on est parfaitement certain de la dose à laquelle on le fait entrer dans les potions.

3o. *D'après le procédé de* M. Vauquelin.

Prenez : Cyanure de Mercure. 100
Eau distillée. 800
Dissolvez le Cyanure à une douce chaleur, et faites passer dans la liqueur un peu plus d'Acide

Hydro-Sulfurique qu'il n'en faut pour la saturer.
Passez, pour séparer le Sulfure de Mercure qui
s'est précipité. La colature renferme de l'Acide
Hydro-Cyanique, mêlé d'un peu d'Acide Hydro-
Sulfurique. Il sera facile d'enlever ce dernier à
l'aide du Sous-Carbonate de Plomb pulvérisé, en
quantité plus que suffisante pour l'absorber. On
remue de temps en temps la liqueur et la poudre,
et enfin l'on passe. Alors on a l'Acide Hydro-Cyanique dissous dans l'eau, libre de toutes matières
étrangères, et d'une densité pareille à celle de
l'Acide de Scheele.

ARTICLE DEUXIÈME.

I. DES ALCALIS ET DES SOUS-CARBONATES ALCALINS.

1. *Sels lixiviels.*

Les *Alcalis* obtenus en évaporant la lessive des
cendres, ou les *Sels Lixiviels*, sont formés de
Carbonate de Potasse ou de Soude, mêlé avec
d'autres Sels neutres, tels que les Sulfates et Muriates de Potasse et de Soude, abondamment ré-
pandus dans les cendres fournies par la combustion de diverses espèces de plantes. On conçoit
qu'un mélange aussi peu constant de substances
différentes, doit produire des effets très-variés,
et qu'il ne faut en attendre rien de certain.
Cependant, comme les médecins ont recours
dans beaucoup d'occasions à ces médicamens,
nous avons jugé à propos de faire connaître ici
la manière dont les pharmaciens peuvent s'y
prendre pour les préparer. Ils sont constamment

colorés et bruns , et l'on doit les conserver dans des vases bien bouchés ; car la plupart attirent l'humidité de l'air.

2. *Sel de Plantes , d'après la méthode de* Tachenius.

Prenez : Plante quelconque sèche,
Absinthe , par exemple.. . . . . *quantité nécessaire.*
Mettez-la dans une marmite de fer, munie d'un couvercle : allumez dessous un feu assez modéré pour que la plante brûle lentement, et se carbonise, en répandant beaucoup de fumée, mais sans donner de flamme. Otez ensuite le couvercle, et, continuant de chauffer, brûlez le charbon, en prenant garde qu'il ne flambe , et le remuant sans cesse avec une baguette de fer, jusqu'à ce qu'il soit incinéré. Faites bouillir fortement cette cendre avec six fois son poids d'eau pure, passez la lessive bouillante à travers un linge, faites-la évaporer jusqu'à siccité dans un vase de fer , en la remuant avec soin vers la fin de l'opération, pour que la matière qui reste ne s'attache pas. Cette matière , qui a une couleur brunâtre, dont la saveur est âcre, et qui attire l'humidité de l'air , sera conservée dans un bocal bien bouché.

On peut préparer de la même manière les Sels Lixiviels de Petite Centaurée, de Genêt, etc.

II. SOUS-CARBONATES ALCALINS.

Les Carbonates et Sous-Carbonates Alcalins seraient certainement mieux placés dans la Section huitième, et parmi les Sels. Il nous a néanmoins paru plus utile d'en parler ici, parce qu'on les prépare comme les Substances dont nous venons de faire mention, qu'ils ont avec elles une grande analogie de propriétés, qu'ils se forment spontanément par la simple exposition des Alcalis au contact de l'air, et enfin que les médecins font peu d'usage de ces derniers eux-mêmes lorsqu'ils sont entièrement dépouillés d'Acide Carbonique.

1. *Sous-Carbonate de Potasse produit de la combustion du Tartre*, communément appelé *Sel de Tartre.*

(*Sous-Deuto-Carbonate de Potassium*, Nouv. Nomencl.)

Prenez : Tartrate acidule de Potasse ordinaire
autant que vous voudrez.
Chauffez-le dans une marmite de fer, en le remuant sans cesse, jusqu'à ce qu'il ne se dégage plus de fumée. Dissolvez alors dans l'eau distillée, évaporez jusqu'à siccité, et conservez le résidu dans un bocal bien fermé avec un bouchon de liége.

2. *Sous-Carbonate de Potasse produit par la déflagration du Tartrate acidule de Potasse et du Nitrate de Potasse,* communément appelé *Nitre fixé par le Tartre.*

(*Sous-Deuto-Carbonate de Potassium*, Nouv. Nomencl.)

Prenez, Nitrate de Potasse pur, et
Tartrate acidule de Potasse, bien secs et
pulvérisés, de chaque. . . . . *parties égales.*
Mêlez-les dans un mortier de fer, enflammez-les en approchant d'eux un charbon

allumé ; après la déflagration ; faites dissoudre la masse dans

Eau distillée. . . . . *quantité suffisante.*
Passez, évaporez à siccité, etc.

3. *Sous-Carbonate de Potasse préparé par la déflagration
du Nitrate de Potasse avec le Charbon*, communément
appelé *Nitre fixé.*

(*Sous-Deuto-Carbonate de Potassium*, Nouv. Nomencl.)

Prenez : Nitrate de Potasse pur. 16
Faites-le fondre au feu dans une chaudière de fer, et projetez à plusieurs reprises sur la matière en fusion
Charbou grossièrement pulvérisé. 2
jusqu'à ce qu'il ne se fasse plus de déflagration.
Retirez la matière du vase, faites-la dissoudre
dans de l'eau distillée ; passez la solution, et évaporez-la jusqu'à siccité.

4. *Carbonate de Potasse.*

(*Deuto-Carbonate de Potassium*, Nouv. Nomencl.)

Prenez : Carbonate de Chaux, cassé en petits
morceaux. . . . . *autant qu'il en faut.*
Jetez-le dans une petite barrique, ou dans une
bouteille de grès, garnie de deux orifices. Adaptez
à l'un de ces orifices un entonnoir placé au bout
d'un tube recourbé en ∽, à l'autre un tube recourbé
allant se rendre dans un flacon à trois tubulures,
rempli d'eau, et garni lui-même d'un tube de sûreté
et d'un autre tube recourbé qui plonge dans un
second flacon contenant une dissolution de Sous-

Carbonate de Potasse, assez chargée pour marquer
28 à 3o degrés.

L'appareil étant disposé, versez par l'entonnoir
du premier tube, de l'Acide Muriatique ou de l'A-
cide Sulfurique à 20 degrés. Au premier contact de
l'Acide, le Gaz Acide Carbonique se dégage avec
effervescence : versez de nouvel Acide toutes les
fois que le mouvement se ralentit, jusqu'à ce que le
Sous-Carbonate de Potasse, converti en Carbonate,
laisse déposer des flocons de Silice. Filtrez la liqueur pour séparer ce sédiment, et continuez de
verser de l'Acide sur le Sel calcaire, jusqu'à saturation parfaite. L'opération étant alors terminée, le
Carbonate de Potasse déposera spontanément, dans
le dernier flacon, des cristaux, qu'il faudra laver
avec de l'eau distillée, et conserver pour l'usage.

Obs. Si l'on se sert de l'Acide Sulfurique, il
faudra commencer par le mettre dans la bouteille,
et on y versera ensuite peu à peu le Carbonate de
Chaux délayé dans de l'eau. L'Acide Carbonique se
dégagera ainsi d'une manière plus uniforme, et se
combinera plus facilement avec le Sous-Carbonate
de Potasse.

5. *Sous-Carbonate de Soude.*

(*Sous-Deuto-Carbonate de Sodium*, Nouv. Nomencl.)

Prenez : Soude d'Alicante,
Ou toute autre espèce de Soude du commerce,

autant qu'il en faut.

Réduisez-la grossièrement en poudre, que vous
exposerez à l'air, en ayant soin de la remuer de temps
en temps. Dès qu'elle sera devenue blanche, faites-
la dissoudre dans de l'eau de pluie. Évaporez la

lessive jusqu'à ce qu'elle soit arrivée à 28 ou 30 degrés de densité. Alors laissez-la reposer, pour qu'il s'y forme des cristaux ; dissolvez ces cristaux dans une nouvelle quantité d'eau, et faites encore une fois cristalliser la liqueur pour avoir le Sel pur.

6. *Sous-Carbonate d'Ammoniaque.*

Prenez : Muriate d'Ammoniaque sec et pulvérisé. 6

Carbonate de Chaux sec et pulvérisé. . . 5

Mêlez intimement ces deux substances , et introduisez-les dans une cornue de grès bien lutée , dont le col se rendra dans une bouteille de grès, ou dans un récipient en plomb. Mettez la cornue sur le feu, et augmentez la chaleur peu à peu, jusqu'à ce qu'il ne passe plus rien dans le récipient, ce que vous connaîtrez quand il ne s'échauffera plus. Pendant l'opération il faudra l'entourer de glace et d'eau froide pour l'empêcher de devenir trop chaud , et laisser une légère issue aux vapeurs qui ne peuvent point se condenser.

Le même récipient peut servir à plusieurs distillations. Dès qu'il renferme la quantité de sel concret qu'on désire obtenir, on le casse s'il est de terre, ou bien on le coupe s'il est de plomb ; on enlève la substance saline, et on la renferme sur-le-champ dans des bocaux bien bouchés.

On peut l'obtenir également en substituant le Carbonate de Potasse au Carbonate de Chaux, et il est même un peu plus pur ; car alors il n'est pas chargé de Chaux, que certaines personnes prétendent qu'il entraîne lorsqu'on se sert de cette dernière matière.

Voyez aussi la préparation du Sous-Carbonate d'Ammoniaque par la distillation (Sect. IV, Art. IV, p. 271 et 272).

7. *Sous-Carbonate de Magnésie.*

(Sous-Carbonate de Magnesium , Nouv. Nomencl.)

Prenez : Sulfate de Magnésie.   10

   Faites-le dissoudre dans

Eau très-pure. 5o

   Passez la liqueur, et versez dessus assez de Sous-Carbonate de Potasse liquide pour opérer la décomposition du Sel Magnésien.

   Etendez le sédiment sur une toile, pour le faire égoutter, puis lavez-le avec de l'eau pure, jusqu'à ce que l'eau de lavage ne précipite plus par la dissolution de Muriate de Baryte.

   Cela fait, pour bien dessécher la Magnésie, étendez-la sur des tables faites avec une matière très-avide d'eau, comme la craie, le plâtre ou le bois blanc, dans un lieu sec et médiocrement échauffé.

III. ALCALIS.

8. *Potasse préparée au moyen de la Chaux et fondue au feu,* appelée autrefois *Pierre à Cautère.*

(Deutoxide de Potassium , Nouv. Nomencl.)

Prenez, Sous-Carbonate de Potasse.   200

   Chaux cassée en petits morceaux.   100

   Lessivez-les avec

Eau commune.   1,200

   Passez la liqueur à travers un linge, et faites-la évaporer jusqu'à siccité dans une chaudière de

fonte , à feu nu. Faites fondre la matière sèche
dans un creuset, et coulez-la sur une assiette ou
sur un marbre chaud. Dès qu'elle sera prise en
masse et refroidie, cassez-la en morceaux, que
vous renfermerez promptement, dans un bocal sec,
bouché avec beaucoup de soin.

9. *Potasse liquide.*

Faites la même lessive que ci-dessus,
avec une plus gande quantité d'eau, c'est-
à-dire. . . . . . . : 3,000

Passez également la liqueur, et rapprochez-la par
l'évaporation jusqu'à ce qu'elle marque 36 degrés
à l'aréomètre : laissez-la alors reposer, décantez-la,
et vous aurez la Potasse liquide , dont la densité
sera de 1,334 ; de sorte qu'il en tiendra quatre
onces dans une fiole capable de contenir trois
onces d'eau. On s'en sert principalement pour faire
le savon avec lequel on prépare le Baume appelé
Opodeldoch; (Voy. Sect. VIII. Art. Savons, n°. 6.)

Obs. Si l'on veut avoir de la Potasse parfaitement
pure, c'est-à-dire, dégagée des sels étrangers et de
tout le carbonate mêlés avec elle, faites évaporer la
Potasse liquide jusqu'à siccité ; dissolvez-la dans de
l'Alcool très-pur (30==40 degrés), et privez-la ensuite d'une partie de cet Alcool par la distillation.
Evaporez ce qui reste dans une bassine d'argent : la
surface de la liqueur se couvrira d'une pellicule
noirâtre, qu'il faudra enlever. Versez le restant sur
des plaques d'argent. La Potasse parfaitement pure
se prendra en masse, et il faudra la renfermer de
suite dans des bocaux bien bouchés. C'est là ce
qu'on appelle *Potasse par l'Alcool*, qui brûlerait avec

bien plus de force que la pierre à Cautère si on la faisait fondre au feu, et dont l'action beaucoup trop vive, nuisible même, ne permet pas de l'employer pour ouvrir des cautères.

L'Alcool (26=36 degrés), saturé de cette Potasse, en contient une partie sur quatre en dissolution, et constitue une teinture d'un jaune foncé ou rougeâtre, entièrement semblable à la *Teinture des métaux*, si célèbre autrefois, et que les anciens chimistes connaissaient aussi sous le nom de *Lilium de Paracelse*.

10. *Soude Caustique liquide*, communément appelée *Lessive des Savonniers*.

Prenez : Chaux cassée en petits morceaux. . .   500
    Carbonate de Soude. 1,000
    Faites bouillir avec
    Eau. . . . . *quantité suffisante*.

Passez la lessive, et faites-la évaporer jusqu'à ce qu'un vase, de la capacité de huit gros d'eau commune, en contienne onze gros; refroidie, elle marquera 36 degrés à l'aréomètre.

Laissez-la reposer alors, décantez la liqueur qui surnage, et mettez-la dans un flacon de verre bouché.

11. *Ammoniaque*, communément appelée *Esprit de Sel Ammoniac, préparé par le moyen de la Chaux*.

Prenez : Muriate d'Ammoniaque.   400
    Chaux nouvellement éteinte. 4 0
    Pulvérisez ces deux substances à part, mêlez-les promptement ensemble, et mettez-les dans une grande cornue lutée.

27

Adaptez à cette cornue un ballon, terminé par une allonge communiquant avec un appareil de Woulf.

Versez aussitôt, dans le second et le troisième flacons,

Eau distillée. 400

Mettez moins d'eau dans le premier, et seulement assez pour laver le Gaz : vous la jetterez à la fin de l'opération, parce qu'elle contiendra de l'Ammoniaque impure et colorée par des matières étrangères.

Tout étant disposé, et l'appareil bien luté, poussez le feu par degrés jusqu'à ce qu'il ne passe plus rien, laissez refroidir l'appareil, retirez promptement l'eau saturée d'Ammoniaque, et conservez-la dans un vase bien bouché.

Préparée de cette manière, l'Ammoniaque marque 12===22 degrés, et sa densité est de 0,923.

12. *Préparation de la Magnésie pure.*

(*Oxide de Magnesium*, Nouv. Nomencl.)

Prenez : Carbonate de Magnésie. . *autant qu'il en faut.*

Mettez-le dans un creuset de terre à un feu assez vif, jusqu'à ce qu'il ne fasse plus effervescence avec l'Acide Muriatique. Alors laissez refroidir la matière, et conservez-la dans un bocal bien bouché.

Ainsi dépouillé de son eau et de son Acide Carbonique, le Carbonate de Magnésie aura perdu les deux tiers de son poids.

ARTICLE TROISIÈME.

DES MÉTAUX ET DES OXIDES MÉTALLIQUES.

Parmi les *Métaux*, il en est que les pharmaciens emploient purs et doués de leur brillant, tandis qu'ils ne se servent des autres que sous forme d'*Oxides*. Comme les Oxides varient beaucoup quant au degré d'Oxidation, et qu'ils fournissent ainsi des médicamens doués de propriétés fort différentes, il faut choisir avec le plus grand soin ceux qui conviennent au but qu'on se propose d'atteindre. Les Métaux à l'état métallique doivent être employés très-purs ou purifiés : on a donc recours à des caractères particuliers, afin d'éprouver ceux qu'on tire du commerce pour les faire servir à différens usages ; car les matières étrangères dont ils sont le plus souvent mêlés, leur communiquent une manière d'agir tout-à-fait différente de celle qu'on attend d'eux. Le pharmacien ne doit pas avoir davantage de confiance dans les Oxides qui arrivent par la voie du commerce : la plupart, en effet, surtout ceux de Plomb, d'Antimoine, de Zinc et de Bismuth, sont impurs, et exigent des soins bien dirigés pour être ramenés à l'état de pureté.

I. MÉTAUX.

1. *Antimoine*, appelé autrefois *Régule d'Antimoine*.

Prenez : Sulfure d'Antimoine. 16
      Tartrate acidule de Potasse. 12
      Nitrate de Potasse. 6
      Réduisez chacune de ces substances à part en poudre très-fine, et jetez-les par parties, mêlées ensemble, dans un creuset, à l'aide d'une cuiller

*

de fer : chaque fois elles brûleront, le creuset couvert. La déflagration étant terminée, augmentez le
feu jusqu'à ce que la matière soit fluidifiée ; versez-
la dans un cône en fer, échauffé et graissé de suif,
sur lequel vous frapperez de temps en temps de
petits coups. Quand la masse sera solidifiée, retirez
l'Antimoine qui occupe le fond du cône, après avoir
enlevé les scories.

2. *Mercure pur retiré du Sulfure rouge.*

Prenez : Sulfure de Mercure rouge.   1,000
    Triturez – le avec Limaille de fer, ou
Chaux.   500
   Introduisez le mélange dans une cornue de
terre lutée, remplie à moitié ou aux deux tiers, et
à laquelle est adapté un vaste récipient de verre,
contenant de l'eau froide : le col de la cornue doit
être assez long pour atteindre la surface de l'eau.
Entourez son orifice d'un linge retenu par un lien,
pour éviter la perte, afin que les globules de Mercure qui tombent du col soient réunis par ce
linge humide, le traversent, et aillent gagner le
fond de l'eau.

   L'appareil étant disposé, augmentez le feu par
degrés, jusqu'à ce que la cornue devienne rouge. On
séchera le Mercure en le passant à travers une toile
épaisse, ou une peau de Chamois.

2°. *Oxides métalliques.*

Nous avons cru devoir ne pas nous borner à
faire mention des Oxides purs, mais parler encore de quelques-uns d'entre eux, dans lesquels

il entre une si faible proportion d'Acide, que les pharmaciens sont habitués depuis long-temps à les compter au nombre des Oxides; nous aurons, d'ailleurs, soin, lorsque nous examinerons chacun d'eux en particulier, d'indiquer en quoi ils diffèrent de ceux qui méritent réellement ce dernier nom.

1. *Oxide* ou plutôt *Sous-Nitrate de Bismuth*, communément appelé *Magistère de Bismuth*.

(*Sous-Nitrate de Bismuth*, Nouv. Nomencl.)

Prenez : Bismuth.. 60
  Acide Nitrique (à 32 degrés). 180
  Faites dissoudre le Bismuth cassé en morceaux dans l'Acide, et mêlez la dissolution avec
  Eau distillée. 240
  Il en résultera une liqueur trouble, que vous verserez dans un vase de verre assez ample pour contenir à peu près vingt fois autant d'eau distillée. Lavez parfaitement la poudre blanche qui se dépose, faites-la sécher dans un endroit chaud où les rayons du soleil ne puissent pas pénétrer, et conservez-la pour l'usage.

2. *Oxide de Fer noir préparé à l'eau*, communément appelé *Ethiops Martial*.

(*Protoxide de Fer*, Nouv. Nomencl.)

1°. *D'après la méthode ordinaire.*
Prenez : Limaille de Fer préparée. . *autant qu'il en faut.*
  Mettez-la dans un large vase de terre ou de

vefre, versez dessus de l'eau commune bien filtrée,
de manière à la couvrir de six doigts de liquide :
remuez le vase plusieurs fois chaque jour, tenez-
le toujours couvert, dans la crainte que l'air n'entre en contact avec le fer, et, s'il le faut, ajoutez
une nouvelle quantité d'eau, afin qu'elle conserve toujours le même niveau au-dessus du métal.
Sans ces précautions, le fer se prendrait en grumeaux difficiles à triturer, et toute la peine serait
perdue. Au bout de quelques semaines, il y aura au
foud du vase une poudre noire très-fine, qu'il faut
rassembler sur un filtre de papier, et faire promptement sécher dans une cucurbite à distillation,
couverte de son chapiteau.

Oss. Il est bien plus expéditif et plus facile de
préparer cet Oxide au moyen d'une machine disposée de manière à mettre la Limaille de Fer continuellement en mouvement sous l'eau.

2°. *D'après la méthode de M.* Guibourt, *adoptée à la
Pharmacie centrale des Hôpitaux.*

Prenez : Limaille de Fer. 4,000
ou. . . . . *autant que vous voudrez.*
Triturez-la dans un mortier, puis mettez-la dans
un large vaisseau de faïence ou de porcelaine, et
versez de l'eau dessus jusqu'à ce qu'elle soit bien
lavée, et que le liquide sorte sans couleur : alors
inclinez un peu le vase, comprimez la Limaille, et
laissez-la égoutter pendant quelques minutes; après
quoi, redressez le vaisseau, remuez la Limaille avec
une spatule de fer, et ajoutez-y peu à peu assez
d'eau pour l'humecter. Au bout de quatre ou cinq
jours, lavez-la pour enlever l'Oxide de fer noir,

qui se dépose au fond de l'eau, qu'on rassemble sur un filtre, et qu'on fait sécher au four, après l'avoir bien exprimé.

Obs. Il faut avoir soin surtout que le fer soit toujours imbibé d'une même quantité d'eau, de manière qu'il ne cesse jamais d'être humecté, et que cependant le liquide ne s'écoule pas lorsqu'on incline le vase. Avec ces précautions, il ne tarde point à se dégager du gaz hydrogène, reconnaissable à son odeur particulière; la masse, qui s'échauffe, marque le premier jour 24 degrés, R. (30 centig.), le second 28 ; R.(36 centig.), et le troisième près de 40 R. (50 centig.); mais le dégagement de chaleur, dû à la combinaison de l'Oxigène avec le Fer, ne va pas au-delà de ce dernier terme. Pour qu'il persiste, il faut remuer souvent la masse, et prendre garde qu'elle ne soit trop ou trop peu humide : sans quoi, l'opération se fait d'une manière inégale. Au bout de cinq jours, une grande partie du Fer est convertie en Oxide, et la chaleur diminue. On lave alors la masse, pour enlever l'Oxide, que l'eau entraîne, et l'on agit ensuite de même pour la portion de Limaille encore inattaquée. En suivant cette méthode, on parvient sans peine à se procurer en peu de jours une grande quantité d'Oxide de Fer noir, d'autant meilleur que le Fer et l'Eau auront servi seuls à le préparer.

3°. *Préparé avec l'Acide Acétique.*

Prenez : Sulfate de Fer très-pur.   500
Eau distillée.   4,000
Faites dissoudre le Sulfate dans l'eau,

passez et ajoutez, en plusieurs fois, à la colature,

    Sous-Carbonate de Soude. 5oo
    Dissous dans
    Eau distillée.   4,000

Lavez parfaitement, et desséchez avec lenteur
la matière qui reste au fond du vase après la décantation de la liqueur. Versez ensuite dessus de
l'Acide Acétique faible, dans la proportion de 3 à 8 :
mêlez bien le tout, et introduisez-le dans une
cornue de grès lutée. Distillez, suivant l'art : après
le refroidissement, retirez l'Oxide de la cornue, et
conservez-le pour les usages de la médecine.

5. *Oxide de Fer brun*, communément appelé *Safran de*
Mars apéritif.

(*Sous-Deuto-Carbonate de Fer*, Nouv. Nomencl.)

Prenez : Sulfate de Fer. 5oo
    Dissolvez-le dans
    Eau distillée.   4,000
    Sous-Carbonate de Potasse ou de
Soude . . . . *quantité suffisante*
pour précipiter tout l'Oxide : lavez le précipité à l'eau chaude, séchez-le, pulvérisez-le, et conservez-le dans un bocal fermé.

On peut préparer la même substance
par l'exposition à la rosée, de la manière
suivante.

Prenez : Limaille de Fer très-pure,

. . . . *quantité nécessaire.*

Exposez-la à la rosée, ou arrosez-la de temps en
temps avec de l'eau de pluie, jusqu'à ce qu'elle soit

convertie en rouille, que vous porphyriserez sans eau, et conserverez pour l'usage.

6. *Oxide de Fer rouge*, communément appelé *Colcothar.*

Prenez : Sulfate de Fer. . . . . . *quantité nécessaire.*

Calcinez-le à grand feu dans un creuset, jusqu'à ce qu'il soit converti en une masse d'un rouge foncé ; conservez pour l'usage.

En lavant bien cette matière avec de l'eau bouillante, vous aurez l'Oxide de Fer rouge, ou Deutoxide, très-pur.

7. *Oxide de Zinc*, appelé *Fleurs de Zinc.*

Prenez : Zinc. . . . . *quantité nécessaire.*

Mettez-le dans un creuset large et élevé, placé au milieu des charbons ardens. Poussez le feu jusqu'à ce que le Métal entre en fusion, et brûle enfin avec une flamme d'un bleu verdâtre : couvrez alors le creuset, soit avec une cuiller de fer, soit avec un autre creuset renversé, pour rassembler les flocons légers et blancs comme de la neige, qu'on appelle vulgairement *Fleurs.* Sans cette précaution, tout le Zinc se disperserait dans l'atmosphère, et le laboratoire serait rempli d'une sorte de laine voltigeant de tous côtés, ce qui avait fait donner par les anciens à l'Oxide le nom de *Nihil album* ou de *Lana philosophica.* Retirez de temps en temps ces flocons pour mettre la surface du métal à découvert, et permettre à la combustion de continuer.

8. *Oxide de Zinc par précipitation*, ou plutôt *Sous-Carbonate de Zinc.*

(*Sous-Carbonate de Zinc*, Nouv. Nomencl.)

Prenez : Sulfate de Zinc très-pur. . *quantité nécessaire.*

Dissolvez-le dans suffisante quantité d'eau. Ajoutez peu à peu du Sous-Carbonate de Potasse à la solution, jusqu'à ce qu'il ne se précipite plus rien. Lavez bien le précipité, qui est du Sous-Carbonate de Zinc; faites-le sécher, et conservez-le pour l'usage.

9. *Oxide d'Antimoine blanc, préparé par le moyen du Nitre,* communément appelé *Antimoine diaphorétique.*

Prenez: Antimoine pur,

Nitrate de Potasse purifié, de chaque. .   250

Réduisez-les en poudre, et mêlez-les. Projetez le mélange, avec une cuiller, dans un creuset rouge : chaque fois il y aura déflagration. Quand tout sera brûlé, poussez le feu pendant une demi-heure à peu près, et, au bout de ce laps de temps, versez la matière à demi fluide dans de l'eau. Lavez à plusieurs reprises la poudre qui se dépose, jusqu'à ce que l'eau de lavage n'ait plus aucune saveur.

Cette matière consiste en un mélange d'Oxide d'Antimoine et d'un cinquième environ de Potasse. Si l'on verse de l'Acide Acétique dans l'eau qui a servi à la laver, cette eau devient lactescente, et il se précipite une substance très-blanche, qui, rassemblée sur un filtre, lavée plusieurs fois et séchée, constitue le Peroxide d'Antimoine. On le connaît vulgairement sous le nom de *matière perlée de Kerkringius.*

10. *Oxide ou Sous-Muriate d'Antimoine, obtenu par précipitation,* communément appelé *Poudre d'Algaroth, ou Mercure de vie.*

(*Sous-Muriate d'Antimoine,* Nouv. Nomencl.)

Prenez : Muriate d'Antimoine liquide

. . . . *quantité nécessaire.*

Eau distillée.. . . . . *quantité suffisante.*
Mêlez en agitant.

Il se dépose sur-le-champ une poudre qu'on lave à l'eau froide, qu'on fait ensuite sécher, et qu'on conserve pour l'usage.

11. *Oxide de Mercure noir, obtenu par précipitation.*

(*Protoxide de Mercure,* Nouv. Nomencl.)

Prenez : Proto-Nitrate, ou Nitrate de Mercure peu oxidé. 100
    Faites-le dissoudre dans
    Eau distillée. 1,600
    Versez peu à peu dans la solution,
    Potasse liquide pure. . . . . . *quantité suffisante,*
c'est-à-dire jusqu'à ce qu'il ne se précipite plus rien. Lavez bien la poudre noire à l'eau distillée ; faites-la sécher, et conservez-la, pour l'usage, dans un bocal fermé, à l'obscurité.

12. *Oxide de Mercure noir, précipité du Proto-Nitrate par l'Ammoniaque,* appelé communément *Mercure soluble de* Hahnemann.

(*Sous-Proto-Nitrate de Mercure et d'Ammoniaque,* Nouv. Nomencl.)

Prenez : Mercure coulant. 6
    Acide Nitrique (à 32 degrés). 4
    Introduisez ces deux substances dans une fiole de verre, et faites-les chauffer jusqu'à ce que le Mercure commence à se dissoudre. Continuez de faire bouillir la liqueur, jusqu'au moment où il se forme une masse cristalline, jaune dans son intérieur : laissez-la encore un instant sur le feu, retirez-la

ensuite , et agitez-la bien pour qu'elle se prenne en cristaux jaunâtres, mêlés confusément. Alors, versez ce que la fiole contient dans un mortier de verre, et mêlez avec le sel, par la trituration, ce qui reste encore de Mercure intact. Versez cependant de l'eau distillée avec un peu d'Acide Nitrique, et triturez pendant long-temps ; puis laissez reposer un peu, et décantez la liqueur. Versez une nouvelle fois de l'eau , avec un peu d'Acide Nitrique, sur le résidu, et triturez-le. Continuez ainsi jusqu'à ce que tout le Sel soit dissous, et qu'il ne reste plus que le Mercure encore à l'état métallique.

Cela fait, réunissez toutes les liqueurs dans un vase de verre, et, en les remuant sans cesse avec un tube de verre , versez-y goutte à goutte de l'Ammoniaque, avec assez de précaution pour ne pas excéder la quantité nécessaire à la précipitation de l'Oxide de Mercure noir. Laissez reposer un peu la liqueur, et décantez-la. Lavez alors à plusieurs reprises la poudre qui s'est déposée au fond, étendez-la sur du papier gris, pour la faire égoutter, essuyez-la entre deux feuilles de papier Joseph, et achevez de la faire sécher dans l'étuve, en ayant soin de ne pas l'exposer à la lumière.

On conserve cette poudre dans un flacon couvert d'un papier noir en dehors.

13. *Oxide de Mercure rouge*, ou *Peroxide de Mercure*, appelé autrefois *Mercure précipité rouge.*

(*Deutoxide de Mercure*, Nouv. Nomencl.)

Prenez : Mercure revivifié du Cinabre. . . .   160
        Acide Nitrique (à 32 degrés).   180
c'est-à-dire, en quantité suffisante pour que le Mercure puisse s'y dissoudre tout entier.

Introduisez le Mercure dans un matras plat, placé sur un bain de sable tiède. Versez l'Acide dessus, et chauffez un peu, pour opérer la solution. Augmentez alors la chaleur, et faites évaporer la liqueur jusqu'à siccité. Poussez encore le feu, pour faire rougir la matière, jusqu'à ce qu'il ne s'en dégage plus de vapeurs nitreuses. Laissez ensuite refroidir lentement l'Oxide, que vous conserverez pour l'usage.

Si vous voulez avoir un Oxide entièrement dépouillé d'Acide, de manière à n'avoir aucun effet caustique à redouter de sa part, il faudra le préparer de la manière suivante.

14. *Oxide ou Peroxide de Mercure rouge, préparé sans acide et par l'action de l'air à la chaleur,* autrefois appelé *Mercure précipité per se.*

(*Deutoxide de Mercure,* Nouv. Nomencl.)

Prenez : Mercure pur. . . . . . . *quantité nécessaire.*

Versez-le dans plusieurs capsules à fond plat, dont le col est tiré à la lampe, et en assez petite quantité pour qu'il ne fasse que couvrir le fond de chacune. Placez ces capsules sur le sable, et augmentez le feu par degrés, jusqu'à ce que le Mercure entre presque en ébullition. Continuez sans interruption pendant plusieurs heures : vous obtiendrez ainsi une poudre rougeâtre, qu'il faudra séparer. L'opération se continuera de la même manière, jusqu'à ce que le métal soit ainsi converti presque tout entier en poudre rouge.

ARTICLE QUATRIÈME.

DU SOUFRE.

Soufre précipité, autrefois appelé *Magistère de Soufre.*

Prenez : Sulfure de Potasse, ou de Soude, ou
de Chaux. . . . . *quantité nécessaire.*
Faites-le dissoudre dans
Eau distillée. . . . . : *quantité suffisante.*
Passez, et versez peu à peu dans la liqueur.
Acide Acétique. . . . . *quantité suffisante*
pour que tout le Soufre se précipite ; passez ensuite, lavez bien le précipité : faites-le sécher, et
conservez-le pour l'usage.

Obs. Quelque pur que paraisse le Soufre préparé
de cette manière, et avec quelque soin qu'on l'ait
lavé, il diffère à plusieurs égards du soufre sublimé.
D'abord il forme une poudre bien plus terne : quand
il est nouvellement obtenu, on le reconnaît à l'o-
deur particulière qui s'en exhale ; enfin, liquéfié au
feu, il est plus mou, plus traitable et moins cassant
que celui qu'on prépare de toute autre manière.

Le *Soufre sublimé*, ou *Fleurs de Soufre*, est du
nombre des objets qu'on trouve dans le commerce ;
mais il faut toujours avoir soin de le bien laver,
pour le débarrasser de la petite quantité d'Acide
qui y est constamment adhérente. (V. pag. 217
art. *Purification et Mondification*, n°. 5.)

DU PHOSPHORE.

Prenez : Os de Bœuf ou de Brebis, calcinés à
blanc, et réduits en poudre très-fine. 12,000

Mettez cette poudre dans une cuve de bois ou de plomb, et délayez-la dans suffisante quantité d'eau pour en former une bouillie épaisse, à laquelle vous ajouterez peu à peu

Acide Sulfurique (66 degrés.). 10,000

en ayant soin de remuer avec un bâton. La masse fait effervescence, s'échauffe beaucoup, et se prend en un magma très-épais : on y verse encore de l'eau pour la délayer peu à peu, et faire une bouillie assez liquide, qu'on laisse en repos pendant vingt-quatre heures, pour donner à l'Acide Sulfurique le temps d'épuiser son action sur le Phosphate de Chaux.

Lavez alors cette bouillie à l'eau chaude, passez à travers une toile épaisse, et continuez de laver jusqu'à ce que l'eau ne présente plus de traces d'acidité. Quant à l'eau, recevez-la dans un vase de grès, de bois, ou de toute autre substance inattaquable par l'Acide. Elle est chargée de Phosphate acide de Chaux, mais contient aussi en dissolution un peu de Sulfate de Chaux, dont on la débarrasse de la manière suivante.

Faites-la évaporer, jusqu'à consistance sirupeuse, dans une chaudière de cuivre ou de plomb : le Sulfate de Chaux se précipite au fond, on le lave encore, et on mêle l'eau de lavage à la première. La liqueur ne contient alors guère que du Phosphate de Chaux : on l'évapore une seconde fois, jusqu'à consistance de Sirop. On y ajoute un quart de charbon en poudre, et on la fait chauffer presque jusqu'au rouge dans une bassine de fer, pour la dessécher complétement.

Cela fait, on introduit la masse dans une cornue de grès, qu'on remplit aux trois quarts, et qu'on place sur un fourneau couvert de son dôme. On adapte au col de cette cornue un vase de cuivre prolongé en un tube, qui, après avoir traversé un bouchon de liége, se trouve reçu dans une bouteille de verre, remplie d'eau jusqu'à moitié. On lute l'orifice du vase de cuivre adapté au col de la cornue ; un tube de verre droit, traversant un bouchon de liége, s'ouvre dans l'intérieur de la bouteille : il doit avoir un centimètre de diamètre, et huit ou neuf décimètres de hauteur.

L'appareil étant ainsi disposé, toutes les jointures du fourneau bien lutées, et le lut parfaitement sec, on allume le feu sous la cornue, et on augmente peu à peu la chaleur, de manière que le fond de la cornue ne soit rouge qu'au bout d'une heure. Alors on remplit le fourneau de charbon, afin que la cornue soit sans cesse entourée de feu, et on a soin de débarrasser souvent, avec un fourgon de fer, la grille du fourneau, des cendres qui s'y amassent.

Il passe d'abord un mélange de Gaz Oxide de Carbone et de Gaz Hydrogène Carboné ; mais, au bout de quatre heures au plus, le Phosphore paraît, accompagné de Gaz Oxide de Carbone et de Gaz Hydrogène Carboné, qu'on aperçoit facilement par l'orifice supérieur du tube : dès que l'effusion de ces gaz diminue, c'est un signe qu'il faut activer le feu, jusqu'à ce qu'enfin il ne s'en dégage plus du tout, ce qui a lieu au bout de vingt-quatre ou trente heures. L'opération étant alors terminée, on arrête le feu.

La portion de Phosphore qui passe la première

est la plus pure, transparente, et presque sans couleur ; les dernières, qui contiennent un peu de
charbon, sont légèrement opaques, et d'un jaune
rougeâtre. On les passe au travers d'une peau de
Chamois, sous l'eau chaude à 45 degrés, et on les
obtient pures par ce moyen.

On se procure encore du Phosphore pur, en le
distillant dans une cornue de verre ; mais il ne faut
opérer que sur de petites quantités à la fois, par
exemple, sur quelques grammes.

Pour conserver cette substance, on la fait fondre
sous l'eau, à la température de 45 degrés ; on l'introduit dans des tubes de verre, par l'une des extrémités desquels on la pompe avec la bouche, et
on la plonge ensuite dans l'eau froide. Elle prend
ainsi la forme de cylindres ou de bâtons, qu'on peut
conserver soit dans les tubes mêmes, soit à nu sous
l'eau, jusqu'à ce que l'occasion se présente d'en
faire usage.

DES CHARBONS.

Voyez Sect. I. *Préparations.* Art. *Pulvérisation,* n°. 23,
Page 230.

Sect. IV. Art. IV, *Distillation de la corne de Cerf. Voy.*
pages 269, 270.

CHARBON D'ÉPONGES.

Outre les Muriates de Soude, de Magnésie et
de Chaux, que contiennent les Eponges du commerce, lorsqu'elles n'ont point été lavées, leurs
aréoles sont encore remplies d'une multitude de

petites coquilles qui y adhèrent assez intimement.
Il faut enlever avec soin tous ces corps étrangers
par des lavages réitérés, avant de convertir les
Eponges en un Charbon destiné à être pris intérieurement. Ces précautions sont superflues
quand le Charbon ne doit être employé qu'à
l'extérieur. On peut alors brûler l'Eponge sans
la laver. Quel que soit, au reste, l'usage qu'on se
propose d'en faire, elle doit toujours être brû-
lée de la même manière.

Prenez : Éponges sèches, lavées ou non
lavées. . . . . *quantité suffisante.*

Mettez-les, sans trop les presser, dans un creuset de terre, dont le couvercle soit maintenu par
des fils de fer, et percé de deux trous. Placez ce
creuset sur des charbons ardens, et soufflez le feu
jusqu'à ce qu'il ne s'exhale plus de fumée par les
trous. Laissez alors refroidir le vase, ôtez le couvercle, enlevez le charbon, pulvérisez-le, et conservez-le, pour l'usage, dans une bouteille bien
bouchée.

SECTION HUITIÈME.

Des Médicamens préparés par synthèse, ou formés d'élémens combinés ensemble par des procédés chimiques.

—

ARTICLE PREMIER.

DES ÉTHERS ET DES LIQUEURS ÉTHÉRÉES ALCOOLISÉES.

En mêlant ensemble de l'Alcool et un Acide dans les proportions et avec les précautions convenables, et distillant ensuite le mélange dans un appareil de vaisseaux approprié à cet usage, on obtient ou les *liqueurs éthérées* ou les *Éthers* eux-mêmes. Les Acides Sulfurique, Nitrique, Muriatique et Phosphorique, sont les seuls dont on se soit servi jusqu'à présent pour faire ces préparations ; ce sont là aussi les seuls Éthers que les médecins emploient : encore même ne fait-on pas usage de l'Éther Phosphorique. Chaque Éther porte le nom de l'Acide qui a servi à le préparer. On ne peut pas les faire tous de la même manière, et les procédés opératoires varient suivant celui dont il est question. Tous cependant ont cela de commun, qu'ils sont extrêmement volatils, et qu'ils brûlent avec une rapidité extrême ; de sorte qu'on ne doit, par prudence, les transvaser qu'à distance des corps en ignition. Chacun a une odeur et une saveur particulières, qui servent à le faire reconnaître. Il faut les employer purs et dégagés de toute substance étrangère. On les conserve dans des flacons bien bouchés, placés dans un endroit froid.

1. *Éther Sulfurique.*

Prenez : Alcool (26 $=$ 36 degrés,) . . . .
     Acide Sulfurique (66 degrés), de
chaque. . . . . 5,000 (1).

Versez d'abord l'Alcool dans une cornue de verre tubulée ; introduisez ensuite l'Acide par la tubulure, et remuez la liqueur, pour rendre le mélange parfait. Placez la cornue sur un bain de sable chaud : son col communique par le moyen

______

(1) Il faut observer que notre intention étant seulement d'indiquer les proportions des deux substances, chacun peut augmenter ou diminuer à son gré la quantité que nous avons établie ; mais que cependant l'opération réussira mal, si l'on opère sur de trop faibles doses d'Alcool et d'Acide. Le succès est assuré quand on se sert, pour l'opération, de mesures propres à remplir quatre à cinq bouteilles, de deux livres chacune. Si, pourtant, vous voulez faire moins d'Éther Sulfurique, ayez une cornue, un ballon adapté à son col, et trois bouteilles, remplies d'eau à moitié seulement : garnissez le ballon d'un tube de sûreté, établissez une communication entre lui et le premier flacon, entre celui-ci et le second, et ainsi de suite jusqu'à la fin de l'appareil, par le moyen de tubes recourbés, et distillez ensuite suivant les règles de l'art.

d'un long tube de verre, avec un grand ballon, dont la partie inférieure plonge dans de l'eau qu'on a soin d'entretenir toujours froide ; une tubulure pratiquée au bas de ce ballon, permet à la liqueur qui s'y rassemble , de couler dans des récipiens ou des flacons, qu'on change, à mesure qu'ils se remplissent, par les progrès de la distillation. On introduit aussi dans la tubulure de la cornue un entonnoir garni d'un double robinet, et dont l'extrémité inférieure touche presque au fond de la cornue.

L'appareil étant disposé, allumez le feu sous le bain de sable , et faites bouillir le plus promptement possible les deux fluides mélangés. Il passera une liqueur dans le ballon ; dès que la quantité en sera de 1,000 , ajoutez autant d'Alcool nouveau, à la place de celui qui s'est converti en Éther, et agissez ainsi plusieurs fois de suite, jusqu'à ce que vous ayez ajouté une quantité d'Alcool égale à celle qui a servi d'abord, c'est-à-dire, 5,000. Continuez alors de distiller jusqu'à ce qu'il ait passé dans le récipient 7,500 de liqueur éthérée.

L'Éther préparé ainsi, devient plus pur quand on y mêle un peu de potasse liquide, et qu'on le distille ensuite à la chaleur du bain marie. Le premier tiers qui passera, c'est-à-dire, 2,500, sera de l'Éther très-pur , marquant 46 $=$ 56 degrés à l'aréomètre, et dont la densité sera de 758. Il suffit pour les usages de la médecine, mais on peut encore le rectifier davantage, et le porter jusqu'à 56 $=$ 66 degrés ; sa densité n'est plus alors que de 715. A cette liqueur succède une pareille quantité d'Éther Alcoolisé, marquant 35 $=$ 45 degrés, et dont la densité est de 895 ; on l'appelait autrefois *Liqueur anodine d'Hoffmann*.

Obs. Si l'on n'a en vue que de se procurer l'Éther Sulfurique Alcoolisé, ou la Liqueur anodine d'Hoffmann, il suffit de mêler ensemble deux parties d'Alcool et une d'Acide, et de les distiller ensuite. On recueillera la moitié du tout dans le récipient, c'est-à-dire que 10,000 d'Alcool et 5,000 d'Acide donneront 7,500 d'Éther Alcoolisé.

2. *Éther Nitrique.*

Si, comme il arrive quelquefois, l'Éther Nitrique vient à être prescrit par les médecins, l'apothicaire doit le préparer, extemporanément, de la manière suivante :

Prenez : Acide Nitrique (34 degrés),
      Alcool (26 $=$ 36 degrés), de chaque. .   500

Introduisez-les par la tubulure dans une cornue supportée par un trépied en fer, au-dessous duquel on place un fourneau de manière à pouvoir le retirer aisément. Avant d'approcher le feu, adaptez au bec de la cornue un tube renflé, à ce tube, un grand ballon de verre, et au ballon un appareil de *Woulf,* composé de cinq ou six flacons remplis, aux deux tiers, d'une solution aqueuse de Muriate de Soude, et plongés tous dans des bassines contenant un mélange de glace et de Sel de cuisine.

On chauffe alors modérément la cornue, et dès que la liqueur commence à bouillir, on éloigne le feu pour laisser l'opération se terminer d'elle-même. Après quoi, on retire avec un siphon ce qui reste

de liquide dans la cornue, et on y introduit une
nouvelle quantité d'Alcool et d'Acide, jusqu'à ce
qu'on ait obtenu celle d'Éther dont on a besoin.
Cependant la vapeur traverse l'eau salée et se condense à sa surface : on sépare aisément l'Éther,
qu'on purifie ensuite en le distillant à une douce
chaleur, et le recevant dans un récipient entouré
de glace.

Pour conserver l'Éther Nitrique, il faut d'abord le
mêler avec de l'eau ou du lait de chaux, et le remuer plusieurs fois par jour; puis on le sépare de
l'eau qu'il surnage, et on le conserve dans un lieu
obscur et froid : les petits flacons qui le renferment, devront être parfaitement remplis. On
n'en prépare qu'une petite quantité à la fois; car
il suffit de la moindre chaleur pour opérer la séparation de l'Alcool et de l'Acide, qui même a
lieu quelquefois spontanément.

Cet Éther tourne aisément à l'Acide, lorsqu'on
le fait entrer dans des potions aqueuses.

On peut préparer l'Éther Nitrique Alcoolisé sans
un appareil de *Woulf* semblable à celui qui vient
d'être décrit, en substituant à l'eau salée de l'Alcool, avec lequel on laisse l'Éther se mêler jusqu'à
ce qu'il en ait doublé le poids. On le prépare également en distillant ensemble deux parties d'Alcool
et une d'Acide Nitrique, et ne s'attachant pas à
faire d'abord de l'Ether.

L'Éther Nitrique marque 16 = 26 degrés à
l'aréomètre : sa densité est de 900 ,6.

L'Éther Nitrique Alcoolisé marque 22 = 32 degrés, et sa densité est de 868 ,5.

3. *Éther Muriatique.*

(*Éther Hydro-Chlorique*, Nouv. Nomencl.)

Prenez : Acide Muriatique (25 degrés),

Alcool (30 $=$ 40 degrés), de chaque, *parties égales en poids.*

Versez-les dans une cornue de verre, placée sur un bain de sable, et à laquelle est adapté un appareil de *Woulf.*

Mettez dans le premier flacon de cet appareil une suffisante quantité d'eau à 12 ou 15 degrés ; le second flacon et les suivans, si l'on a jugé convenable d'en ajouter plusieurs ; seront vides : ceux-ci d'ailleurs seront plus hauts que larges, et entourés de glace. Distillez alors le mélange à un feu doux. Le Gaz éthéré se débarrassera de l'Alcool et de l'Acide dans le premier flacon, et se refroidira dans les suivans : il prendra la forme d'un liquide qui sera l'Éther Muriatique. Cet Éther devra être renfermé dans un flacon bien bouché, et placé dans un lieu frais.

Si le second flacon contient de l'Alcool en place d'eau, le Gaz éthéré qui s'y mêlera, en doublera le poids, et l'on aura de l'Éther Muriatique Alcoolisé.

L'Éther pur marque 16 $=$ 26 degrés à l'aréomètre : sa densité est de 900 ,6.

L'Éther Alcoolisé marque 22 $=$ 32 degrés, et sa densité est de 868 ,5.

4. *Éther Acétique.*

Prenez : Alcool (30 $=$ 40 degrés) 3,000

Acide Acétique (10 degrés) 2,000

Acide Sulfurique (66 degrés)...... 625

Versez d'abord l'Alcool et l'Acide Acétique dans une cornue de verre : ajoutez ensuite l'Acide Sulfurique, et remuez bien pour opérer le mélange. Adaptez à la cornue un tube renflé, qui communique avec un récipient. Augmentez le feu par degrés, et distillez jusqu'à ce qu'il ait passé, dans le récipient, de liqueur 4,000

Mêlez avec cette liqueur une petite quantité de Sous-Carbonate de Potasse, en remuant bien : laissez-la ensuite en repos, pour que le Sel se dépose ; décantez et distillez une seconde fois, afin d'obtenir une quantité d'Éther pur, égale à 3,000

L'Éther Acétique marque (13 $=$ 23 degrés), et sa densité est de 917.

On peut le préparer d'une autre manière, sans employer d'Acide Sulfurique :

Prenez : Acide Acétique (10 degrés),

Alcool (30 $=$ 40 degrés), de chaque,

.... *parties égales en poids.*

Mêlez intimement, et distillez jusqu'aux deux tiers : reversez le produit dans la cornue, et distillez de nouveau ; reversez-le, et distillez-le encore : faites de même une quatrième fois. Alors mêlez du Sous-Carbonate de Potasse à la liqueur, distillez-la une dernière fois, et vous aurez l'Acide Acétique parfaitement pur.

ARTICLE SECOND.

DES ACIDES ALCOOLISÉS OU DULCIFIÉS.

1. *Acide Nitrique Alcoolisé.*

Prenez : Alcool (26 == 36 degrés   360
    Acide Nitrique (34 degrés).   120
Mêlez dans un matras, versez la liqueur dans des flacons bien bouchés, et conservez-la pour l'usage. L'odeur de cet Acide Alcoolisé devient souvent éthérée, et analogue à celle de la pomme.

2. *Acide Muriatique Alcoolisé.*

Prenez : Acide Muriatique (22 degrés). . .   120
    Alcool (26 == 36 degrés).   360
Mêlez, et conservez comme ci-dessus.

3. *Acide Sulfurique Alcoolisé*, communément appelé *Eau de Rabel.*

Prenez : Acide Sulfurique pur (66 degrés).   120
    Alcool pur (26 == 36 degrés)   360
Mêlez dans un matras, et conservez pour l'usage. Avec le temps cette mixture acquiert une odeur éthérée.

ARTICLE TROISIÈME.

DES SELS.

Les règles générales, relatives à la préparation des *Sels*, peuvent se réduire aux suivantes :

1°. Il faut s'assurer de la pureté des Acides,

et de celle des Substances avec lesquelles on veut les combiner.

2°. Comme l'état de siccité des corps s'oppose à toute combinaison, il est indispensable que l'une au moins des deux Substances destinées à être unies ensemble, soit liquide.

3°. Si le Sel doit être parfaitement pur, c'est-à-dire, si aucun de ses principes constituans ne doit prédominer, on l'essaye au moyen des Teintures aqueuses de fleurs bleues, comme celles de Violette, de Tournesol, de Mauve, etc.; ou avec des bandes de papier teintes en bleu par l'immersion dans ces Teintures.

4°. Quand la combinaison est faite, il faut passer la solution saline, et l'évaporer dans un vase d'argent, de verre, de grès, de faïence ou de porcelaine, jusqu'à ce qu'elle soit assez concentrée pour cristalliser. Cependant, si l'on s'est servi de cuivre, de fer ou de plomb pour faire le Sel, l'évaporation peut avoir lieu, sans inconvénient, dans des vaisseaux de cuivre, de fer ou de plomb.

5°. Lorsque les cristaux sont sur le point de se former, on met la solution saline dans un lieu tranquille et frais, à moins que le Sel ne soit de nature à attirer l'humidité de l'air. Dans ce dernier cas, il faut évaporer la liqueur jusqu'à une consistance extrême, et la laisser en repos dans une atmosphère très-chaude, qu'on refroidit par degrés. On agit de même pour les Sels, tels que le Tartrate de Potasse, qui, quoi qu'ils ne soient pas déliquescens, ne cristallisent que quand leur solution est extrêmement rapprochée : on les place dans un endroit chaud, et dans des vases couverts, afin de conserver au liquide assez de fluidité pour qu'il ne s'oppose point à la formation des cristaux. A l'aide des mêmes précautions, on obtient aussi des cristaux de sucre plus parfaits.

6°. Dès qu'il ne se forme plus de cristaux, on transvase l'eau qui déborde, et on l'évapore une seconde fois, afin qu'elle puisse fournir une nouvelle cristallisation. On continue de même, tant qu'elle paraît propre à donner encore des cristaux.

7°. Quand tous les cristaux sont formés, il s'agit de les purifier. A cette fin, on les fait dissoudre dans de l'eau bien pure, on passe la dissolution, et on l'évapore en observant les précautions qui viennent d'être indiquées.

8°. On ne doit mettre de côté que les cristaux dont tous les caractères annoncent que la pureté est absolue.

9°. Certains Sels cristallisent difficilement, parce qu'ils sont très-déliquescens : il est nécessaire d'évaporer leurs dissolutions jusqu'à siccité, en ayant soin de remuer sans cesse le liquide pendant l'opération. Tel est le procédé qu'on doit mettre en usage pour l'Acétate de Potasse et autres semblables.

10°. Quand les cristaux d'un Sel attirent l'humidité de l'air, il faut les renfermer dans des bocaux bien bouchés, avant même qu'ils soient parfaitement égouttés et secs. Les Sels efflorescens réclament les mêmes soins.

11°. Les Sels sublimables, comme les deux Muriates de Mercure, le Muriate d'Ammoniaque, etc., ont besoin d'être sublimés deux fois pour être bien purs.

12°. Tous les Sels qu'on débite dans le commerce, doivent être purifiés avec le plus grand soin, avant de pouvoir servir aux usages pharmaceutiques.

1°. MURIATES.

(CHLORURES OU HYDRO-CHLORATES, Nouv. Nomencl.)

1. *Purification de Muriate de Soude.*

(*Chlorure de Sodium,* Nouv. Nomencl.)

Prenez : Muriate de Soude du Commerce,

. . . . *quantité nécessaire.*

Dissolvez dans suffisante quantité d'eau : passez la liqueur, et faites-la évaporer à un feu doux; elle dépose, à mesure qu'elle s'évapore, des cristaux qu'on enlève sur-le-champ, qu'on lave à l'eau froide, et qui sont alors très-purs.

2. *Muriate de Potasse.*

(*Chlorure de Potassium,* Nouv. Nomencl.)

Prenez : Sous-Carbonate de Potasse,

. . . . *quantité nécessaire.*

Dissolvez dans suffisante quantité d'eau ; passez la liqueur, et versez-y assez d'Acide Muriatique très-pur pour saturer la Potasse ; faites-la évaporer jusqu'à ce qu'elle marque 3o degrés, et laissez-la reposer pour qu'elle puisse cristalliser.

On obtiendra le même Sel par la décomposition réciproque du Sulfate ou du Tartrate du Potasse, et du Muriate de Chaux, ou par celle du Muriate d'Ammoniaque et du Carbonate de Potasse.

3. *Muriate sur-oxigéné de Potasse.*

(*Chlorate de Potassium,* Nouv. Nomencl.)

Préparez du Gaz Acide Muriatique (*Chlore*), de la manière décrite p. 397, et faites-le passer, au moyen du même appareil, dans de la Potasse liquide (V. *Potasse liquide*, p. 416); le Muriate sur-oxigéné de Potasse se rassemblera au fond du vase sous la forme de paillettes brillantes.

Dissolvez ensuite ces paillettes dans l'eau, et la liqueur donnera des cristaux plus purs, qu'il faudra conserver dans un bocal bien bouché.

4. *Muriate d'Ammoniaque pur.*

(*Hydro-Chloraté d'Ammoniaque,* Nouv. Nomencl.)

Prenez : Muriate d'Ammoniaque du commerce,
. . . . *quantité nécessaire.*

Dissolvez dans suffisante quantité d'eau ; passez la solution, faites-la évaporer à une douce chaleur, jusqu'à ce qu'il se forme une pellicule à sa surface : laissez-la alors cristalliser.

5. *Muriate de Chaux.*

(*Chlorure de Calcium* , Nouv. Nomencl.)

Prenez : Carbonate de Chaux, *quantité nécessaire.*
Versez dessus de l'Acide Muriatique, jusqu'à ce qu'il ne se manifeste plus d'effervescence: Dissolvez le Muriate ainsi préparé dans de l'eau, passez la solution, et faites-la évaporer jusqu'à siccité ; ou, si vous aimez mieux avoir des cristaux, jusqu'à ce qu'elle marque 40 degrés à l'aréomètre, faites alors sécher le plus promptement possible les cristaux, et conservez-les dans un bocal bien bouché.

On peut préparer de la même manière le Muriate de Magnésie (Chlorure de Magnesium, des modernes) avec le Carbonate de Magnésie.

On peut aussi obtenir du Muriate de Chaux, en distillant le Muriate d'Ammoniaque avec de la Chaux ou du Carbonate de Chaux, afin d'avoir de l'Ammoniaque caustique, ou du Carbonate d'Ammoniaque, puisque l'Acide Muriatique abandonne sa base pour se porter sur la Chaux. V. pag. 417, n°. 11.

6. *Muriate de Baryte.*

(*Chlorure de Barium* , Nouv. Nomencl.)

1° *A l'état solide.*

Prenez : Sulfate de Baryte 240
　　　Charbon de bois. 60
Pulvérisez ces deux Substances, et exposez-les pendant deux heures, dans un creuset, à l'action d'un feu violent. Retirez alors du creuset la matière, qui est du Sulfure de Baryte ; faites-la dissoudre dans

de l'eau distillée chaude, passez, et versez avec précaution dans la liqueur

Acide Muriatique. . . . . *quantité suffisante,* c'est-à-dire, jusqu'à ce qu'il ne se manifeste plus d'effervescence, et que tout le Soufre se soit précipité. Passez une seconde fois la liqueur, faites-la évaporer jusqu'à ce qu'il se forme une pellicule à sa surface; et mettez-la cristalliser.

On peut également, et peut-être même vaut-il mieux préparer le Sel en projetant dans un creuset 4 parties de Sulfate de Baryte, 4 de Muriate de Chaux et une seulement de Charbon, faisant chauffer ces substances à un feu très-fort, dissolvant ensuite la matière dans l'eau, et terminant l'opération comme il vient d'être dit.

Du reste, on doit toujours opérer dans un endroit découvert, et où l'air circule librement.

2°. *En dissolution.*

Pour éviter toute espèce de danger dans l'emploi du Muriate de Baryte en médecine, il convient de n'user que de la solution aqueuse; car des balances infidèles pourraient facilement induire en erreur. Or, voici comment cette dissolution se prépare :

Prenez : Muriate de Baryte.   10
Eau distillée.   50

Le Muriate étant dissous, passez la liqueur, et conservez-la pour l'usage.

Obs. Il ne faut délivrer cette liqueur que d'après une ordonnance en règle et signée.

7. *Muriate de Fer.*

(*Proto-Chlorure de Fer*, Nouv. Nomencl.)

Prenez : Limaille de Fer. . . . . *quantité nécessaire.*

Introduisez-la dans un flacon de verre,
et versez dessus

Acide Muriatique (22 degrés)

. . . . *quantité suffisante*
pour la dissoudre complétement.

Passz la solution, évaporez-la jusqu'à siccité, et
conservez le résidu dans un bocal bien bouché.

Si vous avez besoin de *Muriate de Fer sublimé*,
nécessaire, par exemple, pour la préparation de
la *Teinture de Muriate de Fer Éthérée Alcoolisée*
(V. pag. 335), mettez le Muriate de Fer sec, obtenu
par le procédé qui vient d'être décrit, dans un
creuset couvert d'un autre creuset renversé ; lutez
bien les jointures, chauffez pendant deux heures à
un feu violent, et, quand l'appareil sera refroidi,
vous trouverez une partie du Muriate sublimée dans
le creuset supérieur : détachez-la pour la conserver
dans un bocal bien bouché.

8. *Muriate d'Ammoniaque et de Fer.*

Prenez : Muriate d'Ammoniaque. 360
    Muriate de Fer. 120

Faite les dissoudre ensemble dans suffisante quantité d'eau, que vous ferez évaporer à une douce chaleur
jusqu'à siccité. Mettez la matière dans une capsule
de terre, couverte d'une autre capsule renversée et
percée d'un petit trou : lutez bien les jointures.
Placez l'appareil sur un bain de sable, et chauffez-
le graduellement pour sublimer le Muriate. Après
quoi, détachez ce dernier de la capsule supérieure,
et conservez-le dans un vase bien fermé : c'est là ce
qu'on appelait autrefois *Fleurs de Sel Ammoniac
Martiales*.

Obs. La plus ou moins grande violence du feu fait que les deux Sels ne se subliment pas toujours également l'un et l'autre, et que le mélange varie souvent quant aux proportions respectives des deux composans : il vaudra donc mieux, pour avoir un médicament plus certain, et sur lequel on puisse compter, se contenter d'évaporer la solution jusqu'à siccité.

9. *Muriate de Mercure sublimé*, autrefois appelé *Mercure doux sublimé.*

(*Proto-Chlorure de Mercure*, Nouv. Nomencl.)

1º. *D'après la méthode ordinaire.*

Prenez : Muriate de Mercure Oxigéné. 430
   Mercure pur. 300

Triturez le Muriate dans un mortier de marbre, au moyen d'un pilon de bois ou de verre, avec suffisante quantité d'eau distillée pour faire une masse, conjointement avec laquelle vous triturerez ensuite le Mercure jusqu'à extinction totale. Faites sécher cette masse à une chaleur très-douce, mettez-la dans un matras, plongé jusqu'au col dans le sable, et sublimez-la. Cela fait, cassez le matras ; et comme il y a presque toujours encore un peu de Mercure adhérent à la matière sublimée, triturez-la, et sublimez-la de nouveau, plusieurs fois de suite. Enfin, tout le Mercure étant converti en Muriate, porphyrisez bien la masse, lavez la poudre avec de l'eau distillée chaude, faites-la sécher, et conservez-la pour l'usage.

La préparation que les anciens ont tant célébrée sous les divers noms de *Calomelas*, de *Panacée*

Mercurielle, d'*Aquila alba*, n'est autre chose que ce Muriate.

2° *D'après la méthode de Josias Jewel.*

Prenez: Muriate de Mercure doux.. *quantité nécessaire.*

Introduisez-le dans une cornue de grès, lutée de toutes parts, et dont le col, large et court, soit reçu dans un vase de terre vernissée ou de porcelaine, rempli d'eau. Chauffez en même temps la cornue pour faire sublimer le Sel, et le récipient pour faire bouillir l'eau. Les vapeurs aqueuses et celles du Muriate venant à se mêler ensemble, ce dernier tombera au fond du liquide sous la forme d'une poudre blanche et très-divisée, que vous ferez sécher à l'ombre, et que vous conserverez pour l'usage.

10. *Muriate de Mercure sous-oxigéné, préparé par précipitation*, et appelé communément *Précipité blanc.*

(*Proto-Chlorure de Mercure*, Nouv. Nomencl.)

Prenez: Mercure. . . . . *quantité nécessaire.*
Faites-le dissoudre, à une chaleur très-douce, dans

Acide Nitrique (20 degrés).., *quantité suffisante.*
La dissolution opérée, versez-y de la solution de Muriate de Soude bien pur, jusqu'à ce qu'il ne se forme plus de précipité.

Passez la liqueur, et lavez le précipité jusqu'à ce que l'eau de lavage n'ait plus de saveur. Faites alors, avec la poudre, des trochisques que vous mettrez sécher à l'ombre.

11. *Muriate de Mercure Oxigéné,* appelé communément
Sublimé corrosif.

(*Deuto-Chlorure de Mercure,* des modernes.)

1° *A l'état solide.*

Prenez : Sulfate acide de Mercure non
lavé.   480
     Muriate de Soude.   480
     Oxide de Manganèse noir.   450
     Mêlez intimement, introduisez dans un matras
à fond plat, que vous remplirez à demi seulement,
et que vous enfoncerez dans le sable jusqu'au col ;
faites chauffer graduellement, jusqu'à ce que le sel
se soit sublimé tout entier à la partie supérieure.

2° *En dissolution,* vulgairement appelée *Liqueur de* Van
Swiéten.

Prenez : Muriate de Mercure Oxigéné. . . .   0 ,5
     Eau distillée. . . . . 450 ,0
     Alcool (26===36 degrés). . . . . 50 ,0
     Dissolvez le Muriate dans l'Alcool, et versez
l'eau dans la solution.
     Le Muriate formera la millième partie de la
liqueur.

On peut encore, si l'on veut se servir des
mesures ordinaires, établir la solution d'après
les proportions suivantes :

     Muriate de Mercure Oxigéné, 8 grains ; Eau dis-
tillée, 14 $\frac{1}{2}$ onces ; Alcool, $\frac{1}{2}$ once.
     Alors la liqueur contiendra $\frac{1}{2}$ grain de Muriate
par once.

Obs. Il ne faut délivrer ni le Muriate de Mercure Oxigéné, ni sa solution, que d'après une ordonnance en forme et signée.

12. *Muriate de Mercure Oxigéné et d'Ammoniaque.*

(*Deuto-Chlorure de Mercure, et Hydro-Chlorate d'Ammoniaque,* Nouv. Nomencl.)

En mêlant avec le Muriate de Mercure Oxigéné, préparé comme il vient d'être dit, parties égales de Muriate d'Ammoniaque, et dissolvant ou sublimant ces deux substances ensemble, on obtient un Sel triple, très-soluble dans l'eau, qu'on appelait autrefois *Sel Allembroth.*

13. *Deuto-Muriate d'Antimoine sublimé,* vulgairement appelé *Beurre d'Antimoine.*

(*Chlorure d'Antimoine,* Nouv. Nomencl.)

Prenez : Antimoine pur..   180
    Muriate de Mercure Oxigéné. :   480

Réduisez chacune de ces substances, à part, en poudre très-fine, dans un mortier de verre : mêlez-les promptement ensemble, et distillez-les à une chaleur graduellement augmentée, sur un bain de sable, dans une cornue de verre, dont le col soit court et large. Le Deuto-Muriate d'Antimoine se prendra en une masse semblable à de la glace : s'il adhère trop fortement au col de la cornue, on approchera un charbon ardent pour le liquéfier et le détacher. Ainsi obtenu, on le conservera dans un vase bien bouché.

14. *Muriate d'Or.*

(*Chlorure d'Or*, des modernes.)

Prenez : Or parfaitement pur, battu en lames,
et coupé en morceaux.   100

Mettez-le dans une fiole, ou dans un matras de grandeur médiocre. Versez dessus

Acide Nitro-Muriatique, composé d'Acide Nitrique (32 degrés), une partie, et d'Acide Muriatique (22 degrés), deux parties.   300

Posez la fiole sur du sable médiocrement échauffé, et laissez-la ainsi jusqu'à ce que l'Or soit dissous tout entier. Versez alors la liqueur dans une capsule plate de verre ou de porcelaine, et évaporez-la jusqu'à siccité, mais à une chaleur très-douce, de peur que l'Or n'abandonne l'Acide, et ne se revivifie.

Le Muriate d'Or étant préparé ainsi, conservez-le dans un flacon bouché à l'émeri, et dans un lieu inaccessible aux rayons de la lumière.

On peut aussi le conserver dissous dans l'eau, de manière toutefois que les proportions du Sel et celles de l'eau étant bien calculées et bien connues, il soit facile de doser convenablement la liqueur au besoin.

OBS. Il ne faut délivrer ni le Sel ni sa solution, que d'après une ordonnance en forme, et revêtue d'une signature connue.

II. SULFATES.

1. *Sulfate de Potasse.*

(*Deuto-Sulfate de Potassium*, Nouv. Nomencl.)

Prenez : Carbonate de Potasse.   *quantité nécessaire.*

Dissolvez-le dans douze parties d'eau. Passez la

liqueur, mettez-la dans un vase de grès, et versez dessus la quantité d'Acide Sulfurique (20 degrés), nécessaire seulement pour saturer la Potasse. Passez de nouveau, et faites évaporer dans une bassine d'argent, jusqu'à ce qu'il paraisse une pellicule à la surface. Laissez alors refroidir doucement la liqueur, afin qu'elle puisse donner des cristaux blanchâtres et réguliers.

OBS. La préparation de ce Sel exigera moins de frais en saturant avec du Carbonate de Potasse, ou même avec de la Chaux, le Sulfate acide de Potasse qui reste dans la cornue après l'extraction de l'Acide Nitrique du Nitrate de Potasse, par le moyen de l'Acide Sulfurique.

Dissolvez ensuite la matière dans de l'eau bouillante, passez-la, faites-la évaporer lentement, et mettez-la cristalliser, comme il vient d'être dit.

2. *Sulfate de Soude.*

(*Deuto-Sulfate de Sodium*, Nouv. Nomencl.)

Prenez : Carbonate de Soude cristallisé,

. . . . *quantité nécessaire.*

Dissolvez-le dans suffisante quantité d'eau, et versez dans la solution de l'Acide Sulfurique (20 degrés), jusqu'à ce que la Soude soit saturée.

Passez la liqueur, et faites-la bouillir jusqu'à ce qu'elle marque 25 degrés à l'aréomètre.

Versez-la alors dans des vases peu élevés, mais larges, de manière qu'elle présente une grande surface à l'air. Elle donnera ainsi des cristaux d'une forme plus parfaite.

Mais si vous voulez avoir des cristaux de petite

dimension, et réunis en une masse semblable à de la neige, versez-la dans des vases dont les bords soient plus relevés, et remuez-la de temps en temps avec une spatule de bois tandis qu'elle refroidit.

On peut encore se procurer le Sel en saturant avec du Carbonate de Soude, ou avec de la Chaux, le résidu salin acidule de la décomposition de Muriate de Soude par l'Acide Sulfurique pour obtenir l'Acide Muriatique. On fait dissoudre le sel, préparé par cette méthode, dans suffisante quantité d'eau bouillante : on passe la liqueur, et on la fait cristalliser.

Le Sulfate de Soude qui se trouve dans le commerce provient des fontaines salées de la Lorraine, et il est le résidu de la préparation de Muriate de Soude. On le connaît sous le nom de *Sel d'Epsom de Lorraine* ; mais, comme il n'est pas pur, on doit le dissoudre, et faire ensuite cristalliser la liqueur.

Il faut conserver le Sulfate de Soude dans des bocaux bien fermés.

3. *Sulfate de Magnésie pur.*

Prenez : Carbonate de Magnésie. . *quantité nécessaire.*

Réduisez-le en poudre, que vous mettrez dans une capsule de verre ou de porcelaine, et sur laquelle vous verserez de l'Acide Sulfurique (15 degrés,) en quantité suffisante pour saturer la Magnésie. Faites alors bouillir légèrement la liqueur, passez-la, et évaporez-la jusqu'à ce qu'elle marque 25 degrés à l'aréomètre. Déposée ensuite dans un endroit frais et tranquille, elle donnera de gros cristaux d'une belle forme. Si vous voulez obtenir, au contraire, une cristallisation confuse, afin que le Sel ressemble à celui qu'on vend dans le commerce, il suffira d'agiter de temps en temps la liqueur, pendant qu'elle refroidit.

Pour purifier le Sel d'Epsom ou de Sedlitz du commerce, qui n'est autre chose que du Sulfate de Magnésie, mais moins pur que le précédent, on le dissout dans suffisante quantité d'eau, et on évapore la liqueur, jusqu'à ce que, bouillante, elle marque 3o degrés : alors on la passe, et on la laisse cristalliser en repos. On ne prend que les cristaux qui se forment les premiers : les suivans ont besoin d'être purifiés une seconde fois de la même manière. Enfin, quand la liqueur refuse de cristalliser, on la met de côté, car elle ne contient plus que du Muriate de Magnésie incristallisable.

4. *Sulfate acide d'Alumine et de Potasse pur.*

(Sur-Sulfate d'Aluminium et de Potassium ou d'Ammoniaque, Nouv. Nomencl.)

Prenez : Alun du commerce, le plus pur possible. . . . . *quantité suffisante.*
Faites-le dissoudre dans deux ou trois parties d'eau bouillante : passez la liqueur, et laissez cristalliser. Comme ces cristaux ne sont pas encore très-purs, il faut les dissoudre de nouveau, et faire cristalliser cette seconde dissolution.

5. *Sulfate de Morphine.*

Prenez : Morphine. 6
Eau distillée. 12
Délayez la Morphine dans l'eau, et versez ensuite

dessus de l'Acide Sulfurique étendu de deux parties
d'eau, jusqu'à ce que la couleur du papier de Tournesol ne change plus.

Évaporez la liqueur, et conservez, pour l'usage,
les cristaux en forme de branches qu'elle donne.

6. *Sulfate de Fer vert.*

(Proto-Sulfate de Fer, des modernes.)

Prenez : Limaille de Fer très-pure... *quantité nécessaire.*

Mettez-la dans une large capsule de terre, et
versez peu à peu dessus le double d'Acide Sulfurique (20 degrés); l'effervescence étant apaisée,
versez la matière, entièrement dissoute, dans une
chaudière de fer, et faites-la évaporer jusqu'à ce
qu'elle marque 30 ou 32 degrés à l'aréomètre.
Alors, laissez cristalliser la liqueur reposée un peu,
et décantez. Il faut dissoudre encore ces cristaux,
et évaporer la nouvelle solution, pour obtenir le Sel
parfaitement pur.

On peut purifier le Sulfate de Fer du commerce,
qui contient du Sulfate d'Alumine et du Sulfate de
Cuivre, en faisant bouillir sa solution aqueuse avec
de la Limaille de Fer parfaitement pure, passant
ensuite la liqueur, et la laissant cristalliser.

Dès que les cristaux auront été égouttés, il faudra
les mettre dans un bocal bien bouché.

7. *Sulfate de Cuivre bleu.*

(Deuto-Sulfate de Cuivre, Nouv. Nomencl.)

Prenez : Limaille de Cuivre. . . . . *une partie.*
Acide Sulfurique (66 degrés). . . *deux parties.*

Introduisez-les dans une cornue de verre, pour ne point être incommodé par les vapeurs d'Acide Sulfureux ; mettez sur un bain de sable cette cornue, dont le col s'engage dans un matras tubulé, dont la tubulure est garnie d'un tube de sûreté, et d'un second tube recourbé, qui plonge dans un flacon à demi rempli d'eau. Faites-la chauffer, pour que le Cuivre se dissolve. L'Acide Sulfureux qui se produit pendant l'opération, se condensera dans l'eau du flacon, et il restera une matière saline, de couleur brune, dans la cornue. Dissolvez cette matière dans suffisante quantité d'eau, et faites évaporer la liqueur jusqu'à ce qu'elle marque 30 degrés à l'aréomètre. En refroidissant, elle donnera des cristaux bleus, bien configurés.

Ce n'est pas ainsi qu'on prépare ordinairement le Sulfate de Cuivre, mais presque toujours on se le procure en purifiant, suivant les règles de l'art, celui qui existe dans le commerce.

8. *Sulfate de Cuivre et d'Ammoniaque.*

(*Deuto - Sulfate de Cuivre et d'Ammoniaque*, Nouv. Nomencl.)

Prenez : Sulfate de Cuivre pulvérisé,
. . . . *quantité nécessaire.*
Mettez-le dans un vase de verre, et versez dessus peu à peu
Sous-Carbonate d'Ammoniaque liquide,
. . . . *quantité suffisante,*
jusqu'à ce que la matière verte qui se précipite au fond, soit complétement dissoute.

Ajoutez à la liqueur bleue qui en résulte, une

quantité égale, et au-delà, d'Alcool. Cela fait, laissez-la cristalliser, faites sécher les cristaux d'un beau bleu qu'elle fournit, sans avoir recours à la chaleur, et conservez-les dans un vase de verre bouché avec soin.

9. *Sulfate de Zinc.*

Prenez : Acide Sulfurique (20 degrés),
. . . . *quantité nécessaire.*

Versez-le dans une capsule de verre ou de porcelaine, que vous mettrez sur un bain de sable. Faites-le chauffer un peu, et ajoutez peu à peu du Zinc, divisé en paillettes.

Délayez la liqueur saturée avec une petite quantité d'eau, passez-la encore chaude, puis faites-la évaporer et cristalliser.

Obs. Le Sulfate de Zinc du commerce est presque toujours mêlé d'un peu de Sulfate de Fer. On le purifie en le calcinant, le dissolvant dans l'eau, et le faisant cristalliser à plusieurs reprises.

10. *Sous-Sulfate de Mercure Peroxidé*, appelé autrefois *Turbith minéral.*

(Sous-Deuto-Sulfate de Mercure, Nouv. Nomencl.)

Prenez : Mercure parfaitement pur. 2,000
       Acide Sulfurique (66 degrés). 2,500

Introduisez le Mercure dans une cornue de grès lutée, et versez ensuite l'Acide dessus. Placez la cornue dans un fourneau, couvert d'un dôme, et garnissez-en le col d'un tube recourbé, allant plonger dans l'eau. Continuez le feu jusqu'à ce qu'il ne reste presque plus d'Acide Sulfurique.

La cornue étant refroidie, retirez-en la masse saline blanchâtre, que vous triturerez dans un mortier de verre, et laverez ensuite plusieurs fois avec de l'eau distillée. Faites sécher à une douce chaleur la poudre jaunâtre qui provient de l'opération, et conservez-la pour l'usage.

II. *Sous-Sulfate d'Antimoine.*

Prenez : Antimoine. 500
    Acide Sulfurique (66 degrés). 750
    Faites-les chauffer dans un vase de terre, en remuant de temps en temps, et prenant soin de vous garantir le nez et la gorge des vapeurs d'Acide Sulfureux. On laisse le mélange sur le feu jusqu'à ce qu'il ait pris une teinte d'un blanc grisâtre. Alors, on lave avec soin la matière, afin d'enlever tout l'Acide superflu. Ce qui reste est le Sous-Sulfate d'Antimoine, qu'on conserve pour l'usage.

III. NITRATES.

1. *Purification du Nitrate de Potasse.*

(Deuto-Nitrate de Potassium, Nouv. Nomencl.)

Prenez : Nitrate de Potasse du commerce. . . 2,000
    Eau bouillante. , ... 1,000
    Le Sel étant dissous, passez la liqueur, et faites-la cristalliser.

2. *Nitrate de Potasse fondu et mêlé d'un peu de Sulfate*, communément appelé *Sel de Prunelle*, ou *Cristal minéral.*

Prenez : Nitrate de Potasse purifié. 128
    Projetez-le dans un creuset placé sur le

feu : quand il sera liquéfié, ajoutez-y en plusieurs fois

Soufre sublimé.   I

Après la déflagration, laissez refroidir un peu le creuset, et versez le Nitrate sur une plaque, que vous inclinerez à droite et à gauche, afin que le Sel prenne la forme d'une tablette en se refroidissant. Cassez-le ensuite en morceaux, et conservez-le pour l'usage.

3. *Nitrate de Mercure.*

(*Proto-Nitrate de Mercure*, Nouv. Nomencl.)

1° *A l'état solide.*

Prenez : Mercure pur.   120

Acide Nitrique (28 degrés).   240

Faites dissoudre la majeure partie du Mercure dans l'Acide, à une douce chaleur; évaporez ensuite la liqueur, et laissez-la cristalliser tranquillement.

On peut faire avec ce Nitrate, le Mercure précipité noir, ou Mercure soluble de *Hahnemann*, dont le mode de préparation a été décrit, pag. 427.

(2° *A l'état liquide*, communément appelé *Eau Mercurielle.*

Prenez : Mercure purifié suivant l'art.   120

Versez-le dans un matras, et faites-le dissoudre, à une douce chaleur, dans

Acide Nitrique (33 degrés).   150

La solution achevée, versez-y

Eau distillée.   900

Passez au bout de quelques jours, et conservez pour l'usage.

4. *Nitrate d'argent cristallisé.*

Prenez : Argent parfaitement pur.   120
    Mettez dans un vase de verre ou de
porcelaine, et faites-le dissoudre dans
    Acide Nitrique pur (33 degrés). . . .   240
    Évaporez la liqueur, faites-la réduire au quart,
et mettez-la cristalliser.

    Soumettez ce qui reste à une nouvelle évaporation, et faites-le encore cristalliser. Continuez de même jusqu'à ce qu'il ne soit plus possible d'obtenir de cristaux.

5. *Nitrate d'Argent fondu*, appelé communément *Pierre infernale.*

Prenez : Nitrate d'Argent sec,
    . . . . *autant que vous voudrez.*
    Jetez-le dans un grand creuset d'argent ou de porcelaine; chauffez d'abord doucement la matière qui se boursouffle, et poussez ensuite le feu pour qu'elle se liquéfie. Versez-la de suite dans une lingotière échauffée, et graissée avec du suif. Retirez la masse quand elle est devenue solide, et conservez-la dans un flacon bien bouché, qu'il faut mettre à l'abri de l'humidité.

IV. ACÉTATES.

1. *Acétate de Potasse*, communément appelé *Terre foliée de Tartre.*

(*Acétate de Potassium*, Nouv. Nomencl.)

Prenez : Sous-Carbonate de Potasse,
    . . . . *quantité nécessaire.*
    Jetez-le peu à peu dans du vinaigre distillé ou

Acide Acétique, en quantité suffisante pour le dissoudre complétement.

Passez la liqueur, et faites-la évaporer dans une capsule d'argent : dès qu'elle aura diminué à peu près des trois quarts, laissez-la refroidir, et lorsqu'elle aura déposé un sédiment inutile, décantez-la, mettez-la de nouveau sur le feu, en y ajoutant un peu d'Acide Acétique, puis évaporez-la jusqu'à siccité, en ayant soin de toujours remuer.

Mettez le Sel ainsi préparé dans un bocal bien bouché, et conservez-le pour l'usage.

Obs. Quelques personnes, pour obtenir cet Acétate très-blanc, après avoir réduit la liqueur à moitié par l'évaporation, la jettent toute chaude sur un filtre de charbon de bois, d'où elle sort parfaitement incolore.

2. *Acétate de Soude,* ou *Terre foliée minérale.*

(*Acétate de Sodium,* Nouv. Nomencl.)

Prenez : Sous-Carbonate de Soude cristallisé,

. . . . *quantité nécessaire.*

Versez dessus peu à peu du Vinaigre distillé, en quantité suffisante pour le saturer. Passez la liqueur, et faites-la évaporer dans une bassine d'argent, jusqu'à ce qu'elle marque 32 degrés à l'aréomètre, ou qu'il se forme une pellicule à sa surface. Laissez-la refroidir alors ; elle ne tardera pas à donner des cristaux, qu'il faudra purifier par plusieurs dissolutions et évaporations successives.

3. *Acétate d'Ammoniaque liquide.*

Prenez : Acide Acétique pur (3 degrés). . . 480

Sous-Carbonate d'Ammoniaque concret,

environ 30

c'est-à-dire, assez pour saturer complétement l'Acide.

Faites chauffer un peu l'Acide dans une bassine d'argent, ou dans une cucurbite, au bain marie, puis jetez-y peu à peu le Sous-Carbonate d'Ammoniaque, jusqu'à parfaite saturation; passez la liqueur, et conservez - la dans des flacons bien bouchés.

Ainsi préparée, cette liqueur doit être sans couleur et sans saveur acide. Elle marque 5 degrés à l'aréomètre, et sa densité est de 1,036.

ESPRIT DE MINDÉRÉRUS.

Si l'on veut se procurer le Sel appelé autrefois *Esprit de Mindérérus*, qui n'est pas du Sous-Carbonate d'Ammoniaque pur, mais du Sous-Carbonate d'Ammoniaque chargé d'huile empyreumatique, il faut prendre celui que fournit la Corne de Cerf soumise à la distillation, liquide, ou mieux encore concret, en quantité suffisante pour saturer l'Acide acétique. Quant à l'Acide, on prescrivait jadis de prendre ce qu'on appelait *Esprit de Vinaigre*, c'est-à-dire, celui qui provient de la distillation du Vinaigre, après qu'on a mis de côté le premier tiers du liquide, qui est trop aqueux et trop faible, et avant que l'Acide, devenu plus concentré, ait acquis l'odeur empyreumatique, qu'il contracte vers la fin de l'opération.

En suivant cette méthode, l'Esprit de Mindérérus, comme l'a très-bien fait voir le professeur

Chaussier, contient une espèce de Savonule ammoniacal, formé d'huile empyreumatique et de Sous-Carbonate d'Ammoniaque, auquel on attribue, et peut-être avec raison, la propriété tonique et diaphorétique, dont ne jouit pas à un aussi haut degré l'Acétate d'Ammoniaque préparé avec le Carbonate d'Ammoniaque pur.

On peut, par l'évaporation, amener l'Esprit de Mindérérus à la densité que nous avons assignée à l'Acétate d'Ammoniaque, même lorsqu'on s'est servi de Sous-Carbonate d'Ammoniaque empyreumatique liquide pour le faire. Mais, comme l'Ammoniaque se dissipe très-facilement par l'action de la chaleur, il arrive le plus souvent que l'Acétate d'Ammoniaque lui-même devient Acide dans les pharmacies : c'est pourquoi, avant de s'en servir, on doit l'essayer avec les teintures aqueuses de Tournesol, de Violette ou de Mauve, et, s'il altère les couleurs bleues végétales, le saturer en y ajoutant de l'Alcali volatil.

Du reste, les expériences de M. Vauquelin ont constaté que les deux Acétates d'Ammoniaque dont nous venons de faire connaître le mode de préparation, ne contiennent qu'environ un dixième d'Acétate d'Ammoniaque parfaitement privé d'eau, et que, dans ce dernier Sel, le rapport de l'Acide Acétique pur à l'Ammoniaque, est à peu près de 6, 9 à 2, 5; ou de , 3 à 2, 7.

Nous avons cru utile de donner ici l'analyse

d'un médicament très-usité, et que la plupart des médecins sont dans l'usage de prescrire à des doses trop faibles.

4. *Acétate de Mercure.*

(*Proto-Acétate de Mercure*, Nouv. Nomencl.)

Prenez : Proto-Nitrate de Mercure. 60
    Eau distillée 360

Dissolvez le Nitrate dans l'eau, et versez de l'Acétate de Potasse liquide dans la dissolution, jusqu'à ce qu'elle ne précipite plus. Décantez la liqueur ; lavez plusieurs fois le précipité, et faites-le sécher promptement.

5. *Acétate de Plomb cristallisé*, communément appelé *Sucre de Saturne.*

Prenez : Oxide de Plomb, demi-vitreux. . . . 1,000
    Acide acétique distillé. . . . *quantité suffisante* pour dissoudre l'Oxide.

Faites évaporer la liqueur jusqu'à ce qu'il se forme une pellicule à sa surface, et mettez-la cristalliser dans un endroit frais. Évaporez une seconde fois l'eau-mère, et faites-la encore cristalliser. Continuez ainsi jusqu'à ce qu'elle soit épuisée.

6. *Sous-Acétate de Plomb liquide.*

Prenez : Acétate de Plomb cristallisé. . . . 5 *parties.*
    Eau distillée, environ. 9

Mettez dans une bassine de cuivre, et faites dissoudre les cristaux à une douce chaleur. Ajoutez

    Oxide de Plomb demi-vitreux fondu. . . . 1

Faites bouillir, en remuant avec une spatule, jusqu'à ce que l'Oxide soit dissous, et que la liqueur marque 30 degrés à l'aréomètre. Laissez refroidir, passez, et conservez dans des vases bouchés avec soin.

Parvenu à ce degré de densité, le Sous-Acétate de Plomb est connu sous le nom d'*Extrait de Saturne*.

Si l'on en prend une demi-once, ou. . . .   16
qu'on le fasse dissoudre dans

Eau distillée, deux livres, ou.   1,000
et qu'on ajoute à la solution

Alcool (12══22 degrés), deux onces, ou.   64
on aura ce qu'on appelle communément *Eau Végéto-Minérale*.

Préparée avec de l'eau ordinaire, cette liqueur serait presque toujours lactescente; parce qu'une partie de l'Acétate de Plomb se convertirait en Carbonate ou en Sulfate de Plomb, et qu'à sa place il existerait un peu d'Acétate de Chaux en dissolution dans le liquide.

7. *Acétate de Morphine.*

Prenez : Morphine.   4
Eau distillée.   8
Délayez bien la Morphine dans une capsule de porcelaine, et ajoutez

Acide Acétique (10 degrés). . *quantité suffisante* jusqu'à ce que le papier de tournesol, trempé dans la liqueur, se colore légèrement en rouge. Évaporez ensuite jusqu'à consistance sirupeuse : versez alors la liqueur dans une soucoupe, et continuez de la faire

évaporer, soit au soleil, soit à·l'étuve; pulvérisez
le Sel, et conservez-le pour l'usage. Il ne cristallise pas.

V. TARTRATES.

1. *Tartrate acidule de Potasse pur.*

(*Sur-Tartrate de Potassium,* Nouv. Nomencl.)

1° *Pur.*

Prenez : Tartrate acidule de Potasse du commerce. . . . . *la quantité nécessaire.*
    Dissolvez-le dans
    Eau bouillante. . . . . *quantité suffisante.*
    Passez la liqueur, pour la débarrasser des matières
étrangères qu'elle pourrait contenir. Clarifiez–la
ensuite avec un blanc d'œuf; enlevez l'écume, passez
à la chausse, et faites cristalliser.

2° *Rendu soluble, par l'addition de l'Acide Boracique.*

Prenez : Tartrate acidule de Potasse pur, réduit en poudre.   210
    Acide Boracique.   30
    Eau distillée.   20
    Mêlez ensemble l'eau et l'Acide Boracique dans
une capsule d'argent, et faites chauffer ce mélange,
en le remuant avec une spatule. Dès que la liqueur
sera assez chaude, ajoutez le Tartrate acidule par
portions, en continuant toujours de remuer. Les
substances ainsi mêlées se dissoudront parfaitement.
Évaporez ensuite jusqu'à siccité. Faites bien sécher
le résidu pulvérulent à l'étuve, puis réduisez-le,
par la trituration, en une poudre très-fine, que
vous conserverez dans un vase bien bouché.

2. *Tartrate de Potasse*, appelé autrefois *Sel végétal.*

(*Deuto-Tartrate de Potassium*, Nouv. Nomencl.)

Prenez : Tartrate acidule de Potasse,

. . . . *autant que vous voudrez.*

Faites-le bouillir dans

Eau de pluie. . . . . *quantité suffisante.*

Ajoutez alors du Sous-Carbonate de Potasse jusqu'à parfaite saturation.

Faites bouillir un peu, passez la liqueur, évaporez-la, jusqu'à ce qu'elle marque 45 degrés à l'aréomètre, et laissez-la ensuite en repos dans un endroit chaud, où elle cristallisera peu à peu.

3. *Tartrate de Potasse et de Soude*, appelé autrefois *Sel Polychreste soluble*, et vulgairement *Sel de Seignette.*

(*Deuto - Tartrate de Potassium et de Sodium*, Nouv. Nomencl.)

Prenez : Tartrate acidule de Potasse.   200

Faites-le dissoudre dans

Eau de pluie.   640

Ajoutez alors

Sous-Carbonate de Soude, environ. . . .   160,

ou ce qu'il en faut pour opérer une parfaite saturation.

Passez la solution, faites-la évaporer jusqu'à 35 degrés de l'aréomètre, afin qu'elle cristallise peu à peu en refroidissant. Si le cas l'exige, vous purifierez ces cristaux en les faisant dissoudre une seconde fois.

4. *Tartrate de Potasse antimonié*, vulgairement appelé
Tartre émétique.

(*Deuto-Tartrate de Potassium et d'Antimoine*, Nouv.
Nomencl.)

1ere *Méthode.*

Prenez : Oxide d'Antimoine sulfuré vitreux,
   porphyrisé.   160
      Tartrate acidule de Potasse.   240
      Faites, de ces deux substances , une
poudre que vous mettrez dans un vase de
terre ou mieux d'argent , avec eau très-
pure. . . . . *quantité suffisante.*
      Faites bouillir pendant une demi-heure, en
ajoutant de temps en temps de l'eau bouillante.
Passez la liqueur tiède, faites-la évaporer dans une
capsule de porcelaine, jusqu'à siccité. Dissolvez le
résidu dans de l'eau bouillante , et évaporez encore jusqu'à 20 degrés de l'aréomètre. Laissez la
liqueur reposer ; elle donnera de cette manière des
cristaux parfaitement purs.

2eme *Méthode.*

Prenez : Sous-Sulfate d'Antimoine lavé.   1,000
      Sous-Tartrate de Potasse pulvérisé. . .   1,000
      Eau distillée. . . . . *quantité suffiante.*
      Faites dissoudre le Sur-Tartrate de Potasse dans
une chaudière de fer ou une bassine d'argent , et
jetez le Sous-Sulfate d'Antimoine par parties dans
la solution. Faites ensuite bouillir jusqu'à ce que la
liqueur marque 20 degrés à l'aréomètre, c'est-à-
dire, que sa densité soit de 1,161. Passez et laissez
refroidir doucement. Il se forme des cristaux de

Tartrate d'Antimoine et de Potasse, très-blancs, très-purs, et parfaitement exempts de matières hétérogènes. Après cette première cristallisation, la liqueur, évaporée encore, donne de nouveaux cristaux moins blancs, qu'on obtient purs, en les faisant dissoudre une seconde fois.

5. *Tartratre de Mercure.*

(*Proto-Tartrate de Mercure*, Nouv. Nomencl.)

Prenez : Proto-Nitrate de Mercure.   20

    Faites-le dissoudre dans

    Eau distillée.   160

    Passez, et ajoutez peu à peu du Tartrate de Potasse dissous dans l'eau, jusqu'à ce qu'il ne se forme plus de précipité. Décantez la liqueur, lavez bien la poudre à l'eau froide, faites-la sécher, et conservez-la pour l'usage.

6. *Tartrate de Potasse et de Fer liquide*, appelé autrefois *Teinture de Mars tartarisée.*

(*Tartrate de Potassium et de Fer*, Nouv. Nomencl.)

1ª *Liquide.*

Prenez : Limaille de Fer pure et brillante. . .   64

    Tartrate acidule de Potasse.   160

    Jetez-les dans une grande marmite de fer : ajoutez seulement ce qu'il faut d'eau de pluie bien pure pour faire une masse molle, que vous laisserez tranquille pendant vingt-quatre heures.

    Versez alors dessus

    Eau de pluie.   200

    Faites bouillir pendant deux heures, en remuant, et ajoutant de temps en temps de l'eau bouillante. Laissez ensuite reposer la liqueur, et décantez celle qui surnage ; passez-la, et évaporez-la jusqu'à ce qu'elle marque 32 degrés à l'aréomètre. Ajoutez alors

Alcool (26=36 degrés). 10
Et conservez pour l'usage.

En faisant prendre à cette liqueur la consistance d'un Extrait, par l'évaporation, on obtient la substance connue sous le nom d'*Extrait de Mars*.

2° *Solide*, appelé autrefois *Tartre chalybé soluble*.

Prenez : Tartrate de Potasse pulvérisé. 40
Tartrate de Potasse et de Fer liquide. . . 160
Mêlez et faites évaporer ensemble, à un feu doux, jusqu'à siccité, dans un vase de fer : conservez le résidu dans un vase bien bouché.

Obs. On peut préparer un Sel peu différent de celui-là, en mêlant du Tartrate de Potasse et de Fer liquide avec du Tartrate de Potasse et de Soude, dans les proportions indiquées. Mais ce Sel (*Tartrate de Potassium, de Sodium et de Fer*, Nouv. Nomencl.), n'est pas aussi soluble que l'autre.

3° *Boules Martiales de Nanci.*

Prenez : Limaille de Fer porphyrisée. . . . 500
Tartre de Vin rouge réduit en poudre très-fine. 1,000
Alcool (8=18 degrés). . . . *quantité suffisante* pour faire du tout une bouillie épaisse et comme sirupeuse, qu'on met dans un vase de faïence ou de terre vernissée, et qu'on abandonne ainsi, pendant cinq ou six jours, à l'air libre, dans un en-

droit médiocrement échauffé, en la remuant plusieurs fois par jour.

Au bout de ce laps de temps, faites-la chauffer jusqu'à 60 ou 64 degrés du thermomètre de Réaumur, en la remuant souvent avec une spatule: dès qu'elle aura acquis la consistance d'un miel épais, délayez-la dans une nouvelle quantité d'Alcool au même degré, continuant d'agir ainsi jusqu'à ce que la masse ait perdu tout brillant métallique, et soit devenue parfaitement noire. Alors, sans ajouter davantage d'Alcool, continuez de la faire évaporer, pour la réduire en une pâte maniable, que vous roulerez en boules pesant chacune environ trente-deux ou soixante-quatre grammes, c'est-à-dire, une once ou deux. Faites sécher ces boules à l'étuve. Préparées ainsi, elles ne se fendilleront pas, comme il leur arrive souvent.

VI. PHOSPHATES, CARBONATES, MALATES, ARSENITES.

1. *Sous-Phosphate de Soude.*

(*Sous-Phosphate de Sodium*, Nouv. Nomencl.)

Prenez : Os calcinés à blanc, et pulvérisés. .   1,500
     Acide sulfurique (66 degrés).   900
     Délayez les Os en poudre dans
     Eau commune.   3,000
     Ensuite versez l'Acide dessus, et remuez avec une spatule de bois, pour bien mêler le tout. Laissez la masse en repos pendant quelques jours, après y avoir ajouté la quantité d'eau qui paraîtra nécessaire.

Passez alors la liqueur, et lavez le résidu. Mêlez la première liqueur avec celle qui provient du lavage ; évaporez jusqu'à consistance sirupeuse ; puis délayez dans de l'eau, et passez, pour enlever le Sulfate de Chaux qui se précipite.

Ajoutez à la liqueur, qui contient du Phosphate acide de Chaux, assez de Sous-Carbonate de Soude pour la saturer complétement. Quand le Phosphate de Chaux mis à nu par la Soude se sera précipité, décantez la liqueur, passez-la et faites-la évaporer jusqu'à ce qu'elle marque 25 degrés à l'aréomètre : alors mettez-la cristalliser, et dissolvez ensuite les cristaux pour les obtenir purs.

Si la liqueur a encore une saveur acide, après la séparation des premiers cristaux, ajoutez-y du Sous-Carbonate de Soude pour la saturer ; mais si, au contraire, elle est alcaline, il faut la neutraliser par l'addition d'une petite quantité de Phosphate acide de Chaux.

2. *Carbonate de Zinc.*

Prenez : Sulfate de Zinc parfaitement pur. . .   100
    Dissolvez-le dans
    Eau distillée bouillante.   1,000
    Passez, et versez peu à peu dans la
liqueur
    Carbonate de Soude. . . . . . . *quantité suffisante*
pour précipiter le Carbonate de Zinc : lavez bien le précipité, faites-le sécher, et conservez-le pour l'usage.

3. *Malate de Fer.*

(*Proto-Malate de Fer*, Nouv. Nomencl.)

Prenez : Limaille de Fer porphyrisée.   500
    Suc de Pommes aigres.   2,000

Mêlez intimement, et faites digérer pendant trois
jours dans un vase de fer clos, à la température de
30 degrés (37, 5 cent.): augmentez ensuite peu à
peu la chaleur, et évaporez jusqu'à réduction de
moitié. Passez la liqueur, et faites-la évaporer en
consistance d'Extrait, au bain marie, dans un vase
clos. Conservez-la ensuite, pour l'usage, dans des
bocaux de verre soigneusement bouchés.

4. *Arsenite de Potasse*, ou *Liqueur Arsenicale de* Fowler (1).

(*Arseniate de Potassium*, Nouv. Nomencl.)

Prenez : Oxide d'Arsenic blanc, en poudre. .   5
    Sous-Carbonate de Potasse.   5
    Eau distillée parfaitement pure.   500
    Mêlez avec soin, et faites bouillir dans
une capsule de verre, jusqu'à ce que tout
l'Oxide d'Arsenic soit dissous. Ajoutez à la
liqueur refroidie
    Alcool de Mélisse composé   16
et ensuite
    Eau. . . . . *quantité suffisante*
pour que le poids de toute la liqueur
s'élève à.   500

L'Arsenite de Potasse entrera pour $\frac{1}{50}$ dans
cette liqueur, dont 72 gouttes, pesant 50 grains,
en contiendront par conséquent un grain.

Obs. Il ne faut délivrer cette préparation qu'en
vertu d'une ordonnance revêtue d'une signature
connue.

---

(1) *Pharm. Lond.* pag. 46, Éd. 1819, in-18.

5. *Prussiate de Mercure.*

(*Cyanure de Mercure*, Nouv. Nomencl.)

Le Cyanure de Mercure étant utile dans quelques maladies, comme l'a fait voir M. Chaussier, et pouvant servir en outre à préparer l'Acide Hydro-Cyanique, nous avons jugé convenable d'indiquer ici comment il s'obtient.

Prenez : Cyanure de Fer (Bleu de Prusse.). 500

    Oxide de Mercure rouge. 250

    Mettez-les dans un vase de terre, après les avoir pulvérisés : ajoutez.

    Eau distillée. 3,000

    Faites bouillir en remuant souvent avec une spatule de fer, et filtrez.

    Lavez le résidu dans

    Eau bouillante. 500

Faites évaporer les deux liqueurs mêlées ensemble, jusqu'à ce qu'il se forme une pellicule à la surface. Il s'en sépare alors des cristaux de Cyanure de Mercure, qu'on obtient purs après plusieurs solutions et évaporations successives.

Obs. Il ne faut délivrer cette substance qu'en vertu d'une ordonnance revêtue d'une signature connue.

ARTICLE QUATRIÈME.

DES SULFURES.

On donne le nom de *Sulfures* à des composés dans lesquels le Soufre est combiné avec des Métaux, des Terres ou des Alcalis. Plusieurs, surtout parmi les métalliques, se tirent du sein de la terre dans un état si parfait de pureté, qu'ils n'ont besoin de subir aucune préparation, et qu'on se borne à les débarrasser des corps auxquels ils adhèrent ; mais la plupart exigent une analyse très-soignée, et une longue série d'opérations, avant d'être en état de servir aux usages de la médecine. On peut, en outre, faire des Sulfures métalliques artificiels, et on les fabrique effectivement de toutes pièces dans de grandes manufactures qui les versent dans le commerce. Mais les Sulfures alcalins et terreux doivent être préparés par les pharmaciens, d'après des procédés qui vont être bientôt décrits. La plupart des métalliques exigent peu de précautions pour être conservés purs, tandis qu'il faut tenir dans des vases bien bouchés les alcalins et les terreux, qui s'altèrent promptement lorsqu'on les laisse exposés au contact de l'air.

Parmi les Sulfures métalliques, il n'y en a encore que quatre qu'on range au nombre des médicamens, ou qu'on fasse entrer dans certaines compositions. Ce sont les Sulfures d'Arsenic jaune et rouge, qu'on prend ordinairement dans le commerce ; les Sulfures de Mercure rouge et noir, dont le dernier doit toujours être fait de toutes pièces ; tandis que le premier peut être pris chez les marchands ordinaires, quoiqu'il soit infiniment préférable, que le Pharmacien le prépare lui-même ; le Sulfure d'Autimoine fourni par le commerce ; enfin le Sulfure de Fer qui s'obtient en faisant fondre ensemble du Soufre et du Fer, ou qui reste après la préparation de Mercure pur, revivifié du Cinnabre.

1. *Sulfate de Mercure noir*, communément appelé *Ethiops minéral.*

Prenez : Mercure pur. 80
    Soufre sublimé. 160

Triturez les ensemble dans un mortier de marbre, avec un pilon de verre, jusqu'à ce que le Mercure soit parfaitement éteint, et que le mélange ait pris une couleur noire.

Obs. Cette poudre devient plus noire avec le temps : ce qui annonce une combinaison plus intime du Mercure et du Soufre. Il résulte de là, qu'étant ancienne, elle a des propriétés qui ne ressemblent pas tout-à-fait à celles dont elle jouit quand on vient de la préparer.

On peut préparer le Sulfure de Mercure noir d'une autre manière encore, en faisant fondre le Soufre dans une cuiller de fer, et y versant ensuite du Mercure très-divisé, tel que celui qui passe à travers les pores d'une peau de chamois. Le Soufre en fusion se concrète dès qu'il est touché par le métal, surtout si l'on a l'attention nécessaire de bien remuer la matière avec une verge de fer jusqu'à parfait refroidissement.

Mais le Sulfure préparé par cette méthode ne s'administre point à l'intérieur : on préfère se servir, pour cet usage, de celui qui a été fait par la simple trituration, sans le secours du feu.

2. *Sulfure de Mercure rouge*, vulgairement nommé
Cinnabre.

On prend ordinairement ce Sulfure dans le commerce ; mais si le pharmacien aimait mieux le préparer lui-même, voici le procédé qu'il conviendrait d'adopter, et que les Hollandais sont, dit-on, dans l'usage de suivre :

Prenez : Soufre sublimé et lavé.   150
   Mercure pur.   1,080

Exposez-les ensemble, dans un vase de fer dont les bords soient peu élevés, le fond plat, et l'intérieur bien poli, à un feu suffisant pour faire entrer le Soufre en fusion, ayant soin cependant de toujours remuer, sans quoi la différence de pesanteur empêcherait les deux substances de se mêler. Au bout d'un quart d'heure, retirez le feu, et laissez refroidir la matière, qui a pris une couleur noire. Pulvérisez-la et jetez-la sur-le-champ dans des creusets placés sur le feu, que vous ferez chauffer graduellement jusqu'à ce qu'il paraisse une flamme d'une teinte violette très-foncée : dès que cette flamme est éteinte, couvrez les creusets avec des couvercles en fer. En continuant le feu, le Cinnabre se sublimera tout entier.

3. *Hydro-Sulfure rouge d'Antimoine Sulfuré*, vulgairement
appelé *Kermès minéral*.

Prenez : Eau de pluie   1,280
   Faites-la bouillir pour en chasser l'air,
et dissolvez-y
   Sous-Carbonate de Soude.   128

Faites bouillir la liqueur pendant une demi-heure , en la remuant avec une spatule de bois, et y mêlant

Sulfure d'Antimoine, réduit en poudre très-fine 6

Passez-la bouillante : placez sous le filtre un vase contenant de l'eau tiède, dont l'air a été chassé par l'ébullition. En tombant dans cette eau, la liqueur laisse déposer une poudre d'un rouge foncé; décantez l'eau, après qu'elle est refroidie, et mettez-la à part; étendez la poudre sur une toile serrée, et lavez-la avec de l'eau, d'abord froide, ensuite chaude, mais toujours privée d'air par l'é-bullition, jusqu'à ce que cette eau ne contracte plus de saveur. Alors soumettez-la à l'action de la presse , pour en exprimer toute l'eau ; faites-la promptement sécher à l'ombre, et conservez-la dans un vase inaccessible à la lumière.

Obs. On peut aussi préparer de la même manière le Kermès minéral avec le Sous-Carbonate de Potasse; mais beaucoup de personnes préfèrent celui qui a été fait avec le Sous-Carbonate de Soude, parce qu'elles pensent qu'il est plus constamment semblable à lui-même.

4. *Hydro-Sulfure jaune d'Oxide d'Antimoine Sulfuré,* communément appelé *Soufre doré d'Antimoine.*

Prenez : Liqueur qui reste de l'opération précédente, après la précipitation du Kermès. . . .
. . . . *quantité nécessaire.*
Versez-y peu à peu
Acide Acétique (3 degrés), *quantité suffisante.*
Continuez tant qu'il se précipite une poudre jaune, que vous conserverez dans un bocal bien

bouché, après l'avoir bien lavée à l'eau froide, et l'avoir fait sécher.

5. *Sulfure de Potasse.*

Prenez : Soufre Sublimé 100

Sous-Carbonate de Potasse bien sec. . . 200

Mêlez ensemble, et faites liquéfier au feu dans un matras. Laissez refroidir le matras, cassez-le, et renfermez promptement la masse fondue dans un vase bouché avec soin.

On obtient de la même manière le *Sulfure de Soude* et le *Sulfure de Chaux.*

6. *Sulfure d'Ammoniaque Hydrogéné,* ou *Hydro-Sulfure d'Ammoniaque,* vulgairement appelé *Liqueur fumante de Boyle.*

(*Hydro-Sulfate d'Ammoniaque Sulfuré,* Nouv. Nomencl.)

Prenez : Chaux pulvérisée 160

Muriate d'Ammoniaque. 160

Soufre Sublimé 80

Mêlez intimement ces trois substances, et introduisez-les dans une cornue de grès lutée, garnie d'une allonge, qui communique avec un récipient d'où part un tube recourbé, allant plonger sous l'eau. Distlilez à un feu doux. Il passera une liqueur, de consistance oléagineuse, et d'un rouge jaunâtre, ou de couleur orangée très-foncée, qui exhale des vapeurs fétides, et que vous conserverez dans un flacon exactement bouché.

7. *Sulfite de Soude Sulfuré.*

(*Dueto-Sulfite Sulfuré de Sodium,* Nouv. Nomencl.)

Prenez : Un vase dans lequel vous ferez dissoudre

Sous-Carbonate de Soude.   320

dans

Eau parfaitement pure.   640

après quoi, vous ajouterez

Soufre sublimé.   40

Dans cette liqueur plongera l'une des extrémités d'un tube recourbé, dont l'autre sera adaptée au col d'une cornue de grès tubulée, contenant

Mercure   640

Acide Sulfurique (66 degrés).   800

Mettez la cornue sur le feu, et couvrez le fourneau d'un dôme. Pendant que le Mercure se dissoudra dans l'Acide, il se dégagera du Gaz Acide Sulfureux, qui se combinera avec le Soufre et avec la Soude du Sous-Carbonate dissous dans l'eau, ce qui continuera jusqu'à ce que la dissolution du métal soit opérée ; car alors l'émission du gaz cessera d'avoir lieu. Ensuite la liqueur contiendra du Sulfite Sulfuré de Soude. On la fera bouillir un peu, puis on la passera, on l'évaporera à une chaleur modérée, et on la laissera refroidir lentement, pour que le Sel puisse cristalliser avec régularité.

Le Sulfate de Mercure qui reste dans la cornue peut servir à préparer le Sous-Sulfate de Mercure Oxigéné, ou Turbith minéral, comme il a été dit précédemment.

Cependant on peut substituer au Mercure le Charbon, dont 200 parties suffisent, les proportions des autres substances restant les mêmes.

ARTICLE SIXIÈME.

DES SAVONS.

1. *Savon de Soude Amygdalin,* vulgairement appelé *Savon médicinal Amygdalin.*

Prenez : Soude liquide (appelée caustique, ou
   Liqueur de Savonnier) marquant 36 degrés.   100
     Huile d'Amandes douces, fraîche. . . .   210
     Versez l'Huile dans un vase de faïence ou de
terre, et mêlez-y la Soude par portions, ayant soin de
remuer avec une spatule de bois blanc, jusqu'à ce
que le mélange prenne la forme d'une masse molle,
ce qui a lieu ordinairement dans l'espace de peu de
jours. Mettez ce Savon encore mou dans des moules
de papier ou de bois blanc, doublés de papier:
quand il s'y sera durci, enlevez-le, et conservez-le
pour l'usage.

     Obs. Ce Savon ne peut être employé en médecine
qu'au bout de deux mois.

On prépare de même le Savon d'Huile d'Olives.

2. *Savon d'Huile essentielle de Térébenthine et de Potasse,*
ou *Savon de Starkey.*

Comme la Potasse se combine difficilement
avec les huiles essentielles, et que, quand on
est parvenu, avec beaucoup de peine, à opérer
cette combinaison, le Savon qui en résulte est
sujet à changer entièrement par la dissociation
de ses principes constituans, le procédé suivant
convient mieux que tout autre pour le préparer.

Prenez : Sous-Carbonate de Potasse parfaitement sec,

Huile essentielle de Térébenthine,
Térébenthine de Venise ,

. . . . *de chaque, parties égales.*

Triturez le Sous-Carbonate dans un mortier de marbre , avec un pilon de verre, et mêlez-y d'abord l'Huile essentielle, puis la Térébenthine. Dès que ces matières auront acquis la consistance convenable, porphyrisez-les, et conservez le Savon dans un pot de faïence.

Ce Savon, ainsi obtenu, a la consistance d'un Extrait : il est homogène, ne change point avec le temps, et n'a aucun des défauts que contracte assez promptement le Savon de Starkey, préparé d'après la méthode ordinaire.

Si l'on veut employer les autres Huiles essentielles sous la forme de Savon , on peut les mêler avec une quantité déterminée de Savon Amygdalin.

3. *Savon Calcaire ,* communément appelé *Liniment Calcaire.*

Prenez : Eau de Chaux récemment préparée. .   800
Huile d'Amandes douces.   100
Mêlez intimement ces deux substances en les remuant.

Obs. L'Huile combinée avec la Chaux viendra nager à la surface de l'eau, où l'on pourra la recueillir et la conserver pour l'usage. On ne doit préparer ce Savon qu'extemporanément, et en cas de besoin. Il s'emploie surtout à l'extérieur, dans les brûlures.

4. *Savon Ammoniacal*, communémeut appelé *Liniment volatil* ou *Ammoniacal*.

Prenez : Ammoniaque liquide, marquant
22 degrés. . . . .　16
  Huile d'Amandes douces. . . . .　128
  Mêlez, en agitant dans une fiole bien bouchée,
et faites un Liniment qui s'épaissit avec le temps,
et qui finit même par se convertir en une masse solide, mais molle.

5. *Liqueur composée d'un mélange d'Ammoniaque, et d'Huile volatile de Succin*, vulgairement *Eau de Luce.*

Prenez : Huile de Succin rectifiée. . . . .　12
  Baume de la Mecque. . . . .　8
  Alcool (26$=$36 degrés). . . . .　500
  Faites digérer pendant quatre jours. Alors
  Prenez : de cette Teinture. . . . .　1
  Ammoniaque liquide (20 degrés). . . .　16
  Versez goutte à goutte la Teinture dans l'Ammo-
niaque : ce qui produira une liqueur lactescente,
que vous agiterez pour opérer le mélange. L'Huile,
convertie en Savonule, y est plutôt en suspension
que dissoute. C'est-là l'Eau de Luce, que vous
conserverez pour l'usage.

Quelques personnes ajoutent un peu de Savon
Amygdalin à la Teinture, pour que la solution de
l'Huile dans l'Ammoniaque s'opère plus complétement.

Savon de Moelle de Bœuf Ammoniacal et Camphré,
vulgairement *Baume Opodeldoch.*

Préparez d'abord le Savon animal, de Moelle
de Bœuf, de la manière suivante.

Prenez : Moelle de Bœuf préparée. 500

    Potasse liquide. 250

    Mêlez, et faites liquéfier ensemble à un feu doux, en remuant avec une spatule, jusqu'à ce que vous ayez obtenu un Savon soluble en totalité dans l'eau.

    Cela fait, dissolvez ce Savon dans

Eau bouillante. 2,000

Ajoutez à la solution

Muriate de Soude. 180

dissous dans

Eau distillée. 1,000

    Le Savon se précipite bientôt ; lorsqu'il est re-froidi, passez-le à travers un linge en exprimant, et faites-le sécher.

    C'est-là le Savon de Moelle de Bœuf, avec lequel on prépare le Savon Ammoniacal Camphré, de la manière suivante.

    Prenez : Savon de Moelle de Bœuf. . . . 64

    Alcool pur (26==36 degrés, ... 376

    Eau distillée de Thym. 64

    Camphre. 24

    Introduisez le Savon coupé par morceaux et les autres substances dans un matras à long col, dont l'ouverture soit bouchée avec une vessie, retenue par un lien, mais percée de trous, pour permettre l'accès de l'air. Faites liquéfier le mélange au bain marie, passez-le chaud, et, quand il sera un peu refroidi, ajoutez-y

Huiles ssentielles de Romarin. 6

                de Thym. 2

Ammoniaque Camphrée 8

    L'usage est de verser le Savon Opodeldoch ainsi

préparé, dans des flacons cylindriques à large embouchure.

On peut préparer ce même Savon avec l'Axonge
de Porc, préparée comme il a été dit pour la
Moelle de Bœuf.

Obs. Les Allemands le rendent ordinairement
caustique et épispastique, en augmentant la proportion d'Ammoniaque. Ils se procurent cette dernière en distillant le Muriate d'Ammoniaque avec
du Sous-Carbonate de Potasse et de l'Alcool rectifié ; et, ainsi préparée, ils la nomment *Liqueur
d'Ammoniaque vineuse.*

7. *Savons médicinaux de Résines.*

Prenez : Résine de Jalap, de Scammonée,
    ou toute autre quelconque.   8
        Savon Amygdalin.   16
        Dissolvez dans Alcool (22=32 degrés)
    . . . . *quantité suffisante.*

Faites évaporer ensuite l'Alcool, et épaissir la
matière qui reste jusqu'à consistance d'Extrait.

Trois grains de ce Savon en contiennent un de
Résine.

ARTICLE SEPTIÈME.

DES EAUX MINÉRALES FACTICES.

Les observations d'un grand nombre de médecins ont prouvé que les Eaux Minérales factices jouissent, dans beaucoup de cas, de
propriétés parfaitement semblables à celles qui

ont rendu célèbres les sources que la nature fait jaillir du sein de la terre, en différentes contrées. Nous avons donc pensé qu'il ne serait pas hors de propos d'entrer dans quelques détails sur la manière dont les chimistes s'y prennent pour les obtenir. Il suffira de rapporter un petit nombre d'exemples choisis parmi les Eaux qu'on emploie le plus fréquemment, car ensuite on concevra sans peine comment on doit s'y prendre pour faire toutes celles dont l'analyse a dévoilé la composition. Au reste, il ne s'agit pas tant ici d'imiter la nature, que de s'en rapprocher le plus possible, et de reproduire, non toutes les vertus des Eaux Minérales naturelles, mais seulement les plus remarquables, celles dont la médecine sait tirer parti. Nous divisons les Eaux Minérales factices en Acidules, Acidules Salines, Acidules Ferrugineuses et Hydro-Sulfureuses.

1. *Eau acidule simple.*

Prenez : D'abord de Gaz Acide Carbonique, obtenu par le procédé décrit plus haut (*Voyez* pag. 405), autant qu'il en faut : alors, à l'aide d'une pompe foulante, adaptée à un baril presque plein d'eau distillée, faites entrer de force dans le tonneau une quantité de gaz, qui, à l'air libre, égalerait cinq fois le volume de l'eau employée : au bout de vingt-quatre heures, enfermez, le plus promptement possible, l'eau ainsi préparée dans des bouteilles,

que vous boucherez sur-le-champ avec soin, et dont
vous enduirez les bouchons d'une résine liquide. La
capacité de chaque bouteille doit être de plus de
20 onces, ou environ 650 grammes. On les couche
dans une cave, pour s'en servir au besoin.

EAUX ACIDULES SALINES.

2. *Eau de Vichy.*

Prenez : Eau acidule, contenant deux fois son
volume de

Gaz Acide Carbonique, vingt onces et
demie, ou. . . . . 650 .^{gramm.}

Dissolvez-y
Sous-Carbonate de Soude, trente-deux
grains, ou. . . . . 1 ,6
Sulfate de Soude, seize grains, ou. . o ,8
Muriate de Soude, quatre grains, ou. . . o ,2
Sous - Carbonate de Magnésie, un
demi-grain, ou. . . . . o ,025
Muriate de Fer, un quart de grain, ou. . o ,0125
Introduisez d'abord les Sels dans une bouteille de
capacité convenable : versez-y ensuite l'eau acidule ;
bouchez-la sur-le-champ, et placez-la promptement
dans la glacière.

On prépare de la même manière les eaux suivantes, en variant à chacune les proportions des
Sels, savoir :

. *Eau de Seltz ou de Selter.*

Prenez : Eau acidule, contenant cinq fois
son volume de Gaz Acide Carbonique,
vingt onces et demie, ou. 650

Sous-Carbonate de Soude, quatre grains,

ou. . . . .   0 ,2

Sous-Carbonate de Magnésie , deux

grains, ou. . . , ...   0 ,1

Muriate de Soude , vingt-deux grains ,

ou. . . . .   1 ,1

Agissez du reste comme ci-dessus.

4. *Eau de Sedlitz.*

1°. *Faible.*

Prenez : Eau acidule, contenant trois fois
son volume de Gaz Acide Carbonique ,
vingt onces et demie, ou. 650

Sulfate de Magnésie, environ deux gros,

ou. . . . .   8 ,0

Muriate de Magnésie , dix-huit grains ,

ou. . . . .   0 ,9

2°. *Plus chargée.*

Si vous la voulez plus saturée et plus
rapprochée de l'Eau naturelle , il faut
augmenter la quantité des Sels , et dissoudre dans

Eau acidule, vingt onces et demie , ou 650

Sulfate de Magnésie , quatre gros ,

ou   16

Muriate de Magnésie, trente-six grains ,

ou. . . . .   1 ,8

Obs. L'Eau naturelle de Sedlitz ne contient pas
d'Acide Carbonique, ou n'en renferme que très-peu.
Il est facile de la préparer telle artificiellement,
en faisant dissoudre le Sulfate et le Muriate de

Magnésie dans de l'Eau simple. Mais l'usage d'employer l'Eau acidule pour procurer la dissolution des Sels, a prévalu chez nous, ce qui rend l'Eau moins désagréable à boire, et moins difficile à supporter pour l'estomac. On suit ordinairement la même méthode pour se procurer les autres Eaux salines.

5. *Eau de Balaruc.*

Prenez : Eau acidule contenant deux fois son volume de Gaz Acide Carbonique, vingt onces et demie, ou. . . . . 650 gramm.

Muriate de Soude, un gros et demi, ou. 6

De Chaux, dix-huit grains, ou.   0 ,9

De Magnésie, cinquante − six grains, ou . . . . 2 ,8

Carbonate de Magnésie, un grain, ou.   0 ,05

6. *Eau de Bourbonne-les-Bains.*

Prenez : Eau acidule, contenant deux fois son volume de Gaz Acide Carbonique, vingt onces et demie, ou. 650

Muriate de Soude, environ un gros, ou.   4

Muriate de Chaux, dix grains, ou. . .   0 ,5

EAUX ACIDULES FERRUGINEUSES.

7. *Eau de Spa.*

Prenez : Eau acidule, contenant cinq mesures de Gaz Acide Carbonique, vingt onces et demie, ou. 650

Sous-Carbonate de Soude, deux grains, ou. . . . . 0 ,1 grammes.

Muriate de Soude, un grain, ou. . . . 0 ,o5

Sous–Carbonate de Magnésie, quatre grains, ou . . . . 0 ,2

Sous–Carbonate de Fer, un grain, ou . 0 ,o5

8. *Eau de Pyrmont.*

Prenez : Eau acidule, contenant cinq mesures de Gaz Acide Carbonique, vingt onces et demie, ou. 650

Muriate de Soude, deux grains, ou . . 0 ,1

Sulfate de Magnésie, huit grains, ou . 0 ,4

Carbonate de Magnésie, douze grains, ou. . . . . 0 ,6

Carbonate de Fer, un grain, ou . . . .. 0 ,o5

EAUX HYDRO–SULFUREUSES.

9. *Eau Hydro-sulfureuse simple.*

Prenez : Sulfure de Fer. 1,000

Acide Sulfurique (66 degrés). 2,000

Étendez l'Acide d'Eau distillée. 4,000

Mettez le Sulfure pulvérisé dans un flacon de verre, auquel vous adapterez un appareil de *Woulf*, composé de cinq ou six autres flacons pleins d'eau, et d'une assez grande capacité, dont le dernier contiendra environ 32 grammes de Potasse pure, dissoute dans un kilogramme d'Eau. Versez l'Acide par portions sur le Sulfure : aussitôt il se dégagera du Gaz Hydro–Sulfureux qui, après avoir saturé l'eau des divers flacons, se trouvera absorbé par la Potasse contenue dans le dernier ; de sorte qu'il ne répandra pas de mauvaise odeur dans le laboratoire. L'eau du dernier flacon sera jetée comme inutile.

Obs. L'eau la plus saturée de Gaz Hydro-Sulfureux n'en contient pas plus d'un volume égal au sien, le Baromètre étant à 76 centimètres. Mais à ce point, elle est beaucoup trop chargée pour servir aux usages de la Médecine : on peut même dire qu'elle serait vénéneuse; il faut donc l'étendre d'une quantité d'Eau pure, qui varie en raison des circonstances. Le plus souvent, comme on va le voir, on la mêle avec quatre parties d'Eau distillée.

10. *Eau de Barège.*

Prenez : Eau Hydro-Sulfureuse saturée, environ quatre onces, ou. . . . . 130 grammes

Eau pure, environ une livre et une demi-once, ou. 520

Carbonate de Soude, seize grains, ou. 0 ,8

Muriate de Soude, un demi-grain, ou. 0 ,025

Introduisez-les Sels dans une bouteille de capacité suffisante, ensuite versez-y l'Eau pure et l'Eau Hydro-Sulfureuse; bouchez-la sur-le-champ, et conservez-la pour l'usage.

Le Gaz Hydro-Sulfureux entre pour un cinquième dans cette mixture.

Il faut préparer de la même manière les Eaux suivantes, savoir :

11. *Eau de Bonnes.*

Prenez : Eau pure, environ une livre et une demi-once, ou. 520

Eau Hydro-Sulfureuse, environ quatre onces, ou. 130

Muriate de Soude, trente grains, ou. 0 ,15

Sulfate de Magnésie, un grain, ou . . 0 ,05

12. *Eau d'Aix-la-Chapelle.*

Prenez : Eau pure, environ une livre et
une demi-once, ou.   250
   Eau Hydro-Sulfureuse, environ quatre
onces, ou   130
    Carbonate de Soude, vingt grains, ou .   1 ,0
    Muriate de Soude, neuf grains, ou . .   0 ,45

13. *Eau acidule Hydro-Sulfureuse*, communément
appelée *de Naples.*

(Suivant la méthode de *MM. Triayre* et *Jurine.*)
Prenez : Eau acidule, contenant quatre
mesures de Gaz Acide Carbonique, environ quinze onces et trois gros, ou. . . 492
   Eau Hydro-Sulfureuse, cinq onces et
un gros, ou 164
   Carbonate de Soude, environ dix-
huit grains, ou. . . . .   0 ,9
        de Magnésie, environ dix
grains, ou. . . . .   0 ,5
  Mettez les Sels dans une bouteille : versez dessus
l'Eau Hydro-Sulfureuse, et ensuite l'Eau acidule.
Vous aurez dé cette manière une Eau chargée de
trois fois son volume de Gaz Acide Carbonique, et
en outre d'un quart de son volume de Gaz Hydro-
Sulfureux. Conservez-la pour l'usage, en observant
les mêmes précautions que pour les autres.

14. *Eau Hydro-Sulfureuse pour bain.*

Pour un Bain de 640 livres, ou 320 kilogrammes.
 Prenez: Hydro-Sulfure de Soude liquide
marquant 25 degrés à l'aréomètre, dix
onces, ou   320

Solution Salino - Gélatineuse ; quatre
onces, ou. 128

Mêlez ces deux substances ensemble et dissolvez-
les dans l'Eau du bain, que vous remuerez jusqu'au fond, peu d'instans avant que la personne
y entre.

Quant à la Solution Salino-Gélatineuse, on la
prépare comme il suit :

15. *Solution Salino-Gélatineuse.*

Prenez : Eau distillée, une livre, ou   500

     Carbonate de Soude, une once, ou. . . .   32

     Gélatine Animale, une once, ou.   32

     Sulfate de Soude, une demi-once, ou. .   16

     Muriate de Soude, une demi-once, ou .   16

   Naphte obtenue du Pétrole, vingt grains,
ou.   1

     Mêlez ensemble.

Obs. La proportion de l'Hydro-Sulfure et de la
Solution Salino-Gélatineuse, à l'eau du bain, ne
doit pas être toujours la même; c'est au médecin à
la varier suivant l'exigence des cas. Il ne faut pas
non plus que l'eau de ces sortes de bains soit préparée dans des baignoires de métal : on se servira
de celles qui sont en bois.

SECTION NEUVIÈME.

*Des Médicamens qui résultent du seul mélange
des substances simples.*

Quoique l'usage soit de ne considérer les
Médicamens compris dans cette Section que
comme de simples mélanges, il ne faut pas croire
qu'on entende par-là, que tous doivent leurs
vertus à la réunion des matières dont ils sont
formés, et qu'ils n'obéissent point aux lois des
affinités chimiques. On ne saurait douter, en
effet, que, dans les Electuaires, par exemple,
il ne s'opère, à la faveur du Miel, du Sucre, des
Sirops, de l'Eau ou du Vin, des combinaisons ou
des échanges d'élémens, qui établissent une différence bien marquée entre le Médicament con-
sidéré en masse, et l'association pure et simple
des substances qui rentrent dans sa composition.
Cependant, il faut l'avouer, en inventant plusieurs des composés dont nous avons hérité
d'eux, les Galénistes n'ont souvent eu d'autre
intention que celle, assez mal raisonnée, de cu-
muler un grand nombre de propriétés différentes
dans le même Médicament. Il serait assez difficile de se rendre compte, par la théorie, de la

manière dont ces remèdes agissent ; mais l'expérience a tellement mis hors de douté leur puissance et leur utilité, que l'art ne peut plus s'en passer aujourd'hui. Nous allons examiner successivement ceux dont on fait le plus d'usage, et qui nous ont paru mériter qu'on ne les néglige, ni les dédaigne.

ARTICLE PREMIER.

DES ESPÈCES.

Les pharmaciens appellent *Espèces*, des mélanges de plusieurs plantes ou parties de plantes, sèches et coupées en petits morceaux, qui servent à faire des infusions, des décoctions ou d'autres préparations du même genre.

Quand un médecin prescrit des Espèces comprises dans le nombre des Médicamens magistraux, il doit avoir soin de marquer les doses dans sa formule.

1. *Espèces Émollientes.*

Prenez : Feuilles sèches de Mauve,
　　　　　　　　de Guimauve,
　　　　　　　　de Molène,
　　　　　　　　de Seneçon,
　　　　　　　　de Pariétaire,
. . . . *de chaque, parties égales en poids.*
Mêlez, et conservez pour l'usage.

2. *Espèces Béchiques, composées de fleurs.*

Prenez : Fleurs sèches de Mauve, ou de Guimauve,

d'Immortelle,

de Pas d'Ane,

Pétales de Coquelicot,

. . . . *de chaque, parties égales en poids.*

Mêlez, et conservez pour l'usage.

3. *Espèces Béchiques, composées de Fruits.*

Prenez : Dattes débarrassées de leurs noyaux,

Jujubes,

Figues,

Raisins. . . *de chaque, parties égales en poids.*

Mêlez, et conservez pour l'usage.

4. *Espèces amères.*

Prenez : Feuilles sèches de Germandrée,

Sommités de Petite Centaurée.

d'Absinthe,

. . . . *de chaque, parties égales en poids.*

Mêlez, et conservez pour l'usage.

5. *Espèces vulnéraires* (1).

Prenez : Feuilles sèches de Sauge,

de Thym,

---

(1) On désigne communément sous le nom de *Vulnéraires*, des plantes qui ont une certaine amertume accompagnée de quelque chose d'astringent, avec un arome plus ou moins prononcé, et qu'on prend, pour la plupart, parmi les Rosacées, les Labiées, et les Flosculeuses (Composées). Il paraît qu'on leur a donné cette épithète, parce qu'employées en infusion ou en décoction, soit à l'intérieur, soit à l'extérieur, elles sont souvent utiles dans les plaies dont l'inertie des solides rend la guérison difficile, et qui exhalent un ichor abondant en place d'un pus de bonne qualité. Nous n'avons cité ici que des végétaux doués d'un arome assez fort.

*

de Serpolet ;

d'Hysope ,

de Menthe aquatique ,

d'Absinthe ,

d'Origan ,

. . . . *de chaque , parties égales en poids.*

Mêlez , et conservez pour l'usage.

6. *Espèces Pectorales.*

Prenez : Feuilles sèches de Capillaire du Canada ,

de Véronique ,

d'Hysope ,

de Lierre terrestre ,

. . . . *de chaque ; parties égales en poids.*

Mêlez , et conservez pour l'usage.

7. *Espèces carminatives.*

Prenez : Semences d'Anis ,

de Fenouil ,

de Coriandre ,

de Carvi ,

. . . . *de chaque , parties égales en poids.*

Mêlez , et conservez pour l'usage.

8. *Espèces anthelminthiques.*

Prenez : Feuilles ou Fleurs sèches de Tanaisie , ,

d'Absinthe ,

de Camomille romaine ,

. . . . *de chaque , parties égales en poids.*

Mêlez , et conservez pour l'usage.

9. *Espèces diurétiques.*

Prenez : Racines sèches et coupées menu,
de Fenouil,
de Petit Houx,
d'Arrête-Bœuf,
d'Asperge,
de Persil,
. . . . de chaque, *parties égales en poids.*

10. *Espèces Sudorifiques, pour infusion.*

Prenez : Bois de Sassafras râpé,
Fleurs de Sureau,
Feuilles de Bourrache,
Pétales de Coquelicot,
. . . . de chaque, *parties égales en poids.*
Mêlez, et conservez pour l'usage.

11. *Espèces sudorifiques, pour décoction.*

Prenez : Bois de Gayac râpé,
Racine de Salsepareille hachée,
de Squine, coupée par tranches,
. . . . de chaque, *parties égales en poids.*
Mêlez, et conservez pour l'usage.

12. *Espèces astringentes.*

Prenez : Racines sèches et coupées menu
de Bistorte,
de Tormentille,
Écorce de Grenadier, coupée menu,
. . . . de chaque, *parties égales en poids.*
Mêlez, et conservez pour l'usage.

13. *Semences froides.*

Prenez : Semences de Calebasse,
     de Pastèque,
     de Melon,
     de Concombre,
. . . . *de chaque, parties égales en poids.*

14. *Farines émollientes.*

Prenez : Farines de Lin,
     de Seigle,
     d'Orge,
. . . . *de chaque, parties égales en poids.*
Mêlez, et conservez pour l'usage.

15. *Farines résolutives* (1).

Prenez : Farines de Fenu-Grec, ...
     de Fève,
     d'Orobe,
     de Lupin,
. . . . *de chaque, parties égales en poids.*
Mêlez, et conservez pour l'usage.

ARTICLE SECOND.

DES POUDRES COMPOSÉES.

Toutes les Poudres composées doivent être préparées en petite quantité à la fois, et renouvelées souvent. Il en est même plusieurs qu'il ne faut confectionner qu'à l'instant de la prescription : ce sont principalement celles que le

______

(1) Les Médicamens appelés *Résolutifs*, sont ceux qui, à la propriété émolliente, en joignent une tonique et astringente, de sorte qu'il vaudrait peut-être mieux les nommer *Discussifs*.

contact de l'air, la chaleur et l'humidité peuvent altérer. C'est pourquoi nous n'avons employé, dans les formules suivantes, pour indiquer la proportion relative des divers composans, et la somme totale produite par leur réunion, que des nombres ronds, qu'il sera facile à chacun de convertir, à son gré, en gros ou en grammes, sans rien changer aux proportions établies.

Parmi les Poudres composées, on en range quelques-unes, telles que celles de James et de Dover, dont le feu sert à associer les principes constituans, et qui sembleraient, d'après cela, devoir être mises au nombre des préparations chimiques ; mais, comme d'un côté elles annoncent des connaissances peu étendues en chimie, dans ceux qui les ont imaginées, et que, d'un autre côté, les substances qui entrent dans leur composition n'ont point changé de nature, et ne sont qu'à l'état de mélange, il serait impossible de leur accorder place dans une autre Section.

1. *Poudre de Sulfate de Potasse composée*, communément appelée *Poudre Tempérante de* Stahl.

Prenez : Sulfate de Potasse.   9
        Nitrate de Potasse purifié.   9
        Sulfate de Mercure rouge préparé. .   2
                                     —————
      Somme totale.   20

Mêlez, et porphyrisez, jusqu'à ce que vous ayez obtenu une poudre très-fine.

2. *Poudre de Magnésie composée,* vulgairement appelée
Poudre Anti-Acide, ou *Absorbante.*

Prenez : Magnésie pure, ou calcinée,
   Sucre blanc,

. . . . *de chaque, parties égales en poids.*
Triturez pendant long-temps dans un mortier de
verre, et faites une poudre, que vous conserverez
dans un vase bien fermé.

Obs. On ne doit préparer et conserver cette
poudre qu'en petite quantité : il convient même de
ne la faire qu'au moment de la prescription.

3. Poudre de Pied-de-Veau composée.

Prenez : Racines de Pied-de-Veau. 48
   d'Acore odorant. 48
   de Petit Boucage. 48
  Yeux d'Écrevisse 12
  Cannelle. 9
  Sulfate de Potasse. 6
  Muriate d'Ammoniaque. 2
          ———
  Somme totale. 173

Mêlez avec soin, et faites, selon les règles de
l'art, une poudre très-fine, que vous conserverez
dans un flacon de verre bien bouché.

4. *Poudre de Soufre et de Scille,* communément appelée
Poudre Anti-Asthmatique ou *Incisive.*

Prenez : Sucre blanc. 3
  Soufre sublimé, lavé. 2
  Scille sèche et pulvérisée. 1
          ———
  Somme totale. 6
Mêlez pendant long-temps, et faites une poudre.

5. *Poudre composée d'Amers ,* communément appelée
   Poudre Anti-Arthritique Amère.

Prenez : Racines de Gentiane.   2
                    d'Aristoloche ronde.   2
       Fleurs de Petite Centaurée. . , ...   4
       Feuilles de Germandrée.   2
                    de Chamæpithys.   2
                    Somme totale. . . . .   ‾12‾
       Mêlez, et faites une poudre.

6. *Poudre composée de Séné, de Scammonée et de Bois
   Sudorifiques ,* vulgairement appelée *Poudre Anti-Arthritique Purgative.*

Prenez : Gomme Arabique.   4
         Tartrate acidule de Potasse.   4
         Feuilles mondées de Séné.   4
         Cannelle.   4
         Scammonée. . . , ...   2
    Racines de Salsepareille   2
              de Squine.   2
    Bois de Gayac   2
                    Somme totale . . . . .   ‾24‾
       Faites du tout une poudre très-fine.
       La proportion du Séné et de la Scammonée à la
    masse entière, sera de 1 à 4.

7. *Poudre de Jalap et de Scammonée,* ou *Poudre
   Cathartique.*

Prenez : Poudres de Jalap.   1
              de Tartrate acidule de Potasse   2
              de Scammonée d'Alep . . .   1
                    Somme totale. . . . .   ‾4‾

Mêlez pendant long-temps dans un mortier de verre, et conservez la poudre dans un vase fermé.

8. *Poudre Cornachine*, ou *de tribus*.

Prenez : Scammonée d'Alep,
      Tartrate Acidule de Potasse,
      Oxide d'Antimoine blanc lavé (vulgaire-
      ment appelé *Antimoine diaphorétique*),
      . . . . *de chaque*, *parties égales en poids.*

OBS. On ne doit préparer qu'une petite quantité de cette poudre à la fois ; car, avec le temps, de purgative elle devient émétique : il est même plus à propos de ne la faire qu'extemporanément, lorsqu'elle vient à être prescrite.

9. *Poudre de Gomme-Gutte composée*, vulgairement *Poudre Hydragogue.*

Prenez : Racines de Jalap. 24
        de Méchoacan. 12
        de Rhubarbe choisie 8
     Cannelle. 8
     Gomme-Gutte. 3
     Feuilles sèches de Soldanelle. 6
     Semences d'Anis. 12

        Somme totale. 73

Pilez la Gomme-Gutte à part, et avec beaucoup de soin, jusqu'à ce qu'elle soit réduite en poudre très-fine ; ensuite mêlez-la bien avec les autres substances également pulvérisées, et faites du tout une Poudre dans laquelle les matières aromatiques

scront aux purgatives dans la proportion de 1
ou 2 à 65.

10. *Poudre de Sulfure de Mercure noir et de Scammonée,*
vulgairement appelée *Poudre Vermifuge Mercurielle.*

Prenez : Poudre de Scammonée composée, ou *de
tribus* (*Voyez* n°. 8),
        Sulfure de Mercure noir, récemment préparé
par la trituration,
        . . . . *de chaque, parties égales en poids.*
        Mêlez, triturez dans un mortier, et faites une
Poudre.

11. *Poudre d'Helminthochorton composée,* ou *Poudre
        Vermiu ge sans Mercure.*

Prenez : Coralline de Corse,
        Semen Contrà,
        Sommités d'Absinthe,
                de Tanaisie,
        Feuilles de Scordium,
                de Séné,
        Rhubarbe choisie,
        . . . . *de chaque, parties égales en poids.*
        Mêlez, et faités une Poudre selon les règles de
l'art.

12 . *Poudre gommeuse Alcaline,* vulgairement appelée
        Savon Végétal.

Prenez : Gomme Arabique en poudre très-
fine 32
        Carbonate de Potasse cristallisé   4
        Triturez ces deux substances ensemble et pen-
dant long-temps, puis faites une Poudre, qu'il ne

faut préparer qu'extemporanément, et à l'instant
même de la prescription.

i3. *Poudre de Phosphate de Chaux et d'Antimoine*, ou
Poudre de James.

Prenez : Sulfure d'Antimoine, trituré grossiè-
    rement,
      Râpure de Corne de Cerf,
      . . . . *de chaque , parties égales en poids.*
      Jetez le mélange dans une bassine de fer chauffée
jusqu'au rouge, et agitez-le sans discontinuer jusqu'à ce qu'il ait pris une couleur grise. Mettez la
masse refroidie et réduite en poudre, dans un creuset brasqué, recouvert d'un autre creuset renversé
et percé d'un petit trou. Calcinez-la pendant deux
heures dans cet appareil, en augmentant le feu
jusqu'à ce qu'elle rougisse; ensuite laissez-la refroidir, et réduisez-la en poudre très-fine.

i4. *Poudre d'Ipécacuanha et d'Opium composée*, ou
Poudre de Dover.

Prenez : Sulfate de Potasse   4
        Nitrate de Potasse   4
      Triturez ces deux Sels ensemble , et
jetez-les dans un creuset, pour les faire
fondre au feu : versez alors la masse dans
un mortier de fer , et avant qu'elle ne soit
refroidie , ajoutez-y.
      Extrait d'Opium sec, réduit en poudre. .   i
      Triturez le tout ensemble , et ajoutez
enfin,
      Racines d'Ipécacuanha.   i
          de Réglisse.   i

Triturez de manière à faire une Poudre très-fine.

(*Pharmacopée de Swédiaur.*)

15. *Poudre d'Asaret composée*, vulgairement *Poudre Sternutatoire.*

Prenez : Feuilles sèches de Marjolaine. 2
de Bétoine 2
d'Asaret. 2
Fleurs sèches de Muguet 2
____
Somme totale. 8

Mêlez, et faites une poudre selon les règles de l'art.

16. *Poudre Dentifrice.*

Prenez : Bol d'Arménie préparé. 24
Corail rouge préparé. 24
Os de Sèche porphyrisé. 24
Résine Sang-Dragon 12
Cochenille en poudre. 3
Tartrate acidule de Potasse. 36
Cannelle 6
Gérofle 1
____
Somme totale 130

Mêlez avec soin, et faites une poudre très-fine, dans laquelle la proportion du Tartre au restant de la masse sera environ de 1 à 3 ,6.

ARTICLE TROISIÈME.

DES PATES.

Les modernes donnent le nom de *Pâtes* à des masses composées de Médicamens mêlés ensemble, ayant la mollesse de la farine réduite en pâte par l'addition de l'eau, et dont les parties sont assez bien liées entre elles pour ne point adhérer au doigt quand on l'y enfonce. Les Gommes et le Sucre, dissous soit dans l'eau, soit dans une infusion ou une décoction quelconque, et rapprochés peu à peu par l'évaporation, servent, dans toutes les Pâtes, de moyen d'union aux substances qui les constituent, et leur donnent la consistance molle qui les caractérise.

1. *Pâte de Gomme Arabique*, vulgairement appelée *Pâte de Guimauve.*

Prenez : Racine de Guimauve fraîche et
      mondée, quatre onces, ou. . . .   125
  Faites infuser, pendant douze heures,
dans
      Eau commune, cinq livres, ou.   2,500
   Passez ; faites dissoudre dans cette infusion, à une douce chaleur, et en agitant
de temps en temps,
     Gomme Adragant, bien blanche,
choisie et concassée, deux livres, ou. . .   1,000
   Sucre blanc, deux livres, ou   1,000
   Passez à travers un linge épais, et faites
évaporer la liqueur à feu nu, jusqu'à
consistance d'extrait mou, en la remuant
sans cesse avec une spatule de bois.
Alors battez-la et agitez-la avec force,
en y ajoutant à plusieurs reprises, pour
cinq livres de la masse, les blancs de
douze œufs, battus avec
     Eau de Fleur d'Oranger, quatre onces,
ou.   123

jusqu'à ce qu'elle blanchisse; puis faites épaissir, à un feu doux, cette masse blanche comme de la neige, en la remuant sans interruption, jusqu'à ce qu'elle ne s'attache plus ni à la spatule, ni à la main. Alors étendez-la sur une table de marbre soupoudrée d'Amidon.

Obs. Le plus souvent on se sert d'Eau commune en place d'infusion de Guimauve.

On peut préparer la *Pâte de Réglisse* de la même manière, en substituant la Racine de Réglisse à celle de Guimauve.

2. *Pâte de Dattes.*

Prenez : Dattes choisies et débarrassées de leurs noyaux, une livre et demie, ou 750

    Sucre très-pur, cinq livres, ou. . . 2,500

    Gomme du Sénégal, ou Gomme Arabique choisie et très - blanche, six livres, ou. 3,000

    Eau pure, trente livres, ou 15,000

    Eau de Fleurs d'Oranger, neuf onces, ou 288

En suivant le procédé qui va être décrit, vous obtiendrez une masse du poids d'environ neuf livres, ou. 4,500

MODE DE PRÉPARATION.

Faites bouillir les Dattes coupées en très-petits morceaux, dans de l'eau pure, dix livres, ou. . . . . 5,000 pendant une heure environ, jusqu'à ce

qu'elles soient devenues molles et faciles à
écraser entre les doigts : passez ensuite cette
décoction.

Concassez les Gommes à part ; dissolvez-
les dans de l'Eau pure, vingt livres, ou. .   10,000
et passez la solution à travers un linge épais.
Mettez les deux liqueurs mêlées ensemble sur le
feu, dans une chaudière, après y avoir ajouté le
sucre. Celui-ci étant fondu, versez le blanc de
cinq œufs délayés dans un peu d'eau, et faites
bouillir, ayant soin d'enlever l'écume à mesure
qu'elle se forme, et de verser de temps en temps
un petit filet d'eau dans la liqueur qui bout à gros
bouillons.

Dès que cette liqueur est devenue transparente,
ce qui a lieu lorsqu'elle a été réduite au tiers,
passez-la à travers un linge, et faites-la de nouveau
évaporer à feu nu, jusqu'à ce qu'elle acquière la
consistance d'un sirop épais.

Alors ajoutez-y l'Eau de Fleur d'Oranger, et
continuez l'évaporation au bain-marie, sans remuer
davantage le liquide, et en vous bornant à ramener
vers les bords du vase la matière qui se concrète à
la surface sous la forme d'une pellicule.

Dès que la liqueur a acquis la consistance d'un
extrait mou, comme est celui de Genièvre, disposez-la dans des moules de fer blanc huilés, et
mettez-la sécher dans l'étuve, à une chaleur de
30 degrés, autant que possible constante. Il ne faut
la retirer des moules que quand elle y a pris assez
de solidité.

On doit bien prendre garde surtout que l'étuve
ne soit ni brusquement, ni trop fortement échauf-

fée, de peur que la masse, saisie en quelque sorte
par la chaleur, ne se resserre trop sur elle-même,
ne perde sa transparence, et ne devienne dure
comme de la corne.

3. *Pâte de Jujubes.*

Prenez : Jujubes triées et mondées, une
    livre, ou. . . . -   500
       Gomme du Sénégal, choisie et bien blan-
    che, six livres, ou.   3,000
       Sucre pur, cinq livres, ou.   2,500
       Eau filtrée, trente livres, ou. 15,000
       Teinture Alcoolique d'Ecorce de Citron,
    étendue d'Eau distillée, une once, ou. . .   32
       Tout étant ainsi préparé, suivez le même
procédé que pour la Pâte de Dattes.
       Vous obtiendrez ainsi une masse de
Pâte d'environ neuf livres, ou.   4,500

4. *Pâte de Réglisse anisée.*

Prenez : Extrait de Réglisse très-pur, une
    livre, ou.   500
       Gomme du Sénégal, deux livres, ou. . .   1,000
       Sucre blanc, une livre, ou.   500
       Racine d'Iris de Florence, réduite en
poudre, un gros, ou.   4
       Huile essentielle de Semences d'Anis,
environ vingt-quatre grains, ou.   1,2
       Dissolvez la Gomme dans une quantité suffisante
d'eau. Passez la solution, laissez-la déposer, et,
après l'avoir décantée, ajoutez l'Extrait de Réglisse;
puis évaporez, à feu doux, jusqu'à ce que la liqueur

ait acquis la consistance du miel; ajoutez alors la Poudre d'Iris; continuez l'évaporation, et, quand la masse aura pris la consistance d'un extrait, incorporez-y enfin l'Huile d'Anis mêlée avec le Sucre.

Cette Pâte doit, au reste, être séchée de la même manière que celle de Jujubes.

ARTICLE QUATRIÈME.

DES CONSERVES.

On désigne sous le nom de *Conserves* toutes les Pulpes préparées, soit avec des fruits, soit avec des herbes ou des fleurs fraîches, soit avec des poudres d'herbes délayées dans suffisante quantité d'eau, et auxquelles on ajoute du sucre à titre de condiment. Presque toujours les Conserves sont molles, et ressemblent à du miel pour la consistance; mais quelquefois, cependant, elles sont assez sèches pour qu'on puisse les casser comme du sucre. La plupart s'altèrent facilement, de manière qu'on n'en doit préparer que fort peu à la fois.

1. *Conserve de Roses rouges, fraîches.*

Prenez : Pétales frais de Roses rouges, dont
l'onglet a été coupé. 150
Sucre blanc réduit en poudre. 300
Pilez ensemble dans un mortier de marbre, avec un pilon de bois, afin d'obtenir une Pulpe très-fine, que vous passerez au tamis de soie, à l'aide d'une spatule.

A cette Pulpe ajoutez

Sucre blanc réduit , par la décoction,
à la consistance d'Électuaire, et un peu
refroidi. 1,200

Mêlez avec soin, et la Conserve sera faite.

Les Pétales de Roses sont à la masse totale dans la proportion de . . . . 1 à 11

On prépare de la même manière toutes les
Conserves d'Herbes et de Fleurs fraîches.

2. *Conserve de Roses, préparable en tout temps.*

Prenez : Pétales de Roses rouges, dont l'onglet
a été coupé, secs, et réduits en poudre. . . 90

Ajoutez Eau de Roses , quantité suffisante pour obtenir une Pulpe ; faites macérer dans un vase de faïence, pendant six
heures, en agitant souvent avec une spatule
d'ivoire ; puis ajoutez

Sucre dissous dans de l'Eau de Roses, et
cuit au point de pouvoir être mis en tablettes. 1,000

Mêlez avec soin, dans un mortier de
marbre, avec un pilon de bois, et la Conserve
sera faite.

Les Pétales de Roses sont à la masse
dans la proportion de. . . . . 1 à 11.

3. *Conserve de Cynorrhodon.*

Prenez : Pulpe de Fruits du Rosier sauvage,
préparée comme il a été dit ci-dessus. . . 500

Sucre blanc , cuit en consistance d'Électuaire. 750

*

Mêlez avec soin, et faites une Conserve d'après les règles de l'art.

La Pulpe sera à la masse dans la proportion de. . . . . 2 à 5

4. *Conserve de Casse*, ou *Casse cuite*.

Prenez : Extrait de Casse. 160

Sirop de Violettes. 120

Sucre réduit en poudre. 30

Faites évaporer au bain marie, en remuant de temps en temps, jusqu'à ce que la liqueur ait acquis la consistance d'un extrait mou ; alors laissez-la refroidir, et ajoutez-y

Huile essentielle de Fleurs d'Oranger. . 0,1
Conservez pour l'usage.

5. *Conserve de Racine d'Aunée*.

Prenez : Pulpe de Racine d'Aunée préparée par l'ébullition, comme il a été prescrit de faire pour obtenir des Pulpes avec les Herbes émollientes, et passée au tamis de soie. 250

Sucre blanc cuit en consistance d'Electuaire solide, dans une décoction de Racine d'Aunée. 1,000

Mêlez, et faites une Conserve selon les règles de l'art.

La Pulpe d'Aunée sera à la masse dans la proportion de. . . . . 1 à 5

On prépare de la même manière les *Conserves d'Angélique* et *d'Ache*.

6. *Tiges d'Angélique confites.*

Comme on se sert souvent des Tiges d'Angélique
et d'Ache, aussi bien que des écorces d'Orange et
de Citron, pour aromatiser les médicamens, nous
avons jugé qu'il serait à propos de les préparer dans
les pharmacies pour l'usage de la médecine,
malgré qu'elles soient le plus ordinairement rangées parmi les attributs de l'art du confiseur.

Choisissez des Tiges d'Angélique bien tendres,
dépouillez-les de leur épiderme, et coupez-les en
morceaux de trois ou quatre pouces de longueur.

Faites-les blanchir dans suffisante quantité
d'eau, afin de tempérer un peu la force de leur
saveur.

Retirez-les ensuite, et laissez-les égoutter sur un
tamis. Pendant ce temps, faites un Sirop de Sucre
pur, cuit jusqu'à ce qu'il ait acquis 36 degrés de
densité; plongez-y les tiges, et faites-les bouillir
jusqu'à ce qu'elles aient perdu toute leur humidité,
ce dont vous jugerez par le degré de solidité qu'elles
auront acquis. Enlevez-les alors avec une écu-
moire, disposez-les sur un gril de bois ou de fer,
pour qu'elles égouttent, et faites-les sécher à l'étuve
jusqu'à ce qu'elles deviennent cassantes.

On conserve de la même manière les Tiges
d'Ache, les Fleurs d'Oranger, les Écorces et le Zest
d'Orange et de Citron; mais toujours on prépare les
Tiges d'Ache entières, tandis qu'il vaut mieux confire
celles d'Angélique et les Écorces par morceaux.

7. *Chocolat de Santé.*

Très-souvent la cupidité porte les marchands à falsifier le Chocolat, soit en y ajoutant des substances étrangères qui lui donnent plus de poids, soit en se servant de Cacaos avariés pour le fabriquer, de manière qu'il peut nuire beaucoup aux personnes à qui on le prescrit, comme il arrive quelquefois, pour régime. Nous avons donc pensé qu'il était utile de mettre le procédé qu'on doit suivre pour le préparer, au nombre des formules que nous proposons aux Pharmaciens. Si le médecin trouve à propos d'y ajouter quelque substance propre à lui donner des qualités diététiques ou médicamenteuses particulières, cette addition devra toujours être faite en vertu d'une ordonnance spéciale, et non secrètement, sans réserve ni distinction de cas, ainsi qu'on en a la coutume.

Prenez : Semences de Cacao Caraque brûlées,
 et dépouillées de leurs tégumens et de
 leurs radicules,. 1,758
  Semences de Cacao des Iles, préparées
 de la même manière. 3,000
  Sucre blanc. 5,000
  Ecorce de Cannelle en poudre. 40

Pilez les Semences des deux Cacaos dans un mortier de fer, préalablement échauffé, avec le quart du Sucre : dès que le tout sera bien incorporé, broyez la masse par parties, avec un rouleau de fer, sur une pierre bien polie, appropriée à cet usage, et assez échauffée pour que la matière, ramollie par la chaleur, se laisse écraser plus facilement et plus complétement. Dès qu'elle sera parvenue au degré de finesse convenable, ajoutez la Cannelle et ce qui reste de Sucre ; puis broyez encore pendant un demi-quart d'heure ; enfin disposez la masse dans des moules de fer blanc, où elle prendra la solidité requise en séchant.

Obs. Suivant que le Cacao a été plus ou moins torréfié, c'est-à-dire, suivant qu'il a été grillé à la manière des Italiens, ou à celle des Espagnols, il contracte une amertume plus ou moins forte, et apporte une plus ou moins grande quantité de l'huile qui lui est propre dans le Chocolat. En effet, par la torréfaction, de rouge-foncé qu'il était, il devient brun ou même noirâtre ; dans le même temps il acquiert une amertume, qui n'est pas sans arome, et qui ne déplaît point au goût. Ainsi, selon que le Chocolat sera préparé à la manière italienne ou à la manière espagnole, il sera aussi ou tonique ou simplement analeptique. Le médecin doit tenir compte de ces particularités pour en faire son profit dans l'occasion, et déterminer l'espèce de chocolat qu'il juge à propos d'employer.

8. _Chocolat à la Vanille._

Prenez : La quantité susdite de la masse préparée d'après la manière qui vient d'être décrite : ajoutez-y, quand elle a été suffisamment broyée,

Vanille en poudre. 40

Mêlez intimement, en continuant de broyer,

puis mettez en formes, et agissez comme précédemment.

ARTICLE CINQUIÈME.

DES TABLETTES ET PASTILLES.

On appelle *Tablettes*, ou *Pastilles*, si les dimensions en sont beaucoup plus petites, des médicamens secs et cassans, composés de diverses Poudres et de Sucre, auxquels on ajoute un Mucilage quelconque, en quantité suffisante pour former une masse molle et facile à manier, qu'on aplatit, qu'on partage en petits carrés égaux, et qu'on fait ensuite sécher à l'étuve. Quelquefois, au lieu de Mucilage, on emploie, pour lier les Poudres, du Sucre dissous dans l'eau, et cuit à la plume. Ces médicamens doivent être conservés dans des vases bien clos, et placés dans des lieux où l'humidité ne puisse pas les atteindre. On donne particulièrement aussi le nom de *Pastilles* à du Sucre cuit à la plume et aromatisé avec différentes Huiles ou substances odorantes, qu'on divise en petites masses arrondies ou demi-sphériques.

1°. TABLETTES PRÉPARÉES A L'AIDE D'UN MUCILAGE.

1. *Tablettes de Guimauve.*

Prenez : Racine de Guimauve réduite en
poudre très-fine, une once et demie, ou. .   48

Sucre très-blanc en poudre, quatre onces

et demie, ou.   144

Mêlez avec soin, et préparez, avec le Mucilage de Gomme Adragant, une masse, dont vous ferez ensuite des Tablettes, suivant les règles de l'art.

2. *Tablettes de Soufre simple.*

Prenez : Soufre sublimé et lavé, une demi-once,

ou   16

Sucre très-blanc, quatre onces, ou. .   128

Gomme Adragant, réduite en Mucilage avec l'Eau de Roses , *quantité suffisante* pour faire , selon les règles de l'art , des tablettes qu'on mettra sécher au four de campagne.

3. *Tablettes de Soufre composées.*

Prenez : Soufre sublimé et lavé, deux gros,

ou. . . . .   8 ,0

Acide Benzoïque sublimé, douze

grains, ou . . . .   0 ,6

Racine d'Iris de Florence, réduite

en poudre, un demi-gros, ou. . . . . .   2 ,0

Huile essentielle d'Anis, huit grains,

ou douze gouttes, ou. . . . .   0 ,4

Sucre blanc, cinq onces et demie,

ou. . . . . 176 ,0

Faites, suivant les règles de l'art, des Tablettes avec suffisante quantité de Mucilage de Gomme Adragant.

4. *Tablettes de Magnésie* ou *Absorbantes.*

Prenez : Magnésie pure, une once, ou. . . .   32

Sucre blanc, quatre onces, ou. . .   128

Faites des Tablettes avec suffisante quantité de Gomme Adragant, réduite en Mucilage avec l'Eau de Fleurs d Oranger.

On prépare de la même manière les *Tablettes d'Yeux d'Écrevisses.*

5. *Tablettes d'Acide Oxalique,* ou *pour la soif.*

Prenez : Acide Oxalique pur et porphyrisé,
un gros, ou. 4
  Sucre très-blanc, une demi-livre, ou. .   250
  Huile volatile de Citron, douze grains,
ou dix-huit gouttes, ou. . . . . 0 ,6
  Mêlez pendant long-temps dans un mortier de marbre, et faites avec suffisante quantité de Mucilage de Gomme Adragant, des Tablettes ou Pastilles, du poids d'environ douze grains.

On prépare de la même manière les *Tablettes d'Acide Tartarique* et les *Tablettes d'Acide Citrique.*

6. *Tablettes de Quinquina.*

Prenez : Extrait sec de Quinquina, une demi-
once, ou 16
  Sucre blanc pur, quatre onces, ou. . . 128
  Cannelle, un demi-gros, ou. 2
  Mêlez avec soin, et faites, avec suffisante quantité de Mucilage de Gomme Adragant, des Tablettes, du poids d'environ huit grains,
ou. . . . . 0 ,4
que vous roulerez dans du Sucre, et dont chacune contiendra un demi-gros d Extrait.

Conservez-les dans un bocal bien bouché.

7. Tablettes et Pastilles de Cachou simples.

Prenez : Extrait de Cachou bien pur et bien
pulvérisé   100
   Sucre blanc très-pur.   400
   Mucilage de Gomme Adragant,
. . . . *quantité suffisante*
pour faire des Pastilles, du poids d'environ
douze grains, ou. . . . .   0 ,6
qui contiendront chacune deux grains de Cachou.

8. Tablettes de Cachou et de Magnésie.

Prenez : Poudre de Cachou, six gros, ou. . .   24
   Magnésie pure et réduite en poudre,
quatre onces, ou.   128
   Poudre de Cannelle, trois gros, ou. . .   12
   Sucre blanc, une demi-livre, ou.   250
   Gomme Adragant, douze grains, ou. . .   0 ,6
   Eau de Cannelle . . . . *quantité suffisante.*
   Mêlez pendant long-temps, et faites une
masse que vous diviserez en Tablettes, du
poids d'environ douze grains, ou . . . . .   0 ,6
dont chacune contiendra un grain et deux tiers de
Cachou, et quatre grains de Magnésie.

9. Tablettes ou Pastilles de Cachou odorantes.

Prenez : Masse de Pastilles de Cachou, préparée comme ci-dessus, une demi-livre,
ou.   250
   Ajoutez-y
   Teinture d'Ambre, ou toute autre quelconque, seize gouttes, ou huit grains, ou.   4
   Mêlez avec soin, et faites des Pastilles.

On prépare de la même manière presque toutes les Pastilles de Cachou, qu'on peut aromatiser avec différentes Huiles essentielles.

10. *Tablettes ou Pastilles d'Ipécacuanha.*

Prenez : Racine d'Ipécacuanha réduite en poudre très-fine, une demi-once, ou . . .　16

　Sucre blanc, vingt onces, ou . . . . . .　640

　Mucilage de Gomme Adragant, préparé avec l'Eau de Roses. . . . . . . *quantité suffisante.*

　Faites une masse avec laquelle vous formerez des Tablettes, du poids d'environ douze grains, ou . . . .　0 ,6 de manière que chacune renferme un quart de grain d'Ipécacuanha.

　Obs. On peut employer, à la place de l'Ipécacuanha,

　Emétine, quarante-huit grains, ou. . .　2 ,4

11. *Tablettes de Rhubarbe.*

Prenez: Rhubarbe choisie, réduite en poudre, une demi-once, ou. . . . .　16

　Mucilage de Gomme Adragant, préparé avec l'Eau de Cannelle. . . . *quantité suffisante* pour faire, selon les règles de l'art, des Tablettes, du poids d'environ douze grains, ou. : . . . .　0 ,6 - de manière que chacune contienne un gros de ´Rhubarbe.

12. *Tablettes de Scammonée et de Séné, composées.*

Nous ne doutons pas que ces Tablettes ne puissent être substituées à celles qu'on appelle communément *de Citro* ou *diacarthame*, car nous sommes persuadés qu'il ne faut admettre au nombre des purgatifs, surtout parmi ceux dont le vulgaire et les gens de la campagne font un grand usage, aucun médicament dont l'expérience n'ait constaté suffisamment les effets, ou qui soit susceptible de s'altérer lorsqu'on le garde long-temps. Telles sont, dans les formules que nous venons de citer, les *Hermodactes*, dont on se sert rarement aujourd'hui : telles sont encore, dans ces mêmes Tablettes, toutes les substances qui abondent en parties huileuses et mucilagineuses, comme la moelle de Semences de Carthame, et la poudre de Diatraganthe froid, que, pour cette raison, nous n'avons pas cru devoir ranger dans le nombre des formules de cette Pharmacopée.

Prenez : Scammonée, trois gros, ou 12
  Feuilles de Séné, quatre gros et demi, ou. 18
  Rhubarbe, un gros et demi, ou. . . 6
  Gérofle, un gros, ou. 4
  Écorce de Citron confite, une once, ou. 32
  Sucre choisi, six onces et six gros, ou. 216

Somme totale 288

Toutes ces substances étant réduites en poudre très-fine par la trituration, mêlez-les avec soin, humectez-les avec suffisante quantité de Mucilage de Gomme Adragant, préparé à l'Eau de Cannelle, et divisez la masse en Tablettes, que vous ferez sécher: chacune de ces Tablettes pesera environ six gros, ou.   24

La proportion des purgatifs sera, dans chacune, de un à huit, ou.   3

Celle des substances aromatiques, de un à huit, ou.   3

Celle de la Gomme et du Sucre, de trois à quatre, ou   18

13. *Tablettes de Fer.*

Prenez : Limaille de Fer porphyrisée, une
    demi-once, ou.   16
    Poudre de Cannelle, un gros, ou. . . .   4
    Sucre en poudre, cinq onces, ou. . . .   160

Mêlez avec de la Gomme Adragant, convertie en Mucilage par l'Eau de Cannelle.
. . . . *quantité suffisante.*

Faites, selon l'art, des Tablettes, du poids d'environ douze grains, ou.   0,6
de manière que chacune renferme à peu près un grain de Fer.

14. *Tablettes de Sulfure d'Antimoine, ou Antimoniales, de* Kunkel.

Prenez : Amandes douces, dépouillées de leurs
    tégumens, une once, ou   32
    Sucre en poudre, une demi-livre, ou . .   250

Pilez ensemble dans un mortier de marbre, et faites une masse des parties les plus déliées.

Ajoutez ensuite

Semences de petit Cardamome, mondées
et réduites en poudre avec un peu de Sucre,
une demi-once, ou.   16

Cannelle en poudre, deux gros, ou. . . .   8

Sulfure d'Antimoine préparé, une demi-
once, ou   16

Mêlez avec quantité suffisante de Gomme
Adragant, pour faire des Tablettes, du
poids d'environ douze grains, ou. . . . . .   o ,6
dont chacune contiendra environ un demi-gros
de Sulfure d'Antimoine. Il est facile, d'après cela,
de juger qu'on peut augmenter de beaucoup la
quantité du Sulfur dans ces Tablettes si vantées.

2°. TABLETTES PRÉPARÉES SANS MUCILAGE.

15. *Pastilles de Menthe poivrée.*

Prenez : Sucre blanc, deux onces, ou.   64
Eau de Menthe, deux onces, ou. . . .   64
Faites cuire, suivant l'art, jusqu'à consistance d'Electuaire mou, dans une casserole
à manche, et garnie d'un bec.
Pendant ce temps,
Prenez : Sucre blanc, grossièrement pulvérisé
et tamisé pour le séparer de la poussière
trop fine, quatre onces, ou.   128
Huile essentielle de Menthe poivrée, un
demi-gros, ou.   2

Faites, avec ces deux substances, un Oléo-
Sucre que vous verserez dans le premier Sucre,
en ayant soin de bien remuer avec une spatule
d'argent. Alors, et sans délai, versez goutte

à goutte, par le bec de la casserole, la matière, encore liquide, sur une table de marbre poli, nue ou couverte d'une feuille de papier. Lorsque les gouttes seront refroidies et solidifiées, mettez-les sur un tamis, et faites-les sécher pendant plusieurs heures à une douce chaleur.

Vous aurez ainsi des Pastilles de Menthe poivrée, qu'il faudra conserver dans un lieu sec.

ARTICLE SIXIÈME.

DES ÉLECTUAIRES, CONFECTIONS ET OPIATS.

On donne presque indistinctement aujourd'hui les noms d'*Electuaire*, de *Confection* ou *d'Opiat*, à des médicamens mous, formés de Poudres incorporées dans un Sirop simple ou composé, et fait lui-même soit avec du Sucre, soit avec du Miel. Il entre aussi, dans plusieurs, des Extraits, des Pulpes, des Sels, etc. Toutes les matières, quelles qu'elles soient, qui composent un Electuaire, doivent être mêlées avec soin, pour qu'il n'y en ait pas la moindre partie qui se prenne en grumeaux. Il faut aussi remuer les masses d'Electuaires souvent et jusqu'au fond, les conserver dans des vases de faïence ou de porcelaine, et les placer dans des lieux qui ne soient ni humides, ni trop échauffés.

Quant à ce qui concerne le nom, nous avons conservé partout le mot *Electuaire*, et nous avons ajouté l'épithète d'*Opiacés* à ceux seulement dans la composition desquels il entre de l'Opium.

Nous avons divisé les Electuaires en non-purgatifs ou altérans, purgatifs et opiacés. Nous avons adopté fort peu de ceux dont l'ancien *Codex* fait mention, et nous nous sommes surtout attachés à ceux qui peuvent servir de modèles pour préparer les autres en cas de nécessité, dont on se sert le plus souvent, dont les noms sont pour ainsi dire dans la bouche de tout le monde, qu'on considère presque comme des médicamens simples; et dont les propriétés sont connues même des personnes étrangères à l'art de guérir. C'est principalement parmi les Electuaires purgatifs que nous avons choisi nos exemples, parce que ce sont les remèdes de cette nature qu'il importe le plus au médecin de savoir varier, à cause des nombreuses occasions qu'il a de les mettre en usage, dans des circonstances très-diversifiées, et chez des personnes de constitution fort différente. Au reste, il appartient moins au pharmacien qu'au praticien de composer ces sortes de purgatifs, en les accommodant aux besoins du moment; car il y aurait de l'imprudence à prescrire la plupart d'entre eux à tous les malades indistinctement, quels que soient les éloges qu'on leur ait prodigués : d'ailleurs, plusieurs s'altèrent lorsqu'on les garde trop long-temps dans les officines.

1°. ÉLECTUAIRES NON-PURGATIFS.

1. *Electuaire de Safran perfectionné , appelé autrefois Confection de Hyacinthe.*

Prenez : Terre Sigillée préparée , quatre
onces, ou. 128
     Yeux d'Ecrevisse , préparés , quatre
onces, ou. 128
     Cannelle choisie, une once et trois gros ,
ou. 44
     Feuilles de Dictame de Crète, un gros
et demi, ou. 6
     Bois de Santal Citrin , un gros et demi,
ou. 6
     Myrrhe choisie, deux gros, ou. 8
     Faites, suivant l'art, une poudre très-fine.
     D'une autre part ,
Prenez : Miel de Narbonne , une demi-livre,
ou. 250
     Sirop de Capillaire, une demi-livre, ou. . 250
     Sucre blanc , une demi-livre, ou. . . . 250
     Ajoutez une suffisante quantité d'eau
pour que le Sucre et le Miel se fondent :
soumettez le tout à l'ébullition, et faites un
Sirop.
     Ce Sirop étant refroidi , mêlez-y peu à
peu, et en remuant pendant long-temps,
     Safran d'Orient, réduit en poudre très-
fine , trois gros, ou. 12
     Santal rouge, trois gros, ou. 12
     Cela fait, ajoutez aussi peu à peu les
autres Poudres , et enfin six gouttes d'Huile

essentielle d'Ecorce d'Orange , toujours en remuant jusqu'au fond.

La somme des Substances Aromatiques sera de.   88

Celle des Absorbantes, de.   128

Celle de la Terre inerte interposée seulement entre les molécules de la masse, de. .   128

Celle de l'Excipient , du Miel , du Sirop et du Sucre , de.   750

Somme totale.   1,094

Le Safran , la Cannelle et la Myrrhe dominent dans cet Electuaire.

Obs. Les Terres inertes que les anciens introduisaient dans les Electuaires, ne sont pas aussi inutiles qu'on a coutume de le penser. Elles servent, en effet, à écarter les molécules disposées à se réunir, et à les répartir également dans la masse , qui, de cette manière , se divise plus facilement , et présente plus d'uniformité dans toute son étendue.

Le Santal rouge a été ajouté pour donner de la couleur à l'Electuaire, parce que celle que le Safran lui communique s'altère trop avec le temps.

Nous avons substitué le Sirop de Limon à celui de Capillaire dont on prescrit ordinairement de se servir, afin de conserver dans toute son intégrité la faculté absorbante du Carbonate de chaux, dont les Yeux d'Ecrevisse sont en grande partie composés.

2. *Electuaire de Quinquina,* communément appelé *Opiat fébrifuge.*

Prenez : Quinquina gris, réduit en poudre, deux onces et deux gros , ou.   72

Muriate d'Ammoniaque, un gros, ou. . .	4
Miel choisi, deux onces, ou.	64
Sirop d'Absinthe, deux onces, ou. . . .	64
Somme totale.	204

Faites un Electuaire dans lequel l'Ecorce de Quinquina formera un peu plus du tiers de la masse totale.

2°. ÉLECTUAIRES PURGATIFS.

3. *Electuaire de Rhubarbe* composé, ou *Catholicon double* des anciens.

Prenez : Racines de Polypode, concassées, une demi-livre, ou.	250
de Chicorée, deux onces, ou. .	64
de Réglisse, une once, ou. . . .	32
Feuilles d'Aigremoine, trois onces, ou. .	96
de Scolopendre, trois onces, ou. .	96
Faites bouillir, à un feu modéré, dans	
Eau commune, six livres, ou.	3,000
Réduisez au tiers. Ajoutez	
Semences de Fenouil, six gros, ou. . . .	24
Passez et exprimez.	
Faites bouillir la colature avec	
Beau Sucre, quatre livres.	2,000

jusqu'à ce qu'elle ait acquis un peu plus de consistance que le Sirop ordinaire.

Après l'avoir retirée du feu, ajoutez-y	
Extrait de Casse, quatre onces, ou. . . .	128
Pulpe de Tamarins, quatre onces, ou. .	128
Ensuite, peu à peu, et par parties, une	
Poudre composée d'un mélange de	
Rhubarbe choisie, quatre onces, ou. . .	128

Feuilles de Séné mondées, quatre on-

ces, ou. 128

Réglisse grattée, une once, ou. 32

Semences de Violette, deux onces, ou. . 64

Quatre Semences froides, une once, ou. . 32

Semences de Fenouil, une demi-once, ou. 16

Mêlez avec soin, et faites un Electuaire,

dans lequel la somme des Poudres sera de. . 400

Celle des Pulpes, de. 256

Celle des Décoctions épaissies jusqu'à

consistance sirupeuse, de 2,840

Somme totale. 3,496

La Rhubarbe et le Séné tiendront le pre-

mier rang, et seront, à la masse entière,

à peu près dans la proportion de. . . . . . 1 à 14

4. *Electuaire d'Aloès composé*, ou *Hiera Picra* des

anciens.

Prenez : Cannelle, six gros, ou. 24

Macis, six gros, ou. 24

Racine d'Asaret, six gros, ou. . . . 24

Safran, six gros, ou. . . . . - 24

Mastic, six gros, ou. 24

Aloès Soccotrin, douze onces, ou. . . 384

Miel de première qualité, trois li-

vres, ou. 1,500

Somme totale. 2,004

Faites un Electuaire : l'Aloès sera à la Masse

dans la proportion de 1 à 5 à peu près.

5. *Electuaire d'Aloès, de Muriate de Mercure, et de Fer,*

ou *Opiat mésentérique.*

Prenez : Gomme-Résine Ammoniaque en pou-

dre, une demi-once, ou. 16

Séné, six gros, ou.   24

Muriate de Mercure doux, deux gros

ou.   8

Racine de Pied-de-Veau, deux gros, ou.   8

Aloès Soccotrin, deux gros, ou. . . .   8

Poudre de Scammonée composée, ou

de Tribus, trois gros, ou.   12

Rhubarbe choisie, trois gros, ou. . .   12

Limaille de Fer porphyrisée, une

demi-once, ou.   16
____

Somme totale.   104

Pilez les substances qui doivent l'être, et mettez le tout dans quantité suffisante, c'est-à-dire, à peu près double, de Sirop de Séné composé, vulgairement appelé *de Pommes*.

Faites, suivant l'art, un Electuaire, dont la somme totale sera alors de. . . .   312

Le Fer y sera, par rapport à la masse, dans la proportion de. . . . .   1 à 19,5

L'Aloès et le Muriate de Mercure, chacun également, dans celle de. . . .   1 à 39,0

Et tous les Purgatifs pris collective-ment, dans celle de. . . . .   1 à 5,0

Obs. On peut conserver en poudre et mêler ensemble plusieurs des substances qui entrent dans la composition de cet Electuaire, et y ajouter en temps et lieu autant de Sirop que la prescription le porte : sans cette précaution, la masse, quoique molle à l'instant où elle vient d'être faite, durcit beaucoup avec le temps, à cause du fer qu'elle contient.

§. *Electuaire de Séné et de Pulpes de Fruits composé,*
ou *Electuaire lénitif.*

Prenez : Orge entière, deux onces, ou. 64
  Racine de Polypode commun, deux
onces, ou. . . . . , ... 64
  Réglisse grattée et contuse, une once, ou. 32
  Feuilles fraîches de Scolopendre, une once
et demie, ou. 48
      de Mercuriale, quatre onces, ou. 128
  Raisins de Corinthe, deux onces, ou. . . 64
  Prunes de Damas, une once et demie, ou. 48
  Jujubes, une once et demie, ou. 48
  Tamarins, deux onces, ou. 64
  Faites d'abord bouillir l'Orge jusqu'à ce
qu'elle soit crevée, ensuite le Polypode
contus, et enfin les autres substances,
dans une suffisante quantité d'eau.
  D'un autre côté, faites bouillir à part
Feuilles de Séné, deux onces, ou. . . 64
  Mêlez les deux décoctions ensemble, et
faites-les bouillir jusqu'à ce qu'il ne reste
plus que cinq livres de liquide, ou. 2,500
  Ajoutez alors
  Sucre blanc, deux livres et demie, ou. . 1,250
  Faites cuire, jusqu'à consistance de Si-
rop ordinaire.
  Délayez dans le Sirop ainsi préparé,
  Extrait de Casse, neuf onces, ou. . . . 288
  Pulpe de Tamarins, neuf onces, ou. . . 288
  Le tout étant bien incorporé, ajoutez
  Feuilles de Séné en poudre très-fine,
cinq onces, ou. 160

Semences de Fenouil pilées, deux gros,
ou. . . . .　　8

　　　　　　　d'Anis écrasées, deux gros, ou.　　8

Remuez avec une spatule de bois, pour
que le mélange se fasse bien, et que la
masse se prenne en un Electuaire, dont le
poids s'élevera environ à quatre livres
quatre onces et quatre gros, ou. . . . . . .　　2,144

Le Séné, tant en poudre qu'en décoction,
est à la masse entière à peu près dans la
proportion de. . . . .　　1 à 9,6

Le restant est presque entièrement composé de
substances douces, de Sucre et de Pulpes.

On administre surtout cet Electuaire en la-
vemens.

7. *Electuaire de Scammonée et de Turbith composé,*
　　appelé autrefois *Diaphœnix.*

Prenez : Pulpe de Dattes, une demi-livre, ou.　250

Amandes douces dépouillées de leur
　enveloppe, trois onces et demie, ou.　112

Sucre en poudre, une demi - livre, ou .　250

Pilez les Amandes, et ajoutez-y peu à
peu, d'abord la Pulpe de Dattes, puis le
Sucre, et ensuite

Miel dépuré, deux livres.　　　　　　1,000

Après quoi, mêlez à la masse les Poudres
suivantes, préparées chacune à part :

Gingembre, deux gros, ou . . . .　　8

Poivre, deux gros, ou. . . . .　　8

Macis, deux gros, ou. . . . .　　8

Cannelle, deux gros, ou. . . . .　　8

Feuilles de Rue, deux gros, ou. . . . .　　8

Stigmates de Safran, six grains, ou. . .　0,3

Semences d'Athamante de Crète ,
deux gros, ou.   8
        de Fenouil, deux gros, ou .   8
Racine de Turbith en poudre très-fine,
quatre onces, ou.   128
Scammonée d'Alep, une once et demie, ou.   48

       Somme totale. . . . . . . 1,844 ,3

Mêlez intimement pour faire un
Electuaire.

Les purgatifs drastiques sont à la
masse totale dans la proportion de. . . . 1 à 10 ,5

Et les aromatiques aux purgatifs , dans
celle de. . . . . 1 à 3

Le reste est composé de substances douces, de
Miel et de Sucre, qui font ensemble environ neuf
fois le poids des purgatifs. .

On donne fort souvent cet Électuaire en laye-
mens, à l'Hôpital de la Charité , dans la colique
des peintres.

3°. ÉLECTUAIRES OPIACÉS.

Electuaire opiacé polypharmaque, ou *Thériaque.*

Nous donnons ici la Thériaque telle qu'on
la trouve décrite dans l'édition la plus nouvelle
du *Codex* de Paris (5me. édition, 1758). Cependant nous avons réduit les Trochisques d'Hedy-
chroôn, de Vipère et de Scille à leurs élémens,
dont le poids a été ajouté à celui des substances
semblables que la Thériaque renferme déjà en
nature, ou qui ont été réunis à la série dont ils

font partie, lorsqu'ils n'existent que dans ces seuls Trochisques, de manière que la description qui va suivre n'offrira ni une seule mesure, ni une seule substance, différentes de celles dont il est parlé dans le *Codex* précédent.

De même, en classant les médicamens, nous n'avons pas pris pour base l'égalité des poids, comme on l'a fait jusqu'ici ; mais nous les avons rapprochés, autant que possible, d'après leur analogie de nature et de propriétés, comme aussi, dans chaque série, nous avons presque toujours placé au premier rang ceux qui possèdent les vertus les plus énergiques. Cette méthode donnera une idée plus claire d'une composition aussi célèbre que la Thériaque, et si la fantaisie prenait à quelqu'un d'en faire une analogue et plus simple, elle lui procurerait de grandes facilités pour arriver au même résultat par des moyens moins compliqués.

Quant à la classification elle-même, nous l'avons réglée de manière que les diverses parties constituantes trouvent place dans les treize séries suivantes : 1°. Les substances âcres, c'est-à-dire, celles qui excitent principalement les sécrétions muqueuses, et parmi lesquelles nous rangeons les Semences des plantes crucifères ; 2°. Les amers, au nombre desquels nous comptons aussi des matières qui n'ont presque qu'une odeur herbacée, comme le Millepertuis ; 3°. Les styptiques ou astringens ; 4°. Les aromatiques.

exotiques ; 5°. Les aromatiques indigènes, au nombre desquels figure le Safran, qui aurait pu prendre place aussi parmi les vireux ou narcotiques ; 6°. Les aromatiques fournis par les plantes ombellifères, et qui méritent bien d'occuper une place à part ; 7°. Les Résines et les Baumes ; 8°. Les substances fétides tirées soit du règne végétal, soit du règne animal ; 9°. Les vireuses, section remplie toute entière par l'Opium ; 10°. Les Gommes les Fécules, les Gélatines ; 11°. Les Terres inertes ; 12°. Les matières douces, le Miel surtout ; 13°. Enfin le vin. Envisagée ainsi, la Thériaque présente en quelque sorte le tableau de la matière médicale ancienne presque toute entière, et montre quelle était l'intention qui guidait les anciens, bien avant le temps de Galien, dans la préparation des médicamens de ce genre.

1°. Substances âcres.

Prenez :

Pulpe de Scille préparée, trois onces
quatre gros et soixante grains, ou. . . . .115 ,0
Racine d'Asaret, quatre-vingt huit
grains, ou. . . . . 2 ,4
Agaric blanc, une once et demie, ou. 48 ,0
Semences de Bunias, ou Navet sauvage,
une once et demie, ou . . . . 48 ,0
de Thlaspi, une demi-once,
ou. . . . . 16 ,0

Somme des substances âcres. . 229 ,4

2°. *Substances amères.*

Myrrhe, une once, ou 32,0
Sommités de petite Centaurée, deux
gros, ou. 8,0
Racines de Gentiane, une demi-once, ou. 16,0
      de Rhubarbe, six gros, ou. . . 24,0
Herbes de Scordium, une once et
demie, ou 48,0
      de Chamædrys, une demi-once,
ou. 16,0
      de Chamœpithys, une demi-
once, ou. 16,0
Sommités de Millepertuis, une demi-
once, ou. 16,0
     Somme des substances amères . . 176,0

3°. *Substances astringentes.*

Pétales de Roses rouges, une once et
demie, ou. 48,0
Racine de Potentille rampante, six
gros, ou. 24,0
Suc d'Hypociste, quatre gros, ou. . . 16,0
Suc d'Acacia, quatre gros, ou 16,0
Chalcitis brûlé, ou mieux Colcothar,
quatre gros, ou 16,0
     Somme des substances astringentes. . 120,0

4°. *Aromates exotiques.*

Écorce de Cannelle de Ceylan, deux
onces et demie, ou. 80,0
      de Cassia lignea, une once, ou. 32,0

Racines de Gingembre, six gros, ou. . 24 ,0
Fruits de Poivre long, trois onces, ou. 96 ,0
 de Poivre noir , six gros, ou. . 24 ,0
 d'Amome à Grappes, une once,
ou . . . . 32 ,0
 de Cardamome (petit), une demi-
once, ou. . . . . • . . . . . 16 ,0
Feuilles de Malabathrum, six gros. . 24 ,0
Herbe de Schénanthe, une once et six
gros, ou . . . . ` . . . . 56 ,0
 Racines et tiges de Nard des Indes,
une once, ou. . . . . 32 ,0
Racines de Nard Celtique, une demi-
once, ou. . . . . 16 ,0
 de Costus d'Arabie, sept gros,
ou . . . . 28 ,0
 d'Acore vrai , cinq gros, ou. 20 ,0
Bois d'Aloès, quatre-vingt huit grains,
ou . . . . 2 ,4
____
Somme des Aromates exotiques . . . 482 ,4

5°. Aromates indigènes.

Stigmates de Safran, une once, ou. . 32 ,0
Ecorce de Citron sèche, six gros, ou. 24 ,0
Herbes de Calament des montagnes,
six gros, ou . . . . 24 ,0
 de Dictame de Crète, six gros,
ou . . . . 24 ,0
Fleurs de Stæchas d'Arabie, six gros,
ou . . . . 24 ,0
Verticilles de Marrube ordinaire,
six gros, ou . . . . 24 , 0

Sommités de Polium des montagnes,
une demi-once, ou . . . .   16 ,0

de Marum, quatre-vingt-
huit grains, ou . . . .   2 ,4

de Marjolaine, quatre-vingt-
huit grains, ou. . . . .   2 ,4

Racine d'Iris de Florence, une once et

demie , ou. . . . .   48 ,0

      Somme des Aromates indigènes.   220 ,8

6°. Aromates tirés des Ombellifères.

Semences de Persil de Macédoine ,
six gros , ou. . . . .   24 ,0

d'Ammi, une demi-once, ou.   16 ,0
de Fenouil, une demi-once,
ou. . . . .   16 ,0

d'Anis, une demi-once , ou.   16 ,0
de Séséli de Marseille, une
demi-once, ou. . . . .   16 ,0

de Daucus de Crète, deux
gros, ou. . . . .   8 ,0

Racine de Méum, une demi-once , ou.   16 ,0

Somme des Aromates tirés des Ombellifères.   112 ,0

7°. Résines et Baumes.

Bois appelé Xylobalsame, un gros, ou.   4 ,0
Fruits appelés Carpobalsames , une
demi-once, ou. . . . .   16 ,0

Résine appelée Opobalsame, une once
et sept gros, ou . . . .   60 ,0

Oliban ou Encens mâle, six gros, ou.   24 ,0
Térébenthine de Chio, six gros, ou. .   24 ,0

Mastic, vingt-quatre grains, ou. . : .   1 ,2
Bitume de Judée, deux gros, ou. . .   8 ,0
Storax Calamite, une demi-once, ou.   16 ,0

Somme des Résines et des Baumes . . .   153 ,2

8°. *Substances fétides.*

Racines de grande Valériane, cinq
gros, ou. . . . .   20 ,0
        d'Aristoloche menue, deux
      gros , ou. . . . .   8 ,0
Galbanum , deux gros, ou. . . . .   8 ,0
Opopanax , deux gros, ou. . . . .   8 ,0
Sagapenum, une demi-once , ou. . . . .   16 ,0
Castoréum , deux gros, ou. . . . .   8 ,0

    Somme des substances fétides. . 68 ,0

9°. *Substances vireuses.*

Opium, trois onces, ou . . . .   96 ,0

10°. *Terres insipides et inertes.*

Terre de Lemnos, quatre gros, ou. .   16 ,0

11°. *Gommes, Fécules, etc.*

Gomme du Sénégal , quatre gros, ou.   16 ,0
Mie de Pain de Froment, cinq gros
et cinquante grains, ou. . . . .   22 ,5
Farine d'Orobe, deux onces trois gros
et quinze grains, ou. . . . .   76 ,75
Chair de Vipère , deux onces deux
gros et vingt grains, ou. . . . .   73 ,0

    Somme des Gommes, etc. . . . . .   187 ,80

12°. Substances douces.

Suc de Réglisse, une once et demie,
ou.................................. 48 ,0
Miel de Narbonne, dix livres et demie,
ou............................... 5,250 ,0
Somme des Substances douces..... 5,298 ,0

13°. Vin.

Vin d'Espagne, environ deux livres
et demie, ou..................... 1,250,0

Somme totale............. 8,409 ,6

Divisez le Vin en trois portions qui serviront, l'une à dissoudre le Miel, l'autre à délayer l'Opium, et la troisième à dissoudre les Gommes et les Sucs : passez les trois liqueurs séparément, puis mêlez-les ensemble, et ajoutez-y le Colcothar, ensuite des Baumes, et enfin les Poudres, non pas toutes à la fois, mais peu à peu et lentement. Après avoir bien remué la masse, mettez-la dans un vase fermé, et laissez-la fermenter lentement pendant une année entière.

La proportion de l'Opium entier à la masse totale sera de 1 à 88 à peu près, c'est-à-dire un peu moins d'un grain par gros; mais celle de l'Extrait, qu'il vaudrait beaucoup mieux employer, serait moindre de moitié, c'est-à-dire, comme 1 à 176 (1).

______

(1) M. Guilbert, pharmacien de Paris, s'est appliqué , d'après nos instances , à découvrir, au moyen de l'analyse chimique, quelle espèce de médicament résulte d'un mélange aussi compliqué, et, comme on le dit ordinairement, aussi confus. Nous allons indiquer, en peu de mots , les résultats de son travail.

9. *Electuaire opiacé astringent , vulgairement appelé Diascordium.*

Prenez : Feuilles sèches de Scordium , une
once et demie , ou.   48

---

grammes.

De deux onces de Thériaque, ou. . . . . 61 ,188,200
il a obtenu les produits suivans , par une série d'opérations variées :

1°. *Substances solubles dans l'Alcool seul.*

En distillant l'Alcool, il passe indubitablement de l'huile volatile,
mais trop peu pour qu'on puisse en évaluer la quantité.

En versant de l'Eau dans cet Alcool , qui se trouble , et le filtrant,
on reconnaît sans peine sur le filtre :

		onces.	gros.	grains.	grammes.
De la Résine.					
Du Baume	ensemble.	»	1	12 —	4, 461640
De la Térébenthine					
De l'Huile verte					

2°. *Substances solubles dans l'Eau , après avoir été enlevées par l'Alcool.*

		onces	gros	grains	grammes
Miel.					
Odeur et saveur du Safran.	ensemble.	1	3 —	18	43 ,022 950
Amertume propre de la					
Gentiane					

3°. *Substances insolubles dans l'Alcool , et solubles seulement dans l'Eau froide.*

Extrait , que le contact de l'air
fait précipiter et rend insoluble
dans l'Eau. . . . .   » » 6 — 0 ,318690
Extrait qui demeure soluble
dans l'Eau. . . . .   » 1 22 — 4 ,992790

4°. *Substances solubles dans l'Eau bouillante seulement.*

Extrait insipide en petites lames
brillantes . . . .   » » 16 — 0 ,849840
Flocons légers, en suspension ,
et non dissous. . . . .   » » 4 — 0 ,212460

35

Roses rouges, une demi-once, ou.   16

Racines de Bistorte, une demi-once, ou. .   16

5°. *Substances insolubles dans l'Eau et dans l'Alcool.*

onces. gros. grains. grammes.

Destructibles par la combustion, et formées ou de parties ligneuses de végétaux, ou de fibres de chair de Vipère. . . . .   » 1 48 — 6 ,373780

Solubles dans l'Acide Muriatique, et faisant effervescence avec lui. . . . .   » » 7 — 0 ,371800

Enfin, dans les cendres, matière siliceuse, dont la partie la plus grossière, formant la moitié du total, vient certainement du dehors, et dont la plus fine doit être attribuée à la Thériaque elle-même . . . .   » » 3 — 0 159340

Perte, ou matières dont on n'a pu tenir compte . . . .   » » 8 — 0 ,424,910

                               2 » » 61, 188,200

Obs. 1°. La liqueur alcoolique qui suinte de la Thériaque, porte une odeur thériacale; l'extrait alcoolique qui se précipite de l'Alcool lui-même, ou de la teinture thériacale, exhale celle de la Thériaque et du Bitume; sa couleur est d'un vert brunâtre, sa saveur âcre et poivrée. Mais l'huile verte ne se dissout tout entière que dans l'Alcool bouillant. 2°. Ce qui passe de l'Alcool dans l'Eau, contient aussi des traces de Sels calcaires, tant de Sulfate que de Muriate, mais non d'Acétate. 3°. L'Extrait qui se dissout dans l'eau froide, après l'avoir été par l'Alcool, a une couleur brune, et noircit à l'air; il contient un peu de Gomme et de Tannin, mais pas le moindre atome de Sulfate de Fer, qu'on trouve cependant d'une manière très-évidente dans la Thériaque de *Baumé*, où le Colcothar est remplacé par du Sulfate de Fer calciné à blanc. Cette différence entre les deux Thériaques n'est point à négliger. 4°. On reconnaît de l'Amidon dans l'extrait que l'Eau bouillante seule peut dissoudre; et la fumée qui s'élève des flocons quand on la brûle, décèle la présence d'une matière végéto-animale. 5°. Ce qui reste répand aussi l'odeur d'une substance végéto-animale, lorsqu'on le calcine. La portion des cendres que l'Acide dissout, donne des Sels solubles dans l'Eau distillée, qui n'altèrent

de Gentiane, une demi-once, ou.   16

de Tormentille, une demi-once,

ou.   16

Semences d'Épine Vinette, une demi-

once, ou.   16

Gingembre, deux gros, ou.   8

Poivre long, deux gros, ou.   8

Cassia lignea, une demi-once, ou. . . .   16

Cannelle, une demi-once, ou.   16

---

point les couleurs bleues végétales, dont la saveur est sensiblement métallique, et dans lesquels les différens réactifs font reconnaître la présence de la Chaux, de l'Alumine et de l'Oxide de Fer.

Il importe de faire observer que l'analyse n'a pas montré la moindre différence entre une Thériaque tout récemment préparée à cet effet, et une autre, presque sèche, conservée depuis quarante ans dans la pharmacie de M. *Boutet*, à Paris, qui avait été faite autrefois d'après la même formule. Cette dernière renfermait en effet la même quantité de Miel que les Thériaques les plus nouvelles. La seule différence qu'elle offrît, c'est que la matière qui restait après l'action épuisée de l'Alcool, contenait une certaine substance, en paillettes blanchâtres, qui paraissait due au Miel, et formée par la partie de ce même Miel que le Docteur *Proust* a très-bien démontré être la seule susceptible de cristalliser. Toutes les autres substances furent trouvées, et en même proportion, dans les deux Thériaques. On conçoit aisément, d'après cela, ce qu'il faut penser de cette fermentation tant vantée pour perfectionner la Thériaque avec le temps.

Néanmoins on doit avouer que, malgré le soin qu'on apporte à l'analyse des médicamens, il s'y trouve des parties trop volatiles pour ne pas échapper à tous nos moyens d'estimation. Or, ce sont précisément ces principes odorans si fugaces, et par cela même si variables, qui agissent d'une manière si étonnante et si variée sur les organes vivans, et sur le fluide nerveux, non moins subtil qu'eux. On ne peut donc point déterminer ce que le temps fait acquérir ou perdre de cette vertu à la Thériaque, et nous ne nierons certainement pas, comme beaucoup de personnes le font, que la Thériaque ancienne n'ait une efficacité bien supérieure à celle de la Thériaque qui vient d'être préparée.

★

Dictame de Crète, une demi-once, ou. .   16

Styrax Calamite, une demi-once, ou. . .   16

Galbanum, une demi-once, ou.   16

Gomme Arabique, une demi-once, ou.   16

Bol Oriental préparé, deux onces, ou. .   64

Extrait vineux d'Opium, deux gros, ou.   8

Miel Rosat passé, et cuit jusqu'à consis-
tance de Miel, deux livres, ou.   1,000

Vin généreux d'Espagne, *quantité suffisante*, ou à peu près une demi-livre, ou. . .   250

Faites dissoudre le Galbanum dans une
portion du Vin, et le Miel dans ce qui reste
de cette liqueur; puis ajoutez peu à peu les
Poudres, et faites, suivant les règles de
l'art, un Electuaire, que vous remüerez souvent, jusqu'à ce qu'il ait acquis l'épaisseur
convenable.

On peut, en place de Styrax Calamite,
prendre du Baume de Tolu ou du Benjoin.

La somme totale de l'Electuaire sera
d'environ.   1,472

L'Opium s'y trouvera dans la proportion
de. . . . .   1 à 184
c'est-à-dire que la proportion de cette substance
y sera presque la même que dans la Thériaque,
si l'on calcule, non l'Opium entier, mais seulement
l'Extrait que cette dernière contient.

10. *Electuaire Dentifrice.*

Prenez : Corail rouge préparé, quatre onces, ou.   128

Os de Sèche réduit en poudre impal-
pable, une once, ou.   32

Cannelle en poudre, une once, ou. . . .   32

Cochenille en poudre très-fine, une demi-
once, ou.   16
  Miel de Narbonne, dix onces, ou.   320
  Alun en poudre, un demi-gros, ou. . . .   2

Pilez pendant long-temps la Cochenille et l'Alun dans un mortier de marbre, avec une petite quantité d'eau commune, jusqu'à ce que vous ayez obtenu une couleur pourpre.

Alors ajoutez peu à peu le Miel et les Poudres, et vous aurez l'Electuaire que vous pourrez aromatiser avec différentes Huiles volatiles : il suffira d'une goutte d'Huile pour en aromatiser un gros.

ARTICLE SEPTIÈME.

DES PILULES ET DES BOLS.

On donne le nom de Pilules à des Médicamens composés de Poudres mêlées avec soin, et incorporées au moyen d'un Sirop, d'un Mucilage, d'un Miel, d'un Extrait ou d'une Conserve quelconque, de manière qu'il en résulte une masse assez solide pour qu'on puisse la tirer entre les doigts, et lui donner la forme de boulettes, après l'avoir divisée également en parties d'un petit volume.

Il faut avoir soin que les Pilules ne soient pas trop dures ; c'est pourquoi on doit piler long-temps les masses pilulaires dans un mortier avant de les diviser. Mais, dans les officines, on conserve ces masses entières en les couvrant de peaux imbibées d'une huile très-pure, qu'il faut renouveler assez souvent pour qu'elle ne rancisse point. Si elles deviennent trop dures, on les ramollit en y ajoutant une suffisante quantité de Sirop, et les pilant de nouveau.

On ne doit point conserver de Pilules dans les pharmacies, mais seulement des masses pilulaires, qu'on convertit en Pilules à mesure qu'elles sont prescrites par ordonnance des médecins.

1. *Pilules de Savon.*

Prenez : Savon Amygdalin, une demi-livre, ou.   250

Poudres de Racine de Guimauve, une once, ou.   32

de Nitrate de Potasse, deux gros, ou.   8

Pilez le Savon avec suffisante quantité d'Huile d'Amandes douces dans un mortier de marbre ; ensuite ajoutez les Poudres, et faites une masse pilulaire.

2. *Pilules d'Aloès et de Quinquina,* vulgairement *Pilules Stomachiques,* ou *Ante Cibum.*

Prenez : Aloès Soccotrin réduit en poudre, six gros, ou.   24

Extrait de Quinquina, trois gros, ou. . .   12

Cannelle, un gros, ou.   4

Mêlez avec quantité suffisante de Sirop d'Absinthe pour faire une masse, dans laquelle l'Aloès entrera environ pour un quart, et que vous diviserez en Pilules, pesant chacune quatre grains.

3. *Pilules d'Aloès et de Myrrhe*, autrefois appelées
Pilules de Rufus.

Prenez : Aloès Soccotrin réduit en poudre,
deux onces, ou.   64
     Myrrhe en poudre, une once, ou. . . .   32
     Stigmates de Safran, une demi-once, ou,   16
     Mêlez, et faites, avec le Sirop d'Absinthe, une
masse dans laquelle l'Aloès entrera pour un quart,
et que vous diviserez en Pilules de quatre grains.

4. *Pilules d'Aloès et de Gomme Gutte*, ou *Pilules Hydragogues* de Bontius.

Prenez : Poudres d'Aloès Soccotrin,
         de Gomme Gutte,
         de Gomme Ammoniaque,
         . . . . *de chaque, parties égales.*
Dissolvez dans du Vinaigre très-fort, passez et
exprimez fortement le résidu. Evaporez ensuite la
liqueur au bain marie, jusqu'à consistance d'extrait
presque solide, afin d'obtenir une masse propre à
faire des Pilules de quatre grains chacune.

5. *Pilules d'Aloès et de Substances fétides*, vulgairement
Pilules bénites de Fuller.

Prenez : Aloès Soccotrin, une once, ou. . . .   32
     Séné, une demi-once, ou.   16
     Assa fœtida, deux gros, ou.   8
     Galbanum, deux gros, ou.   8
     Myrrhe, quatre gros, ou..   16
     Safran, un gros, ou.   4
     Macis, un gros, ou.   4
     Sulfate de fer, une once et demie, ou. .   48

Pilez ces substances séparément, et,
après les avoir réduites en poudre, mêlez-
les ensemble, puis ajoutez

Huile de Succin, huit gouttes ou environ
six grains, ou. . . . . 　　0,3

Sirop d'Armoise, quantité suffisante,
c'est-à-dire, environ six onces, ou. . . . . 　　192

Mêlez intimement pour faire une masse
pilulaire, pesant au-delà de dix onces, ou. . 　　328
dans laquelle les purgatifs seront à la masse
totale, dans la proportion, à peu près,
de. . . . . 　　1 à 7

6. *Pilules d'Aloès et de Savon.*

Prenez : Aloès très-pur, en poudre, une
demi-once, ou. . . . . 　　16
　　Savon Amygdalin, six gros, ou.. . . . . . 　　24
　　Huile volatile d'Anis, huit gouttes, ou
à peu près six grains, ou. . . . . 　　0,3
　　Mêlez soigneusement, et faites, avec suffisante
quantité de Sirop de Nerprun, une masse pilulaire,
dont l'Aloès formera environ le quart.

7. *Pilules de Mercure, de Scammonée et d'Aloès,* vul-gairement *Pilules Mercurielles.*

Prenez : Mercure très-pur, une once, ou. . . 　　32
　　Triturez-le, jusqu'à extinction parfaite,
avec
　　Miel choisi, douze onces, ou. . . . . . 　　384
　　Ajoutez enfin, et toujours en continuant
de triturer,
　　Aloès Soccotrin, deux onces, ou. . . . . 　　64
　　Scammonée d'Alep, deux onces, ou. . . 　　64

Macis, deux gros, ou.   8

Cannelle, deux gros, ou.   8

        Somme totale.   560

Faites une masse divisible en Pilules, que vous roulerez dans la Poudre de Réglisse, et dont chacune pesera quatre grains. Quatre de ces Pilules contiendront un peu moins d'un grain de Mercure, un peu plus de quatre grains de substances purgatives, et un demi-grain d'aromates.

8. *Pilules d'Oxide d'Antimoine et de Sulfure de Mercure noir composées*, communément appelées *Pilules contre les Scrofules.*

Prenez : Scammonée en poudre, deux onces, ou.   64

     Sulfure de Mercure noir, deux onces, ou.   64

     Oxide d'Antimoine blanc, trois gros, ou.   12

     Cloportes préparés, trois gros, ou. . . .   12

     Savon Amygdalin, trois gros, ou.   12

     Extrait de Réglisse, ou Sirop des Cinq Racines, quantité suffisante ; c'est-à-dire, à peu près cinq onces, ou.   160

        Somme totale.   324

Faites une masse divisible en Pilules de quatre grains, dont dix renfermeront huit grains environ de Sulfure de Mercure, un grain et demi d'Oxide d'Antimoine, et huit grains de Scammonée.

9. *Pilules d'Ellébore et de Myrrhe, ou Pilules toniques de Backer.*

Prenez : Extrait d'Ellébore noir préparé sui-

vant la manière de Baeker (V. p. 385),
une once, ou.   32

Extrait de Myrrhe, préparé comme il a
été dit ci-dessus (Voyez page 383), une
once , ou.   32

Feuilles de Chardon Bénit, réduites en
poudre, trois gros, ou.   12
                              ———

          Somme totale.   76

Mêlez intimement, pour faire une masse,
qu'il faudra mettre dans un endroit très-sec,
jusqu'à ce qu'elle ait acquis assez de densité
pour qu'on puisse la diviser en Pilules.

Faites-en alors des Pilules d'un grain.

10. *Pilules Scillitiques.*

Prenez : Poudre de Scille, une once et demie, ou.   48

     Gomme Ammoniaque, une demi-once, ou.   16

Mêlez avec soin , et faites une masse pilulaire
avec suffisante quantité d'Oximel Scillitique.

11. *Pilules de Térébenthine.*

Voyez la préparation de la Térébenthine, page 218.

12. *Pilules balsamiques* , vulgairement appelées *Pilules* de Morton.

Prenez : Poudre de Cloportes, deux onces et
deux gros, ou.   72

   Gomme Ammoniaque, une once et une
drachme, ou.   36

     Acide Benzoïque sublimé, six gros, ou. .   24

     Poudre de Safran , un gros, ou.   4

         de Baume du Pérou sec , un gros,
ou.   4

Baume de Soufre Anisé, quantité suffisante, ou à peu près six gros, ou. 24
        Somme totale. 164

Mêlez ; faites une masse que vous pilerez
long-temps, et que vous conserverez pour
l'usage.

Les Cloportes y seront dans la proportion
de. . . . . 1 à 2 ,28
La Gomme Ammoniaque dans celle de. 1 à 4 ,5
L'Acide Benzoïque et le Baume de Soufre, chacun dans celle de. . . . . 1 à 7
Enfin, le Safran et le Baume du Pérou,
chacun dans celle de. . . . . 1 à 41.

13. *Pilules d'Extrait d'Opium*, communément appelées
Pilules de Cynoglosse.

Prenez : Poudres d'Ecorce de Racine de Cynoglosse, quatre gros, ou. 16
         de Semences de Jusquiame
blanche, quatre gros, ou. 16
Extrait Vineux d'Opium, ou Laudanum
liquide, quatre gros, ou. 16
Poudres de Myrrhe, six gros, ou. . . . 24
     d'Oliban, cinq gros, ou. 20
     de Safran, un gros et demi, ou. 6
     de Castoréum, un gros et demi, ou. 6
Sirop d'Opium. . . . . *quantité suffisante.*

Faites, suivant l'art, une masse que vous pilerez
pendant long-temps, et que vous conserverez pour
l'usage. La somme totale en sera d'environ 144, et
l'Extrait d'Opium s'y trouvera dans la proportion
de 1 à 9.

ARTICLE HUITIÈME.

DES TROCHISQUES.

Nous croyons devoir passer sous silence les Trochisques qu'on préparait autrefois pour administrer à l'intérieur. En effet, les uns n'avaient d'autre but que de rendre plus facile la pulvérisation de certaines substances : c'est ainsi qu'on préparait la Coloquinte dans les Trochisques Alhandal, la Chair de Vipère dans ceux de Vipère, la Scille dans ceux de Scille, et le Bolet de Mélèse dans ceux d'Agaric, au moyen de quoi ces Médicamens se conservaient purs et à l'abri de la corruption jusqu'à ce qu'on les triturât. Mais nous en avons déjà dit assez sur leur compte, en traitant de la manière de les réduire en poudre (*Voyez* page 225). Les autres Trochisques, qui diffèrent à peine des Tablettes, et même des Pilules, si ce n'est par leur forme ou leur degré de sécheresse, ne sont plus en usage maintenant, pas même ceux d'*Hedycroôn* dont il a été question à l'article de la Thériaque.

SECTION DIXIÈME.

Des Médicamens appropriés principalement à l'usage externe par leur mode de préparation ou par leur forme.

—

Un grand nombre de Médicamens qui font partie de cette section peuvent être comptés parmi les simples mélanges ; mais, dans quelques-uns aussi, il s'opère véritablement une dissolution chimique, et une permutation d'élémens, qui donne naissance à des corps nouveaux : c'est ce qui a lieu, à n'en pas douter, dans presque toutes les Pommades et les Emplâtres. Cependant nous avons cru devoir diviser cette section, non, comme les précédentes, d'après la nature des opérations chimiques, mais d'après l'emploi qu'on fait de chaque matière en médecine ; car l'observateur ne rencontrant presque rien d'incertain ou de douteux, rien dont il ne puisse s'assurer par le témoignage de ses yeux, dans les actions qui s'exercent à l'extérieur, les noms des médicamens suffisent pour indiquer leur manière d'agir et celle dont on doit les employer ; ce qui rend ici la classification à la fois bien plus certaine et bien plus naturelle.

ARTICLE PREMIER.

DES CATAPLASMES.

Les Cataplasmes sont des médicamens externes, composés de Pulpes, de Poudres ou de Farines cuites avec de l'eau pure, des décoctions de plantes ou du lait, et réduites en bouillie épaisse. Quand ils ont été bien préparés de cette manière, on peut y ajouter des Huiles, des Onguens, diverses espèces de Poudres, ou autres substances semblables, qui augmentent ou modifient leur manière d'agir, suivant le besoin. On s'en sert rarement lorsqu'ils sont froids : le plus souvent on les emploie tièdes, ou chauds, et quelquefois même très - chauds. Dans bien des cas, surtout s'ils doivent agir comme émolliens, et conserver long - temps leur chaleur, il est utile d'y ajouter, sur la fin, une Huile ou une Graisse fraîche quelconque, qu'on a soin d'y mêler intimement : de cette manière, en effet, ils se refroidissent avec plus de lenteur, et, lorsqu'on les lève, la partie qu'ils couvraient n'est pas aussi désagréablement frappée par le froid que le contact de l'air produit en enlevant l'humidité.

1. *Cataplasme de Mie de Pain.*

Prenez : Mie de pain de froment rassis, grossièrement émiettée, quatre onces, ou. 128

Lait de vache nouveau, ou décoction de
racine de Guimauve, une livre et demie,
ou.   750

Faites cuire, en remuant toujours avec
une spatule de bois, jusqu'à consistance
convenable; et vous aurez un Cataplasme,
auquel vous pourrez ajouter, au moment
de l'application;

Safran en poudre, un demi-gros, ou.   2

2. *Cataplasme de Farines et de Pulpes*, ou *Cataplasme
émollient.*

Prenez : Farines émollientes, quatre onces,
ou.   128

Délayez-les dans suffisante quantité de
décoction de Plantes émollientes; ensuite
faites-les cuire; après quoi retirez-les du
feu, et ajoutez-y

Pulpe d'Espèces émollientes, récemment
préparée, quatre onces, ou.   128

Ou bien, Poudre d'Espèces émollientes,
une once, ou   32

et faites cuire jusqu'à la consistance voulue.

Obs. Comme les Cataplasmes préparés avec des
substances émollientes sont souvent destinés à faciliter l'absorption de médicamens plus énergiques
par la surface ramollie de la peau, il convient
alors de ne pas soumettre ces derniers à l'ébullition, et de ne les ajouter qu'à l'instant même où
l'on applique le topique. Tel est le cas dans lequel
se trouvent, par exemple, la Poudre de Ciguë ou
de Safran, et autres, mais principalement les
substances auxquelles la décoction enlève tout ou
partie de leur énergie.

3. *Cataplasmes de Pulpes et d'Onguent, ou Cataplasmes Maturatifs.*

Prenez : Farines résolutives, quatre onces,
ou. 128

    Faites-les cuire, avec suffisante quantité de décoction de Plantes émollientes, jusqu'à consistance convenable.

    Ajoutez alors

    Pulpe d'Ognons de Lis blanc, récemment préparée, deux onces, ou 64

    Pulpes de Feuilles d'Oseille bouillies, deux onces, ou 64

    Onguent Basilicum ou de la Mère, une once, ou 32

    Mêlez avec soin.

    Obs. Il est avantageux de délayer l'Onguent dans un peu d'Huile, de peur qu'en ne se mêlant pas assez intimement avec les autres Pulpes, il ne se solidifie en refroidissant, et ne se sépare de la masse dans le corps même du Cataplasme.

4. *Cataplasme de Quinquina et de Camphre, ou Cataplasme antiseptique.*

Prenez : Farine d'Orge, six onces, ou. . . . 192

    Eau commune, une livre, ou. 500

    Ecorce du Pérou, réduite en poudre, une once, ou 32

    Faites bouillir ces substances ensemble pendant un quart d'heure, en les remuant toujours avec une spatule de bois, jusqu'à ce qu'elles aient acquis la consistance d'un

Cataplasme, auquel vous ajouterez, quand
il sera refroidi à demi,
Camphre en poudre, un gros, ou.   4

5. *Cataplasme de Pavot et de Jusquiame,* ou *Cataplasme
anodin.*

Prenez : Têtes de Pavot blanc, hachées menu, une
once, ou.   32
Feuilles fraîches de Jusquiame noire,
deux onces, ou.   64
Faites-les bouillir avec quantité suffisante
d'eau commune, jusqu'à réduction d'une
livre et demie à peu près, ou 750
Passez, et délayez dans la colature,
Farines émollientes, quatre onces, ou. . . . 128
Ensuite faites bouillir, en remuant sans cesse,
jusqu'à consistance de Cataplasme.

6. *Cataplasme de Poivre et de Vinaigre,* vulgairement
appelé *Cataplasme antipleurétique ou rubéfiant.*

Prenez : Orge torréfiée légèrement et pilée, quatre
onces, ou. 128
Vinaigre très-fort, une once, ou.   32
Blancs d'œufs.. . . . . n°. 3.
Mêlez dans un mortier de marbre, et
faites, avec suffisante quantité d'eau commune, une masse que vous étendrez sur
des étoupes placées elles-mêmes sur une
serviette.
Saupoudrez ensuite la surface de ce Cataplasme avec un mélange de
Poudre de Poivre noir, une demi-once,
ou.   16

Dé Semences de Fenouil, une demi-
once, ou. 16

7. *Cataplasme de Moutàrde*, ou *Sinapisme*.

Prenez : Poudre de Semences de Moutarde
fraîches. . . . . *autant qu'il en faut.*
Vinaigre très-fort. . . . . . *quantité suffisante.*
Mêlez dans un mortier de marbre, jusqu'à la
consistance voulue pour un Cataplasme, que le
médecin prescrira pur ou diversement composé,
suivant les circonstances : quelquefois, en effet,
on y ajoute plus ou moins de Farine d'Orge ou de
Lin, pour en mitiger l'action; dans d'autres cas,
au contraire, on y fait entrer de la racine de Raifort sauvage râpée, des gousses d'Ail pilées, ou
autres substances semblables, qui le rendent plus
puissant.

On ne doit le préparer qu'à l'instant même où
l'emploi en devient nécessaire.

ARTICLE DEUXIÈME.

DES FOMENTATIONS ET LOTIONS.

Les Médecins appellent *Fomentations* et *Lotions* non-seulement l'acte de fomenter et de
lotionner, mais encore les médicamens dont
on se sert pour humecter et laver les parties
extérieures du corps frappées de maladie, ou
au-dessous desquelles une affection a fixé son
siége. Les infusions et décoctions de plantes,
le lait et le vin, soit simple, soit aromatisé,
peuvent être employés en Fomentations et en

Lotions, suivant que la nature du mal réclame l'usage des uns ou des autres. On applique presque toujours les Fomentations tièdes à l'aide d'un morceau d'étoffe de toile ou de laine, qui en est imbibé ; mais, quelquefois, le liquide dont on se sert et la maladie elle-même commandent de les faire froides, ou très-chaudes. La plupart sont prescrites par le médecin extemporanément, et quand le besoin s'en présente. Nous citons seulement les suivantes à titre d'exemples.

1. *Fomentation émolliente.*

Prenez : Décoction de Racine de Guimauve ou de Feuilles de Mauve. . . . . . . *autant qu'il en faut.*
   On peut substituer la Graine de Lin à la Racine de Guimauve, et les Feuilles d'Herbes émollientes à celles de Mauve.

2. *Fomentation de Sous-Acétate de Plomb simple*, vulgairement appelée *Eau Végéto-Minérale.*

   Voyez page 497, parmi les Acétates, n°. 6, le *Sous-Acétate de Plomb liquide.*

3. *Fomentation vineuse, aromatique et camphrée.*

Prenez : Vin aromatique, deux livres, ou. . 1,000
      Alcool composé, deux onces, ou. .   64
      Mêlez.
   La proportion de l'Alcool camphré au Vin Aromatique, est de 1 à 16 dans cette fomentation : elle peut cependant varier au gré du médecin.

4. *Fomentation d'Herbes et de Sous-Acétate de Plomb*, ou *Fomentation émolliente et résolutive.*

Prenez : Décoction d'Herbes émollientes, deux livres,

ou. 1,000

Sous-Acétate de Plomb liquide, deux

gros, ou. 8

Mêlez.

5. *Lotion Hydro-Sulfurée contre la Gale, proposée par le docteur* Dupuytren.

Prenez : Eau commune. 1,000

Sulfure de Potasse. 96

Acide Sulfurique (66 degrés) . . . 4

Dissolvez le Sulfure dans l'Eau, et mêlez l'Acide à la dissolution ; mais n'opérez le mélange qu'au moment de s'en servir.

On peut substituer l'Acide Acétique à l'Acide Sulfurique, avec l'attention d'en augmenter la dose.

Obs. Cette Lotion est utile pour les soldats, les voyageurs, les pauvres, et tous ceux qui n'ont pas le moyen ou la facilité de recourir aux bains de vapeurs Hydro-Sulfurées, ni même à l'onguent Anti-Psorique ordinaire.

ARTICLE TROISIÈME.

DES COLLYRES.

Les Médicamens qu'on applique sur les yeux ou sur les paupières, pour les nettoyer, les absterger, ou les guérir de quelque maladie, portent le nom de *Collyres.* On les distingue en *secs , mous* et *liquides.* Les Collyres secs consistent en des Poudres qui doivent toujours être d'une grande ténuité : les cristaux de Sucre les plus purs , certains Sels, comme le Muriate d'Ammoniaque , le Sulfate de Zinc, mêlés d'un peu de Sucre , etc., en fournissent la matière ; on a coutume de les souffler dans l'œil avec un tuyau de plume, à l'une des extrémités duquel on a ménagé une petite ouverture ; mais il ne faut jamais les employer qu'avec une grande circonspection. Les Collyres mous , presque toujours sous la forme d'Onguens , ne diffèrent des onguens ordinaires que parce qu'ils ont un peu moins de mollesse : les principaux sont l'*Onguent d'Oxide de Zinc,* communément appelé *Onguent de Tutie,* et l'*Onguent d'Oxide de Mercure rouge,* connu sous le nom vulgaire d'*Onguent Ophthalmique,* qui font tous deux partie des Pommades. Les Collyres liquides enfin se préparent avec des Eaux distillées, des infusions de plantes et des décoctions, auxquelles on ajoute quelquefois des matières diverses , suivant la nature des indications. Les formules de Collyres sont pour la plupart magistrales ; cependant quelques-uns de ces remèdes , surtout parmi les liquides, sont d'un usage si répandu, qu'ils doivent trouver place ici.

1. *Collyre Opiacé* ou *Anodin.*

Prenez : Eau distillée de Roses , deux onces ,

    ou . . . . 64 ,oo

Gomme Arabique, une demi - once,
ou. . . . . 2 ,oo
Vin Opiacé, préparé par la fermentation,
six gouttes, environ sept grains, ou. . . . o ,35
qui renfermeront près d'un grain d'Extrait d'O-
pium.

2. *Collyre de Sulfate de Zinc.*

Prenez : Sulfate de Zinc, un gros, ou. . . .   4
  Eau distillée de Roses, deux livres, ou. 1,ooo
  Alcool (de 12═22 degrés), une once,
ou.   32
  Mêlez.
  On ajoute quelquefois à ce Collyre Sucre
candi, une once, ou.   32

3. *Collyre de Sels fondus au feu, appelés autrefois Pierre divine.*

Prenez : Sulfate de Cuivre pur, trois onces,
ou.   96
  Nitrate de Potasse pur, trois onces, ou.   96
  Sulfate d'Alumine pur, trois onces, ou.   96
  Réduisez-les bien en poudre, mêlez-les,
et faites-les fondre au feu dans un creuset.
  Ajoutez à la liqueur,
  Camphre en poudre, un gros, ou   4
  Cassez le creuset quand il sera refroidi,
mettez la masse à part, et conservez-la
pour l'usage.
Prenez : Matière ainsi préparée, un gros, ou.   4
  Eau commune, deux livres, ou. 1,ooo
  Opérez la dissolution, et le Collyre sera fait.

ARTICLE QUATRIÈME.

DES LINIMENS.

Les Linimens sont des médicamens dont on enduit la surface de la peau , soit que la maladie attaque cette membrane elle - même , soit qu'elle existe au-dessous; l'action de quelques-uns semble aussi se transmettre à l'intérieur , par la voie de l'absorption cutanée. Presque tous tiennent le milieu entre l'Huile et l'Axonge de porc pour la consistance. On peut leur adjoindre beaucoup de substances dont les vertus sont en rapport avec la nature de la maladie; mais il faut, en général , que ces substances soient solubles dans l'Huile ou la Graisse : quelquefois on les unit à du Savon, lorsqu'elles se mêlent difficilement avec l'Huile. La plupart des Linimens sont prescrits extemporanément par les médecins , et préparés de même, quand l'occasion s'en présente. Cependant il ne nous a pas semblé inutile de citer pour exemples les formules de quelques-uns de ceux dont on fait le plus fréquemment usage.

1. *Liniment Ammoniacal.*

(*Voy.* ci-dessus, parmi les Savons, n°. 3, p. 485.)

2. *Liniment Oléo-Calcaire , pour les brûlures.*

(*Voy.* ci-dessus, parmi les Savons, n°. 5, p. 486.)
On rend aussi ce Liniment opiacé de la manière suivante :

Prenez : Eau de Chaux, une demi-livre, ou   250

Huile d'Amandes douces, une demi-li-

vre, ou   250

Laudanum liquide de Sydenham, deux

gros, ou.   8

Mêlez le tout, et trempez, dans la liqueur trouble, des linges dont vous envelopperez les parties brûlées.

3. *Liniment Savonneux opiacé.*

Prenez : Teinture Alcoolique d'Opium, une once,

ou.   32

Savon Amygdalin, une demi-once, ou .   16

Huile d'Amandes douces ou d'Olives,

deux onces, ou.   64

ou autant qu'il vous plaira.

Le Savon étant dissous à l'aide de la Teinture, mêlez avec soin l'Huile par la trituration, afin de faire un Liniment, dans lequel on peut varier la proportion de l'Huile à la Teinture suivant l'exigence des cas.

4. *Liniment Camphré.*

Prenez : Huile d'Olives.   64

Camphre. . . . .   2 à 8

Mêlez avec soin.

L'Huile simple peut être remplacée par les Huiles médicamenteuses simples ou composées, comme celles de Camomille, de Jusquiame, ou autres.

5. *Liniment de Cantharides Camphré.*

Prenez : Teinture de Cantharides, une demi-

once, ou.   16

Huile d'Amandes douces, quatre onces,

ou. 128
    Savon Amygdalin, une once, ou. . . . 32
    Camphre, un demi-gros. 2
    Dissolvez le Camphre dans l'Huile, et mêlez en-
suite avec celle-ci, par la trituration, la Teinture
dans laquelle vous aurez fait dissoudre le Savon.

On prépare de même les Linimens de Teinture
de Scille, de Digitale pourprée et autres.

6. *Liniment Hydro-Sulfuré Savonneux, contre la Gale*,
        du Docteur Jadelot.

Prenez : Savon ordinaire. 500
    Faites-le fondre au bain marie dans un
vase de terre, et ajoutez
        Huile de graines de Pavot blanc. 250
    Mêlez d'une manière intime, par la tri-
turation ; puis ajoutez
        Sulfure de Potasse sec et pulvérisé. . . . 100
    Triturez encore pour rendre le mélange
plus parfait, et ajoutez, pendant ce temps,
        Huile de graines de Pavot. 750
    Faites une masse peu diffluente, dont la
somme sera de. 1600
et à laquelle le Sulfure sera dans la proportion de. . . . . 1 à 16

ARTICLE CINQUIÈME.

DES POMMADES, CÉRATS, ONGUENS ET BAUMES.

On désigne sous ces différens noms des médicamens qui se font en mêlant des Graisses, des

Huiles ou de la Cire, avec des Extraits, des Poudres, des Oxides, des Sels métalliques, des Résines ou des Baumes. Les uns ne contiennent qu'un
petit nombre de substances, et les autres, plus
composés, en renferment beaucoup. Ils varient
aussi pour la densité et le degré de solidité,
suivant les matières qui concourent à les former :
cependant la plupart se rapprochent de la consistance du Miel, ce qui permet de les étaler
sans peine. On peut les partager en plusieurs
séries, d'après les substances qui entrent dans
leur composition. La première comprend ceux
qui résultent de l'union de l'Huile avec la Cire ;
ils sont connus sous le nom vulgaire de *Cérats*.
La seconde renferme les *Pommades*, dont les
unes ne sont que de la Graisse aromatisée, et
dont les autres contiennent du Soufre, du Phosphore, ou divers Oxides, de Mercure entre autres, mélangés ou dissous dans l'Axonge. Il
entre dans certaines des épispastiques, et dans
d'autres des sucs narcotiques. Enfin le troisième
genre réunit les préparations plus fermes que
les précédentes, qui résultent de l'association
des Résines avec l'Huile ou la Graisse, et dans le
nombre desquelles il faut ranger particulièrement les *Baumes* et les *Onguens*.

Comme les Pommades et les Cérats sont fort
sujets à s'altérer, on doit les renouveler souvent.
La manière de les conserver est la même que

celle que nous avons prescrite pour les Graisses et les Huiles.

I. CÉRATS.

1. Cérat simple.

Prenez : Huile d'Amandes douces. 12
Cire blanche, très-pure. 4

Faites fondre la Cire dans l'Huile à une chaleur douce, et au bain marie, jusqu'à ce qu'il n'en reste plus, et que la liqueur soit bien claire. Laissez-la refroidir, et se figer : râclez la masse, et pilez-la dans un mortier de verre, avec un pilon de même matière, pour écraser les grumeaux qui pourraient s'être formés.

Obs. En augmentant la quantité de Cire, de manière qu'elle soit à l'Huile dans la proportion de 1 à 9, et ajoutant de l'Orcanète pour communiquer de la couleur, on obtient un Cérat un peu plus ferme, appelé *Pommade pour les lèvres* : on le passe quand il est liquide, et on y ajoute un peu d'une Huile essentielle quelconque pour l'aromatiser ; puis on le verse dans de petits pots faits exprès, où il se fige en refroidissant.

2. Cérat de Quinquina.

Prenez : Cérat simple. 16
Extrait Alcoolique de Quinquina, dissous
dans une petite quantité d'Alcool. 2

Triturez, et mêlez intimement ; laissez refroidir le Cérat, et conservez-le pour l'usage.

3. *Cérat préparé à l'Eau*, ou *Cérat blanc*, vulgairement
Cérat de Galien.

Prenez, Cire blanche et pure. . . . .　　4
　　Huile d'Amandes douces. . . . .　　16
　　Faites-les fondre ensemble à une douce
chaleur dans un vase de faïence, et remuez-
les continuellement jusqu'à ce qu'elles
soient refroidies. Ensuite, ajoutez peu à
peu, et sans discontinuer de remuer, dans
un mortier de marbre, avec un pilon de bois,
　　Eau très-pure, ou
　　Eau distillée de Roses. . . . .　　12
　　Le Cérat étant fait, conservez-le dans un vase
de faïence.

On prépare de la même manière le Cérat
avec la Cire jaune.

4. *Cérat*, ou *Sous-Acétate de Plomb*, ou *Cérat* de Goulard.

Prenez : Cérat blanc préparé comme il vient
　　d'être dit. . . . .　　500
　　　Sous-Acétate de Plomb liquide. . . . .　　4
　　Mêlez avec soin dans un mortier de marbre. La
proportion du Sous-Acétate à la masse totale du
Cérat est de 1 à 125, ou de vingt grains à peu près
pour quatre onces.

II. POMMADES.

A. POMMADES ODORANTES.

1. *Pommade à la Rose*, ou *Onguent Rosat*.

Prenez : Axonge de Porc nouvellement préparée, et lavée plusieurs fois à l'eau de Roses.　　1,000

Roses pâles avec leurs calices, fraîches
et pilées. 1,000
Laissez les Roses mêlées avec la Graisse pendant deux jours : au bout de ce temps mettez celle-
ci sur un feu doux pour qu'elle fonde , et faites-y
macérer une nouvelle quantité de Roses pendant
deux autres jours ; après quoi, faites-la fondre au
bain marie, laissez-la déposer , et vous aurez la
Pommade à laquelle vous pourrez donner une
couleur rouge avec l'Orcanète.

2. *Pommade au Laurier*, communément appelée *Huile*
ou *Onguent de Laurier*.

Prenez : Feuilles de Laurier. 500
Pilez-les dans un mortier de marbre, au
moyen d'un pilon de bois, avec Axonge de
Porc 1,000
Faites bouillir à un feu doux, jusqu'à ce
qu'il ne reste plus d'humidité.
Sur la fin , ajoutez
Baies de Laurier contuses. 500
et faites digérer pendant dix heures au bain
marie, dans un vase clos.
Ensuite passez à travers un linge épais, en expri-
mant; puis laissez la colature déposer et refroidir.
Enfin, faites-la fondre de nouveau pour l'avoir
pure.

B. POMMADES D'OXIDES, DE SOUFRE , etc.

3. *Pommade de Sous-Carbonate de Plomb*, ou *Onguent
blanc* de Rhazès.

Prenez : Oxide blanc ou Sous-Carbonate de
Plomb, porphyrisé. 500

Axonge de Porc ramollie à une douce
chaleur, et médiocrement diffluente. . .   2,500

Mêlez à l'aide d'une spatule de bois, et
vous aurez une Pommade, dans laquelle l'Oxide
entrera pour un sixième.

Il ne faut pas en préparer une grande quantité
à la fois, parce qu'elle rancit facilement.

4. *Pommade d'Oxide de Zinc, ou Onguent de Tutie.*

Prenez : Oxide de Zinc sublimé et porphyrisé.   8
     Beurre lavé à l'Eau de Roses.   16
     Onguent Rosat.   16

Mêlez intimement dans un mortier de marbre,
et vous aurez une Pommade, dont l'Oxide fera la
cinquième partie.

5. *Pommade d'Oxide de Mercure rouge et d'Acétate de*
Plomb.

Prenez : Beurre frais, lavé à l'Eau de Roses
froide. . . . .   4 , 5
     Camphre. . . . .   0 ,25
     Oxide de Mercure rouge. . . . .   0 ,25
     Sur-Acétate de Plomb. . . . .   0 ,25

Mêlez avec soin, eu triturant long-
temps, et faites une Pommade.

L'Oxide et l'Acétate y seront chacun
au Beurre, qui leur sert d'excipient, dans
la proportion de. . . . .   1 ,18
de sorte qu'un gros de cette Pommade contiendra quatre grains de chaque.

Obs. MM. Baup et Duret ont proposé cette Pommade, qu'ils croient, d'après l'analyse, être sem-

blable à la Pommade Ophthalmique de Régent (1).

6. *Pommade de Tartrate d'Antimoine.*

Prenez : Tartrate d'Antimoine et de Potasse.　　5
　　　Axonge de Porc préparée. . . . .　16
　　　Pilez d'abord le Sel à part, et triturez-le ensuite avec la Graisse, dans un mortier de verre, afin de mêler intimement ces deux substances ensemble.

7. *Pommade de Muriate oxigéné de Mercure, ou Pommade de Cyrilla.*

Prenez : Deuto-Chlorure de Mercure . . . . .　　4
　　　Axonge de Porc préparée . . . . . .　32
　　　Pilez d'abord le Deuto-Chlorure à part, puis triturez-le dans un mortier de verre avec la Graisse, et porphyrisez ensuite le tout avec soin.

8. *Pommade au Mercure, ou Onguent Napolitain.*

Prenez : Axonge de Porc, lavée et préparée .　500
　　　Mercure très-pur. . . . .　500
　　　Mêlez avec soin dans un mortier de marbre ou de fer, en triturant sans cesse le Mercure avec le tiers de l'Axonge, jusqu'à extinction complète : ajoutez ensuite peu à peu, et en différentes fois, ce qui reste d'Axonge, et l'Onguent sera fait.

　　　Obs. Le mélange de l'Axonge et du Mercure a lieu bien plus facilement lorsqu'on ajoute un quart d'Onguent déjà préparé ; l'opération exige alors beaucoup moins de temps.

---

(1) Bulletin de Pharmacie, 1814, page 390.

9. *Pommade au Mercure moins chargée,* ou *Onguent Gris.*

Prenez : Onguent Napolitain   250

Axonge de Porc.   750

Mêlez avec soin dans un mortier de fer.

Dans cet Onguent, la proportion du Mercure au restant de la masse, est de . . . .   1 à 8

10. *Pommade au Nitrate de Mercure,* ou *Onguent Citrin pour la Gale.*

Prenez : Mercure très-pur.   64

Acide Nitrique pur (32 degrés). . .   96

La dissolution du Mercure étant achevée,
et la liqueur refroidie ,

Prenez : Axonge de Porc , lavée et fondue. . .   1,000

Triturez dans un vase de terre, en versant
peu à peu le Nitrate de Mercure. Quand
le mélange sera terminé, mettez la masse
encore liquide dans des formes de
papier ; elle s'y durcira peu à peu en tablettes, et formera ainsi un Onguent, dans
lequel la proportion du Nitrate de Mercure
à la masse totale, sera de. . . . .   1 à 7 ,25

11. *Pommade de Soufre et de Muriate d'Ammoniaque,* ou *Onguent soufré pour la Gale.*

Prenez : Axonge de Porc , préparée   120

Soufre Sublimé et lavé. . . . , . . .   60

Muriate d'Ammoniaque en poudre .   4

Sulfate d'Alumine et de Potasse
pulvérisé.   4

Mêlez avec soin dans un mortier de marbre.

12. *Pommade de Soufre et de Carbonate de Potasse*, ou *Onguent soufré alcalin pour la Gale*, *du docteur* Helmerich.

Prenez : Axonge de Porc préparée. 800

Soufre Sublimé et lavé. 200

Carbonate de Potasse très-pur. . . . 100

Mêlez avec soin dans un mortier de marbre avec un pilon de bois.

Conservez pour l'usage.

13. *Pommade au Phosphore.*

Prenez : Phosphore très-pur. 1

Axonge de Porc fraîche. 1,000

Eau 100

Faites bouillir, dans un vase de faïence ou de terre vernissée, jusqu'à ce que le Phosphore ait entièrement disparu, et que toute l'Eau soit réduite en vapeurs. Passez la Graisse liquide, chargée de Phosphore ou d'Hydrogène Phosphoré, à travers un filtre de papier Joseph, et, si vous voulez, ajoutez

Huile essentielle de Lavande 1

Vous aurez de cette manière une Pommade légèrement phosphorescente dans l'obscurité.

14. *Pommade Oxigénée, ou Onguent Nitrique.*

Prenez : Graisse de Porc très-pure. 500

Faites-la fondre au feu, et ajoutez-y

Acide Nitrique, (32 degrés) 64

Remuez sans cesse la masse avec un tube de

verre, jusqu'à ce qu'elle entre en ébullition ; alors retirez-la du feu, et continuez de l'agiter jusqu'à ce qu'il ne paraisse plus de bulles. Versez-la, enfin, dans des moules de papier, où elle se figera.

C. POMMADES ÉPISPASTIQUES.

15. *Pommade de Garou.*

Prenez : Axonge de Porc préparée.   320
Cire   32
Écorce de Garou préparée. ⁓   128

Faites fondre la Graisse et la Cire ensemble ; ajoutez l'Écorce un peu humectée ; faites bouillir jusqu'à ce qu'il n'y ait plus d'humidité ; passez la liqueur, laissez – la reposer, et, lorsqu'elle sera refroidie, raclez la Pommade de la surface vers le fond, puis triturez-la pour écraser tous les grumeaux.

16. *Pommade de Cantharides,* vulgairement appelée *Onguent Épispastique vert.*

Prenez : Poudre très-fine de Cantharides. . .   64
Onguent Populeum..   1,680
Cire blanche   256
Oxide de Cuivre   24
Extrait d'Opium.   24

Faites fondre ensemble l'Onguent Populeum et la Cire, auxquels vous mêlerez, avant qu'ils ne soient refroidis, l'Oxide de Cuivre, les Cantharides et l'Opium. Porphyrisez ensuite, en ajoutant un peu d'Huile, jusqu'à ce que le mélange soit parfait :

faites ainsi une Pommade dont la masse
sera de 2,048
   Les Cantharides y seront dans la pro-
portion de . . . . 1 à 32
   Et l'Oxide de Cuivre aussi bien que l'O-
pium, à peu près dans celle de . . . . . . 1 à 25

17. *Autre Pommade de Cantharides*, vulgairement
   appelée *Pommade Épispastique jaune.*

Prenez : Cantharides pilées grossièrement. . 120
        Axonge de Porc. 1,620
        Eau. 250
   La Graisse étant fondue, délayez-y les
Cantharides, en y ajoutant l'Eau dans le
même temps : laissez la masse exposée pendant deux heures à un feu doux, et remuez-
la sans interruption, en y versant de temps
en temps un peu d'Eau pour remplacer celle
qui se volatilise. Passez ensuite à travers un
linge, et exprimez. Faites fondre au bain
marie. Ajoutez, pour donner de la couleur,
        Racine de Curcuma pulvérisée 8
et passez la matière à travers un filtre de
papier gris. Laissez refroidir la colature,
pour que l'eau en excès se sépare, puis
faites-la fondre de nouveau, et ajoutez-y
        Cire jaune. 250
   On pourra l'aromatiser avec
   Huile essentielle de Citron 8
   Chaque demi-once de cette Pommade contient
environ un grain d'Extrait Huileux de Cantharides.

D. POMMADES NARCOTIQUES.

18. *Pommade de Pavot , de Jusquiame et de Belladone ,*
ou Onguent Populeum.

Prenez : Bourgeons frais de Peuplier noir... 500
    Faites-les macérer pendant vingt-quatre
heures dans
    Axonge de Porc, préparée et fondue... 1,500
    Conservez jusqu'à ce que les plantes sui-
vantes aient acquis assez de vigueur.
    Alors prenez :
    Feuilles fraîches de Pavot.......... 128
          de Belladone........ 128
          de Jusquiame noire... 128
          de Morelle noire..... 128
    Pilez-les et mêlez-les ensuite avec l'Axonge et
les Bourgeons de Peuplier. Faites bouillir le tout
à un feu modéré, en agitant de temps en temps ,
pour que l'eau s'évapore ; alors passez, exprimez
à la presse, et conservez l'Onguent pour l'usage.

III. ONGUENS MOUS, vulgairement appelés BAUMES.

Nous donnons ici le nom particulier d'*On-*
guens à ceux qui sont assez mous pour qu'on
puisse en oindre le corps. Les uns s'appliquent,
comme les Linimens, sur des parties qui n'ont
éprouvé aucune solution de continuité, et ceux-
là méritent bien l'ancien nom d'Onguent, tant
par leur nature que par l'usage qu'on en fait.
Les autres s'appliquent sur des parties menacées

d'une solution de continuité, ou qui en ont déjà éprouvé une, sur les ulcères principalement; ils ne différent des Onguens solides ou des Emplâtres qu'en ce qu'ils sont plus mous et plus faciles à étendre, et qu'ils n'ont pas pour unique destination de couvrir la partie sur laquelle on les applique, mais encore d'exercer une action médicatrice bien évidente sur elle.

1. *Onguent d'Huiles volatiles, de Baume du Pérou et de Camphre,* ou *Baume Nervin.*

Prenez : Moelle de bœuf préparée, quatre onces, ou. 128
    Huile de Noix Muscade concrète, quatre onces, ou, ... 128
    Huiles essentielles de Romarin, deux gros, ou 8
                   de Gérofle, un gros, ou . 4
    Camphre, un gros, ou. 4
    Baume du Pérou sec, deux gros, ou. . . 8
    Alcool (26 = 36 degrés), une demi-once, ou. 16
  Faites fondre ensemble la Moelle et l'Huile concrète, et versez-les dans un flacon à large embouchure; ajoutez-y ensuite les Huiles essentielles, le Camphre réduit en poudre, et le Baume dissous dans l'Alcool; faites liquéfier le tout au bain marie, mêlez bien, et conservez dans des vases de verre exactement bouchés.

2. *Onguent de Térébenthine et de Jaunes d'Œufs, ou Digestif simple.*

Prenez : Térébenthine pure. 64

       Jaunes d'Œufs, n°. 2 , ou environ. 32

       Mêlez pendant long-temps dans un mortier de verre , en ajoutant peu à peu

       Huile de Millepertuis, préparée par l'ébullition. , ... *quantité suffisante* pour faire du tout un Ongueut très-peu diffluent.

       Obs. En cas de besoin , on rend cette préparation plus détersive par l'addition d'une plus ou moins grande quantité de Mellite d'Acétate de Cuivre.

3. *Onguent de Térébenthine et de Cire ,* vulgairement appelé *Onguent d'Althœa.*

Prenez : Huile de Mucilage. 1,000

       Cire jaune. 250

       Résine pure. 125

       Térébenthine. 125

       Faites fondre le tout, passez-le à travers un linge , et remuez avec une spatule de bois, jusqu'à refroidissement parfait.

4. *Onguent de Térébenthine Camphré , ou Baume de Geneviève.*

Prenez : Huile d'Olives. 384

       Cire jaune. 64

       Santal rouge en poudre. 14

       Térébenthine. 128

       Camphre. 2

Faites digérer à uue douce chaleur, mais n'ajoutez le Camphre qu'un peu avant le refroidissement de l'Onguent.

5. *Onguent de Térébenthine et de Graisses, ou Baume d'Arcœus.*

Prenez : Suif de Mouton. 1,000

Térébenthine pure. 750

Résine Elémi pure. 750

Axonge de Porc. 500

Faites fondre ensemble, et passez.

6. *Onguent de Styrax composé.*

Prenez : Huile de Noix, par expression. . . . 350

Styrax liquide et pur. 225

Faites fondre ensemble à une douce chaleur, et en remuant de temps en temps.

Laissez reposer, et passez.

Ajoutez

Colophane pure. 480

Résine Elémi pure. 192

Cire jaune. 192

Le tout étant fondu à un feu modéré, passez à travers un linge.

7. *Onguent de Poix et de Cire, ou Basilicum.*

Prenez : Poix noire. 32

Colophane. 32

Cire jaune. 32

Huile d'Olives. 128

Faites fondre ensemble la Poix noire et la Colo

phane., après quoi ajoutez la Cire et l'Huile, et re-
meuz toujours, sur le feu, jusqu'à ce que le mélange
soit parfait : alors passez à travers un linge, et
triturez avec un pilon de bois jusqu'à ce que l'Onguent soit un peu refroidi. Versez enfin l'Onguent
dans le vase qui doit servir à le conserver.

La Colophane est préférable à la Résine de Pin,
qu'on avait coutume d'employer autrefois ; car, à
raison de l'humidité qu'elle renferme, cette Résine
fait boursouffler l'Onguent durant la coction, et
rend la solution des substances qui le composent
plus difficile : au contraire, la solution s'opère à la
fois plus aisément et d'une manière plus parfaite,
quand on se sert de la Colophane.

Afin de rendre cet Onguent plus actif,
on peut y ajouter, pour chaque once, ou
pour. . . . .　32
Oxide de Mercure rouge, un demi-gros,
ou. . . . .　2

ARTICLE SIXIÈME.

DES EMPLATRES.

Les *Emplâtres* sont composés des mêmes matières à-peu-près que les Onguens ; mais ils ne deviennent point aussi mous par la chaleur, et ils
ont assez de consistance pour pouvoir prendre
et conserver les différentes formes qu'on leur
donne, de manière qu'appliqués sur une partie,
non-seulement ils s'accommodent très-bien à sa
figure, mais encore ils y adhèrent avec assez de
force. On en distingue de deux espèces : les

uns se font avec divers médicamens incorporés dans l'Axonge de porc, des Huiles, de la Cire ou des Résines, et ne diffèrent réellement des Onguens que par une consistance plus grande. Les autres doivent principalement leur solidité aux Oxides de Plomb qui entrent dans leur com-, position : parmi ces derniers, quelques-uns contiennent de l'eau interposée entre leurs molécules, et d'autres n'en renferment pas; ceux-ci noircissent au feu : aussi les appelle-t-on, d'un nom assez impropre, *Emplâtres brûlés*. On peut faire entrer dans les Emplâtres un grand nombre de substances qui leur communiquent des propriétés très-variées. Il faut avoir soin aussi de ne pas les laisser durcir assez pour qu'on éprouve de la difficulté à les malaxer et à les étendre sur des morceaux de peau de chamois ou de toile. En effet, on peut les conserver long-temps sans qu'ils s'altèrent; mais, avec le temps, ils sèchent et deviennent cassans : on doit alors les rejeter.

I. EMPLÂTRES SANS OXIDES, OU ONGUENS SOLIDES.

1. *Emplâtre de Cire.*

Prenez : Cire jaune. 30
       Suif de Mouton. 30
       Poix blanche. 10
Faites fondre ensemble, et mêlez.

2. *Onguent solide de Ciguë, ou Emplâtre de Ciguë.*

Prenez : Poix-Résine.   960
     Cire jaune.   640
     Poix blanche.   448
     Huile de Ciguë. . . . . :   128
     Feuilles de Ciguë fraîches et pilées. .   2,000

Faites liquéfier à un feu doux les Résines et la Cire mêlées à l'Huile, ajoutez ensuite les Feuilles de Ciguë, et faites bouillir pendant quelque temps. Passez à travers un linge, en exprimant fortement. Ajoutez alors, après l'avoir dissoute dans le Vinaigre Scillitique, et le Suc de Ciguë,

     Gomme Ammoniaque.   500

Mêlez le tout avec soin, en remuant toujours, et vous aurez un Emplâtre, dont la masse sera d'environ.   4,676

L'usage est de le rouler en cylindres, qu'on appelle *Magdaléons.*

3. *Onguent solide de Résines et de Gommes-Résines,* vulgairement appelé *Emplâtre de Mucilage.*

Prenez : Huile de Mucilage.   240
     Poix-Résine.   96
     Térébentinhe.   32

Faites fondre, au feu, la Résine et la Térébenthine, mêlées avec l'Huile, et passez. Ajoutez à la colature

     Cire jaune.   1,000

puis, quand la masse sera refroidie à moitié,

Gomme Ammoniaque. 32

Opopanax. 32

dissous dans l'Alcool (10====20 degrés),
et évaporés jusqu'à consistance de miel;
et enfin,

Safran en poudre. 10

Mêlez avec soin, et faites une masse
emplastique de. 1,442

que vous roulerez en cylindres.

4. *Emplâtre collant de Poix et de Résines*, ou *Emplâtre*
d'André de la Croix.

Prenez : Poix blanche. 128

Résine Élémi. 32

Térébenthine pure. 16

Huile de Laurier. 16

Faites liquéfier à un feu très-doux, passez
à travers un linge, et vous aurez une masse
emplastique de. 192

5. *Emplâtre de Cantharides solide,* ou *Emplâtre Vésicatoire.*

Prenez : Poix blanche. 240

Térébenthine pure. 80

Cire jaune. 180

Faites-les liquéfier ensemble; passez à
travers un linge serré , remuez pendant
quelque temps; et, après avoir retiré le vase
du feu, ajoutez

Cantharides en poudre très-fine. 125

Mêlez avec le plus grand soin, et faites une
masse emplastique de. 625

Les Cantharides y seront dans la proportion de. . . . . 1 à 5

Roulez en cylindres.

Obs. Avant d'appliquer cet Emplâtre sur la peau, on est dans l'usage de le saupoudrer encore de Cantharides plus grossièrement pulvérisées , et auxquelles on ajoute souvent aussi un peu de Camphre.

5. *Emplâtre de Cantharides mou , ou Emplâtre Vésicatoire Anglais.*

Prenez : Emplâtre de Cire , (*Voyez* n°. 1.)
Axonge de Porc ,
Cantharides en poudre très-fine ,
. . . . *de chaque , parties égales.*

L'Emplâtre et la Graisse étant liquéfiés, éloignez-les du feu , ajoutez-y la Poudre de Cantharides avant qu'ils ne se prennent en masse, et mêlez avec beaucoup de soin.

On ne saupoudre presque jamais cet Emplâtre de Cantharides.

II. EMPLATRES AVEC LES OXIDES.

EMPLATRES AVEC LES OXIDES DE PLOMB, PRÉPARÉS AU MOYEN DE L'EAU.

1. *Emplâtre d'Oxide de Plomb demi-vitreux , ou Emplâtre simple.*

Prenez : Oxide de Plomb demi-vitreux, réduit
en poudre très-fine. 1,500
Axonge de Porc. 1,500
Huile d'Olives. 1,500
Eau commune. . . . . *quantité suffisante.*

Méttez dans un vase, d'abord la Graisse et l'Huile, puis l'Oxide ; faites chauffer peu à peu en remuant avec une spatule : alors versez l'eau sur la masse, et poussez le feu jusqu'à l'ébullition, en remuant toujours avec une spatule de bois ; à mesure que l'eau s'évapore, ajoutez-en de nouvelle jusqu'à ce que l'Oxide soit incorporé tout entier, et qu'on n'en aperçoive plus aucune trace. Eloignez alors le vase du feu : l'Emplâtre se séparera de l'eau en se solidifiant, et formera une masse de..... 1,500 à laquelle l'Oxide sera dans la proportion de. 1 à 3

2. *Emplâtre simple collant.*

Prenez : Emplâtre simple. 6
   Poix blanche. 1
Faites fondre l'Emplâtre à une douce chaleur, ajoutez la Poix, et mêlez intimement.

3. *Emplâtre d'Oxide de Plomb rouge camphré*, ou *Emplâtre* de Nuremberg.

Prenez : Oxide de Plomb rouge. 300
   Huile d'Olives . . . .?. 600
   Eau commune. . . . . . . *quantité suffisante.*
Faites bouillir jusqu'à solution parfaite de l'Oxide et évaporation presque complète de l'humidité : retirez alors le vase du feu, et ajoutez
   Cire jaune. 500
Remettez la matière au feu, et, après la fusion de la Cire, ajoutez, avant que la masse ne soit refroidie,
   Camphre. 24
Mêlez intimement, et l'Emplâtre sera fait.

Il aura une couleur rouge, si, au moment
où il est presque achevé, on ajoute

Oxide de Plomb rouge.   60

Alors l'Oxide sera à la masse totale,
dans la proportion de. . . . .   1 à 4

4. *Emplâtre de Gommes-Résines,* ou *Diachylon gommé.*

Prenez : Emplâtre simple.   1,600

Cire jaune.   96

Poix blanche.   96

Térébenthine. . . . . . . -   96

Faites – les liquéfier à un feu doux.
Après quoi

Prenez : Gomme Ammoniaque.   32

Bdellium.   32

Galbanum.   32

Sagapenum.   32

Dissolvez-les dans

Alcool (de 10==20 degrés)... *quantité suffisante.*

Faites évaporer jusqu'à consistance de
miel, et mêlez soigneusement avec l'Emplâtre, à la masse duquel les Gommes-Résines seront dans la proportion de. . . . .   1 à 19

5. *Emplâtre de Savon.*

Prenez : Oxide de Plomb rouge en poudre. .   500

Oxide blanc, ou Sous-Carbonate de Plomb.   250

Emplâtre simple.   2,000

Cire blanche.   96

Eau commune. . . . . *quantité suffisante.*

Faites cuire, en remuant sans cesse jusqu'à solution parfaite de l'Oxide : retirez
alors le vase du feu, et, après avoir jeté
l'eau, ajoutez

Savon blanc, sec et ratissé.   125

Faites cuire à petit feu, et vous aurez un Emplâtre, auquel vous pourrez ajouter, en cas de besoin, du Camphre.

Le Savon y sera dans la proportion de. .   1 à 24

6. *Emplâtre de Mercure composé*, ou *Emplâtre de Vigo réformé.*

Prenez : Emplâtre simple.   1,250

Cire jaune.   64

Poix-Résine.   64

Quand ces matières seront liquéfiées, complétement dissoutes, et à demi-refroidies, sans être encore prises en masse, ajoutez

Poudres de Gomme Ammoniaque. . . .   20

de Bdellium.   20

d'Oliban.   20

de Myrrhe.   20

de Safran.   12

- Mêlez avec soin ; pendant ce temps

Prenez : Mercure.   380

Térébenthine pure.   64

Styrax liquide et pur.   192

Triturez dans un mortier de fer jusqu'à ce que le Mercure soit éteint. Cela fait, ajoutez l'Emplâtre ci-dessus, liquéfié et médiocrement chaud : mêlez intimement, et, enfin, avant que la masse ne soit refroidie, ajoutez

Huile essentielle de Lavande.   8

Mêlez pour faire un Emplâtre ; le Mercure y sera dans la proportion de. . . . . .   1 à 8

Obs. Il faut se servir de vases de fer pour

préparer cet Emplâtre, et éviter ceux de cuivre avec soin.

III. EMPLATRES AVEC LES OXIDES, PRÉPARÉS SANS L'INTERMÈDE DE L'EAU.

1. *Emplâtre brun,* ou *Onguent de la Mère.*

Prenez : Huile d'Olives. . . . .　500

 Axonge de Porc. . . . .　250

 Beurre frais. . . . .　250

 Suif de Mouton. . . . .　250

 Ces matières étant liquéfiées ensemble, ajoutez-y par portions

 Oxide de Plomb demi-vitreux, en poudre.　250

 Faites cuire jusqu'à ce que la masse soit devenue d'un brun noirâtre : ajoutez alors

 Cire jaune. . . . .　180

 Poix noire. . . . .　80

 Puis faites l'Emplâtre.

Obs. Si on n'ajoutait pas sur la fin un peu de Poix noire, peu à peu, de brun qu'il était d'abord, l'Emplâtre redeviendrait d'un jaune blanchâtre à la surface.

2. *Emplâtre fondant des Quatre.*

Prenez : Emplâtres de Savon ,

    de Ciguë ,

    de Gommes-Résines ,

    de Mercure composé ,

. . . . *de chaque, parties égales.*

Faites liquéfier ensemble dans un vase de terre vernissé, à la chaleur du bain marie ; ensuite mêlez intimement dans une casserole de fer.

ARTICLE SEPTIÈME.

DES SPARADRAPS, BOUGIES ET SUPPOSITOIRES.

I. DES SPARADRAPS.

On désigne sous le nom de *Sparadrap* des bandes de toile de chanvre, de toile de lin, d'étoffe de soie, ou même de papier, couvertes d'un Emplâtre quelconque, d'un seul côté ou des deux côtés, ou imprégnées de ce même Emplâtre, dans la masse liquéfiée duquel on les a immergées.

Un Sparadrap, de quelque manière qu'on y applique la substance emplastique, est bien fait lorsqu'il est recouvert partout d'une couche mince, lisse et uniforme, qu'il conserve cependant de la souplesse, qu'il est assez collant pour s'attacher sans peine à la peau, et que, quand on le détache, il ne laisse aucune parcelle de matière à la surface des tégumens.

On a imaginé, pour préparer ces toiles, divers instrumens, qu'il serait hors de propos de décrire ici : au reste tous, quels qu'ils soient, réussissent également entre les mains d'un pharmacien habile et expérimenté.

Les Emplâtres Simple, Diachylon gommé de Nuremberg, etc., et les Cérats eux-mêmes, sont employés à la confection de la plupart des Sparadraps : cependant il existe quelques compositions qui, sous ce rapport, remplissent ordinairement très-bien, et d'une manière assez

38

commode, l'objet qu'on se propose dans les plaies simples. Nous avons pensé qu'il devait entrer dans notre plan d'en donner ici les formules.

1. *Sparadrap ordinaire.*

Prenez : Cire blanche coupée en petits morceaux.   64
     Huile d'Amandes douces.   32
     Térébenthine.   8
     Faites liquéfier ensemble, au bain-marie. On peut augmenter, au besoin, ou d'après l'ordonnance du médecin, la quantité de Cire et celle d'Huile. Ensuite on prépare un Sparadrap, suivant les préceptes de l'art.

2. *Toile de Mai.*

Prenez : Cire blanche.   750
     Huile d'Amandes douces.   250
     Alcool affaibli (12═══22 degrés).   125
     Beurre frais.   250
     La Cire étant dissoute dans l'Alcool, chauffez-la légèrement avec l'Huile et le Beurre, et mêlez bien le tout. Trempez dans la matière encore chaude des bandes de toile, que vous ferez ensuite passer entre deux cylindres pour les exprimer.

3. *Sparadrap d'Emplâtres.*

Prenez : Emplâtres Simple   15
     Diachylon gommé.   15
     de Cire jaune.   15
     de Térébenthine.   5

Faites-les liquéfier ensemble au bain-marie, et étendez-les sur de la toile.

4. *Papier ciré.*

Prenez : Cire pure et blanche. 4S

Térébenthine pure. 48

Huile de Baleine concrète. 32

Faites liquéfier ensemble au bain-marie, et étendez sur de la toile avec une spatule ou tout autre instrument propre à cet usage.

5. *Taffetas d'Angleterre,*

Prenez Ichthyocolle choisie. 64

Eau commune. 250

Alcool (12 $=$ 22 degrés). 500

Cassez l'Ichthyocolle en petits morceaux ; mettez-la sur le bain de sable, avec de l'eau, dans un pot de terre ; passez la solution à travers un linge ; mêlez ensuite l'Alcool à la colature, et faites réduire le tout à moitié sur un feu doux ; passez une seconde fois.

Alors le Taffetas étant coupé par bandes et bien tendu, enduisez-le légèrement de la liqueur tiède, au moyen d'un pinceau. Cette première couche étant sèche, donnez-en une seconde, une troisième, et même, s'il le faut, une quatrième et une cinquième.

On communique une odeur agréable à ce Taffetas, en y étendant de la même manière une couche de teinture de Baume du Pérou, avec l'attention, quand elle est sèche, d'en donner par-dessus une autre d'Ichthyocolle.

Ces diverses onctions étant terminées, on laisse le Taffetas sécher pendant vingt-quatre heures, au bout desquelles on le taille en morceaux carrés.

6. *Taffetas épispastique*, de M. Guilbert.

Prenez : Écorces de Garou 24
    Faites-les bouillir dans
    Eau commune 1,500
    Passez au tamis, et ajoutez
    Cantharides en poudre très-fine. 24
    Myrrhe en poudre. 24
    Euphorbe en poudre. 24

Faites chauffer jusqu'à l'ébullition ; alors passez à travers un morceau de toile neuve, ployé en deux, et faites ensuite évaporer jusqu'à ce que la liqueur ait acquis assez de densité pour pouvoir être étendue, avec un pinceau, sur du taffetas déjà enduit de cire.

Nous avons donné, dans la formule, les doses nécessaires pour couvrir un morceau de taffetas carré, de trois décimètres de largeur.

Obs. Il faut avoir soin, quand on jugera ce taffetas assez sec pour pouvoir être employé, de ne pas le laisser exposé plus long-temps au contact de l'air, mais de le rouler sur-le-champ, et de l'envelopper dans du papier. Ces précautions l'empêchent de devenir assez sec pour se fendiller ou s'enlever par écailles.

II. DES BOUGIES ET DES SUPPOSITOIRES.

Les *Bougies* conviennent surtout dans le traitement des maladies de l'urètre. On leur donne une forme telle, qu'elles soient plus

grosses à l'une de leurs extrémités qu'à l'autre.
Leur diamètre varie, mais il n'excède presque jamais celui d'une plume à écrire, de grosseur médiocre. Leur longueur ne va pas non plus au-delà de vingt-sept centimètres. On les prépare avec de la toile fine, coupée en bandelettes, et dont les deux faces sont légèrement enduites d'un Emplâtre quelconque ; après avoir roulé ces bandelettes, on les polit avec l'instrument dont les ciriers se servent pour lisser la bougie. Tous les emplâtres et tous les onguens solides, pourvu qu'ils ne soient pas sujets à se durcir trop, peuvent servir à faire des Bougies. On regarde comme les plus parfaites celles qui sont flexibles, lisses, et à la surface desquelles l'Emplâtre a été étendu uniformément, de manière à ne point former de nœuds. Quelquefois, avant de s'en servir, on les immerge dans des liquides, qui doivent être préparés extemporanément de diverses manières, suivant la nature de la maladie.

Les médicamens qui portent le nom de *Suppositoires*, sont destinés à être introduits dans l'anus. Ils ont la consistance du Suif de mouton : leur volume varie depuis la grosseur d'une plume à écrire jusqu'à celle du petit doigt, et leur forme est conique. Le Savon, le Suif de Mouton, le Beurre de Cacao, le Miel épaissi en pâte ferme par la cuisson, telles sont les substances qu'on emploie communément pour les préparer. Le plus souvent, avant de les porter dans le rectum, on les plonge dans des liquides médicamenteux, dont la nature varie suivant l'effet qu'on en attend.

Lorsqu'on emploie le Savon, on le taille avec un couteau, pour lui donner la forme convenable. Quant au Beurre de Cacao et au Suif de Mouton, il faut les faire liquéfier à une chaleur suffisante, et les couler dans un cornet de carte ou de papier. Enfin, si l'on se sert du Miel épaissi, on le roule entre les doigts, et on lui donne ainsi la forme qu'il doit avoir.

ARTICLE HUITIÈME

DES ESCARROTIQUES.

Les médicamens *Escarrotiques*, appelés *Cathérétiques* quand leur action est moins vive, sont ceux qui servent soit à brûler la peau, soit à consumer les chairs boursoufflées, flasques et fongueuses des ulcères, et à les convertir en une escarre qui se détache bientôt. On y a recours toutes les fois qu'on ne peut pas employer l'instrument tranchant. Les Sels Alcalins, les Acides, les Oxides métalliques, en font principalement la base. Les uns sont mous, d'autres solides, et beaucoup liquides. Ils varient aussi pour la forme, suivant les parties du corps sur lesquelles on les applique, l'énergie dont ils sont doués, et la manière dont ils agissent.

1. *Trochisques escarrotiques.*

Prenez : Sublimé corrosif. 8
       Amidon en poudre. 16
       Mucilage de Gomme Adragant,
. . . . *quantité suffisante.*
Faites des Trochisques, auxquels on
peut ajouter, en cas de besoin, quelques
gouttes de Laudanum liquide ; le Sublimé
est à la masse totale dans la proportion
d'un peu plus de . . . . 1 à 5

2. *Trochisques escarrotiques de Minium.*

Prenez : Oxide de Plomb rouge. 16
      Sublimé Corrosif. 32
      Mie de Pain sèche, et réduite en
poudre. 128
      Eau de Roses. . . . . . . *quantité suffisante.*
Faites, suivant les préceptes de l'art, des
Trochisques oblongs, ayant la forme d'un
grain d'avoine, dans lesquels la proportion
du Sublimé sera double de celle de l'Oxide,
et à la masse entière dans le rapport de. 2 à 4

3. *Pâte caustique de* Rousselot, *attribuée communément au frère* Côme, *et perfectionnée par le Docteur* Dubois.

Prenez : Oxide d'Arsenic blanc. 2
     Sulfure de Mercure rouge, réduit en
poudre très-fine, par l'intermède de l'Eau. 32
      Sang-Dragon. 16
Conservez à part ces trois substances réduites
en poudre, et, chaque fois seulement que le cas

s'en présentera, unissez-les dans un mortier de verre ; puis, à l'instant même de l'application, prenez la quantité qui paraîtra suffisante de cette Poudre, mettez-la sur une assiette de faïence ou de porcelaine, et faites-en, soit avec de la Salive, suivant l'usage reçu, soit, si vous l'aimez mieux, avec de l'eau légèrement gommée, une masse qui ait la consistance de la pâte de froment, destinée à faire du pain.

Obs. Il ne faut prendre que la partie la plus déliée du Sulfure de Mercure, celle qui demeure suspendue dans l'Eau avec laquelle on triture cette substance, ainsi que nous l'avons prescrit en traitant de la préparation des Poudres, n°. 10. page 507. Seule, en effet, elle peut servir à la confection de la masse dont il s'agit ici ; telle est la poudre de Cinnabre, qui nous vient de la Hollande, où l'on emploie, pour la faire, des machines très-propres à lui donner la plus grande ténuité possible.

Il ne faut, du reste, jamais délivrer cette masse que d'après une ordonnance en règle et signée.

L'Arsenic s'y trouve dans la proportion de 1 à 25.

4. *Alun Desséché au feu*, ou *Alun Calciné*.

Prenez : Cristaux de Sulfate d'Alumine et de
       Potasse. . . . . *quantité suffisante*.
Exposez-les au feu, sur une plaque de verre non vernissée, jusqu'à ce que l'Alun, qui commence par se boursoufler, soit parfaitement sec.

5. *Potasse fondue au feu*, ou *Pierre à Cautère*.

Voyez Section VII, Alcalis, page 415, n°. 8.

6. *Nitrate d'Argent fondu*, ou *Pierre infernale*.

Voyez Section VIII, Sels, Nitrates, page 463, n°. 5.

7. *Oxide de Mercure rouge*, ou *Précipité rouge*.

Voyez Section VII, Oxides Métalliques, page 427, n°. 12.

8. *Deuto-Muriate d'Antimoine Sublimé*, ou *Beurre d'Antimoine*.

Voyez Section VIII, Sels, Muriates, page 453, n°. 13.

9. *Mixture* ou *Solution Cathérétique*, ou *Collyre de Lanfranc*.

Prenez : Vin blanc, de bonne qualité. 500
   Eau de Plantain 96
    de Roses. 96
  Sulfure d'Arsenic jaune. 8
  Oxide de Cuivre vert. 4
  Myrrhe . . . . 2 ,5
  Aloès . . . . 2 ,6
Triturez pendant long-temps dans un mortier de verre, et conservez pour l'usage.

La Somme totale de la Mixture sera de. 709 ,2
Le Sulfure d'Arsenic y sera dans la proportion de. . . . . 1 à 88 ,65
Et l'Oxide de Cuivre dans celle de. . 1 à 177 ,36

10 *Mellite d'Acétate de Cuivre*, ou *Onguent Egyptiac*.

Voyez Section V, Mellites, page 366, n°. 8.

11. *Acide Sulfurique alcoolisé*, ou *Eau de Rabel*.

Voyez Section VIII, Acides alcoolisés, page 442, n°. 3.

CODE

12. *Eau Mercurielle.*

Voyez Section VIII, Nitrates, page 462, n°. 4.

ARTICLE NEUVIÈME.

DES FUMIGATIONS.

Toutes les substances qui se convertissent en vapeurs à un degré déterminé de chaleur, peuvent servir à faire des Fumigations : tels sont l'Eau pure ou imprégnée de principes aromatiques, certains Acides, les Alcools chargés de matières odorantes végétales ou animales, les Teintures Ethérées, les corps qui fument en brûlant, comme le papier, le sucre, le linge, etc., enfin, le Soufre, le Cinnabre, et autres substances tirées du règne minéral, qui se volatilisent par l'action du feu. Mais comme chacune de ces substances possède des vertus particulières, et qu'il ne s'exhale pas une même fumée de toutes, le devoir du médecin est de prescrire celle avec laquelle il juge convenable que les Fumigations soient faites, et d'indiquer s'il faut répandre la vapeur au loin dans l'atmosphère, ou la mettre en contact soit avec la superficie toute entière du corps, soit avec une de ses parties seulement. Quelques-unes méritent réellement le nom de médicinales, et doivent être mises au nombre des médicamens magistraux; plusieurs ne sont destinées qu'à masquer les mauvaises odeurs d'autres enfin ont pour but de corriger les vices de l'air, et de lui rendre ainsi sa pureté et sa salubrité.

I. FUMIGATIONS MÉDICINALES

Comme elles ne peuvent être rangées que dans la classe des médicamens magistraux, elles ne sauraient, par conséquent, trouver place ici, ni sous le rapport des matières qui les fournissent, ni sous celui du procédé à suivre pour donner naissance à la vapeur.

FUMIGATIONS POUR MASQUER LES MAUVAISES ODEURS.

1. *Fumigations excitantes et toniques.*

Prenez : Sucre, Café, Benjoin, Succin, Cascarille, Santal Citrin, Baies de Gevièvre, ou Pastilles odoriférantes.

. . . . *autant que vous voudrez.*

Jetez ces substances sur une pelle ou une plaque de fer presque incandescente. Aussitôt elles exhaleront des vapeurs fuligineuses et aromatiques, qui, répandues dans l'atmosphère, masqueront pour quelque temps les mauvaises odeurs, et stimuleront légèrement les forces, mais ne pourront ni détruire les miasmes contagieux, ni rendre à l'air sa pureté, et, bien au contraire, le chargeront même, nécessairement, de vapeurs hétérogènes, qui ne seraient pas toujours sans inconvénient, si elles étaient fort abondantes.

2. *Pastilles Odoriférantes.*

Prenez : Benjoin 16

Baume du Pérou sec.   16

qu'on a fait préalablement bouillir
dans de l'Eau, pour enlever tout l'A-
cide volatil.

Santal Citrin   4
Laudanum.   1
Charbon de Tilleul.   96
Nitrate de Potasse.   2

Réduisez toutes ces substances en poudre très-
fine, mêlez-les bien ensemble, et faites-en, avec
du Mucilage de Gomme Adragant, une masse
épaisse, dont vous formerez des cônes, échancrés
en trépied à la base, que vous ferez sècher à une
douce chaleur sous un four de campagne.

FUMIGATIONS ANTISEPTIQUES, POUR CORRIGER LES VICES DE L'AIR.

1. *Fumigation Guytonnienne.*

Prenez : Muriate de Soude, réduit en poudre.   56
Oxide de Manganèse.   8
Eau commune   32

Mêlez-les dans une capsule de verre ou
de faïence, et versez dessus

Acide Sulfurique (66 degrés). .   32

Bientôt il se dégagera des vapeurs blanches, que
vous rendrez plus abondantes en remuant la matière avec un tube de verre ou une baguette de
porcelaine.

Obs. Il faut que la chambre dans laquelle on fait
cette fumigation, soit bien close, et que personne
n'y reste; on n'ouvrira non plus les portes et les
fenêtres qu'au bout d'une demi-heure.

Les proportions indiquées dans la formule précédente, sont celles qui conviennent pour une
chambre de dix-huit pieds de long, sur autant de
large, et dix environ de hauteur ; c'est-à-dire, d'une
capacité de 3,240 pieds cubes, ou 111,o58 mètres :
il faudra les augmenter ou les diminuer en raison
de l'étendue des localités.

2. *Fumigation Smithienne.*

Prenez : Acide Sulfurique, (66 degrés). . .   64

     Eau très-pure.   32

     Nitrate de Potasse purifié et réduit

en poudre   64

On mêle l'Eau à l'Acide, dans une capsule de
verre ou de porcelaine, qu'on place sur des cendres
chaudes, ou sur un bain de sable, exposé à un feu
modéré. La liqueur s'échauffe un peu, et on y jette
alors le Nitrate de Potasse par pincées, ayant soin
de n'en ajouter que quand il cesse de se dégager des
vapeurs. C'est le moyen d'empêcher qu'il ne se
mêle du Gaz Nitreux aux vapeurs nitriques.

FIN.

TABLE DES MATIÈRES.

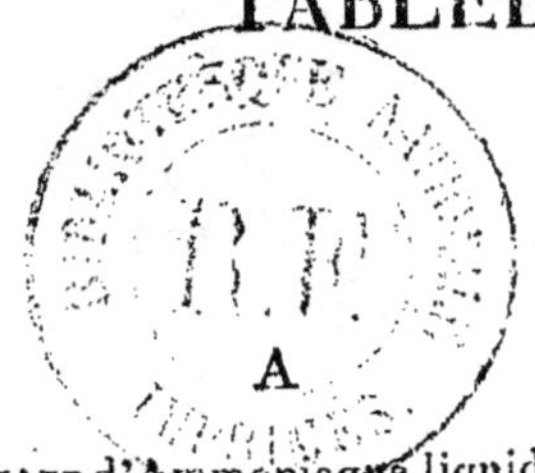

A

ACÉTATE d'Ammoniaque liquide, 464.
— de Mercure, 467.
— de Morphine, 468.
— de Plomb cristallisé, 467.
— de Potasse, 463.
— de Potassium. *V*. Acétate de Potasse.
— de Sodium, *V*. Acétate de Soude.
— de Soude, 464.
Acide Acétique, 400.
— Acétique pur, *ib.*
— Benzoïque, 403.
— Boracique, 404.
— Carbonique, 405.
— Citrique, 402.
— Hydro-Chlorique. *V*. Acide Muriatique.
— Hydro-Cyanique, 405.
— Muriatique Alcoolisé, 442.
— Muriatique liquide, 396.
— Muriatique Oxigéné liquide, 397.
— Nitreux liquide, 395.
— Nitrique, 393.
— Nitrique Alcoolisé, 442.
— Oxalique, 401.
— Phosphoreux, 398.
— Phosphorique, 399.
— Prussique. *V*. Acide Hydro-Cyanique.
— Succinique, 269, 405.
— Sulfureux, 392.
— Sulfurique, *ib.*
— Sulfurique Alcoolisé, 442.
— Tartarique, 400.

Alcool, 356.
— Antiscorbutique. *V*. Alcool de Cochléaria.
— Aromatique Ammoniacal, 264.
— Camphré, 327.
— Carminatif de Sylvius, 261.
— de Citron composé, 268.
— de Cochléaria, 259.
— de Cochléaria composé, 262.
— d'Ecorce de Citron, 259.
— d'Ecorce d'Orange, 258.
— de Lavande, 259.
— de Lavande Ammoniacal, 265.
— de Mélisse, 259.
— de Mélisse composé, 265.
— de Menthe crépue, 259.
— de Menthe poivrée, *ib.*
— Rectifié, 257.
— de Romarin, 259.
— de Safran composé, 263.
— de Térébenthine composé, 262.
— Vulnéraire, 240.
Alun. *V*. Sulfate d'Alumine et de Potasse.
— Calciné. *V*. Alun desséché au feu.
— Desséché au feu, 600.
Ammoniaque, 417.
Antimoine, 419.
— Diaphorétique. *V*. Oxide d'Antimoine blanc.
Apozème des cinq Racines, 281.
— Laxatif, 284.
— Purgatif, *ib.*
— de Raifort composé, 281.
Aptation de Médicamens aux usages Médicinaux, 218.

Arseniate de Potassium. *V*. Arsenite de Potasse.

Arsenite de Potasse , 476.

B

Basilicum. *V*. Onguent de Poix et Cire.

Baume d'Arcæus. *V*. Onguent de Térébenthine et de Graisse.

— du Commandeur. *V*. Teinture Balsamique.

— de Fioravanti. *V*. Alcool de Térébenthine composé.

— de Geneviève. *V*. Onguent de Térébenthine camphré.

— Nervin. *V*. Onguent d'Herbes vulnéraires , de Baume du Pérou et de Camphre.

— Opodeldoch. *V*. Savon de Moelle de Bœuf Ammoniacal Camphré.

— de Soufre Anisé. *V*. Huile d'Anis Soufrée.

— Tranquille. *V*. Huile de Narcotiques.

Beurre d'Antimoine. *V*. Deuto-Muriate d'Antimoine sublimé.

— de Cacao. *V*. Huile Fixe de Cacao.

Bière Antiscorbutique , 310.

— de Quinquina simple , 309.

— Sapinette. *V* Bière Antiscorbutique.

Bougies , 596.

Bouillon d'Ecrevisses , 298.

— de Colimaçons , *ib*.

— de Grenouilles , *ib*.

— de Lézards , *ib*.

— de Poulet, *ib*.

— de Poumons de Veau , *ib*.

— de Tortue , *ib*.

— de Veau , *ib*.

— de Vipère , *ib*.

Boules de Mars, 473.

— de Nancy. *V*. Boules de Mars.

C

Carbonate de Potasse , 402.

— de Zinc , 475.

Casse cuite. *V*. Conserve de Casse.

Cataplasme anodin. *V*. Cataplasme de Pavot et de Jusquiame.

— Antipleurétique. *V*. Cataplasme de Poivre et de Vinaigre.

— Antiseptique. *V*. Cataplasme de Quinquina et de Camphre.

— Emollient. *V*. Cataplasme de Pulpes et de Farines.

— de Mie de Pain , 558.

— de Quinquina et de Camphre, 560.

— de Pavot et de Jusquiame , 561.

— de Poivre et de Vinaigre , *ib*.

— Rubéfiant. *V*. Cataplasme de Poivre et de Vinaigre.

Catholicon double. *V*. Electuaire de Rhubarbe composé.

Cérat blanc , 572.

— de Galien. *V*. Cérat blanc.

— de Goulard. *V*. Cérat au Sous-Acétate de Plomb.

— Jaune , 572.

— de Quinquina , 571.

— Simple , *ib*.

— au Sous-Acétate de Plomb, 572.

Charbon , 230, 269 , 270.

— d'Eponges , 433.

Chlore liquide. *V*. Acide Muriatique Oxigéné liquide.

Chlorate de Potasse. *V*. Muriate sur-Oxigéné de Potasse.

Chlorure d'Antimoine. *V*. Deuto-Muriate d'Antimoine sublimé.

— de Barium. *V*. Muriate de Baryte.

— de Calcium. *V*. Muriate de Chaux.

— de Magnesium. *V*. Muriate de Magnésie.

— d'Or. *V*. Muriate d'Or.

— de Potassium. *V*. Muriate de Potasse.

Chlorure de Sodium. *V.* Muriate de Soude.

Chocolat de santé, 508.

— à la Vanille , 509.

Colcothar. *V.* Oxide de Fer rouge.

Collyre anodin. *V.* Collyre Opiacé.

— de Lanfranc. *V.* Mixture Cathérétique.

— Opiacé, 565.

— de Sels fondus au feu , 566.

— de Sulfate de Zinc , *ib.*

Confection de Hyacinthe. *V.* Electuaire de Safran.

Conservation des Médicamens , 214.

Conserve d'Ache , 516.

— d'Angélique , 517.

— d'Aunée , 516.

— de Casse , *ib.*

— de Cynorrhodon , 515.

— d'Herbes et de Fleurs fraîches, *ib.*

— de Roses , 514 , 515.

Corne de Cerf distillée , 269.

— Préparée , 273.

Cristal Minéral. *V.* Nitrate de Potasse fondu et mêlé d'un peu de Sulfate.

Cyanure de Mercure. *V.* Prussiate de Mercure.

D

Décoction amère , 280.

— Blanche. *V.* Décoction de Mie de Pain.

— de Casse , 279.

— de Gayac composée , 283.

— de Gayac composée et purgative, *ib.*

— de Mie de Pain , 281.

— d'Orge, 277.

— de Quinquina simple , 282.

— composée et laxative , *ib.*

— de Riz , 277.

— de Tamarins , 278.

Dessiccation des Médicamens , 211.

Deuto-Carbonate de Potasse. *V.* Carbonate de Potasse.

Deuto-Chlorure de Mercure. *V.* Muriate de Mercure oxigéné.

Deuto-Muriate d'Antimoine sublimé , 453.

Deuto-Nitrate de Potassium. *V.* Nitrate de Potasse.

Deuto-Sulfate de Cuivre. *V.* Sulfate de Cuivre.

Deuto-Sulfate de Cuivre et d'Ammoniaque. *V.* Sulfate de Cuivre et d'Ammoniaque.

— de Potassium. *V.* Sulfate de Potasse.

— de Sodium. *V.* Sulfate de Soude.

Deuto-Sulfite Sulfuré de Sodium. *V.* Sulfite de Soude Sulfuré.

Deuto-Tartrate de Potassium. *V.* Tartrate de Potasse.

Deuto-Tartrate de Potassium et d'Antimoine. *V.* Tartrate de Potasse Antimonié.

Deuto-Tartrate de Potassium et de Sodium. *V.* Tartrate de Potasse et de Soude.

Diascordium. *V.* Electuaire Opiacé astringent.

Digestif simple. *V.* Onguent de Térébenthine et de Jaunes d'Œufs.

Distillation , 248.

E

Eau de Bonferme. *V.* Teinture Aromatique.

Eau Camphrée , 300.

Eau des Carmes. *V.* Alcool de Mélisse composé.

Eau de Cologne. *V.* Alcool de Citron composé.

Eau distillée de Baies de Genièvre, 253.

— de Bois de Rhodes , 254.

— de Bois de Sassafras. *ib.*

— d'Ecorce de Cannelle. *ib.*

— de Cascarille. *ib.*

— de Feuilles de Bourrache , 251.

— de Bleuet , *ib.*

— de Buglose, *ib.*
— de Chardon-Bénit, *ib.*
— d'Euphraise, *ib.*
— de Laitue, *ib.*
— de Laurier-cerise, 252.
— de Morelle, 25.
— de Pariétaire, *ib.*
— de Plantain, *ib.*
— de Potentille, *ib.*
— de Pourpier, *ib.*
— de Fleurs de Coquelicot, 253.
— de Lis, *ib.*
— de Muguet, *ib.*
— de Nénuphar, *ib.*
— d'Oranger, 252.
— de Pivoine, 253.
— de Roses, *ib.*
— de Sureau, *ib.*
— de Tilleul, *ib.*
— de Gérofle, 254.
— d'Herbes vulnéraires, *ib.*
— Ordinaire, 250.
— de Racine d'Aunée, 252.
— de Raifort, *ib.*
— de Valériane, *ib.*
— de Semences d'Angélique, 253.
— d'Anis, *ib.*
— de Coriandre, *ib.*
— de Persil, *ib.*
— de Sommités fleuries de Centaurée, *ib.*
— de Fenouil, *ib.*
— de Lavande, *ib.*
— de Matricaire, *ib.*
— de Mélisse, *ib.*
— de Menthe poivrée, *ib.*
— de Sauge, *ib.*
— de Scordium, *ib.*
— de Thym, *ib.*
— de Véronique, *ib.*
Eau Ethérée, 299.
Eau de Goudron, 300, 301.
Eau chargée d'Huile animale de Dippel, 299.
Eau de Luce. *V.* Mixture d'Ammoniaque et d'Huile volatile de Succin.

Eau Mercurielle. *V.* Nitrate de Mercure liquide.
Eaux Minérales factices, 488.
Eau Minérale acidule simple, 489.
— Ferrugineuse de Pyrmont, 493
— Ferrugineuse de Spa, 492.
— Saline de Balaruc, *ib.*
— de Bourbonne, *ib.*
— de Sedlitz, 491.
— de Seltz, 490.
— de Vichy, *ib.*
— Hydro-Sulfurée simple, 493.
— d'Aix-la-Chapelle, 495.
— de Barège, 494.
— de Bonnes, *ib.*
— acidule de Naples, 495.
— Hydro-Sulfureuse pour bain, *ib.*
Eau de Rabel. *V.* Acide Sulfurique Alcoolisé.
Eau Rouge. *V.* Teinture aromatique composée.
Eau Végéto-Minérale. *V.* Sous-Acétate de Plomb liquide.
Eau-de-vie Allemande. *V.* Teinture Purgative.
Eau-de-Vie de Gayac. *V.* Teinture Alcoolique simple de Bois de Gayac.
Eau Vulnéraire spiritueuse. *V.* Teinture Aromatique composée.
Election des Médicamens, 208.
Electuaire d'Aloès composé, 533.
— d'Aloès, de Muriate de Mercure et de Fer, *ib.*
— Dentifrice, 548.
— Diaphænix. *V.* Electuaire de Scammonée et de Turbith composé.
— Lénitif. *V.* Electuaire de Séné et de Pulpes de Fruits composé.
— Opiacé astringent, 545.
— Polypharmaque, 537.
— de Quinquina, 531.
— de Rhubarbe composé, 532.
— de Safran, 530.
— de Séné et de Pulpes de Fruits composé, 535.

Electuaire de Scammonée et de Turbith composé, 536.

Electuaire pour les Scrofules. *V*. Teinture Ammoniacale.

Elixir Antiseptique. *V*. Teinture de Quinquina Ethérée composée.

Elixir de Garus. *V*. Alcool de Safran composé.

Elixir de longue-vie. *V*. Teinture d'Aloès composée.

Elixir de Staughton. *V*. Teinture amère.

Elixir viscéral d'Hoffmann. *V*. Vin d'Extraits.

Elixir Vitriolique de Mynsicht. *V*. Teinture Aromatique avec l'Acide Sulfurique.

Emétine, 380.

Emplâtre d'André de la Croix. *V*. Emplâtre collant de Poix et de Résine.

— brun, 592.

— de Cantharides, mou, 588.

— de Cantharides, solide, 567.

— de Ciguë, 586.

— de Cire, 585.

— de Diachylon gommé. *V*. Emplâtre de Gommes-Résines.

— Epispastique. *V*. Emplâtre de Cantharides.

— Fondant des Quatre, 592.

— de Gommes-Résines, 590.

— de Mercure composé, 591.

— de Mucilage. *V*. Onguent solide de Résines et de Gommes-Résines.

— de Nuremberg. *V*. Emplâtre d'Oxide de Plomb rouge Camphré.

— d'Oxide de Plomb demi-vitreux, 588.

— d'Oxide de Plomb rouge Camphré, 589.

— de Savon, 590.

— Simple. *V*. Emplâtre d'Oxide de Plomb demi-vitreux.

— Simple collant, 589.

— Vésicatoire. *V*. Emplâtre de Cantharides.

— de Vigo. *V*. Emplâtre de Mercure composé.

Emulsion de Pignons doux, 289.

— de Pistaches, *ib*.

— Purgative, *ib*.

— de Semences Froides, *ib*.

— Simple, *ib*.

Eponges préparées, 218.

Espèces amères, 499.

— Antelminthiques, 500.

— Astringentes, 501.

— Béchiques, 498, 499.

— Carminatives, 500.

— Diurétiques, 501.

— Emollientes, 498.

— Pectorales, 500.

— Sudorifiques, 501.

— Vulnéraires, 499.

Esprit de Mindererus. *V*. Sous-Carbonate d'Ammoniaque Oléo-empyreumatique.

Esprit de Sel Ammoniac préparé par le moyen de la Chaux. *V*. Ammoniaque.

Esprit de Succin, 269.

Esprit Volatil Aromatique huileux. *V*. Alcool aromatique Ammoniacal.

Esprit volatil de Corne de Cerf. 270.

— Rectifié, 271.

Ether Acétique, 440.

— Hydrochlorique. *V*. Ether Muriatique.

— Muriatique, 440.

— Muriatique Alcoolisé, *ib*.

— Nitrique, 438.

— Nitrique Alcoolisé, 439.

— Phosphoré, 336.

— Sulfurique, 436.

— Sulfurique Alcoolisé, 437.

Ethiops Martial. *V*. Oxide de Fer noir.

Ethiops Minéral. *V*. Sulfure de Mercure noir.

Extrait d'Absinthe, 377.

— d'Aconit, 376.

— d'Agaric blanc, 378.

— d'Aloès, 383.

— d'Aunée, 378.

— de Belladone, 376.

— de Bourrache, 375.
— de Cachou, 384.
— de Casse, ib.
— de Centaurée, 377.
— de Cerfeuil, 375.
— de Chamædrys, 377.
— de Chardon-Bénit, ib.
— de Ciguë, 376.
— de Coloquinte, 378.
— de Concombre sauvage, 375.
— de Fiel de Bœuf, 384.
— de Fiel de Veau, ib.
— de Fumeterre, 376.
— de Genièvre, 377.
— de Gentiane, 378.
— de Groseilles, 375.
— d'Herbes sèches, 377.
— d'Ipécacuanha. V. Emétine.
— de Myrrhe, 383.
— de Nerprun, 375.
— d'Opium, 379, 381, 382.
— de Patience, 378.
— de Quinquina mou, ib.
— de Quinquina sec, 379.
— de Raisin, 375.
— de Réglisse, 378.
— de Rhubarbe mou, ib.
— de Rhubarbe sec, 579.
— de Rhus Toxicodendron, 376.
— de Séné mou, 378.
— de Séné sec, 379.
— de Sureau, 375.
— de Trèfle d'eau, ib.
— de Valériane, 378.
Extrait Alcoolique de Cantharides, 387.
— d'Ellébore noir, 585.
— de Noix Vomique, 386.
— de Quinquina, 385.
— de Ratanhia, 386.

F.

Farine de Riz, 224.
Farines Emollientes, 502.
— Résolutives, ib.
Fécule alibile de Pomme de terre, 237.

Fécule médicinale de Bryone, ib.
— d'Iris, ib.
— de Marron d'Inde, ib.
— de Pied-de-Veau, ib.
Fleurs de Benjoin. V. Acide Benzoïque.
— de Soufre. V. Soufre sublimé.
Fomentation émolliente, 563.
— Résolutive. V. Fomentation d'Herbes et de Sous-Acétate de Plomb.
— d'Herbes et de Sous-Acétate de Plomb, 564.
— de Sous-Acétate de Plomb simple, 567.
— Vineuse Aromatique et Camphrée, ib.
Fumigations excitantes, 603.
— Guytonniennes, 604.
— Médicinales, 603.
— Smithiennes, 605.
— Toniques. V. Fumigations excitantes.

G.

Garou préparé, 218.
Gaz Acide Carbonique. V. Acide Carbonique.
Gelée animale, 370.
— de Coings, ib.
— de Corne de Cerf, ib.
— d'Helminthocorton, 371.
— de Lichen d'Islande, ib.
— de Lichen avec le Quinquina, 372.
— de Pommes, ib.
Gommes-Résines purifiées, 216.
Gouttes de l'abbé Rousseau. V. Vi-Opiacé, préparé par la fermentation.
Gouttes Céphaliques, 265.
Graisse purifiée, 215, 216.

H.

Hiera Picra. V. Electuaire d'Aloès composé.

*

Huile Animale de Dippel , 271.
— d'Anis Soufrée , 318.
— de Camomille , 314.
— de Cantharides , 315.
— de Ciguë , *ib.*
— de Laurier. *V.* Pommade au Laurier.
— de Lis , 314.
— de Mélilot , *ib.*
— de Millepertuis , *ib.*
— de Morelle , 315.
— de Mucilage , 316.
— de Narcotiques , *ib.*
— de Nicotiane , 315.
— de Pomme épineuse , *ib.*
— de Roses rouges , 314.
— de Rue , 315.
— de Vers préparée par l'intermède du Vin , *ib.*
Huile fixe d'Amandes amères , 235.
— d'Amandes douces , *ib.*
— d'Aneth , *ib.*
— d'Anis , *ib.*
— de Cacao , 241.
— de Carvi , 239.
— d'Ecorce de Bergamote , 240.
— de Bigarade , *ib.*
— de Cédrat , *ib.*
— de Citron , *ib.*
— d'Orange , *ib.*
— de Jaunes d'Œufs , 242.
— de Laurier , *ib.*
— de Lin , 239.
— de Muscade , 242.
— de Noix , 239.
— de Noix de Ben , *ib.*
— de Pavot blanc , *ib.*
— de Pistaches , *ib.*
— de Ricin , 240.
— de Semences froides , 239.
Huile volatile d'Absinthe , 255.
— d'Anis , *ib.*
— de Baies de Genièvre , *ib.*
— de Basilic , *ib.*
— de Bois de Rhodes , 256.
— de Sassafras , *ib.*

Huile volatile de Camomille , 255.
— de Cannelle , 256.
— de Corne de Cerf , 270.
— de Corne de Cerf rectifiée , 271.
— d'Ecorce d'Orange , 255.
— de Fenouil , *ib.*
— de Fleurs d'Oranger , *ib.*
— de Gérofle , 256.
— de Lavande , 255.
— de Menthe poivrée , *ib.*
— de Roses , *ib.*
— de Rue , *ib.*
— de Sabine , *ib.*
— de Sauge , *ib.*
— de Succin , 269.
— de Tanaisie , 255.
— de Thym , *ib.*
Hydrochlorate d'Ammoniaque. *V.* Muriate d'Ammoniaque pur.
Hydromel simple , 279.
— Vineux , 247.
Hydro-Sulfate d'Ammoniaque Sulfuré. *V.* Sulfure d'Ammoniaque Hydrogéné.
Hydro-Sulfure d'Ammoniaque, 482.
— d'Antimoine Sulfuré rouge , 480.
— d'Oxide d'Antimoine Sulfuré jaune , 481.

J.

Julep Anodin. *V.* Potion Anodine.

K.

Kermès Minéral. *V.* Hydro-Sulfure d'Antimoine Sulfuré rouge.

L.

Laudanum. *V.* Opium purifié.
— de l'abbé Rousseau. *V.* Vin opiacé par la fermentation.
— de Sydenham. *V.* Vin d'Opium composé.
Lessive des Savonniers. *V.* Soude Caustique liquide.

Liniment Ammoniacal. *V.* Savon Am-
moniacal.
— Calcaire. *V.* Savon Calcaire.
— Camphré , 568.
— de Cantharides Camphré , *ib.*
— Hydro-Sulfuré Savonneux, 569.
— Savonneux opiacé , 568.
— Volatil. *V.* Savon Ammoniacal.
Liqueur d'Ammoniaque vineuse, 488.
— Arsenicale de Fowler. *V.* Arsenite
de Potasse.
— Fumante de Boyle. *V.* Sulfure
d'Ammoniaque Hydrogéné.
— Minérale Anodine d'Hoffmann.
V. Ether Sulfurique Alcoolisé.
— de Swiéten. *V.* Muriate de
Mercure Oxigéné.
Looch Amygdalin , 296.
— Blanc. *V.* Looch Amygdalin.
— d'OEufs , 297.
— de Safran et de Pistaches , *ib.*
— sans Emulsion , *ib.*
— Vert. *V.* Looch de Safran et de
Pistaches.
Lotion Hydro-Sulfurée , 564.

M.

Magistère de Bismuth. *V.* Sous-Nitrate de Bismuth.
— de Soufre. *V.* Soufre précipité.
Magnésie , 418.
Malate de Fer , 475.
Matière perlée de Kerkringius. *V.*
Oxide blanc d'Antimoine.
Mellite d'Acétate de Cuivre , 366.
— de Mercuriale , 364.
— de Mercuriale composée , 365.
— de Roses , 364.
— Simple , 363.
Mercure Gommeux de Plenck. *V.* Sirop
de Mercure et de Gomme.
— revivifié du Cinnabre , 420.
— soluble de Hahnemann. *V.* Oxide
de Mercure noir, précipité du Proto-Nitrate par l'Ammoniaque.

Mercure de Vie. *V.* Sous-Muriate d'Antimoine.
Miel Colchitique , 365.
— Mercuriel. *V.* Mellite de Mercuriale.
— purifié , 217.
— Rosat. *V.* Mellite de Roses.
— Scillitique , 364.
Mixture Cathérétique , 601.
Moelle de Bœuf purifiée , 216.
Mondification des Médicamens, 215.
Morphine , 387.
Mucilage de Gomme Adragant, 369.
— de Gomme Arabique , *ib.*
— de Semences de Psyllium , 368.
Muriate d'Ammoniaque , 446.
— d'Ammoniaque et de Fer, 449.
— de Baryte, 447.
— de Chaux , *ib.*
— de Fer , 448.
— de Fer sublimé, 449.
— de Magnésie , 447.
— de Mercure Oxigéné , 452.
— de Mercure Oxigéné et d'Ammoniaque, 453.
— de Mercure Sous-Oxigéné , 451.
— de Mercure sublimé , 450.
— D'Or, 454.
— de Potasse , 445.
— de Soude, *ib.*
— sur-Oxigéné de Potasse, 446.

N.

Nitrate d'Argent cristallisé, 463.
— d'Argent fondu, *ib.*
— de Mercure liquide, 462.
— de Mercure solide, *ib.*
— de Potasse pur, 461.
— de Potasse fondu et mêlé d'un
peu de Sulfate , *ib.*
Nitre fixé. *V.* Sous-Carbonate de Potasse par déflagration du Nitre et
du Charbon.
Nitre fixé par le Tartre. *V.* Sous-Car-

bonate de Potasse par la déflagration du Nitre et du Tartre.

O.

Oléo-Sucre d'Anis , 366.
— de Cannelle , *ib.*
— d'Ecorce de Citron , 367.
— de Fenouil , 366.
— de Gérofle , *ib.*
— d'Orange , *ib.*
Onguent d'Althæa. *V.* Onguent de
Térébenthine et de Cire.
Onguent blanc de Rhazès. *V.* Pommade
au Sous-Carbonate de Plomb.
Onguent solide de Ciguë. *V.* Emplâtre
de Ciguë.
— Egyptiac. *V.* Mellite d'Acétate de
Cuivre.
Onguent Epispastique jaune. *V.* Pommade de Cantharides.
— Epispastique noir. *V.* Pommade
de Cantharides.
— Gris. *V.* Pommade au Mercure
moins chargée.
— d'Huile volatile, de Baume du
Pérou et de Camphre , 581.
— de Laurier. *V.* Pommade au
Laurier.
— de la Mère. *V.* Emplâtre brun.
— Napolitain. *V.* Pommade au Mercure.
— Nitrique. *V.* Pommade Oxigénée.
— de Poix et de Cire , 583.
— Populeum. *V.* Pommade de Savon,
de Jusquiame et de Belladone.
— solide de Résines et de Gommes-
Résines , 586.
— Rosat. *V.* Pommade à la Rose.
— de Soufre Alcalin. *V.* Pommade
de Soufre et de Carbonate de Potasse.
— de Soufre pour la Gale. *V.*
Pommade de Soufre et de Muriate
d'Ammoniaque.
— de Styrax composé , 583.

Onguent de Térébenthine Camphré,
582.
— de Térébenthine et de Cire , *ib.*
— de Térébenthine et de Graisses, *ib.*
— de Térébenthine et de Jaunes
d'OEufs , *ib.*
— de Tutie. *V.* Pommade d'Oxide
de Zinc.
Opiat Fébrifuge. *V.* Electuaire de Quinquina.
— Mésentérique. *V.* Electuaire d'A-
loès , de Muriate de Mercure et
de Fer.
Opium purifié , 217.
Oxide d'Antimoine blanc , 426.
— d'Antimoine par précipitation. *V.*
Sous-Muriate d'Antimoine.
— de Bismuth. *V.* Sous-Nitrate de
Bismuth.
— de Fer brun , 424.
— de Fer noir , 421.
— de Magnesium. *V.* Magnésie.
— de Mercure noir , 427.
— de Mercure pur précipité du
Proto-Nitrate par l'Ammoniaque,
ib.
— de Mercure rouge , 428.
— de Mercure précipité sans Acide, 429.
— de Zinc , 426.
— de Zinc par précipitation. *V.* Sous-
Carbonate de Zinc.
Oximel Colchitique , 365.
— Scillitique , *ib.*
— Simple , 363.

P.

Papier ciré , 595.
Pastilles de Cachou , 525.
— de Cachou et de Magnésie , *ib.*
— de Cachou odorantes , *ib.*
— d'Ipécacuanha , 524.
— de Menthe poivrée , 527.
— odoriférantes , 360.
Pâte Caustique de Rousselot , 599.
— de Dattes , 510.
— de Gomme Arabique , *ib.*

— de Guimauve. *V*. Pâte de Gomme Arabique.

— de Jujubes, 513.

— de Réglisse Anisée, *ib.*

Peroxide de Mercure , 428.

Phosphore , 430.

Pierre à Cautère. *V*. Potasse préparée au moyen de la Chaux et fondue au feu.

— divine. *V*. Collyre de Sels fondus au feu.

—infernale. *V*. Nitrate d'Argent fondu.

Pilules d'Aloès et de Gomme Gutte, 551.

— d'Aloès et de Myrrhe , *ib.*

— d'Aloès et de Quinquina , 550.

— d'Aloès et de Savon , 552.

— d'Aloès et de Substances fétides , 155.

— *Ante Cibum*. *V*. Pilules d'Aloès et de Quinquina.

— balsamiques , 554.

— bénites de Fuller. *V*. Pilules d'Aloès et de substances fétides.

— de Cynoglosse. *V*. Pilules d'Extrait d'Opium.

— d'Ellébore et de Myrrhe , 553.

— d'Extrait d'Opium , 555.

— Hydragogues de Bontius. *V*. Pilules d'Aloès et de Gomme Gutte.

— de Mercure , de Scammonée et d'Aloès, 552.

— Mercurielles. *V*. Pilules de Mercure , de Scammonée et d'Aloès.

— de Morton. *V*. Pilules Balsamiques.

— de Rufus. *V*. Pilules d'Aloès et de Myrrhe.

— de Savon , 550.

— Scillitiques, 554.

— Stomachiques. *V*. Pilules d'Aloès et de Quinquina.

— de Térébenthine , 554.

— toniques de Backer. *V*. Pilules d'Ellébore et de Myrrhe.

Pommade de Cantharides, 578, 579.

— de Sous-Carbonate de Plomb, 573.

Pommade de Cirillo. *V*. Pommade de Muriate Oxigéné de Mercure.

— au Garou , 577.

— au Laurier , 573.

— au Mercure , 575.

— au Mercure plus chargé , 576.

— de Muriate Oxigéné de Mercure , 575.

— de Nitrate de Mercure , 576.

— Oxigénée , 577.

— d'Oxide de Mercure rouge et d'Acétate de Plomb , 574.

— d'Oxide de Zinc , *ib.*

— de Pavot , de Jusquiame et de Belladone , 580.

— au Phosphore , 577.

— à la Rose , 572.

— de Soufre et de Carbonate d'Ammoniaque , 577.

— de Muriate d'Ammoniaque , 576.

— de Tartrate d'Antimoine , 575.

Potasse liquide , 416.

— préparée au moyen de la Chaux et fondue au feu , 415.

Potion Anodine , 295.

— Antiémétique. *V*. Potion effervescente.

— Antihystérique. *V*. Potion avec des substances fétides.

— Antiseptique. *V*. Potion Camphrée.

— Antispasmodique. *V*. Potion Ethérée.

— Aromatique , 291.

— Camphrée , 293.

— Cardiaque. *V*. Potion Aromatique.

— Pour la Coqueluche. *V*. Potion d'Ipécacuanha composée.

— Diurétique. *V*. Potion Scillitique acidule.

— Effervescente , 291.

— Emétique avec l'Ipécacuanha , 288.

— Ethérée , 292.

— avec des substances fétides , 293.

Potion Éthérée avec la Gomme Ammoniaque et la Scille, 294.
— incisive. *V.* Potion avec la Gomme Ammoniaque et la Scille.
— d'Ipécacuanha composée, 294.
— purgative, 285.
— de Rivière. *V.* Potion effervescente.
— Scillitique acidule, 294.
— Stibiée, 287.
Poudre absorbante. *V.* Poudre de Magnésie composée.
— d'Agaric blanc, 226.
— d'Algaroth. *V.* Sous-Nitrate d'Antimoine.
— de Bois d'Aloès, 224.
— amère composée, 505.
— Antiacide. *V.* Poudre de Magnésie composée.
— Antiarthritique amère. *V.* Poudre amère composée.
— Purgative. *V.* Poudre de Séné, de Scammonée et de Bois Sudorifiques.
— Antiasthmatique. *V.* Poudre de Soufre et de Scille.
— d'Asaret composé, 509.
— d'Aunée, 223.
— de Cannelle, *ib.*
— de Cantharides, 225.
— de Cassia Lignea, 223.
— Cathartique. *V.* Poudre de Jalap et de Scammonée.
— de Charbon, 230.
— d'Os calcinés, *ib.*
— de Coloquinte, 225.
— de Coquilles d'OEufs, 227.
— de Corail, *ib.*
— Cornachine, 506.
— de Corne de Cerf, 227.
— Dentifrice, 509.
— de Dover. *V.* Poudre d'Ipécacuanha et d'Opium composée.
— d'Ecailles d'Huîtres, 227.
— d'Eponges brûlées, 230.
— d'Etain, 229.
— de Fer, *ib.*
— de Feuilles de Plantes, 224.

Poudre de Gayac, 223.
— de Gentiane, *ib.*
— de Gomme Adragant, 225.
— de Gomme Gutte composée, 506.
— de Gommes-Résines, 227.
— Gommeuse Alcaline, 507.
— de Guimauve, 222.
— D'Helminthochorton composée, 507.
— Hydragogue. *V.* Poudre de Gomme Gutte composée.
— Incisive. *V.* Poudre de Soufre et de Scille.
— d'Ipécacuanha, 223.
— d'Ipécacuanha et d'Opium, composée, 508.
— de Jalap, 222.
— de Jalap et de Scammonée, 505.
— de James. *V.* Poudre de Phosphate de Chaux et d'Antimoine.
— de Magnésie composée, 504.
— de Racine d'Orchis, 224.
— d'Oxide de Plomb fondu, 228.
— de Phosphate de Chaux et d'Antimoine, 508.
— de Pied-de-Veau composée, 504.
— de Plomb, 229.
— de Quinquina, 223.
— de Résines, 226.
— de Rhubarbe, *ib.*
— de Santal citrin, 224.
— de Santal rouge, *ib.*
— de Sassafras, *ib.*
— de Sels, 229.
— de Séné, de Scammonée et de Bois Sudorifiques, 505.
— de Soufre et de Scille, 504.
— de Sous-Carbonate de Plomb, 228.
— Sternutatoire. *V.* Poudre d'Asaret composée,
— de Sulfate de Potasse composée, 503.
— de Sulfure d'Antimoine, 228.
— de Sulfure de Mercure, *ib.*
— de Sulfure noir et Scammonée, 507.
— Tempérante de Stahl. *V.* Poudre de Sulfate de Potasse composée.

Poudre de Terres argileuses, 227.
— *de Tribus. V.* Poudre Cornachine.
— de Vanille, 224.
— Vermifuge Mercurielle. *V.* Poudre de Sulfure de Mercure noir et de Scammonée.
— Vermifuge sans Mercure. *V.* Poudre d'Helminthochorton composée.
— d'Ecorce de Winter, 223.
— de Vipère, 226.
— d'Yeux d'Ecrevisses, 227.
Précipité *per se. V.* Oxide de Mercure préparé sans Acide.
— Rouge. *V.* Oxide de Mercure rouge.
Préparation des Médicamens simples, 207.
Proto-Acétate de Mercure. *V.* Acétate de Mercure.
Proto-Chlorure de Fer. *V.* Muriate de Fer.
Proto-Malate de Fer. *V.* Malate de Fer.
Proto-Nitrate de Mercure. *V.* Nitrate de Mercure.
Proto-Sulfate de Fer. *V.* Sulfate de Fer vert.
Protoxide de Fer. *V.* Oxide de Fer noir.
— de Mercure. *V.* Oxide de Mercure noir.
Prussiate de Mercure, 477.
Pulpe de Bulbes de Lis, 244.
— de Scille, *ib.*
— de Casse, *ib.*
— de Cynorrhodon, 245.
— de Dattes, *ib.*
— de Figues, *ib.*
— de Jujubes, *ib.*
— de Plantes émollientes, 244.
— de Pruneaux, 245.
— de Raisins de Corinthe, *ib.*
— de Tamarins, *ib.*
Pulvérisation, 219.
Purification, 215.

R.

Récolte des Médicamens, 208.
Régule d'Antimoine. *V.* Antimoine.
Renouvellement des Médicamens, 214.
Résine de Jalap, 390.
— de Quinquina, *ib.*
— de Scammonée, *ib.*
Rob Antisyphilitique, 362.
Rob de Baies de Nerprun. *V.* Extrait de Baies de Nerprun.
— de Sureau. *V.* Extrait de Baies de Sureau.

S.

Safran de Mars apéritif. *V.* Oxide de Fer brun.
Salep. *V.* Poudre de Racine d'Orchis.
Sapa de Groseilles. *V.* Extrait de Groseilles.
— de Raisins. *V.* Extrait de Raisins.
Savon Ammoniacal, 486.
— Calcaire, 485.
— d'Huile essentielle de Térébenthine et de Potasse, 484.
— d'Huile d'Olives, *ib.*
— Médicinal Amygdalin. *V.* Savon de Soude Amygdalin.
— de Moelle de Bœuf Ammoniacal Camphré, 486.
— de Résines, 488.
— de Soude Amygdalin, 484.
— de Starkey. *V.* Savon d'Huile essentielle de Térébenthine et de Potasse.
Sel essentiel d'Absinthe, 410.
— de Centaurée, *ib.*
— de La Garaye. *V.* Extrait de Quinquina sec.
— de Genêt, 410.
— Polychreste soluble. *V.* Tartrate de Potasse et de Soude.
— de Prunelle. *V.* Nitrate de Potasse fondu et mêlé d'un peu de Sulfate.

Sel de Seignette. *V.* Tartrate de Potasse et de Soude.

— de Tartre. *V.* Sous-Carbonate de Potasse par la combustion du Tartre.

— Végétal. *V.* Tartrate de Potasse.

— Volatil de Corne de Cerf, 270.

— Volatil de Corne de Cerf purifié, 272.

Sirop d'Absinthe, 341.

— d'Ache, 339.

— d'Acide Tartarique, 346.

— d'Amandes, 347.

— Antiscorbutique. *V.* Sirop de Raifort composé.

— d'Armoise composé, 354.

— Aromatique composé. *V.* Sirop

— d'Armoise composé.

— de Baume de Tolu, 342.

— de Benjoin, *ib.*

— de Capillaire, 340.

— de Capillaire de Montpellier, 341.

— de Cannelle, 340.

— de Chèvrefeuille, *ib.*

— de Chicorée composé, 339.

— de Chou rouge, 343.

— de Cochléaria, 344.

— de Coings, 346.

— de Grande Consoude, 343.

— de Coquelicot, 340.

— de Cuisinier. *V.* Sirop de Salsepareille et de Séné composé.

— Diacode, 343.

— de Dictame, 339.

— d'Ecorce de Citron, 342.

— d'Ecorce d'Orange, *ib.*

— d'Epine Vinette, 346.

— d'Ether Sulfurique, 348.

— de Fleurs d'Oranger, 340.

— de Fleurs de Pêcher, 351.

— de Framboises, 347.

— de Fumeterre, 344.

— de Gomme Arabique, 338.

— de Grenade, 346.

— de Groseille, 346.

— de Guimauve, 343.

Sirop Hydro-Cyanique, 347.

— d'Hysope, 339.

— d'Ipécacuanha, 350.

— de Jalap, 351.

— de Lierre terrestre, 341.

— de longue-vie. *V.* Mellite de Mercuriale composée.

— de Marrube, 339.

— de Menthe ordinaire, *ib.*

— de Menthe Poivrée, *ib.*

— de Mercure et de Gomme, 349.

— de Miel. *V.* Mellite simple.

— de Millefeuille, 341.

— de Mou de Veau, 353.

— de Mûres, 347.

— de Myrte, 339.

— de Nénuphar, 340.

— de Nerprun, 351.

— d'OEillet, 340.

— d'Opium, 339.

— d'Oranges douces, 346.

— d'Oranges amères, *ib.*

— d'Orgeat, 347.

— d'Ortie, 344.

— de Pas d'Ane, 340.

— de Pavot blanc, 343.

— de Pommes. *V.* Sirop de Séné composé.

— de Quinquina, 343.

— de Quinquina avec le Vin, *ib.*

— des Cinq Racines, 357.

— de Raifort composé, 356.

— de Rhubarbe composé, 359.

— Simple, 352.

— de Roses pâles, 350.

— de Roses Rouges, 340.

— de Safran, 344.

— de Salsepareille et de Séné composé, 361.

— de Scammonée, 352.

— de Scordium, 339.

— de Séné composé, 360.

— Simple, 357.

— de Stœchas, 339.

— de Stœchas composé, 352.

— de Suc de Citron, 346.

— de Suc de Limon, 345.
— de Sulfure de Potasse, 349.
— de Trèfle d'Eau, 344.
— de Vélar, 341.
— de Vélar composé, 355.
— de Vinaigre Framboisé, 346.
— Simple, *ib.*
— de Violettes, 340.
Solution Salino-Gélatineuse, 496.
Soude Caustique liquide, 417.
Soufre doré d'Antimoine. *V.* Hydro-
    Sulfure d'Antimoine Sulfuré jaune.
— Précipité, 430.
— Sublimé, 217, 430.
Sous-Acétate de Plomb liquide, 467.
Sous-Carbonate d'Ammoniaque, 414.
— d'Ammoniaque Oléo - Empy-
    reumatique, 270.
— de Magnésie, 415.
— de Magnesium. *V.* Sous - Carbo-
    nate de Magnésie.
— de Potasse par combustion du
    Tartre, 411.
— de Potasse par déflagration du
    Nitre et du Tartre, *ib.*
— de Potasse par déflagration du
    Nitre et du Charbon, 412.
— de Zinc, 425.
Sous-Deuto-Carbonate de Fer. *V.*
    Oxide de Fer brun.
Sous-Deuto-Carbonate de Potassium.
    V. Sous-Carbonate de Potasse par
    la combustion du Tartre.
Sous-Deuto-Carbonate de Sodium. *V.*
    Sous-Carbonate de Soude.
Sous-Deuto-Sulfate de Mercure. *V.*
    Sous-Sulfate de Mercure peroxidé.
Sous-Muriate d'Antimoine, 426.
Sous-Nitrate de Bismuth, 421.
Sous-Phosphate de Sodium. *V.* Sous-
    Phosphate de Soude.
Sous-Phosphate de Soude, 474.
Sous-Proto-Nitrate de Mercure et d'Am-
    moniaque. *V.* Oxide de Mercure
    précipité du Proto-Nitrate par
    l'Ammoniaque.

Sous-Sulfate d'Antimoine, 461.
Sous-Sulfate de Mercure peroxidé, 460.
Sparadrap d'Emplâtres, 594.
— Ordinaire, *ib.*
Sublimé corrosif. *V.* Trochisques esca-
    rotiques.
Succin, 269.
Sucre de Saturne. *V.* Acétate de Plomb
    cristallisé.
Suc Antiscorbutique, 236.
— de Baies de Nerprun, 233.
— d'Hièble, *ib.*
— de Sureau, *ib.*
— Diurétique, 236.
— de Feuilles de Bourrache, 232.
— de Buglose, 233.
— de Chiendent, *ib.*
— de Chicorée, *ib.*
— de Ciguë, *ib.*
— de Pulmonaire, *ib.*
— de Fruits de Bigaradier, 234.
— de Citronnier, *ib.*
— de Coignassier, *ib.*
— de Fraisier, 235.
— de Grenadier, 234.
— de Groseillier, 235.
— de Mûrier, *ib.*
— d'Oranger, 234.
— de Poirier, 235.
— de Pommier, *ib.*
— de Verjus, *ib.*
— de Vinettier, *ib.*
— de Pétales de Roses pâles, 235.
— Tempérant, 236.
Suif de Mouton purifié, 216.
Sulfate acide d'Alumine et de Potasse,
    457.
— de Cuivre et d'Ammoniaque, 459.
— de Cuivre Bleu, 458.
— de Fer vert, *ib.*
— de Magnésie, 456.
— de Morphine, 457.
— de Potasse, 454.
— de Soude, 455.
— de Zinc, 460.
Sulfite de Soude Sulfuré, 482.

Sulfure d'Ammoniaque Hydrogéné, 482.
— de Chaux , *ib.*
— de Mercure noir , 479.
— de Mercure Rouge , 380.
— de Potasse , 482.
— de Soude , *ib.*
Suppositoires , 596.
Sur-Sulfate d'Aluminium et de Potassium ou d'Ammoniaque. *V.* Sulfate acide d'Alumine et de Potasse.
Sur-Tartrate de Potassium. *V.* Tartrate acidule de Potasse.

T.

Tablettes absorbantes. *V.* Tablettes de Magnésie.
— d'Acide Citrique , 522.
— d'Acide Oxalique , *ib.*
— d'Acide Tartarique , *ib.*
— Antimoniales de Kunkel. *V.* Tablettes de Sulfure d'Antimoine.
— de Cachou simples , 523.
— de Magnésie , *ib.*
— Odorantes , *ib.*
— de Fer , 526.
— de Guimauve , 520.
— d'Ipécacuanha , 524.
— de Magnésie , 521.
— de Quinquina , 522.
— de Rhubarbe , 524.
— de Scammonée et de Séné composées , *ib.*
— pour la soif. *V.* Tablettes d'Acide Oxalique.
— de Soufre composées , 521.
— Simples , *ib.*
— de Sulfure d'Antimoine , 526.
— d'Yeux d'Ecrevisses , 522.
Taffetas d'Angleterre , 595.
— Epispastique , 596.
Tartrate acidule de Potasse , 469.
— de Mercure , 472.
— de Potasse , 470.
— de Potasse Antimonié , 471.

— de Potasse et de Fer liquide , 472.
— de Potasse et de Fer solide , *ib.*
— de Potassium. *V.* Tartrate de Potasse.
Tartre Chalybé soluble. *V.* Tartrate de Potasse et de Fer.
— Emétique. *V.* Tartrate de Potasse Antimonié.
— Martial soluble. *V.* Tartrate de Potasse et de Fer.
Teinture d'Absinthe, 325.
— d'Absinthe composée , 327.
— d'Aloès composée , 334.
— d'Ambre gris , 324.
— Amère , 333.
— Ammoniacale , 331.
— Aromatique , 328.
— Aromatique composée , 329.
— avec l'Acide Sulfurique , 330.
— d'Asa fœtida , 323.
— d'Asaret , 324.
— d'Aunée , 325.
— Balsamique , 327.
— de Baumes , 321.
— de Baume de Copahu , 322.
— de Baume de la Mecque , *ib.*
— de Baume de Tolu , *ib.*
— de Benjoin , 323.
— Bestuchef. *V.* Teinture Ethérée Alcoolisée de Muriate de Fer.
— de Bois de Gayac , 325.
— de Cachou , 326.
— de Camphre , 327.
— de Cannelle , 323.
— de Cantharides , 325.
— de Cascarille , 324.
— de Castoreum , *ib.*
— de Colchique , 326.
— de Contrayerva , 324.
— de Digitale pourprée , *ib.*
— d'Ellébore noir , *ib.*
— d'Euphorbe , 323.
— d'Extrait d'Opium , 326.
— de Gentiane , *ib.*
— de Gérofle , 324.
— de Gomme Ammoniaque , 323.

Teinture de Gommes-Résines , 322.
— d'Ipécacuanha , 325.
— de Jalap , *ib.*
— de Klaproth. *V.* Teinture Ethérée Alcoolique de Muriate de Fer.
— de Myrrhe , 323.
— de Musc , 324.
— de Noix vomique , 325.
— Purgative , 333.
— de Quinquina , 325.
— Camphrée , 332.
— de Résines , 321.
— de Résines Liquides , 322.
— de Safran , 325.
— de Scille, *ib.*
— de Succin , 321.
— de Valériane , *ib.*
Teinture Ethérée d'Ambre, 335.
— d'Arnica , *ib.*
— d'Asa fœtida , *ib.*
— de Baume de Tolu, *ib.*
— de Castoreum , *ib.*
— de Ciguë , *ib.*
Teinture Alcoolique de Muriate de Fer , 335.
— de Musc , *ib.*
Teinture de Mars tartarisée. *V.* Tartrate de Potasse et de Fer liquide.
Térébenthine cuite , 218.
— purifiée , 217.
Terre foliée minérale. *V.* Acétate de Soude.
Thériaque. *V.* Electuaire opiacé polypharmaque.
Tisane d'Aunée , 278.
— de Bourrache , *ib.*
— de Buglose , *ib.*
— de Camomille, *ib.*
— de Casse , 279.
— de Chamœdrys , 278.
— de Chicorée , *ib.*

Tisane de Chiendent , 276.
— de Fleurs Béchiques , 277.
— de Fruits , 278.
— d'Orge , 277.
— Purgative , 285.
— de Riz , 277.
— Royale. *V.* Tisane Purgative.
— de Sureau , 278.
— de Tilleul , *ib.*
Trochisques escarotiques, 599.
Turbith minéral. *V.* Sous-Sulfate de Mercure peroxide.

V.

Vésicatoire Anglais. *V.* Emplâtre de Cantharides mou.
Vin d'Absinthe , 502.
— Amer Scillitique composé, 307.
— Antiscorbutique , 308.
— Aromatique , *ib.*
— de Bulbes de Colchique , 303.
— Chalybé , *ib.*
— Diurétique. *V.* Vin Scillitique.
— Emétique , 303.
— d'Extraits , 306.
— d'Hydromel , 247.
— Opiacé, préparé par la fermentation , 505.
— de Quinquina , 303.
— de Quinquina Composé , 304.
— Scillitique , 302.
Vinaigre Antiseptique. *V.* Vinaigre aromatique à l'Ail.
— aromatique à l'Ail, 311.
— distillé. *V.* Acide Acétique.
— de Framboises , 311.
— Radical. *V.* Acide Acétique pur.
— Rosat , 310.
— Scillitique , 311.
— Des Quatre Voleurs. *V.* Vinaigre aromatique à l'Ail.

FIN DE LA TABLE DES MATIÈRES.

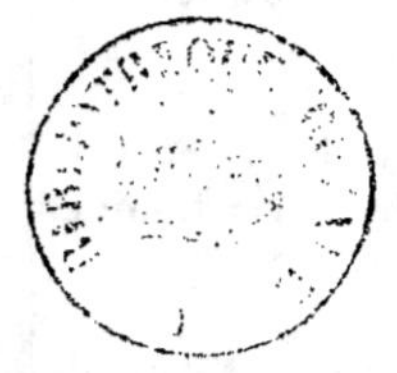